발성을 이해하기 위한

목소리 해부학

발성기관의 역학을
이해하고 향상시키기

Anatomie Pour la Voix

Comprendre et améliorer
la dynamique de l'appareil vocal

Blandine Calais-Germain
François Germain

이 책은, 이 땅에 많은 부드러움을 가져오고, 모음으로 발성하는데 일인자인 Laurent과 다운증후군으로 고생하는 자매형제에게 헌정한다.

그림을 배치하거나 때로는 오래전부터 논의를 하면서 이 책이 완성되는데 도움을 준 사람들에게 감사를 표한다......

Pierre-Yves Binard
Bernard Coignard
Françoise Contreras
Anne Debreilly
Odile Dhénain
Benjamin Duluc
Gloria Gastaminza
Brigitte Hap
Francis Jeser
Allison Liddiart
Ibai Lopez
Jose Luis Marin Mateo
Etoile Mechali
Nicole Nussbaum
Julia Roux
Simone Ushirobira

그리고 많은 열정을 지닌 그래픽 디자이너 Marie-Luce Dehondt와 Florence Penouty에게 감사를 표한다......

전문가 3명이 말하는 발성 이해를 위한 목소리 서문...

몇몇 사람들은 목소리에 대해, 오래전부터 발성기관이 어떻게 형성되는지를 이해할 필요가 있었다. 하지만 발성기관을 자세히 묘사하면서 목소리연구에 대한 길잡이를 어떻게 유지할 수 있을까? 바로 이 책의 저자들이 그것을 시도하였다. 이러한 시도의 목표는 매우 복잡한 발성기관 부위에 대해 해부학적으로 설명하면서 사람들이 쉽게 이해를 할 수 있도록 하는 것이다.
이 목적을 달성하기 위해 Blandine Calais-Germain는 여러 다른 각도에서 바라본 구조를 보여주는 그림들을 많이 그리면서, 본문에서 자주 손가락으로 지명한 그림을 가리키면서, 이미 출판된 책들에서 활용한 방법을 사용하였다.
이 책에서 우리는 저자의 세미나를 통해 이해할 수 있는 저자의 교수법을 볼 수 있다: François Germain은 비전문가들이 쉽게 이해할 있도록 물리학에서 사용하는 개념들을 이용하여 명확하게 설명하였다.
우리는 발성을 위한 해부학의 아름다움을 소개하면서 저자들의 책을 즐겁게 보고 있다. 이 책은 명확한 방법으로, 소리를 발생시키는 자연의 능력을 엿보게 한다.

Vincent Fuentes

연출가,
마드리드의 극예술 왕립학교의
발성과 언어학과장,
스페인 국립 극장 위원회

Guy Cornut 박사

음성병과의사,
리옹의대 ORL 진료소 음성병과 책임자역임,
합창대 단장(리옹 합창단)

Annie Trolliet-Cornut

리옹에서 발음교정사,
말하고 노래하기 위한
발성치료 전문의 노래교사

역자서문

아기가 세상에 처음 태어나 제일 먼저 행하는 행위는 우는 것일 것이다. 울음을 통해 아기는 자신의 탄생을 주위사람들에게 알릴 뿐만 아니라 인격체로써 존재감을 드러낸다. 울음은 아기가 발성을 하기 위한 첫 단계이고 아기의 옹알이는 언어를 구사하기 위한 준비 단계이다. 아기가 자라면서 다양한 발성을 통해 자신의 의도를 상대방에게 전달한다. 성인이 되었을 때 어떠한 단어와 문장을 어떠한 억양으로 전달하는가에 따라 자신의 성격, 교양, 지적 수준, 심성적 상황 등을 보여준다.

우리 삶에서 목소리가 주는 이러한 의미들을 고려할 때 *"발성을 이해하기 위한 목소리해부학"*의 중요성을 인식할 수 있다. 즉, 우리는 사회생활에서, 가정에서 언어표현을 통해 서로 소통하면서 살아가고 있기 때문에 목소리의 사용은 우리의 감정과 의사를 전달하는 중요한 수단의 하나이다.

Blandine Calais-Germain은 *"발성을 이해하기 위한 목소리해부학"*에서 〈〈독자가 발성 기관의 구조나 어떤 부위를 이해하여 경우에 따라서는 발성 동작을 세련되게 하고, 변화시키고 적응시킬 수 있도록 하는데 있다〉〉고 잘 지적하였듯이 발성법은 우리의 삶의 방향에 지대한 영향을 줄 수 있다.

이 역서는 저자가 언급하였듯이 음악처럼 발성법을 통해 자신의 능력을 향상시키려는 사람들 뿐만 아니라 목소리와 연관된 다양한 분야에 종사하는 분들에게 좀 더 효율적으로 발성을 하는데 실질적으로 도움이 되리라 믿는다.

이 번역본이 완성될 때까지 물심양면으로 도와주신 영문출판사 박병조 사장님께 감사드리며, 영산대학교 보건의료대학 정순정교수님, 옆에서 말없이 항상 격려와 도움을 준 인생의 동반자인 오주연에게 고마움을 전한다.

맑은 정기가 넘치는 천성산에서

2015년 4월 24일

대표역자 김 민 호

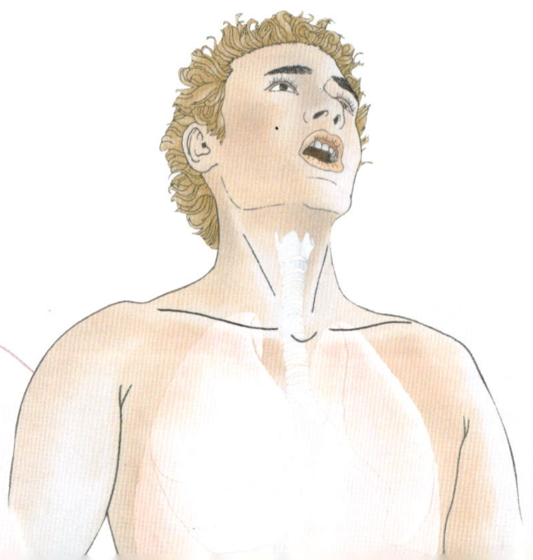

차 례

전반적인 설명과 주의 사항

*발성을 이해하기 위한 목소리해부학*은 인간의 발성과 관련된 해부학적 지식을 알게 한다. 이 책은 목소리를 때로는 강도 높게 그리고 규칙적으로 사용하는 사람들을 대상으로 한다. 가수, 배우, 교사, 강연사, 합창단원, 변호사...... 또한 이 책은 직업적이든 개인적인 동기에서 기인하든 간에 발성에 관심을 지닌 모든 사람들을 대상으로 한다. 독자가 발성기관의 구조나 어떤 부위를 이해하여 경우에 따라서는 발성동작을 세련되게 하고, 변화시키고 적응시킬 수 있도록 하는데 있다. 이 목표는 여기서 자세히 다룰 기술적이고 실질적인 선택을 하도록 할 수 있게 설명하는데 있다.

이 설명은 Blandine Calais-Germain의 움직임 해부학이란 책의 흐름에 따른다: 이 책은 간단한 삽화로 연결되고 본문에서 직접 요약하였다. 다양한 시각적인 접근은 독자들이 이 주제를 매우 용이하게 접근하도록 하는데 있다.
이해를 돕기 위해서, 해부학적인 묘사를 할 때, 발성을 행할 때 자료를 이용할 수 있도록 발성 주제와 직접적으로 필요한 내용만 발취하였다.
혈관, 신경과 같은 구조들에 대해서는 설명하지 않았다.
병적인 증상에 대해서도 설명하지 않았다.
또한, 이 책은 국제표음문자를 미리 설명을 해야 하기 때문에, 음소의 예로, 국제표음문자를 채택하지 않았다. 예시들은 프랑스 알파벳으로 설명하였다.

각 그림들을 쉽게 읽게 하기 위해 삽화에 색상을 넣었다.
이 결과로, 삽화들은 엄격하게 현실적이지 않지만, 이 책에서 발견할 수 있는 색상코드를 채택하였다:

- 많은 해부학 책처럼, 뼈의 색은 상아색이지만, 베이지색으로 표시하여 더 잘 보이도록 하였고;
- 근육을 표시하는 그림에서, 그림이 이중 색으로 그려진 것처럼, 뼈는 회색으로 표시하였고;
- 연골은, 실질적으로는 많은 연골들은 청색이 아니라 (섬유질을 포함하기 때문에)노르스름하지만, 유리처럼 투명한 연골의 반투명한 면과 연관된 밝은 청색으로 그렸고;
- 근육은 천이나 붉은 덩어리처럼 단순한 색으로 표현했다.

해부학적인 용어는 비전문가도 이해할 수 있도록 쉬운 단어를 사용하였다.
때로는 의학전문용어를 사용하였지만, 〔*scapula(견갑골)*를 *omoplate(어깨뼈)*처럼〕 일상적으로 사용하는 단어를 더 많이 사용하였다.
몇몇 용어들은 서로 호환이 가능도록 사용하였다(뼈의 돌출부위를 지칭하는 용어를 불어로 *apophyse(process)*와 *processus(process)* 두 용어를 사용하였다.

발성기관의 몇몇 구조들은 Blandine Calais-Germain이 출판한 다른 책에서 묘사하였다:
움직임 *해부학*, *여성회음*, *호흡작용의 해부학*, *안전하게 탄탄한 복근 만들기.*
반복을 피하고 좀 더 자세한 내용을 알기 위해, 독자들은 바로 위에서 언급한 책들을 참조하길 바란다.

많은 여백은 자세한 내용, 발성의 적용을 알려준다.
많은 여백 중에서 일부는 설명된 구조를 찾아내어 손으로 만질 수 있도록 제시를 하였다.
여기서 주의 점은 그렇다고 해서 이러한 설명은 마사지 강의나 마사지실습이 아니고,
단지 가능하다면 부위를 알아내는데 있다.
이 부위들을 누르지 말고 부드럽게 손으로 만져보는 것이 좋다.

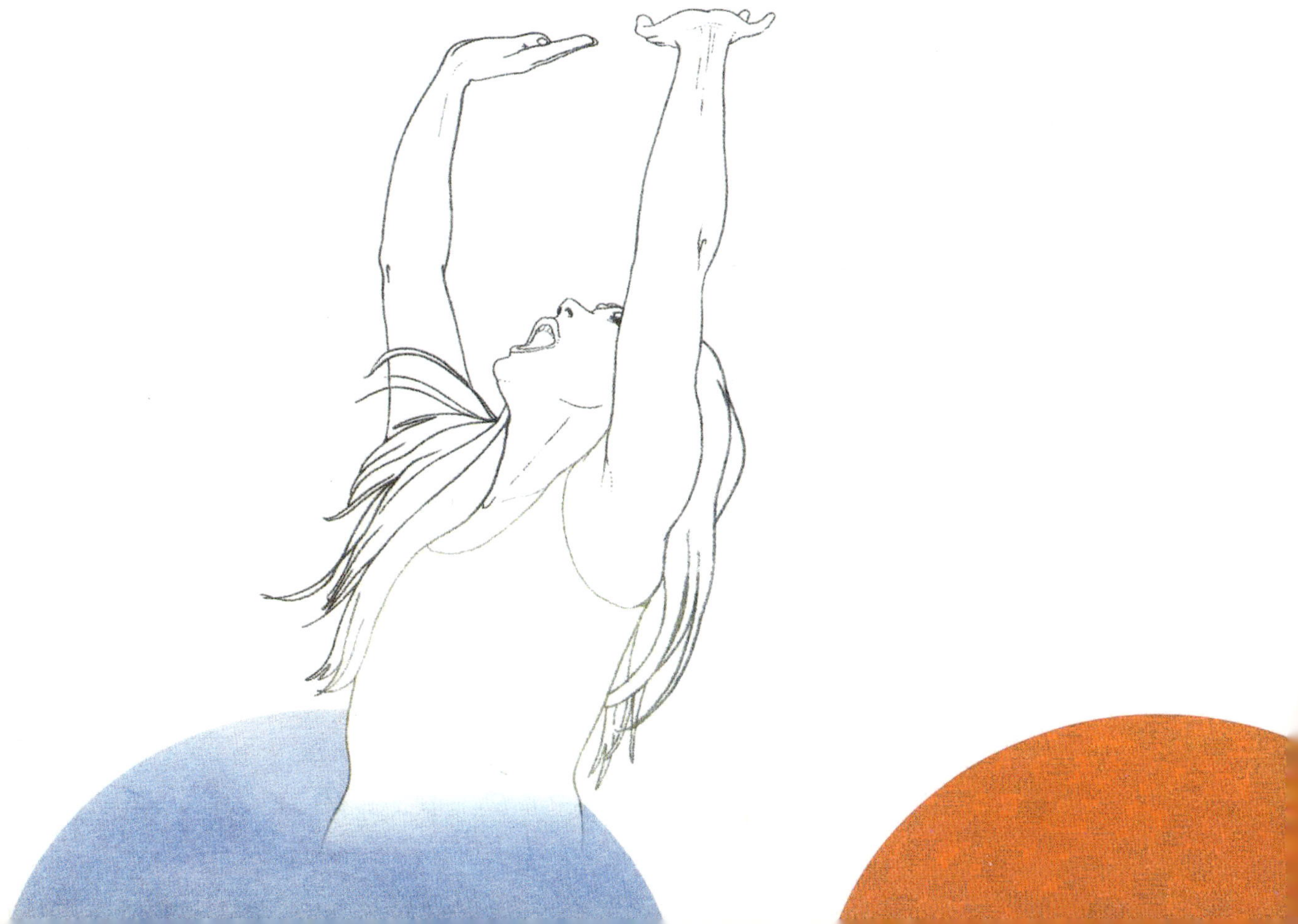

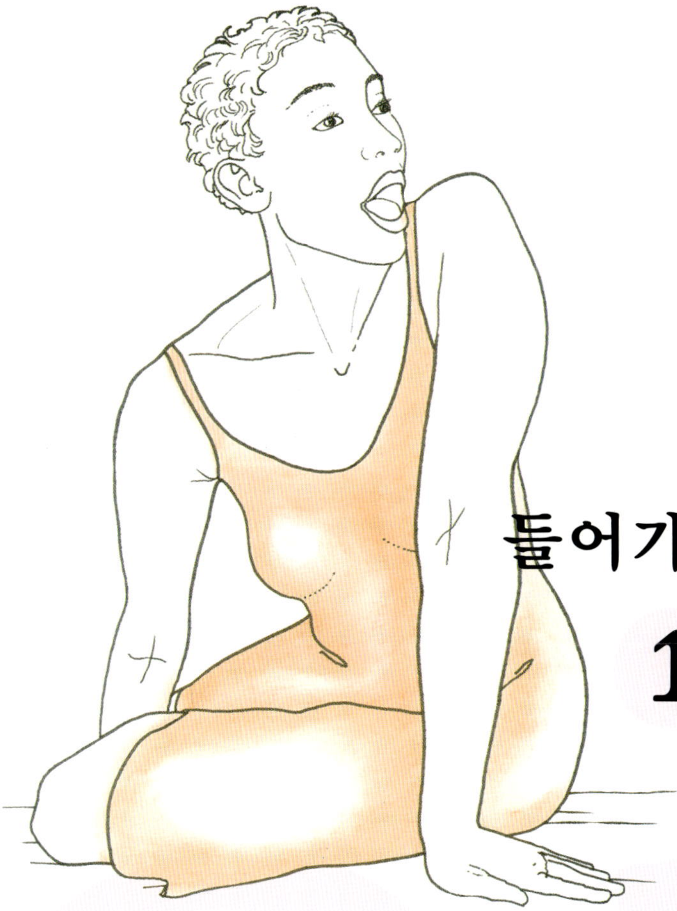

들어가는 말

1

움직임을 묘사하는 몇몇의 규칙들

이 책에서, 목소리와 마찬가지로, 종종 움직임에 대한 문제가 생긴다.

움직임에 대한 명칭을 명명하고 묘사하는 것은 복잡한 작업이다. 왜냐하면 이러한 움직임은 하나의 움직임기술에서 다른 움직임기술로 변함에 따라서 서로 다른 명칭으로 불리고, 이 움직임에서 특별한 경우가 매우 많이 발생하기 때문이다.

목소리 움직임은 바로 위에서 언급한 관찰에서 벗어나지 않는다. 목소리 움직임에 대한 아주 자세하고 다양한 설명은 하지 않을 것이지만, 이 책에서는 몇몇 간단한 규칙들을 선별하여 설명할 것이다.

기준이 되는 자세

양발을 가지런히 하고 팔을 자연스럽게 떨어뜨리고 선다.

따라서 몸의 구조를 수직이나 수평으로 묘사할 때 바로 서있는 자세를 기준으로 삼는다.

움직임의 면 (plane)*

《시상》면(sagittal plan)이라 불리는 면은 움직임이 앞뒤로 일어난다.

일반적으로, 앞으로 움직이면 굽힘이고, 뒤로 움직이면 폄이다.

《전두》면이(frontal plan)라 불리는 면은 움직임이 가쪽으로 일어난다.

가쪽움직임은 척주에는 가쪽기울기라고 부르고, 팔다리에는 벌림(벌어짐) 혹은 모음(접근)이라 부른다.

《횡단》면(transverse plan)이라 불리는 면은 움직임이 수직축 주위로 일어난다.

이 면에서 발생하는 움직임은 협의에 의해 돌림이라 부른다:

몸 중심을 향해, 안쪽돌림.

몸 바깥쪽으로, 가쪽돌림.

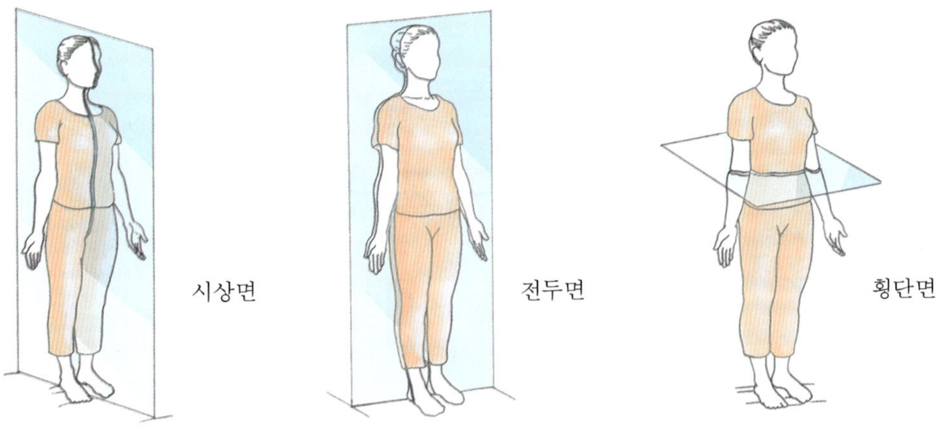

* 실제로는, 이 움직임들은 가장 종종 수직의 세 면에서 이루어지지 않고, 이 움직임들이 결합하는 면과 방향에 의해 이루어진다. 그러므로 이 면들은 (이는 마치 글을 쓰기 위해 종이의 사각형처럼)움직임들을 설명하기 위한 도구라는 사실과, 이 움직임들은 이 세면으로 축소되지 않는다는 사실을 기억해야 한다.

발성기관

전통적으로, **발성기관**이라 불리는 발성기관 전체부위들에 의해 목소리가 발생된다고 여겨진다. 이 발성기관은 3부위로 구분되고, 일반적으로 이 부위의 구분은 중요한 3가지 기능에 의해서 이루어진다:

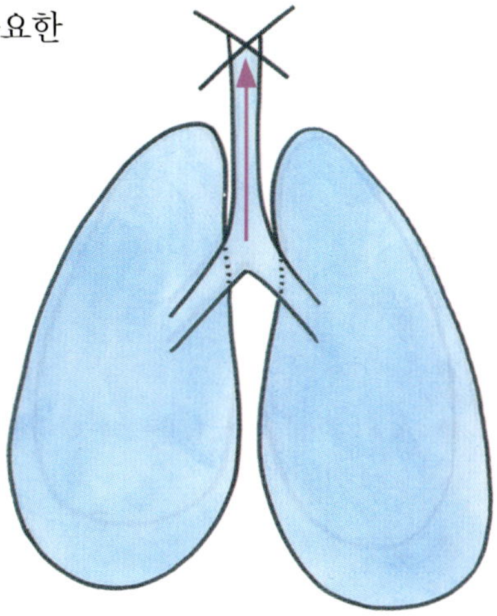

압력에 의해 공기를 성대에 도달하도록 하는 기능: 이것을 **송풍**이라 부른다. 이 기능은 발성기관에서 호흡부위와 일치한다;

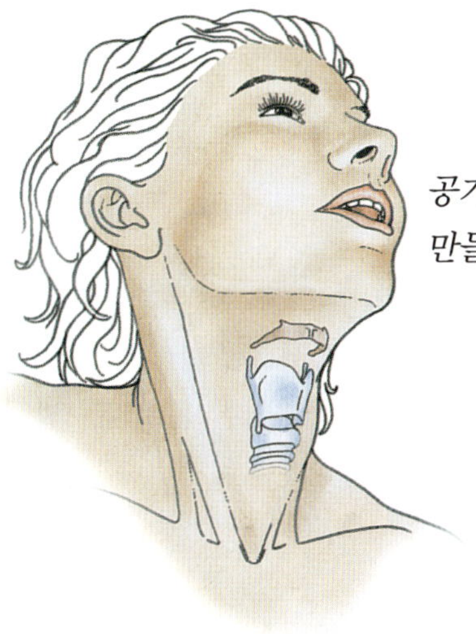

공기를 진동시키고 최초로 소리를 만들어 내는 기관: 바로 **후두**이다;

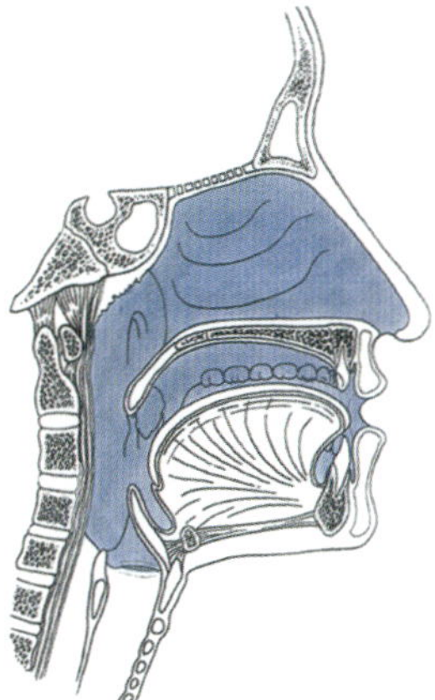

최초로 만들어진 소리를 풍부하게 하면서 여과시키는 공명기: 인두부위와 입부위.

2가지 주목할 사항

1. 특별한 방법으로 유일하게 목소리만을 발성시키는 위한 〈〈발성기관〉〉은 없다.

발성기관에 속하는 여러 부위들은 목소리를 내는 것 외에 다른 기능들도 수행하고 있다. 예를 들어, 허파는 숨을 쉬는 기능을 하고, 입은 음식을 먹는 기능을 하고, 코는 냄새를 맡는 기능을 한다. 하지만, 이 부위들 중 한 부위에서 이상이 발생해도 목소리는 그 영향을 받는다.

2. 목소리는 이 발성 부위들에 의해 분할될 수 없다.

목소리는 목소리를 내는 매 순간마다 발성기관 전체와 발성기관의 내적인 균형에 의해 발생된다. 목소리는 목소리에 내제된 의도, 주위환경과의 관계 혹은 대화하는 사람들에 따라 다르게 발생된다. 따라서 발성기관을 3부위로 구분하는 것은 발성기관을 묘사하는 편리성 때문이지 절대 발성작용을 분할하기 위한 것은 결코 아니다. 하지만 이러한 구분은 목소리를 연구할 때, 특별하게 목소리가 완성되는 점들을 측정하는데 유용하다.

운동기관(몸의 자세), 호흡기관, 발성기관

만약 발성기관에 대해 말한다면, (예를 들어, 악기로 연주하는 음악가와는 다르게) 노래를 부르거나 혹은 말을 하는 사람은 《자신의 몸》이 악기라고 말하고, 때로는 《몸 전체로 노래한다》라고 말한다.

여기서 발성기관은 더 이상 단 하나의 발성기관으로 한정하는 것이 아니라, 발성기관은 폭 넓게 온 몸의 참여를 의미하고 있다는 사실을 이해해야 한다.

목소리를 내는데 몸이 참여한다는 사실은 목소리를 내는데 공존하고 있는 3가지 혹은 4가지 《기관》을 구분하고, 목소리를 내는 과정을 구별하게 한다. (주의할 점, 이 3가지 혹은 4가지 기관은 3부위의 발성기관은 아니다)

- *몸의 자세를 포함한, 운동기관,*
- *호흡기관,*
- *발성기관.*

이 기관들은 《*기능적인*》기관들이고 (즉 이 기관들은 *기능*에 의해 식별할 수 있고) ***해부학적으로 분리되는 기관***은 아니다(이 기관들은 *해부학*에서 분리되는 것이 아니라 반대로 서로 서로 결합되어 있다).

하지만 이 기관들을 식별하는 것은 이 기능적인 기관들이 서로 상호작용하면서 다양한 목소리를 발생시키는 현상을 이해하게 한다.

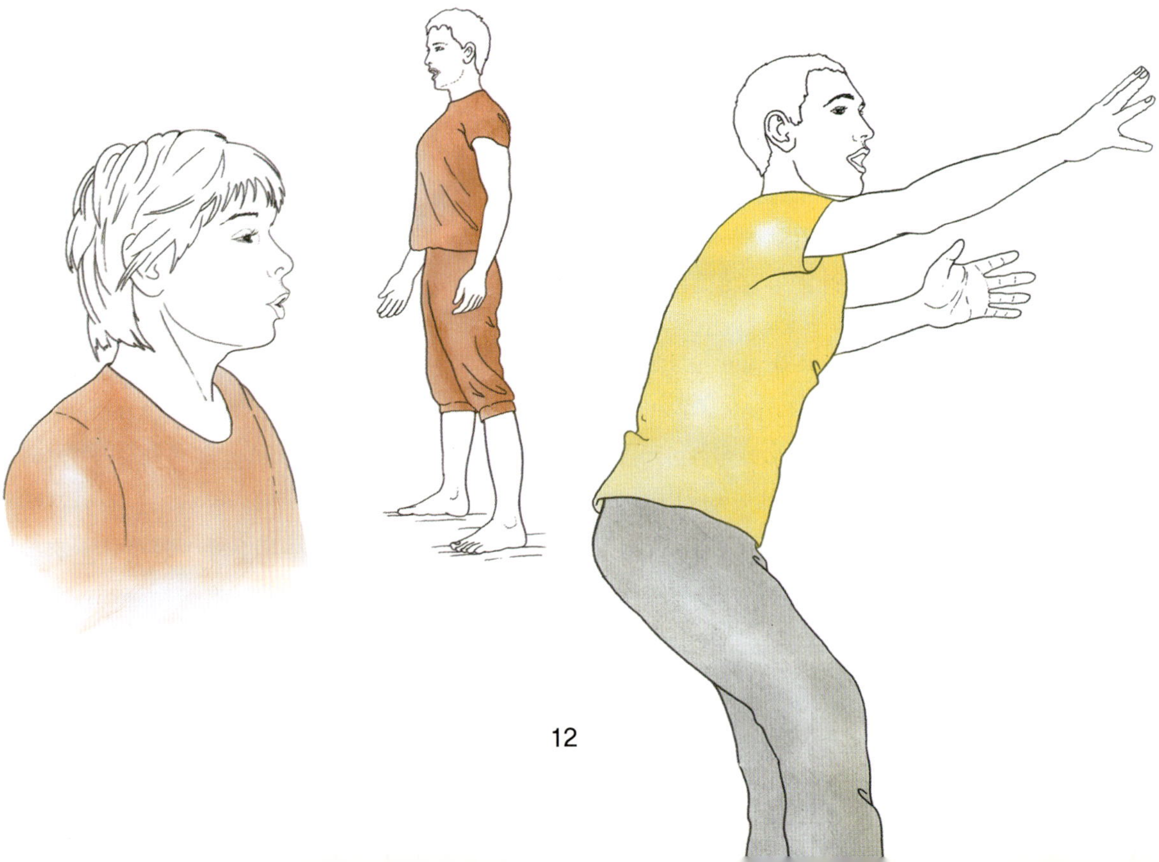

운동기관 (locomotive body)

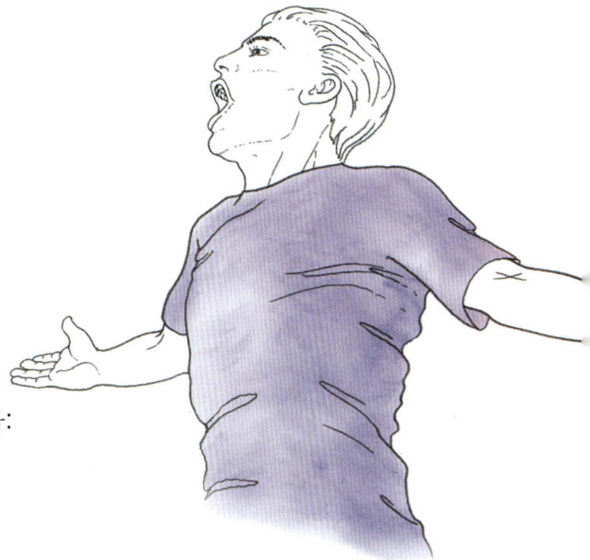

운동기관은 〈〈큰〉〉 움직임이란 의미에서, *움직임*과 연관된 기관이다.

걷을 때, 계단을 오르거나 내려갈 때, 춤을 출 때,
물건을 잡을 때, 물건을 밀 때,
물건을 들어 올릴 때, 등등에 작용하는 움직임이다.

물론, 움직이는 이 기관은 〈〈몸 전체〉〉가 움직이는 것처럼 보일 수 있지만,
큰 움직임에 귀속된 부분들을 좀 더 특별하게 관찰할 수 있다:
골격과 관절, 근육.

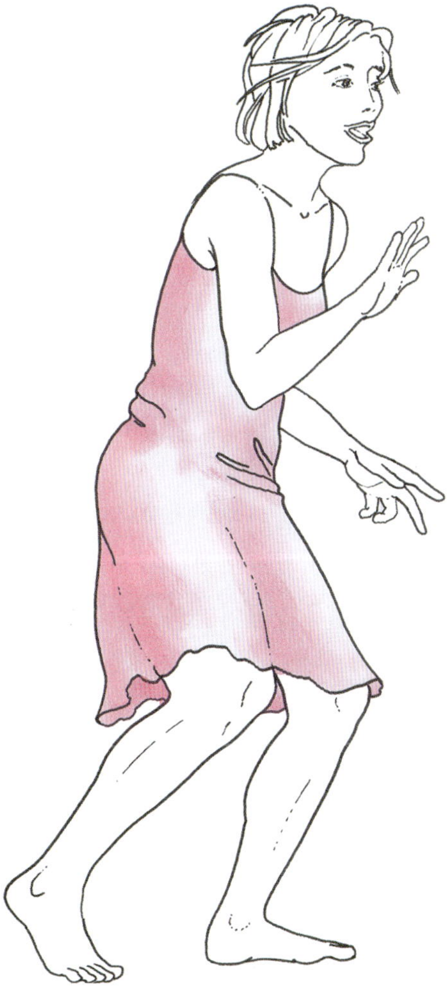

이 운동기관은 한편으로는 호흡기관과 발성기관과 섞여있다. 때로는 이 기관은 소리를 내는 작용에 거의 관여하지 않는다(어떤 발성기술에서는, 이러한 움직임 자체를 못하게 한다). 반대로 이 기관은 호흡기관/발성기관에 영향을 주면서, 혹은 호흡기관/발성기관의 작용을 유발시키면서 관여 할 수 있다.

목소리를 좋게 내기 위해 조깅, 요가, 필라테스를 한다?

규칙적인 운동을 통해, 종종 좋은 발성을 내기위해 몸을 바르게 정렬하는 것은 중요하다. 발성기관에서 어떤 소리들을 내기 위해서는 매우 통제된 자세가 필요하다.

하지만 모든 소리에서 이러한 자세를 적용시키는 것은 아니다: 반대로, 감정적인 소리, *출산(rebirth)*, 고함요법, 연극에서 어떤 행위들처럼, 어떤 소리들을 내기위해 운동기관이 자유롭게 움직이도록 내버려둔다. 확실한 것은, 몸의 움직임은 일상적인 혈액순환을 촉진시키고, 더 특별히, 후두부위 혈액순환을 촉진시킨다. 이 혈액순환은 이 부위에 수분을 더 많이 공급하고, 소리를 더 잘 내도록 준비시켜 준다.

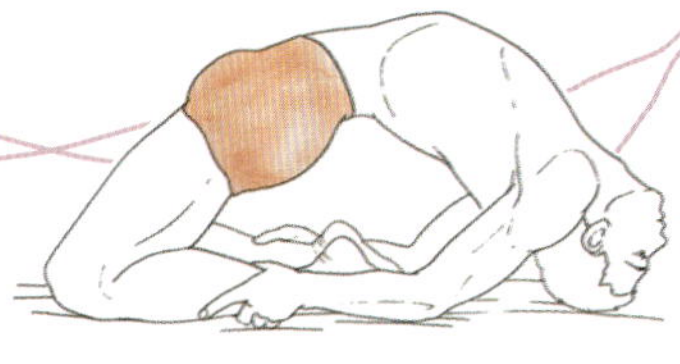

운동기관
몸의 자세(postural body)

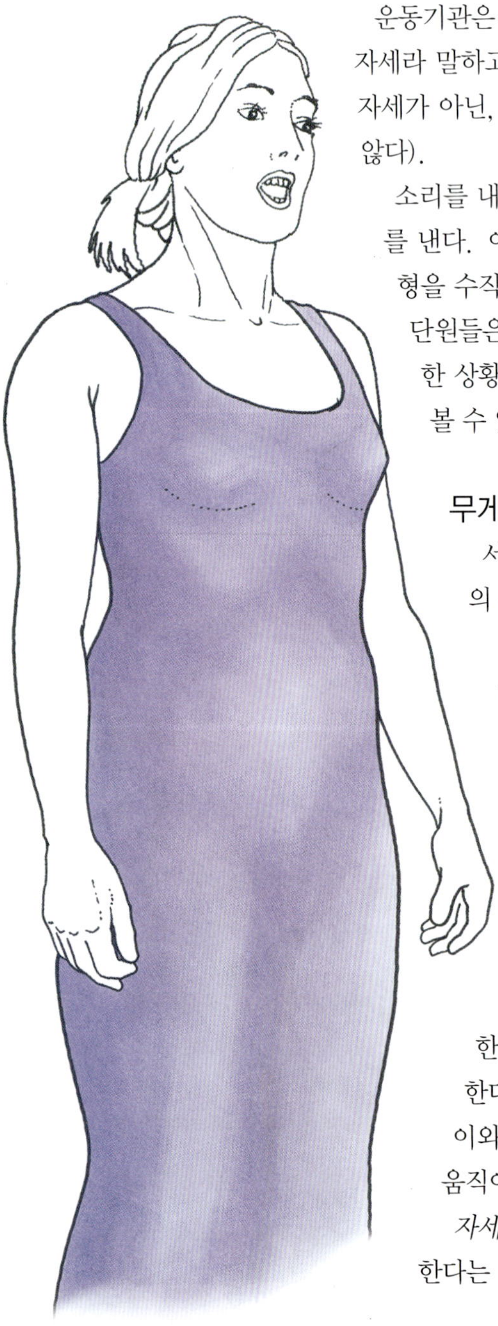

운동기관은 움직이지 않고, 몸을 수직으로 바르게 유지하면, 서있는 자세라 말하고, *몸의 자세*에 관한 말이다(이 자세는, 반듯이 수직적인 자세가 아닌, 요가에서 행하는 특별한 형태의 자세의 의미와 동일하지 않다).

소리를 내는 다양한 상황에서 외관상으로 몸을 움직이지 않고 소리를 낸다. 이러한 상황에서, 성악가가 추구하는 유일한 것은 몸의 균형을 수직적으로 유지하는 것이다: 대부분의 성가대나 합창단에서, 단원들은 서있고 그들의 운동기관은 거의 움직이지 않는다. 이러한 상황은 독주회나, 때로는, 몸짓을 거의 하지 않는 웅변에서도 볼 수 있다.

무게를 지탱하는 골격(Le squelette porteur)

서있는 상황에서, 몸은 어느 정도 《*무게를 지탱하는 뼈*》의 골격을 이용한다. 즉, 뼈들은 몸의 상체무게를 지탱한다.

장기들이(Les masses visc.rales)

장기들은 가슴우리와 복부에서 스스로 지탱할 수 없다. 장기들은 골격에 붙어있는 피막에 의해 *매달려있고*, 장기들을 둘러싸고 있는 근육들에 의해 *유지된다*. 이 장기들는 골격의 배열에 영향을 준다.

자세근(postural muscles)

근육 *중에서* 일부는 *자세의 균형* 유지하는 기능을 담당한다. 이 근육은 몸을 바로 세우고 몸이 넘어지는 것을 방지한다. 이 근육을 *자세근*이라 부른다. 하지만, 주의 할 점은 이와 같은 자세를 유지하는 기능에 사용되는 근육은, 몸이 움직이면 이 움직임이 작용하는데 관여한다는 것이다.

자세근 용어는 가장 자주 이 근육들은 자세를 유지하는데 작용한다는 것을 의미한다.

여러 형태의 자세 (Diverses formes de posture)

위에서 언급하였듯이 다양하게 결합하는 힘의 차이에 의해서, 그리고 사람마다 몸의 비율, 습관, 동원되는 근육군에 따라 매우 다양하게 서있는 자세를 취할 수 있다. 하지만 이러한 다양한 자세에 관한 연구는 이 책의 범위 밖에 있다. 특별히 기억해야 하는 것은 서 있는 자세는 목소리를 내는데 유리하거나 반대로 목소리를 내는데 방해가 된다는 것이다.

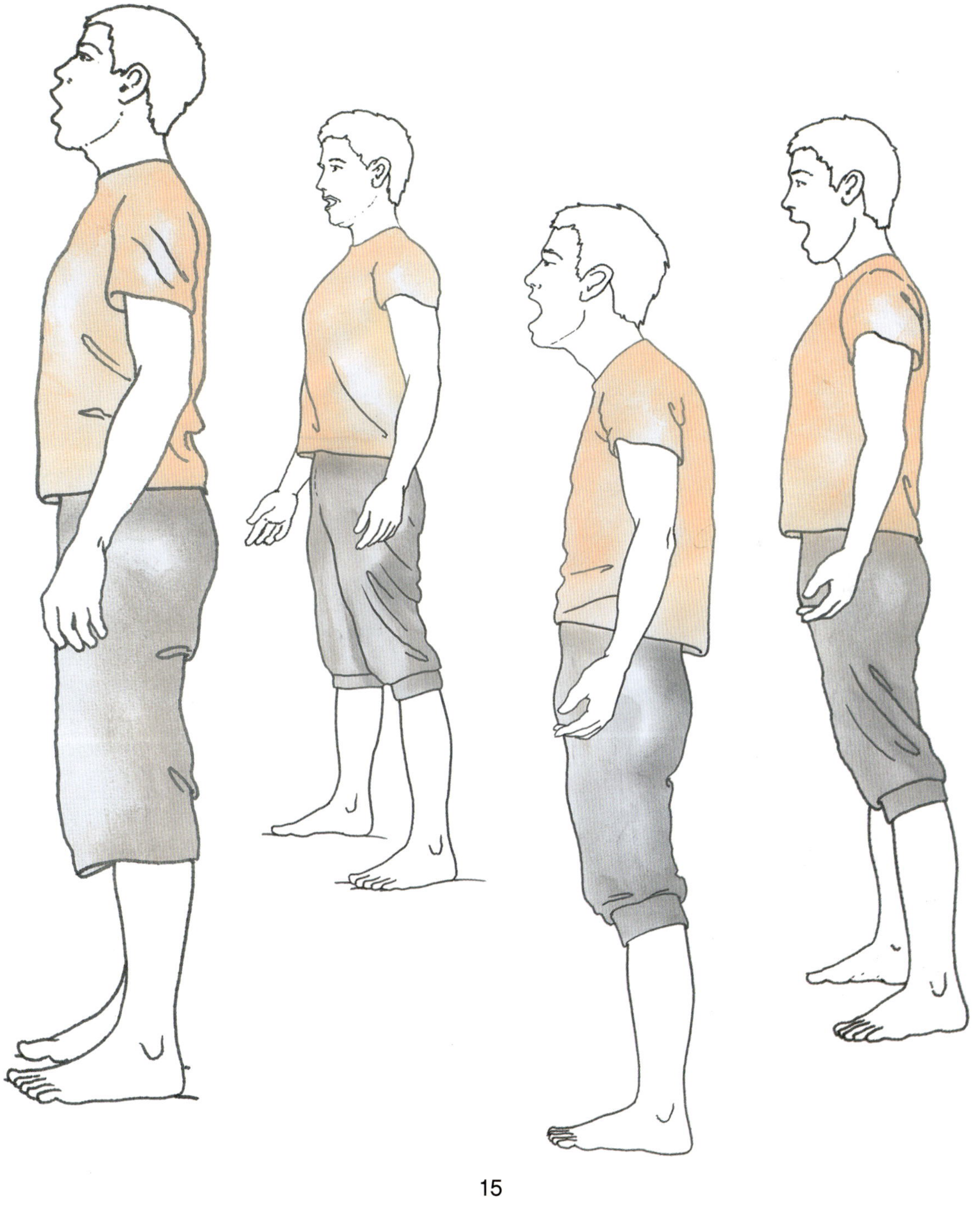

호흡(혹은 공기)기관

이 책에서는, *호흡*과 연관된 몸의 부위에 관해서만 언급할 것이다.
물론, 호흡장기기관 전체를 말한다:
허파, 위아래 공기도관.
또한 호흡기관을 움직이게 하는 기관:
가로막과 배안,
가슴우리,
목뼈,
대부분의 머리뼈,
그리고 이 부위에 영향을 미치는 근육들.

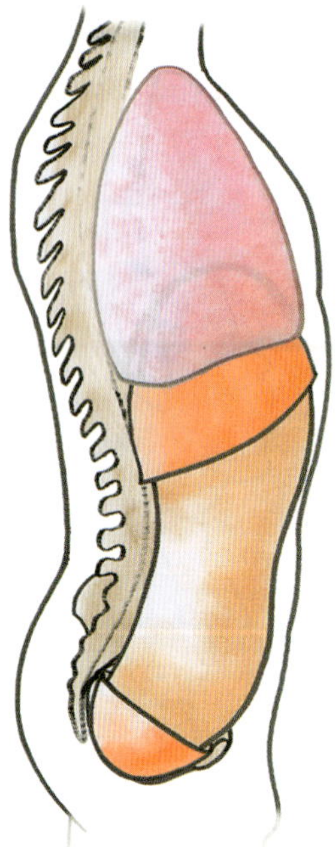

호흡작용에서
호흡기관이 움직이는 동안 공기가 흐른다:
공기를 들이마시는 동안 호흡기관은 〈〈열리고〉〉,
공기를 내쉬는 동안 호흡기관은 〈〈닫힌다〉〉.
일반적으로, 호흡을 정지하는 시간 동안은 호흡기관은 움직이지 않는다.

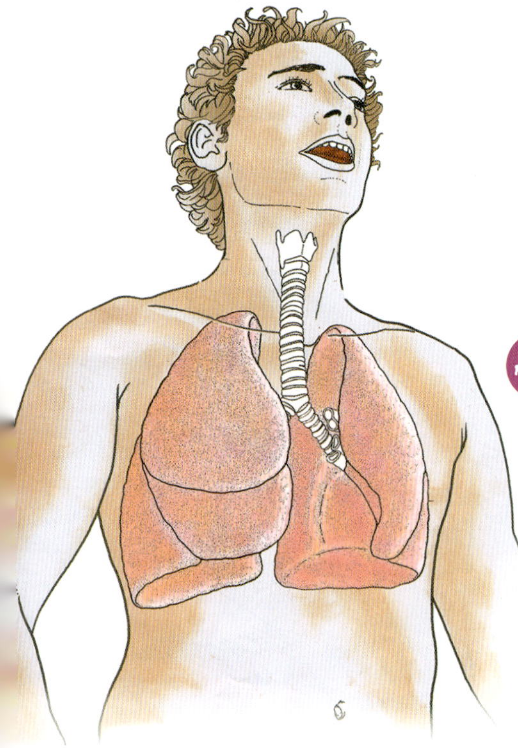

하지만, 공기기관은 *호흡과 반대방향으로 작용할 수 있다:*
예를 들어, 호흡정지 시간 동안 허파를 움직일 수 있고,
숨을 내쉬는 동안 허파를 열 수 있다.

호흡동작으로 인해서, 혹은 몸 중심에 가해지는 압력의 작용으로 허파의 변형이 발생하고 때로는 목소리에 어떤 영향을 준다.

호흡하는 방법을 배워야만 하는가?

각 개인은 생존을 위한 호흡 방법을 알고 있다. 소리를 내는 행위에서, 공기를 더 잘 제어하는 하는 방법을 배울 수 있고 특히 공기압을 더 잘 제어하는 방법을 배울 수 있다. 일반적으로 노래를 부를 때 (〈〈깊게 호흡하라는〉〉 지시)를 듣는다. 하지만, 노래를 부르기 전에는 이 공기압을 제어하는 것은 유용하지 않지만, 이 공기압을 제어하는 것은 특히 몸과 마음을 이완하는데 유용하다.

발성기관 (Le corps vocal ou appareil vocal)

발성기관은 (목소리와 분절음)*을 발생시키는데 공조하는 전체 현상)인 *발성*과 연관된 몸의 부위이다.

물론, 위에서 언급한 호흡기관 모두를 지칭하지만,
*날숨*동안 가장 빈번하게 발성기관이 작용한다.

이 호흡기관에서, 특별한 역할을 하는 부위는

- 첫 번째 소리를 만들기 위해, *배출하는 공기를 진동시키는* (성대이다),
- 이렇게 만들어진 소리를 *울리게 하고,*
- 이렇게 만들어진 소리를 *조음하게 한다.*

11쪽에 발성기관을 설명하였다.

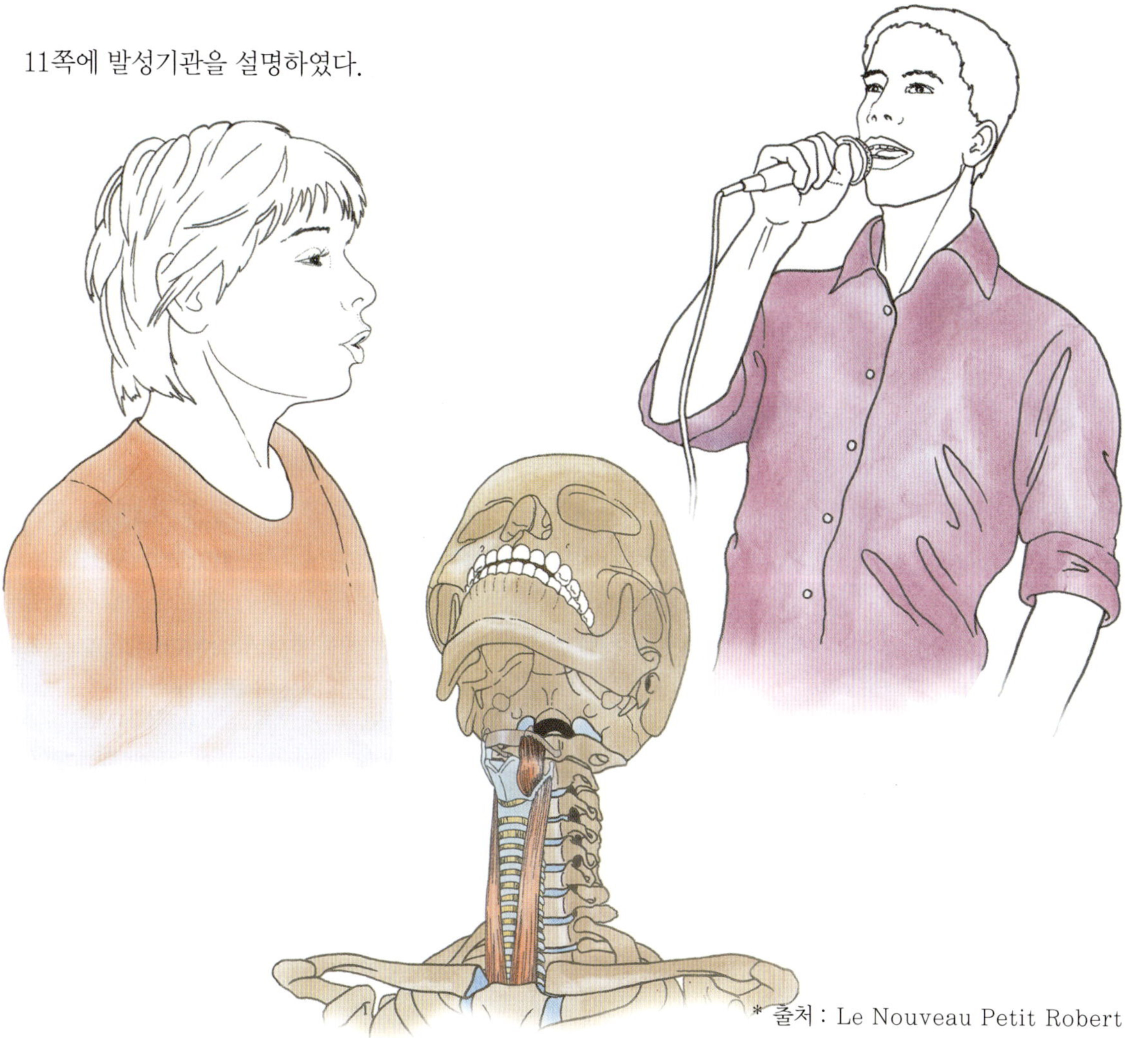

* 출처 : Le Nouveau Petit Robert

운동, 공기, 발성 〈〈기관들〉〉은 서로 상호 작용을 할 수 있다

운동기관은 호흡기관에 영향을 줄 수 있다...

운동기관의 형태에 의해:

예를 들어, 팔을 들어 올리는 행위는 갈비뼈 사이를 벌어지게 하고 들숨을 용이하게 하면서, 심지어는 갈비뼈들숨(역자, 호흡작용의 해부학 참조 할 것)을 용이하게 한다.......

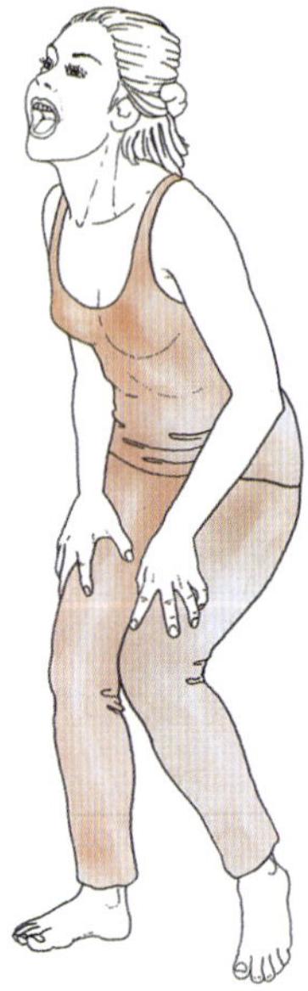

척주를 앞으로 굽히는 것은 갈비뼈를 아래로 내려가게 하는 경향이 있는데, 이는 공기를 배출하게 하는 경향이 있다.

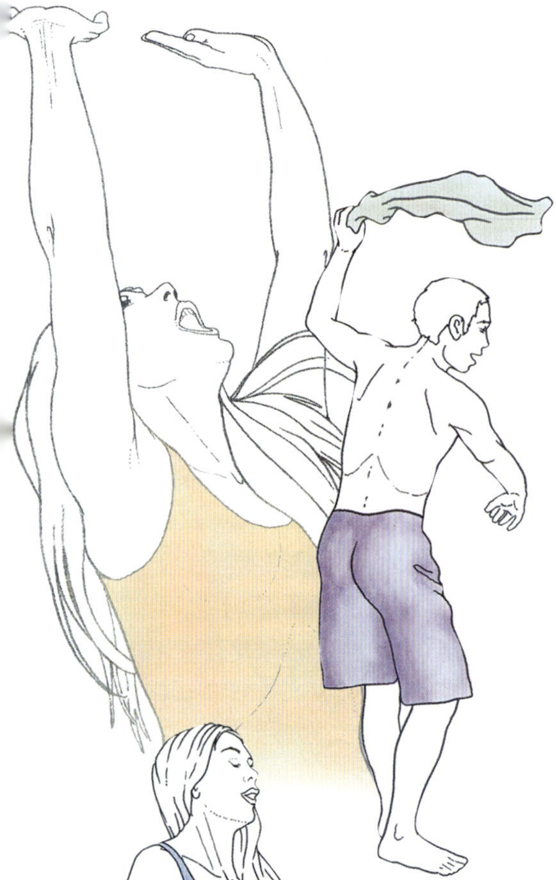

운동기관의 움직이는 리듬을 이해:

호흡을 하면서 달리거나, 혹은 양팔을 돌리는 행위는 호흡리듬을 변화시킨다. 왜냐하면 이 상황에 적응하기 위해서 심장과 허파는 호흡리듬을 변화시키기 때문이다. 하지만 또한 이 상황에서 몸은 지면과 충돌하고, 혹은 팔의 움직임이 몸통을 흔드는데, 이러한 움직임은 몸통에서 확산되는 리듬을 만들어 호흡에 영향을 주기 때문에 호흡리듬이 변한다.

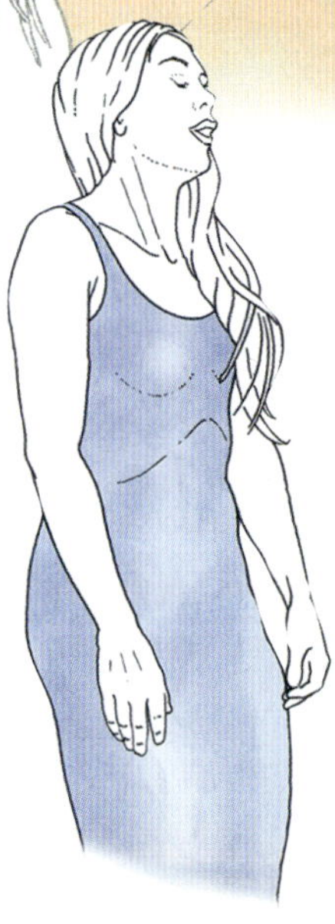

운동기관은 공기기관에 의해 영향을 받을 수 있다...

예를 들어, 공기를 내쉬는 행위는 어깨와 팔을 몸통 앞쪽으로 향하게 하는 경향이 있다; 다른 예로, 강하게 공기를 들이마시는 행위는 척주를 다시 바로세우는 경향이 있다.

발성기관은 공기기관이나 운동기관에 의해 영향을 받을 수 있다...

예를 들어, 몸통위로 넙다리를 빠르게 굽히는 행위는 척주의 아래부위를 둥글게 만든다.

이 행위는 공기의 배출을 유발시키고, 소리(음성)를 발생시킬 수 있다.

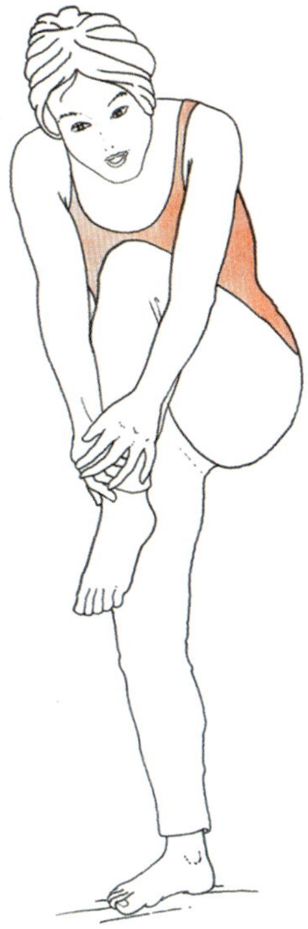

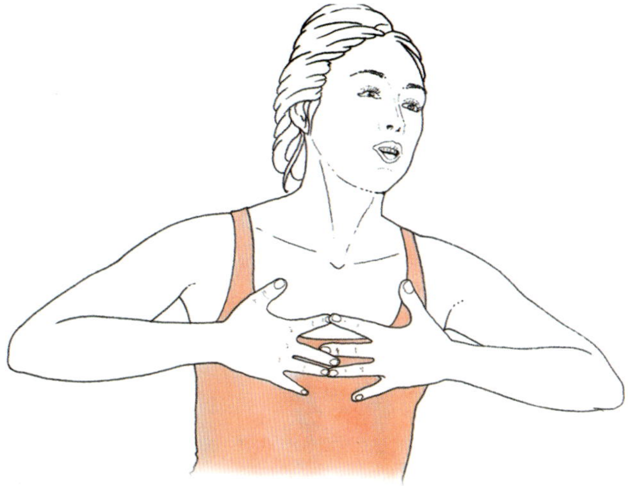

발성기관은 공기기관에 의해 영향을 받을 수 있다...

예를 들어, 복장뼈를 아래로 내리는 행위는 공기를 배출시킬 수 있고, 공기를 배출시키는 소리를 발생시킬 수 있다.

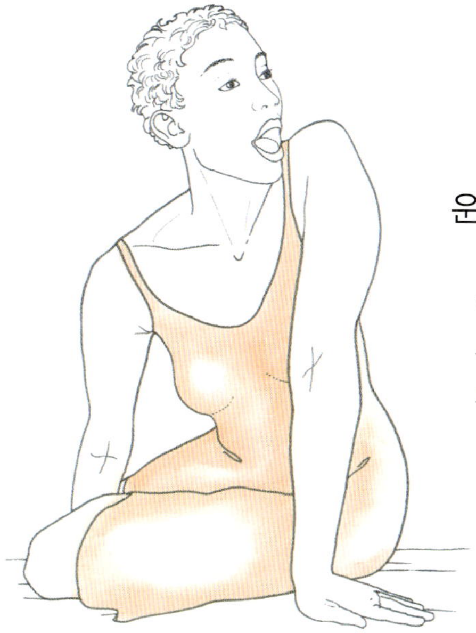

운동기관은 발성기관에 영향을 줄 수 있다

머리를 돌리거나 숙이거나, 어깨를 돌리거나 올리고/내리는 행위는 후두의 위치를 변경시켜 목소리가 변한다.

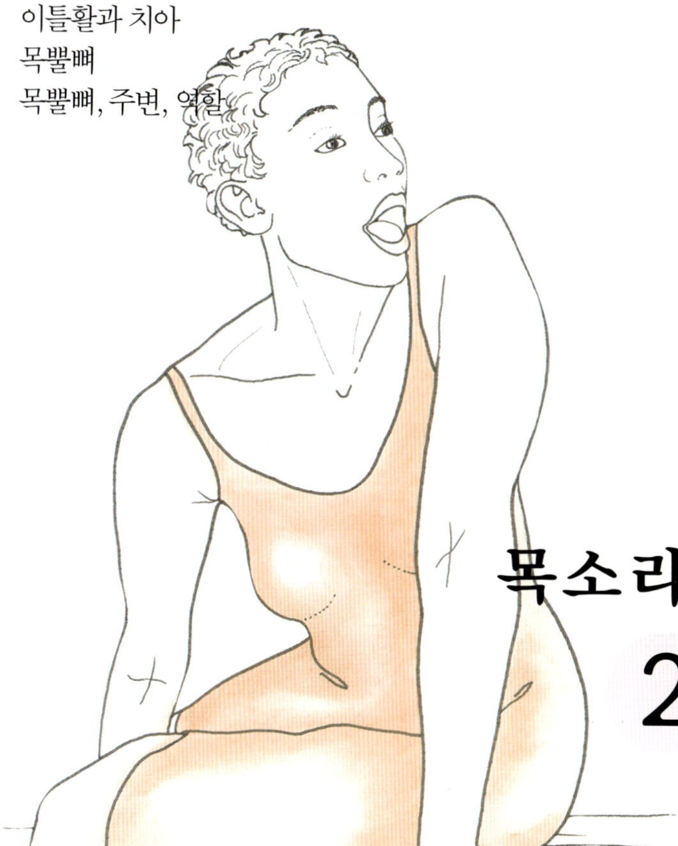

목소리 골격

2

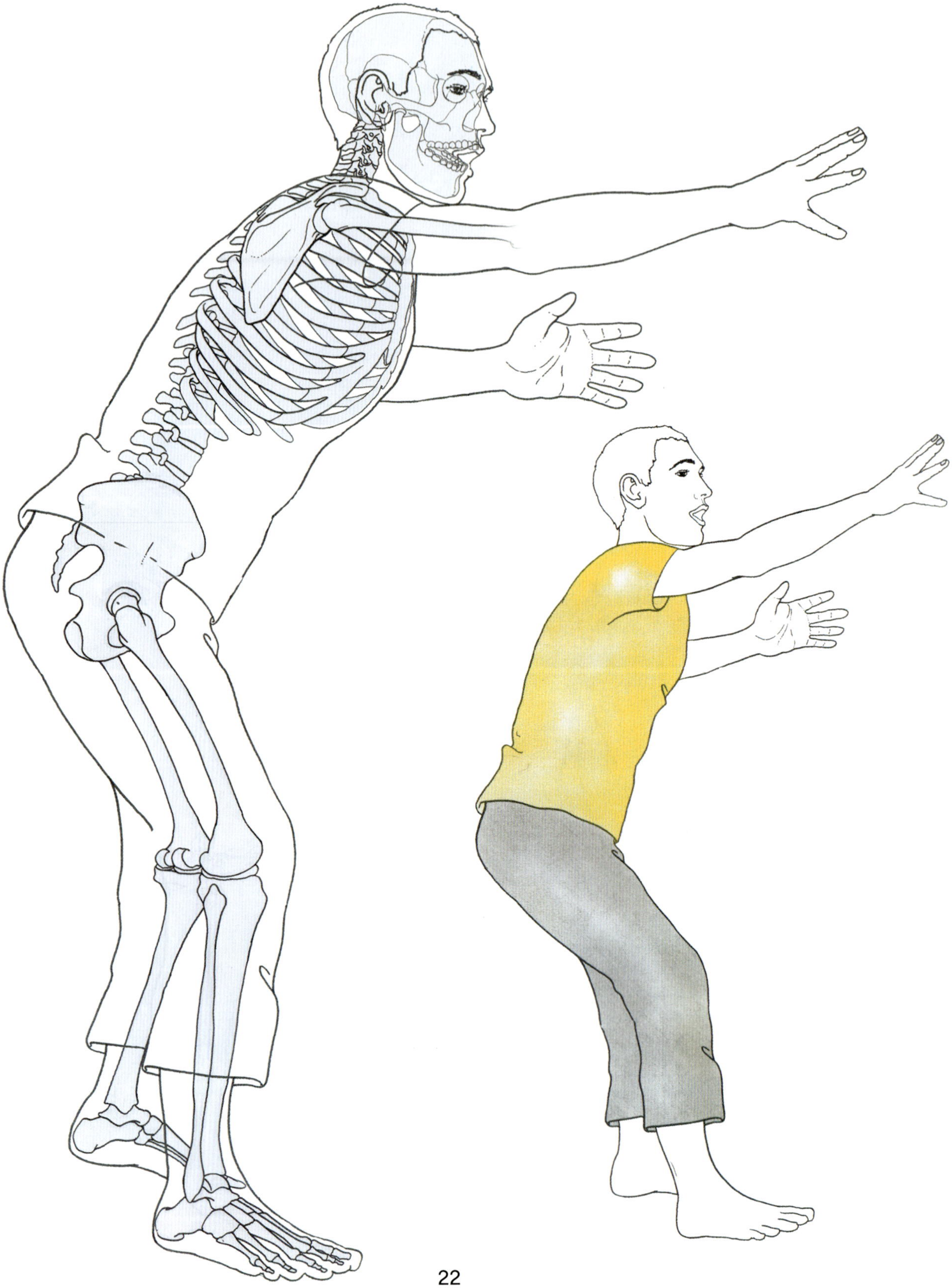

목소리는 공기작용에 의해 발생되지만, 발성기관/호흡기관은 골격에 의해 구성되어 있다. 따라서 골격의 딱딱함은 호흡동작과 몇몇 발성움직임이 발생할 때 정확한 형태를 유지하도록 한다. 뼈와 뼈 사이에 연관된 매우 많은 연골은 많은 관절에 의해 연결되어 있다. 이러한 구조는 골격을 어느 정도 움직이도록 한다. 이 장에서는 어떤 뼈가 목소리와 연결되었는지를 살펴볼 것이다.

- 호흡, 송풍에 의해 관계되거나.
  몸 중심부위에 위치한 뼈이다:
  척주, 골반, 가슴우리, 머리뼈......

- 혹은 후두(larynx)에 의해 관계되거나.
  목뼈, 머리뼈바닥, 아래턱, 복장뼈, 팔이음뼈;

- 혹은 공명과 관절에 의해 관계되거나.
  목뼈 상부부위, 머리뼈......

- 혹은 서있는 자세에 의해 관계되거나.
  (체중을 받치는) 〈〈자세를 유지하는〉〉 뼈이다 : 하체뼈, 골반, 허리뼈......

다음 쪽에서부터 목소리에 관계되는 골격만을 묘사할 것이다. 좀 더 자세한 해부학적 연구는 Balandine Calais-Germain이 출간한 *움직임의 해부학*, *호흡작용의 해부학*에서 해당되는 장들을 참조할 것을 권유한다.

척주 몸통, 목, 머리를 연결

척주는 약간 다른 형태의 척추뼈에 의해 구성된, 몇몇 큰 부위를 포함한다:

목뼈부위
(척추뼈 7개),
매우 작은
척추뼈는 목에 연결된다.

등뼈부위 혹은
가슴부위 (척추뼈 12개)
는 가슴우리와 연결된다.

허리부위 혹은
요부 (척추뼈 5개)는
두꺼운 척추뼈로 허리에 속한다.

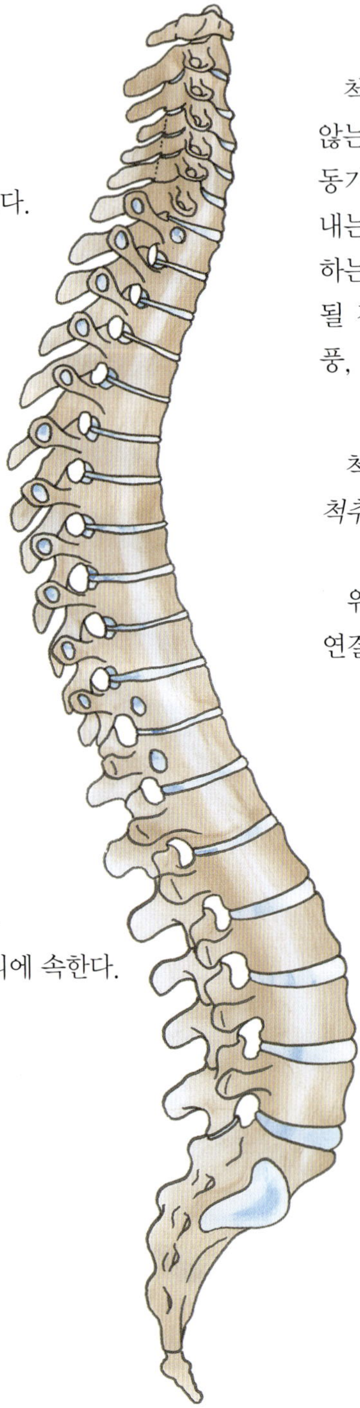

척주는 목소리를 내는데 직접 《사용》되지 않는다. 하지만 척주는 발성기관/공기기관/운동기관의 진정한 《버팀목》이고, 목소리를 내는 데 이 기관들이 더 잘 적응할 수 있도록 하는 버팀목이다. 척주는 아래에서 위로 묘사될 것이다. 발성기관에 관해서는, 척주는 송풍, 후두부위, 공명기부위를 연결한다.

척주는 관절에 의해 분리되고/결합된, 32개 *척추뼈*로 형성된 기둥이다.

위에는, 척주는 머리에 해당되는 머리뼈에 연결되고, 아래에는 골반에 연결된다.

엉치부위와 꼬리뼈
가장 아래에 있는 이 단단한 척추뼈는
골반 일부분을 구성하고 있는
엉치부위 혹은 **엉치뼈**와 **꼬리뼈**를 형성한다.

옆에서 보면, 척추는 *굽이(vertebral curvature)모양*인데,

이 척추굽이는 정상적인 모양이다.
이 굽이를 완전히 펴려고 생각해서는 안 된다.
그렇지만, 척추굽이는

- 비정상적 굽이가 될 수 있고
  〔*앞굽이(lordosis), 뒤굽이(kyphosis)*〕
- 척추굽이가 지나치게 없거나, 게다가 굽이 방향이 반대로 형성될 수 있다.

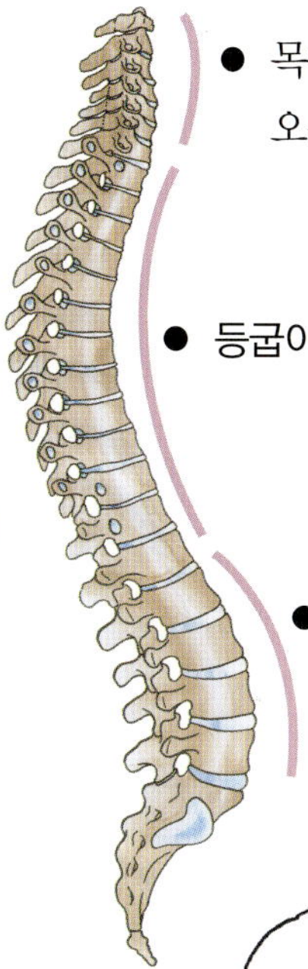

- 목뼈는 **앞굽**이이고, 목뼈 뒤쪽은 오목하다.
- **등굽**이는 등뼈 뒤쪽으로 볼록하다.
- 허리뼈는 **앞굽**이이고, 허리뼈는 뒤쪽이 오목하다.

한 집단의 사람들이 서서 노래를 부르면, 노래를 부르는 사람마다 척추굽이모양을 다르게 잡으면서 몸을 수직으로 유지한다.

이 척추굽이들의 모양은 각 개인이 일상적으로 취하는 자세와 소리를 낼 때 취하는 자세에서 기인한다.

이 책에서 소리를 내는 행위에서 때로는 척추굽이를 자연스러운 상태로 두어야하거나 혹은 반대로 때로는 척추굽이 모양이 통제되어야 하는지를 살펴 볼 것이다.

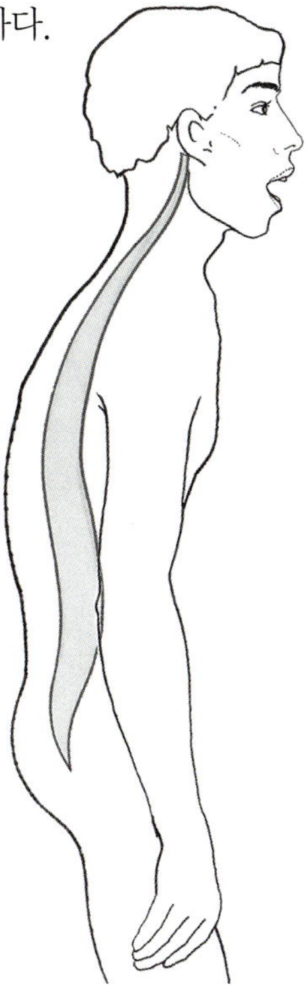

등의 뒤굽이

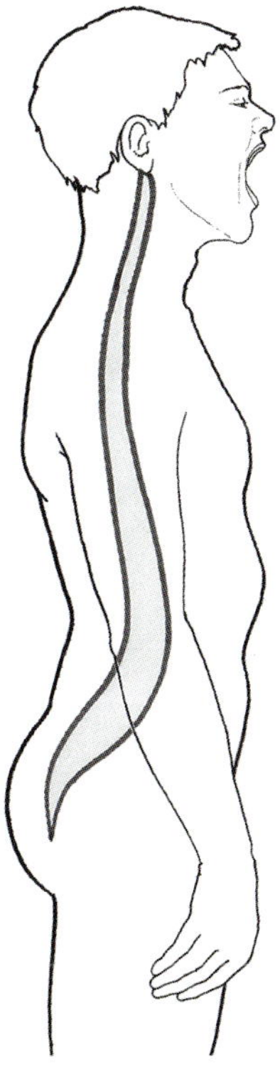

평편한 목뼈굽이

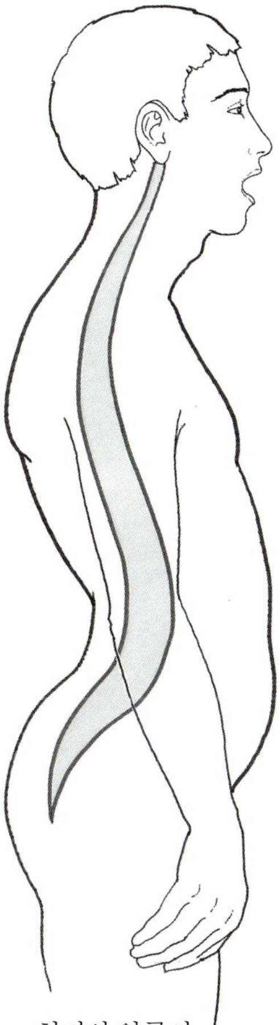

허리의 앞굽이

척추뼈

척주를 구성하고 있는 뼈이다.
각 척추뼈는 두 개의 커다란 부위로 구성된 작은 뼈이다:

더 복잡한 부위인 뒷면에는:
척추뼈고리(vertebral arch)에는, 대부분의 근육과 인대가 붙어있는 돌출부위가 있다.
이 돌출부위는 3개의 유형으로 나누어진다:

앞면에는, 단단하고, 원통형이고, 특히 무게를 받치는 역할을 하는 **척추뼈몸통**이다.

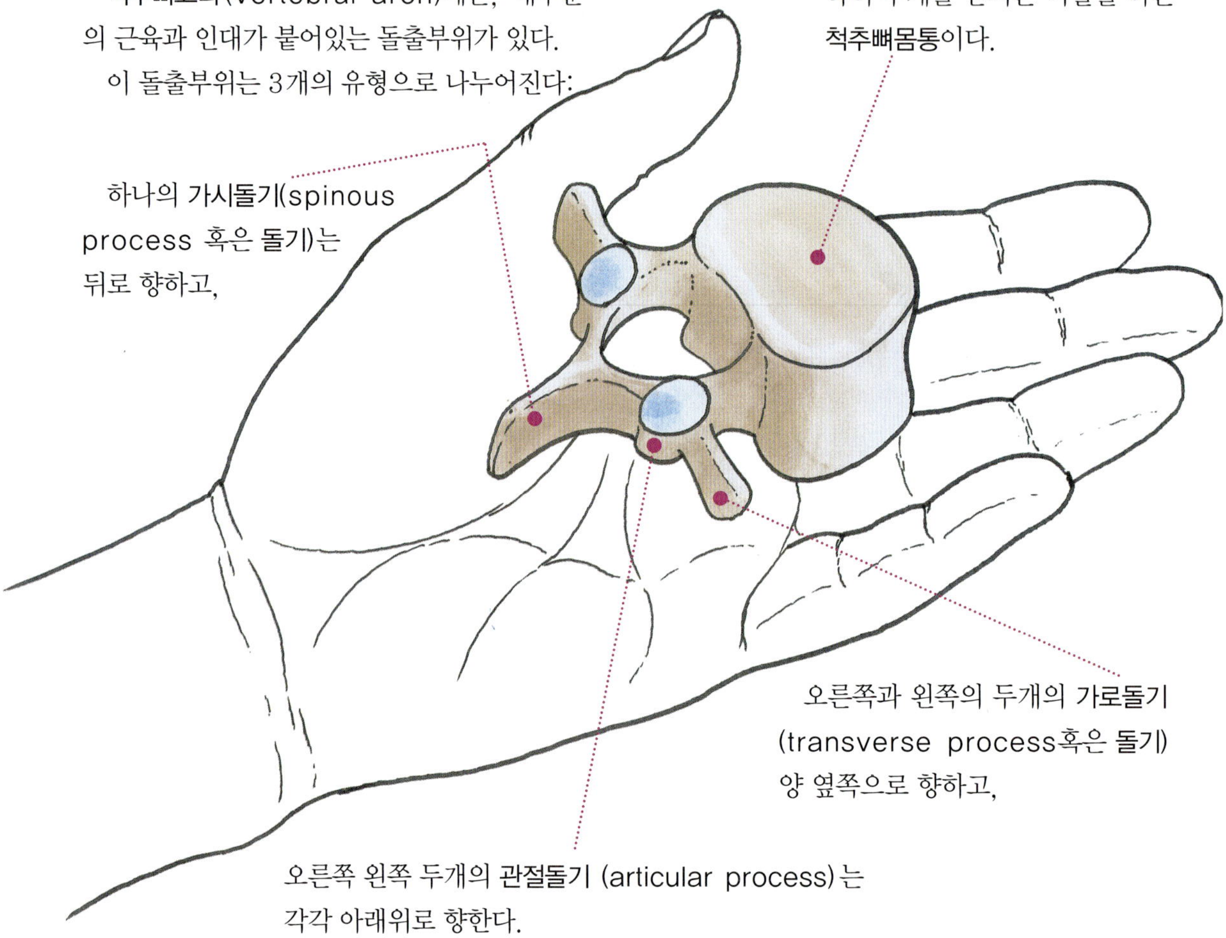

하나의 **가시돌기**(spinous process 혹은 돌기)는 뒤로 향하고,

오른쪽과 왼쪽의 두개의 **가로돌기**(transverse process혹은 돌기) 양 옆쪽으로 향하고,

오른쪽 왼쪽 두개의 **관절돌기** (articular process)는 각각 아래위로 향한다.
관절돌기는 척추뼈를 관절로 연결하는 역할을 한다.

척추뼈의 각 층은 관절로 연결된다

두개의 척추뼈 사이에서,
각 층에는 3개의 관절이 있다:

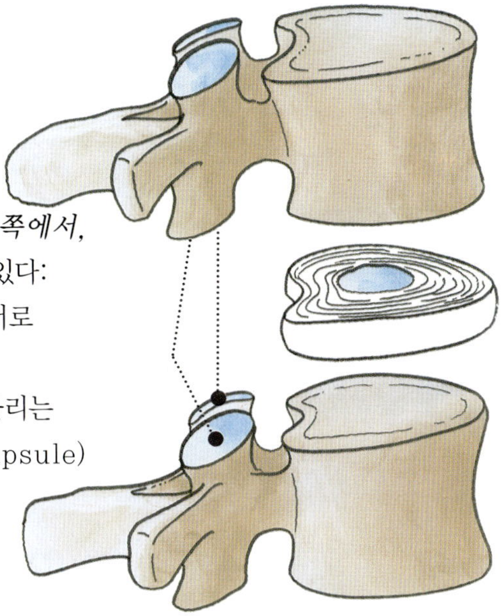

- *뒤쪽에는, 오른쪽처럼 왼쪽에서,*
  관절돌기들 사이에 관절이 있다:
  - **관절연골**(관절돌기들이 서로 일치하는 말단에),
  - **주머니**(capsule)이라 불리는 섬유주머니(fibrous capsule)
  - **윤활액**
  - **인대**

  와 함께 가동관절이다.

- *앞쪽에는, 각 층마다,*
  척추뼈몸통사이에
  추간사이원반이 있다.

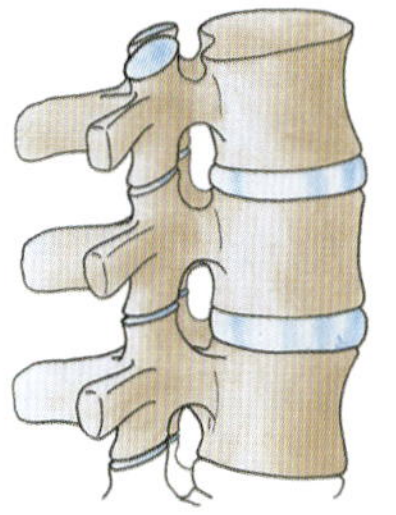

겹쳐진 3개의 척추뼈

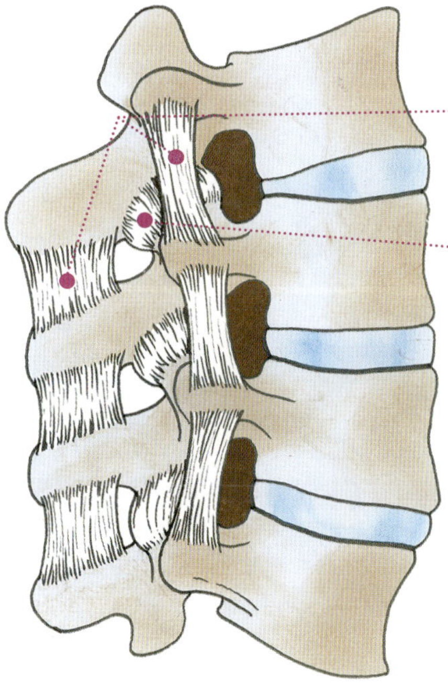

주머니와 인대는 단지 서로 연결되어 있는 것이 아니다: 관절위치와 통증에 대한 신경계에 정보를 전달하는 많은 감각 수용기를 갖춘 조직이다.

인대에 대한 좀 더 자세한 내용은
움직임의 해부학 1, 38-39쪽 참조 할 것.

발성의 유연성 (disposability)

이 관절들의 유동성을 기초운동처럼 연습할 수 있다. 이러한 기초운동은 직접적으로 목소리를 변화시키지 않지만, 자세를 취할 때나 호흡을 할 때 특히 몸이 잘 움직이도록 한다.

허리뼈: 허리, 배안

허리뼈는 골반과 갈비뼈 사이에 위치한 척주부위이다.

허리뼈의 특징

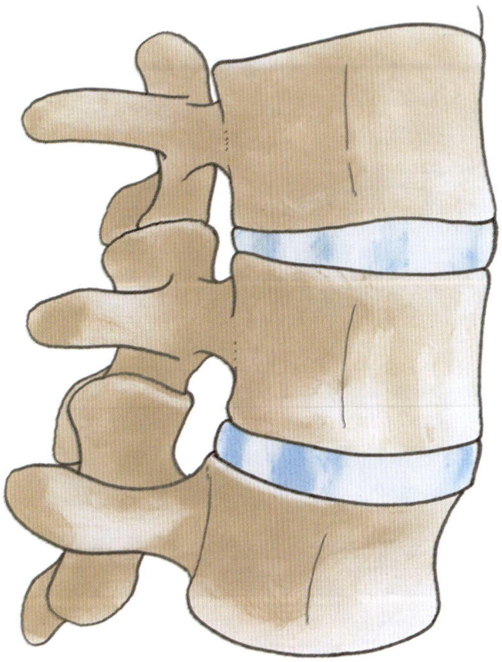

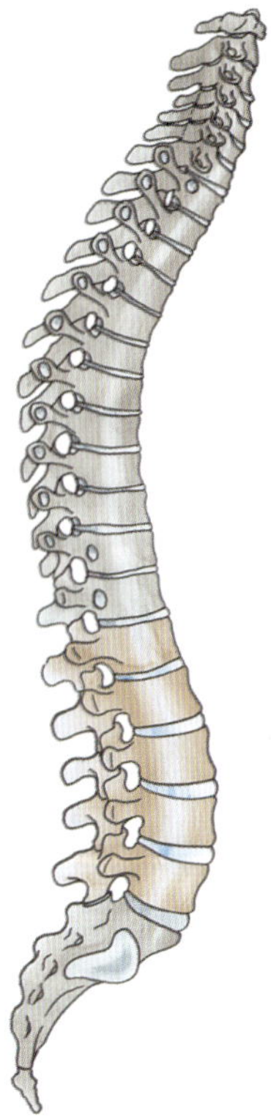

척추뼈몸통은 넓고 높다. 왜냐하면 이 부위는 가장 강도가 높은 무게를 지탱하기 때문이다.

척주사이원반은 두껍다.

관절돌기 말단에, 오른쪽과 왼쪽에서, 연골로 덮여진 관절면이 있다:

- *아랫부분*
  안이 찬 원통형의 형태,
- *윗부분*
  파여진 원통형의 모양이다.

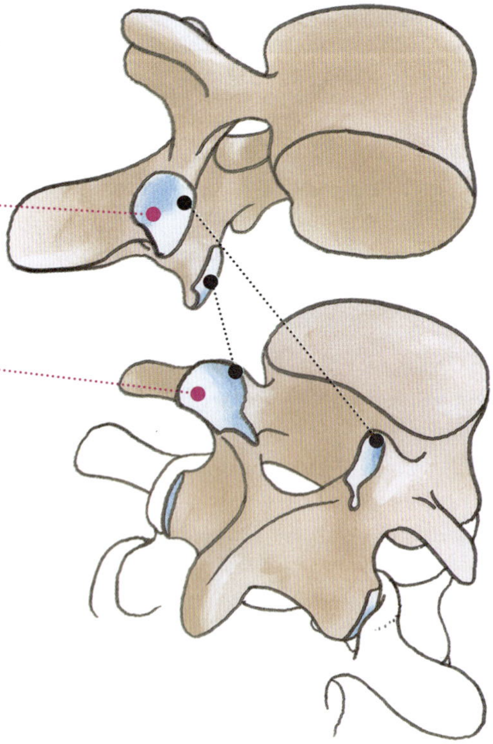

각 층에서,
이 관절면은 서로 일치하고
허리뼈 척추뼈몸통 사이에서
관절을 이룬다.

허리뼈의 주된 가동성

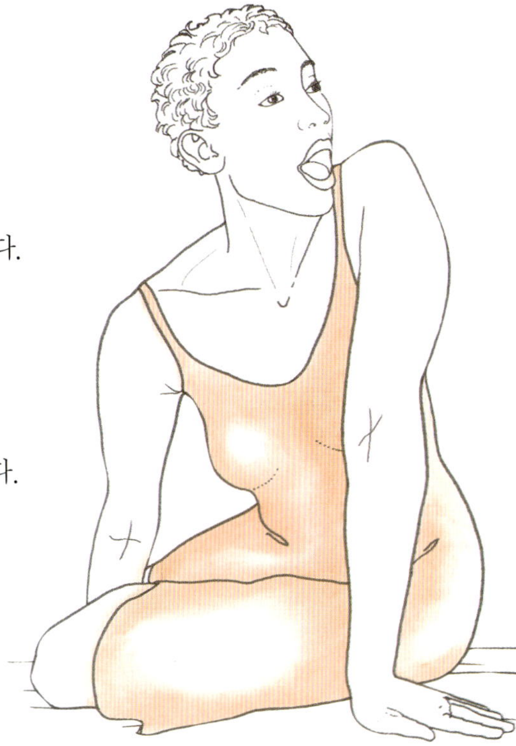

허리뼈는 회전이 불가능하다. 아래의 경우를 제외하고는...

- *허리뼈 윗부위,* 허리뼈는 거의 모든 방향으로 움직일 수 있다. 소리를 내는 행위에서 가슴우리를 어느 한 방향이나 다른 방향으로 움직일 때, 허리뼈 상부부위나 등뼈 아래부위에서 이 움직임이 가장 빈번하게 발생한다;

- *허리뼈 아래부위, 폄(extension)*의 움직임이 지배적이다.

서 있는 자세에서 허리뼈 (La colonne lombaire dans le corps postural debout)

허리뼈굽이는 골반위치와 가슴우리위치와 연관이 있다:

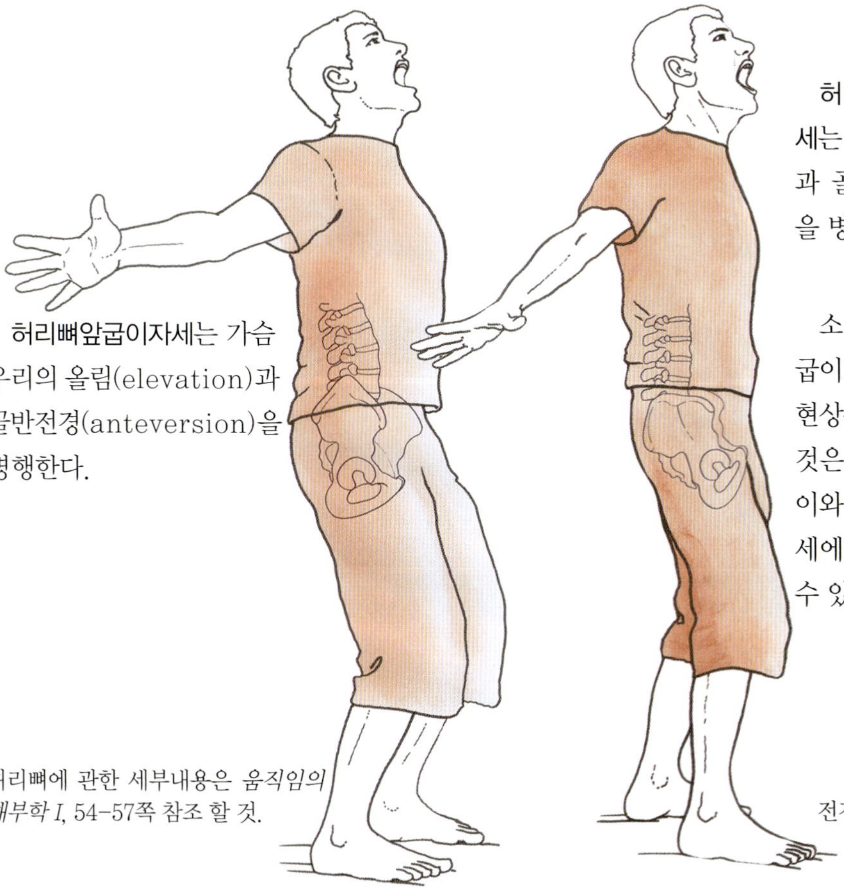

허리뼈앞굽이자세는 가슴우리의 올림(elevation)과 골반전경(anteversion)을 병행한다.

허리뼈앞굽이가 사라지는 자세는 가슴우리아래부위의 내림과 골반후경(retoversion)을 병행한다.

소리를 내면 쉽게 허리뼈앞굽이가 사라지는데, 반드시 이 현상은 노래를 부를 때 필요한 것은 아니다(예를 들어, 앞굽이와 앞굽이가 사라지는 두 자세에서 노래를 부르고/낭독할 수 있다).

허리뼈에 관한 세부내용은 *움직임의 해부학 I,* 54-57쪽 참조 할 것.

전경, 후경 45쪽 참조 할 것.

등뼈: 등, 가슴우리

등뼈는 *가슴우리*와 일치하는 부위이다.
등뼈와 가슴우리는 52쪽에서 상세히 다룰 것이다.

이 부위의 특징은 *갈비뼈와 관절로 연결된다는 것이다:* 등뼈와 갈비뼈사이에서, *48개 이상의 갈비척주관절(costovertebral articulations)*이 있다.
이 관절은 작고 많이 있다.
이러한 근접성으로 인해, 가슴우리의 가동성/안정성과 척추부위의 가동성/안전성 사이에서 지속적으로 서로 영향을 주고받는다.

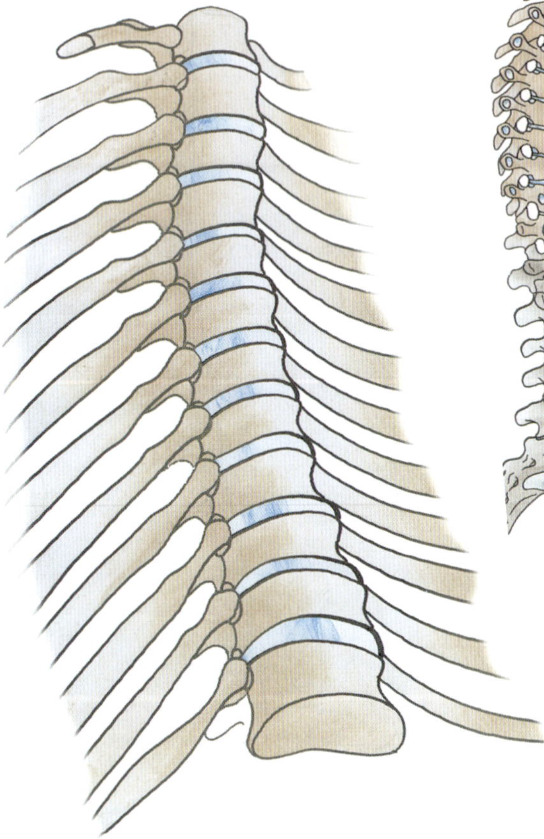

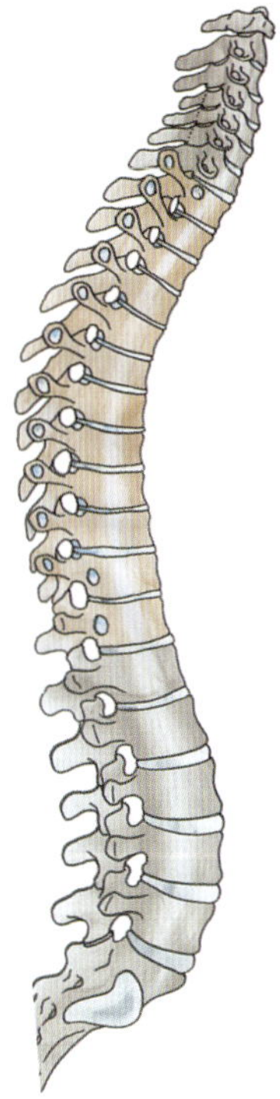

서있는 자세에서 등뼈

스스로 호흡과 연관된 가슴우리의 자세와 등뼈는 관계가 있다.

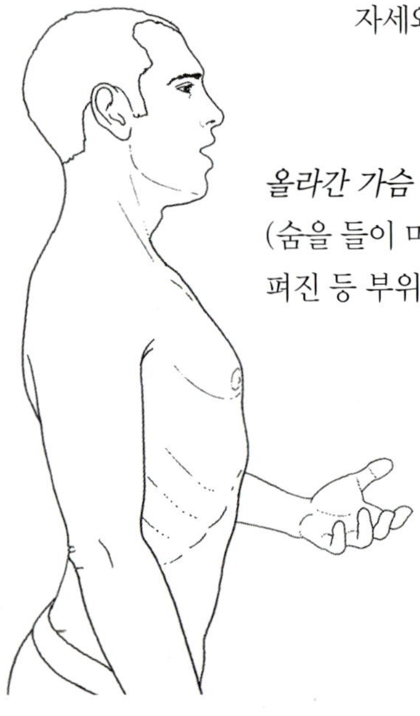

올라간 가슴
(숨을 들이 마실 때와 같이)은 펴진 등 부위와 종종 일치한다.

내려간 가슴(숨을 내쉴 때와 같이)은 뒤굽이(kyphosis)가 된 등 부위와 종종 일치한다.

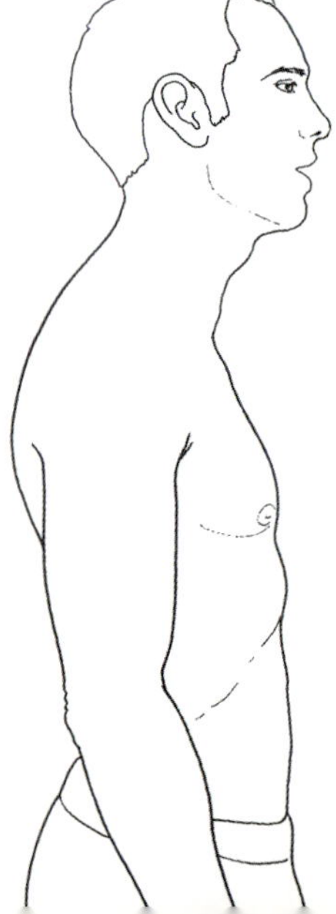

목뼈

목의 골격은 2층으로 된 7개의 척추뼈로 구성되어 있다.

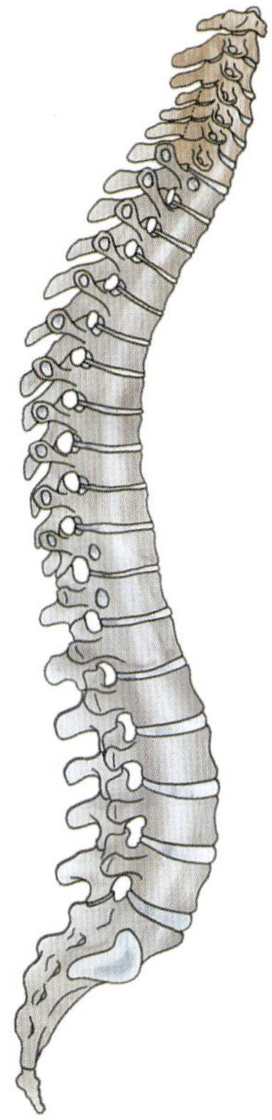

위층:
뒤통수뼈(occipital bone)와 함께 *중쇠뼈와 고리뼈*는 **뒤통수뼈 아래층**이라 불리는 목뼈에서 위층을 형성한다.

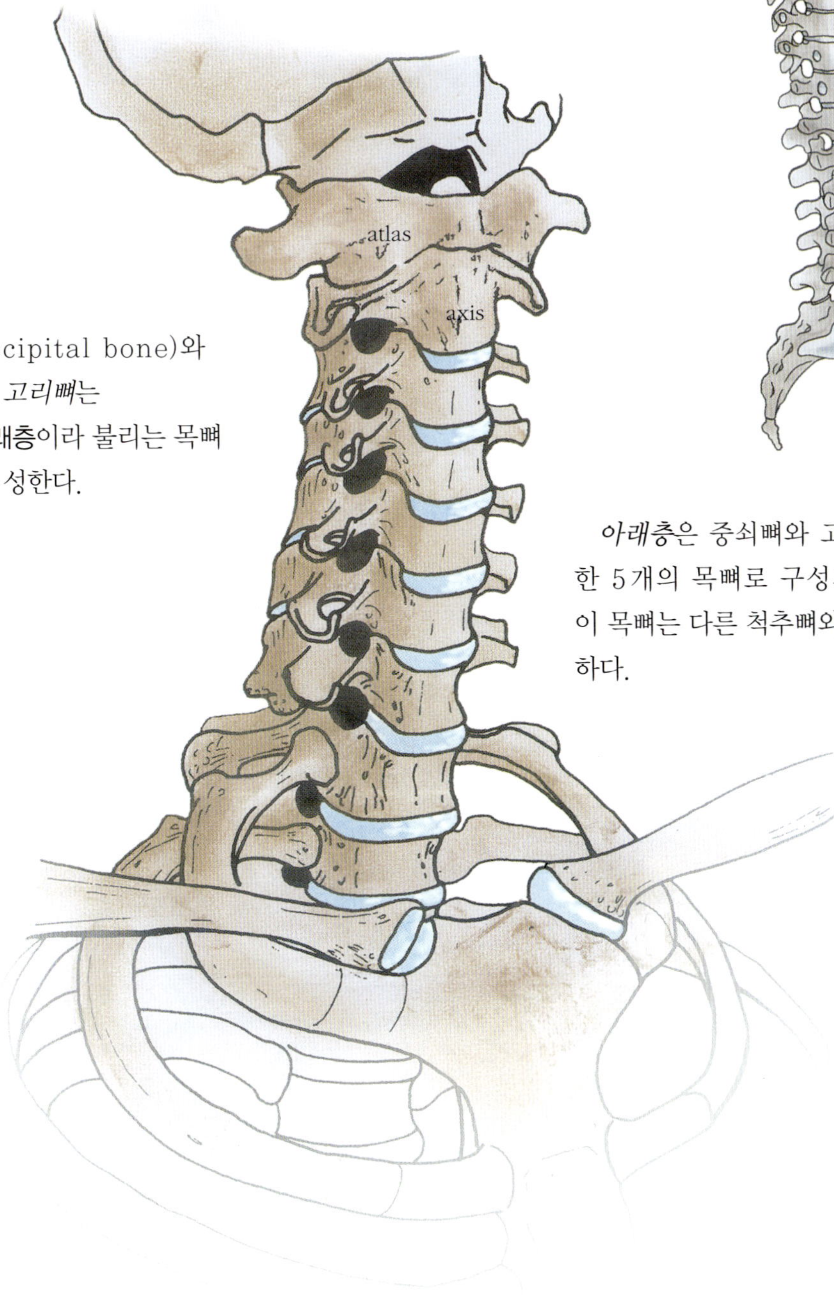

*아래층*은 중쇠뼈와 고리뼈를 제외한 5개의 목뼈로 구성되어 있는데, 이 목뼈는 다른 척추뼈와 모양이 유사하다.

제 3번에서 제 7번 목뼈

목뼈 모양

여기서, 포개진 두 개의 척추뼈는 위에서 본 것이다.

*척추뼈몸통*은 매우 작다.

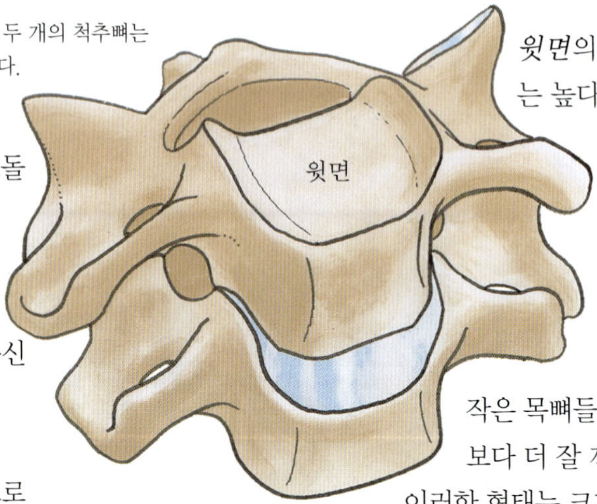

*윗면*의 양쪽 가장자리는 높다.

윗면 반면에 *아래면*의 양쪽 가장자리는 비스듬히 잘려 있다.

척추뼈몸통의 각 양쪽에 가로돌기가 있는데,
이 가로돌기는 동시에

- 배수구 *홈처럼 파여지고* 목신경이 지나가는 통로이다
- **척추동맥**이 지나가도록 *구멍이 나있는데,* 부분적으로 작은 동맥은 뇌에 혈액을 공급한다.

*척주사이원반*은 두껍기 때문에 목뼈를 움직이는데 용이하다.

작은 목뼈들은 다른 척추뼈들보다 더 잘 끼워 맞추어져 있다,
이러한 형태는 크기가 비록 작고,
목뼈가 포개져 있더라도 안정성을 유지한다.

아래서 보면 척추뼈몸통은 올라가 있다.

가로돌기 뒤에는 연골로 싸여진 관절면이 있다:

- *아래,*
  아래앞으로 향해있고,

- *위,*
  위뒤로 향해있다.

뒤쪽에서,
각 측면의,
각 층에서,
위에 위치한 척추뼈몸통의 아래 관절면은
밑에 있는 척추뼈의 윗관절면과
관절로 서로 연결된다.

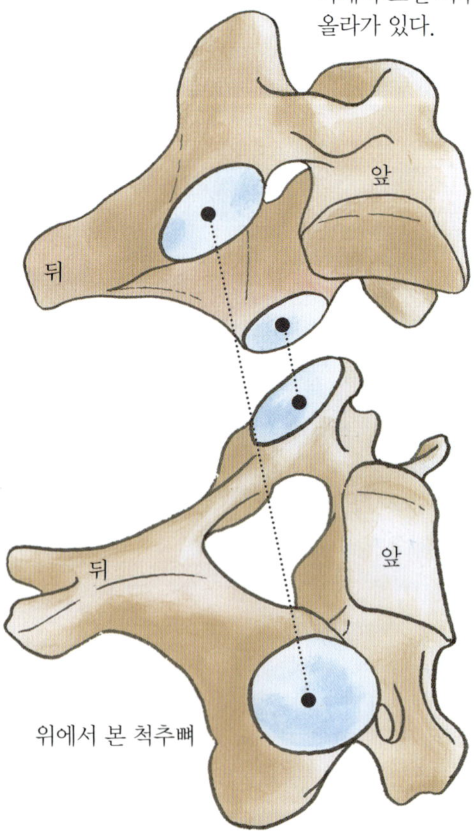

위에서 본 척추뼈

목뼈는 어떻게 관절로 연결되나?

목뼈의 움직임은 크고, 이 움직임은 다음과 같이 구분된다:

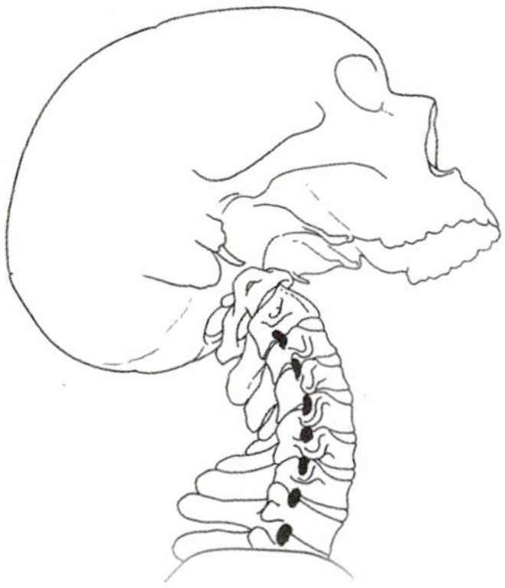

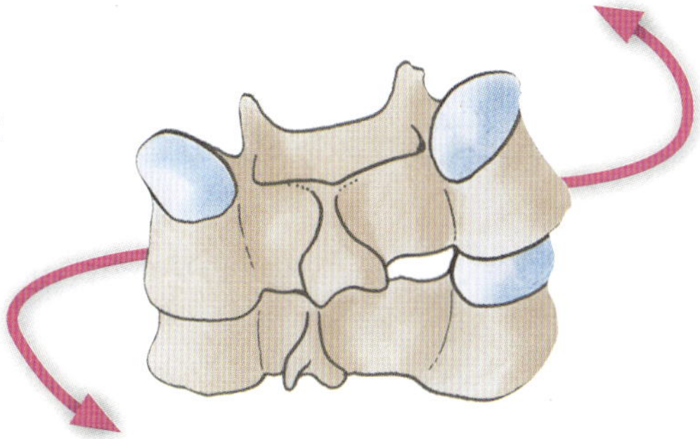

펌(extension)움직임은 목의 *중간 높이에서* (C4), 지배적이다.

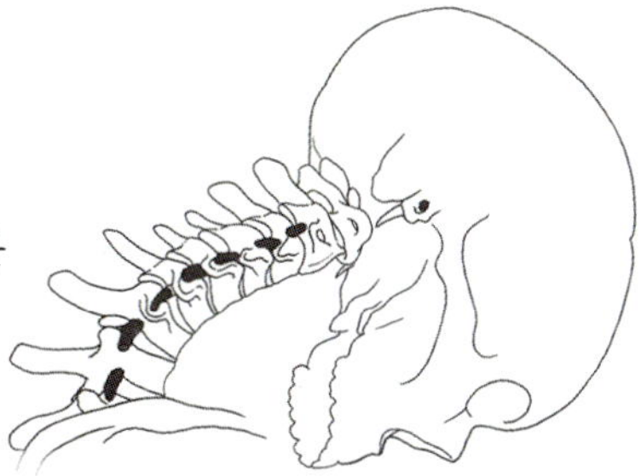

목의 *아래에서,* 굽힘 움직임이다.

가쪽움직임(옆으로 기울기)은, 목의 *가장 높은 곳에서,* 뒤쪽관절면의 모양으로 인해, 같은 방향으로 돌아가는 움직임과 결합된다.

목뼈의 움직임, 위험한 움직임

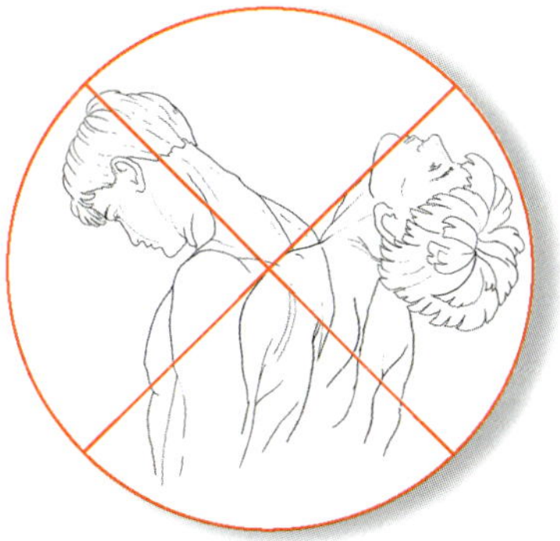

목뼈사이에 위치한 작은 관절로 인해 종종 통증을 느낀다. 이 통증으로 인해 목이 굳어진다. 또한 통증이 있는 목을 다시 움직이기 위해서 부드럽게 목을 움직이는 것이 좋다.

이 움직임을 이해하기 위한 주요한 지침은 다음과 같다: *목의 유연성을 강화하기 위한 목적으로 목을* 움직일 때, *반드시 머리무게를 받쳐야한다.* 그렇지 않으면, 수축된 목근육은 앞쪽에서 묘사한 관절연골에 큰 압력을 가하게 된다.

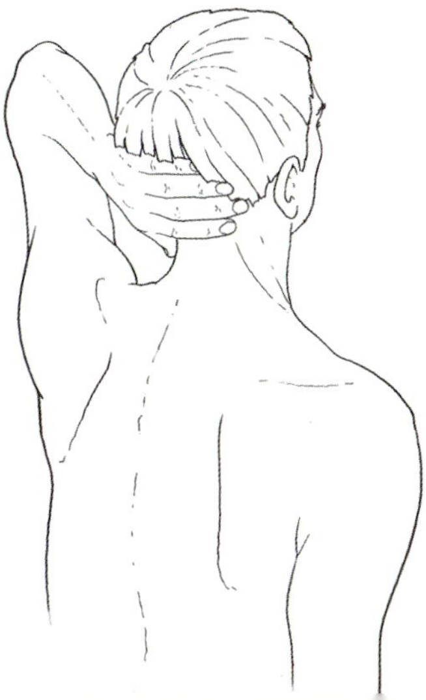

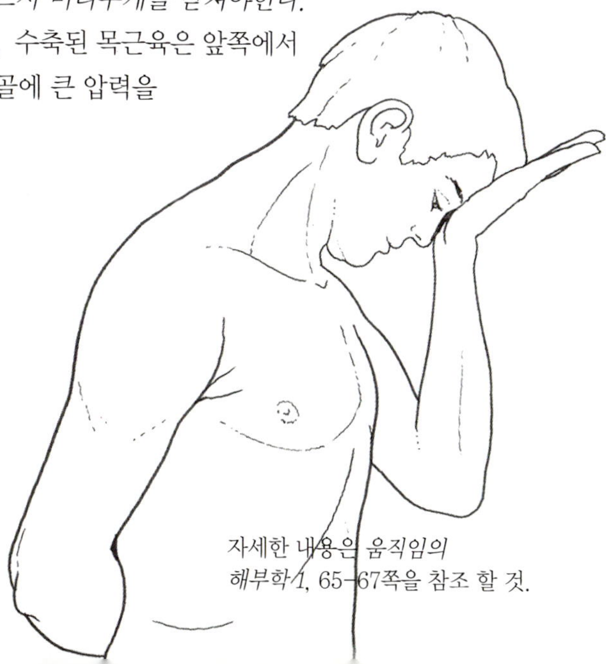

자세한 내용은 *움직임의 해부학 1*, 65–67쪽을 참조 할 것.

고리뼈

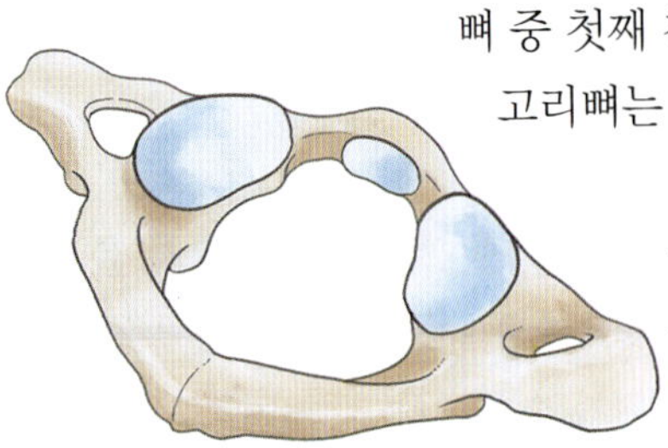

첫째 목뼈이고(C1), 위에서 시작하는 모든 척추뼈 중 첫째 척추뼈이다.

고리뼈는 뒤통수뼈 아래와 중쇠뼈 위에 있다.

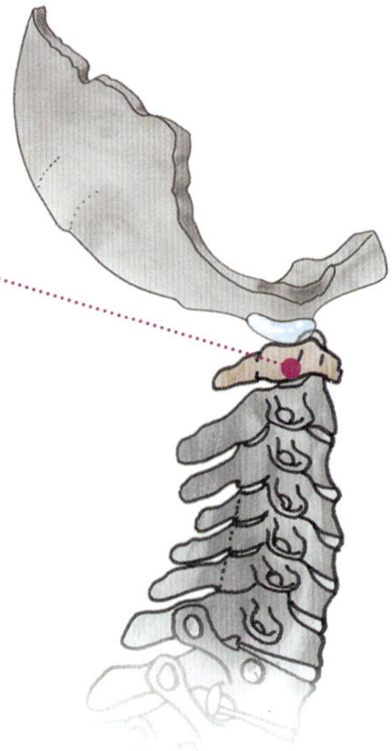

고리뼈는 고리모양이다.
고리뼈에는 몸통과 가시돌기가 없다.

고리뼈는 두꺼운 두 개의 부위가 있다: 가쪽덩이 (lateral mass).
각각의 가쪽덩이위에 타원형의 면이
위에는 연골로 싸여진 오목한 위관절
뒤통수뼈와 관절을 이룬다.
아래에는 연골로 싸여진 타원형의
면이 있고, 중쇠뼈와 관절을 이룬다.

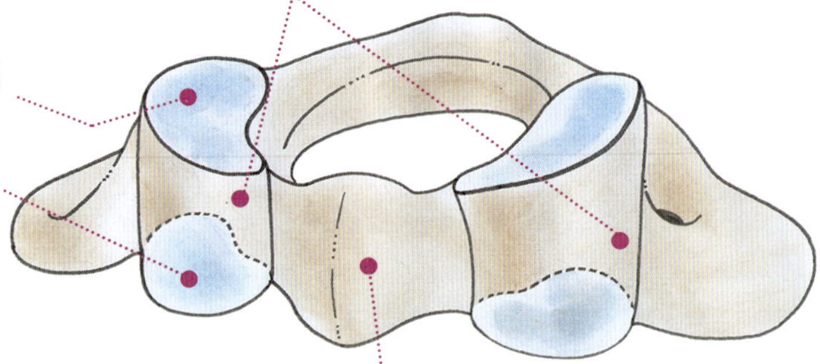

고리뼈는 두 개의 가쪽덩이와 *두 개의 고리모양*을 가지고 있다.

앞고리 (anterior arch)는 작다.
이 앞고리의 뒷면에는 중쇠뼈와 관절을 이루는 오목관절면이 있다.

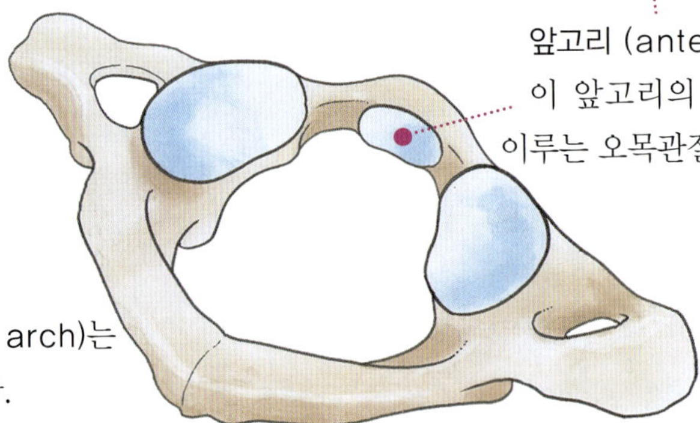

뒤고리(posterior arch)는 앞고리보다 더 크다.
이 뒤고리는 척수를 감싼다.

고리뼈를 손으로 만져보기

귓불 약 1cm 아래에서, 고리뼈 가로돌기를 어느 정도 감지할 수 있다.

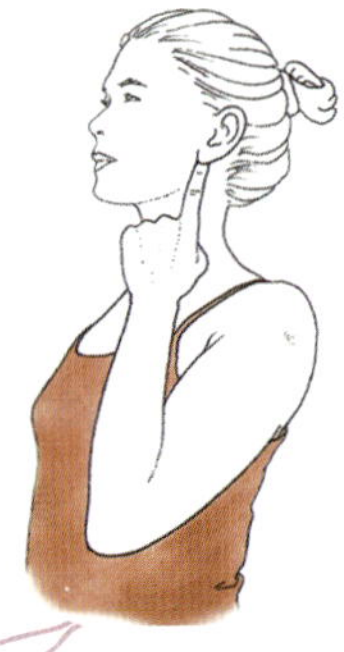

중쇠뼈

목뼈에서 둘째 척추뼈이다.
고리뼈처럼, 중쇠뼈는 목뼈의 형태를 지니지 않는다.

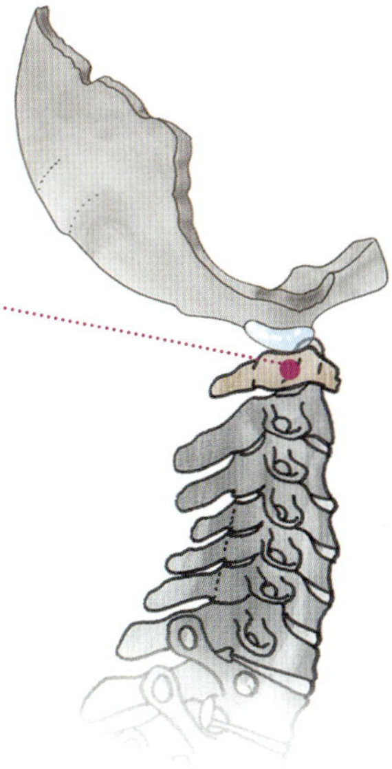

앞쪽에서, 척추뼈몸통의 위가 튀어나와 있다:
중쇠뼈의 **치상돌기(odontoid process)** 혹은 《**치아돌기(dens)**》.

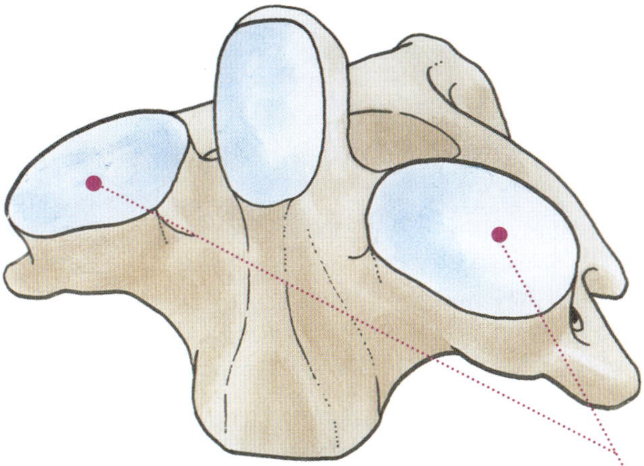

이 돌출부위의 앞뒤면은 연골로 덮여있다.

중쇠뼈의 윗면은 척추뼈몸통의 가쪽면 위에서, 타원형이고, 볼록한, 고리뼈의 가쪽덩이 아래에 위치한 2면과 *2개의 관절면*을 형성한다.

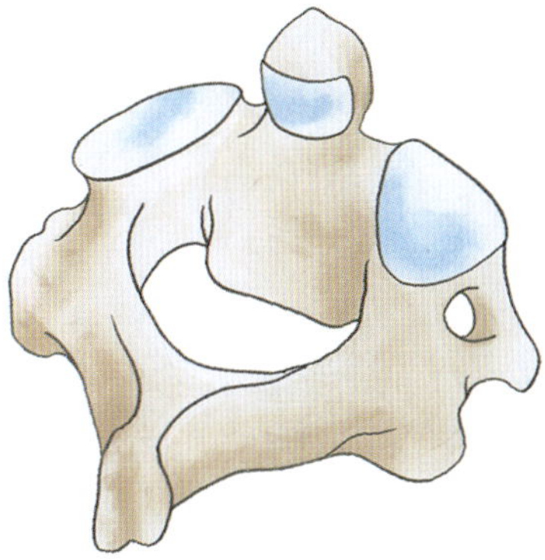

중쇠뼈의 가로돌기는 짧지만, 가시돌기는 길다.

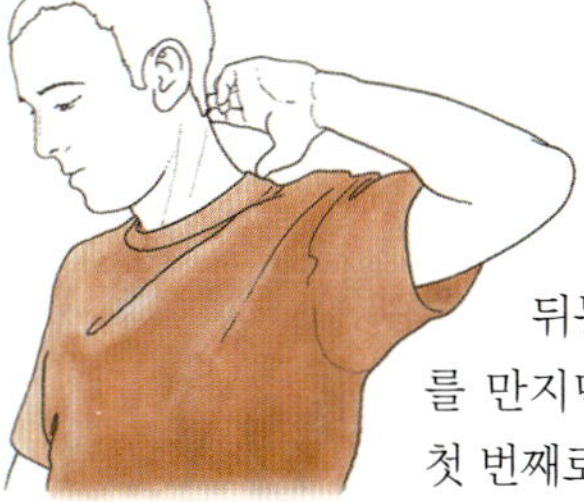

중쇠뼈를 찾다

뒤통수뼈에서 밑으로 목뼈를 만지면 중쇠뼈의 가시돌기를 첫 번째로 만질 수 있다.

머리와 고리뼈

머리는 고리뼈와 어떻게 관절로 연결되나

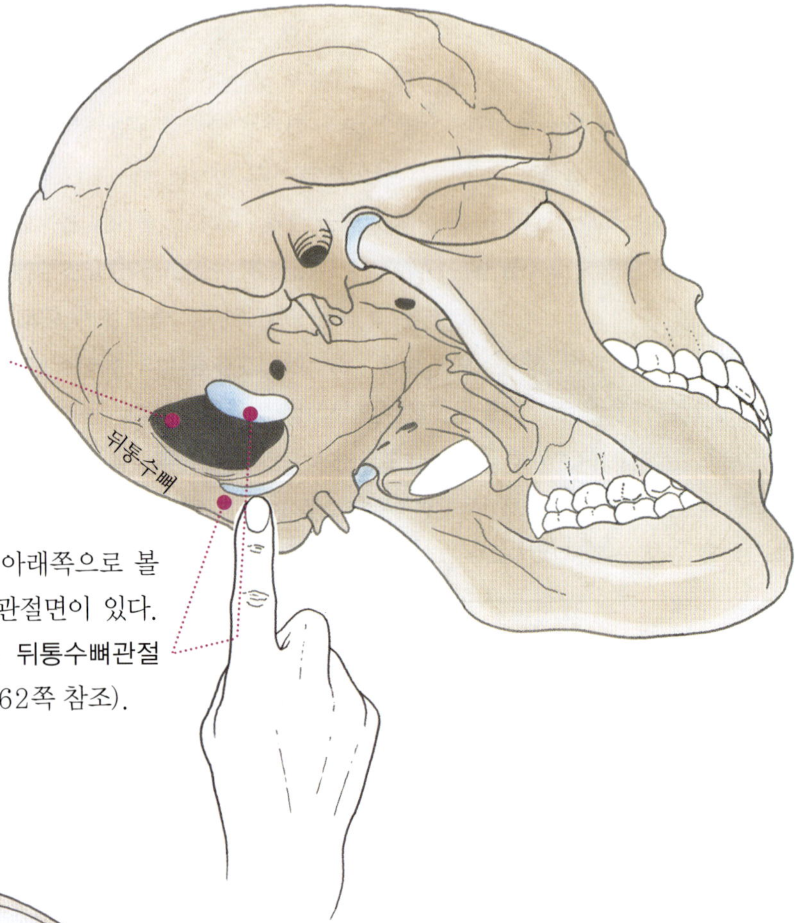

뒤통수뼈아래에서, 척수가 지나가는 구멍이 있다: **뒤통수큰구멍**(foramen magnum, 62쪽 참조)

양쪽에서, 연골로 싸여있는 아래쪽으로 볼록하고 타원형모양의 두 개의 관절면이 있다. 뒤통수뼈의 〈〈받침대〉〉이다: **뒤통수뼈관절융기** (occipital condyle) (62쪽 참조).

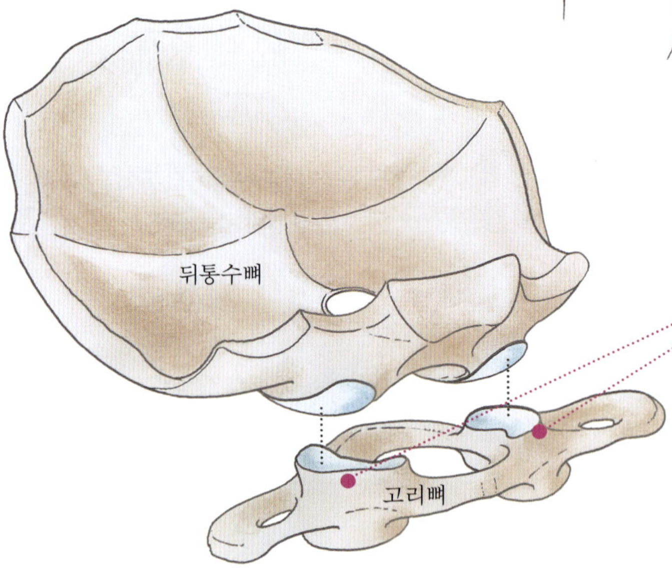

고리뼈의 각각의 가쪽덩이위쪽에 연골로 덮여있는 타원형 모양의 면이 있는데, 위로는 오목하다. 뒤통수뼈의 〈〈받침대〉〉이다: **위관절면.**

뒤통수뼈의 〈〈받침대〉〉는 고리뼈의 〈〈받침대〉〉위에 놓여 있다.

이것은 마치 뒤통수뼈의 〈꽉 찬 구〉〉가 고리뼈의 〈〈파여진 홈〉〉위에 놓여 있는 것 같다.

고리뼈위에서 머리 위치에 따라 목소리가 변한다
(La position de la tête sur l'atlas modifie la voix)

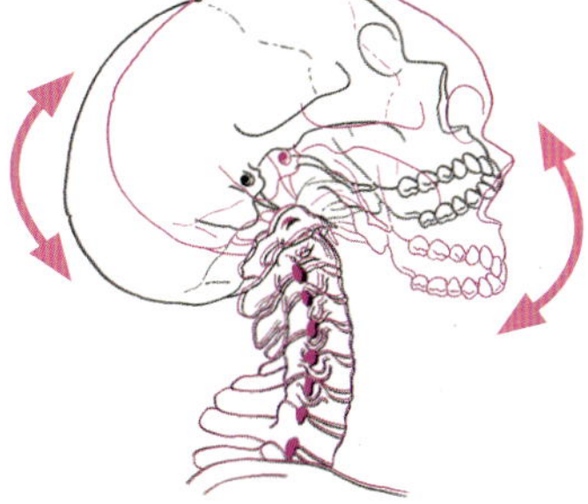

뒤통수뼈-고리뼈의 2중 관절은 머리를 모든 방향으로 움직이게 한다. 하지만, 이 두 개의 뼈 사이에, 굽힘/폄 움직임 이외에 모든 움직임을 제어하는 강력한 인대들이 있다. 이 장소에서, 노래를 부르거나 여기에서, 낭독하기 위해 머리가 목 위에서 자리를 잡는다.

(불어로) OUI-OUI(예-예, 역자 주)라고 말할 때, 뒤통수뼈/고리뼈 부위를 약간 가쪽이나 혹은 약간 돌린다.

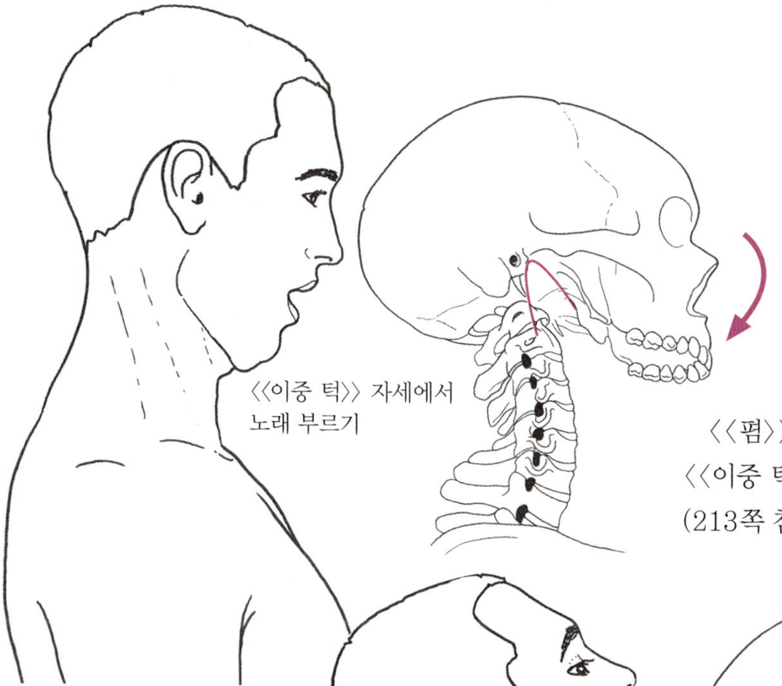

《폄》자세에서 비-인두 공간보다 《이중 턱》의 자세에서 비-인두 공간(213쪽 참조)이 앞뒤로 더 좁아진다.

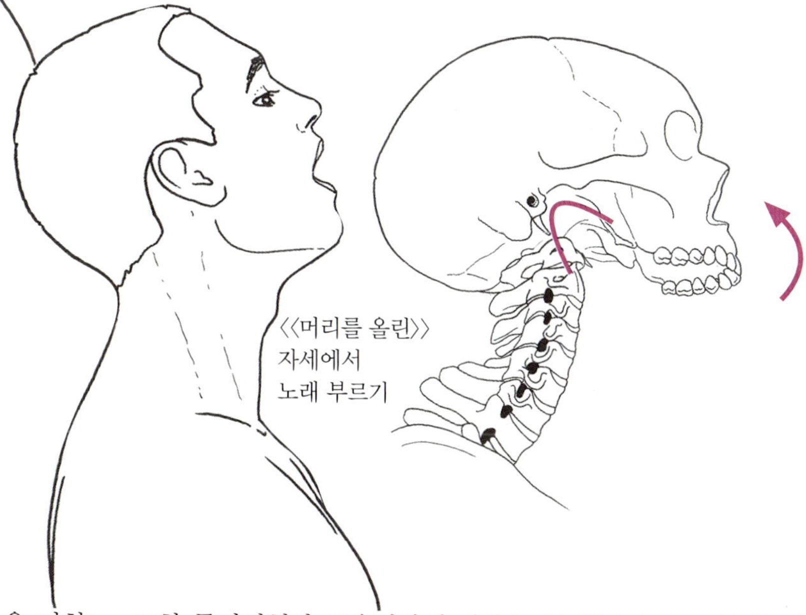

이 자세는 인두공명에 영향을 미치고, 또한 물렁입천장 근육긴장에 영향을 주고(234-237쪽 참조), 아래턱(227쪽 참조)과 혀(248-249쪽 참조)의 위치에 영향을 준다.

고리뼈는 중쇠뼈와 어떻게 관절로 연결되나

고리뼈와 중쇠뼈가 관절을 이루는 4개의 장소가 있다.

치아돌기는 두 개의 관절로 고리뼈 안에서 자리를 차지한다.

치아돌기는 **가로고리인대**(transverse atlantal ligament)라고 하는 힘줄의 끈에 의해 구멍앞쪽에서 고정된다. 이 인대는 가쪽덩이 안쪽 부위에 닿는다.

이 인대 앞면은 연골로 싸여진 작은 *관절면*이 있다(중쇠뼈는 척수가 위치한 자리 때문에 더 뒤쪽에 자리잡을 수 없다).

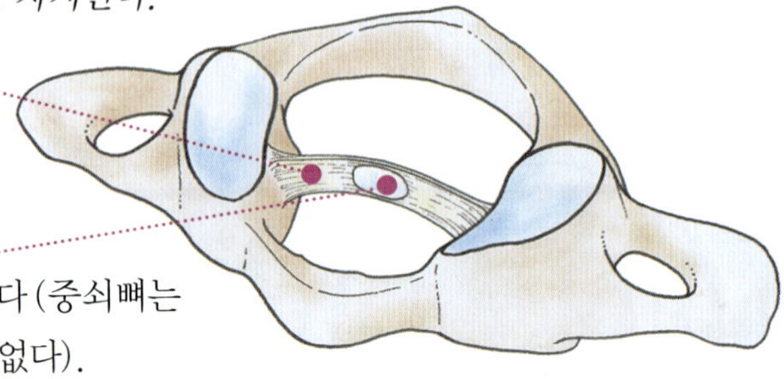

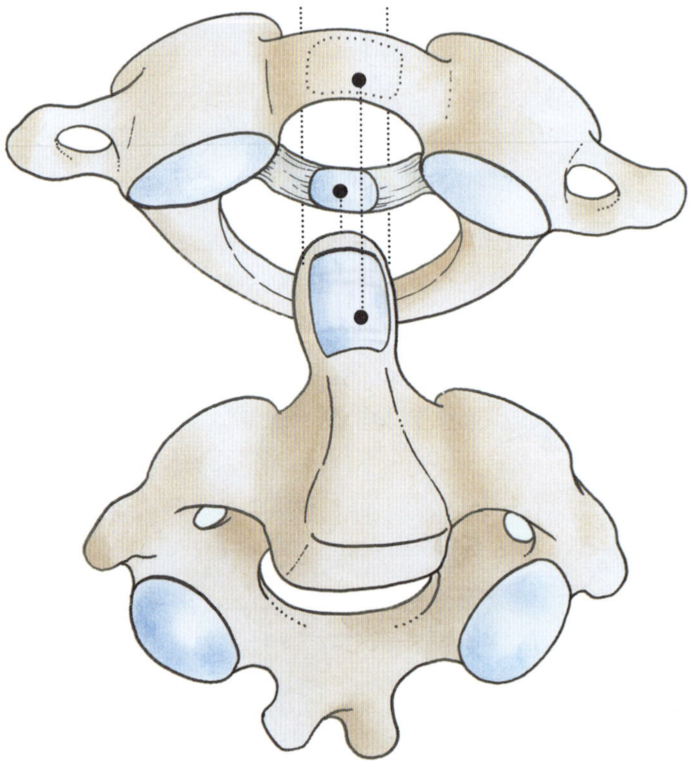

볼록한 연골면으로 덮여있는 치아돌기 앞은 오목한 연골면으로 덮여있는 앞고리 뒷면과 관절을 이룬다.

볼록한 연골면으로 덮여있는 치아돌기 뒤는 오목한 연골면으로 덮여있는 가로인대의 앞면과 관절을 이룬다.

이와 같이 치아돌기는 유연한 방식으로 고정되고 척수가 자리잡고 있는 고리뼈 구멍의 뒷공간으로 이동할 수 없다.

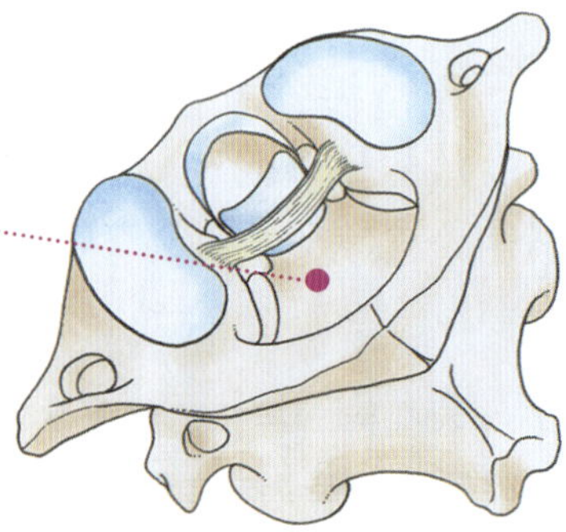

고리뼈는 양쪽에서 대칭을 이룬 두 개의 관절에 의해 중쇠뼈 위에 놓인다.

고리뼈의 각 가쪽덩이는 중쇠뼈 위쪽의 가쪽면과 관절을 이룬다.

두 개 뼈의 면은 이 뼈를 *볼록하게* 하는 두꺼운 관절로 덮여 있다. 이처럼 두 개의 관절은 거의 끼워 맞추어져 있지 않고 매우 유동적이다: 특히 고리뼈/중쇠뼈의 움직임이 쉽게 발생한다.

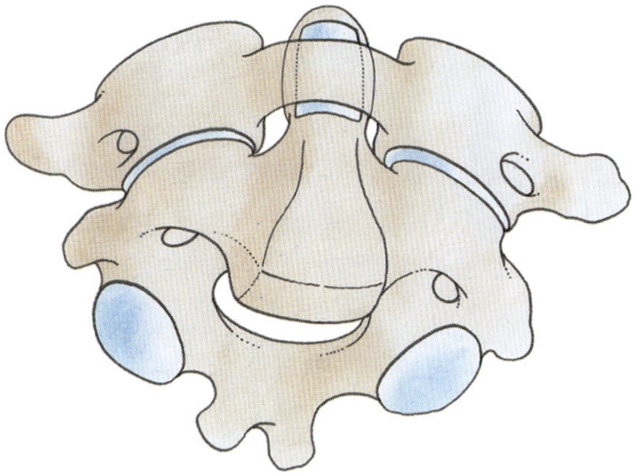

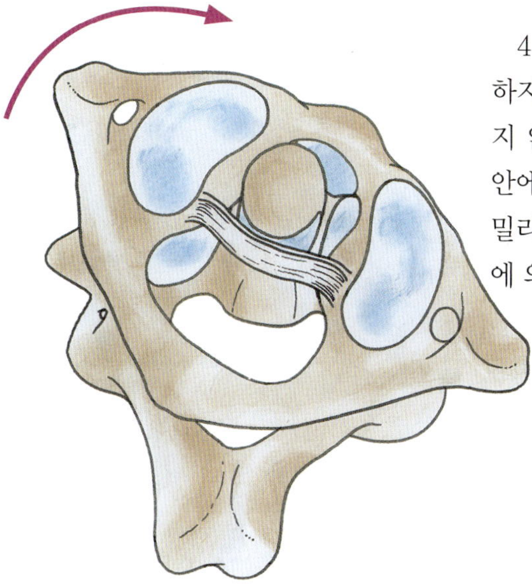

4개의 관절로 인해, 고리뼈는 중쇠뼈 주위를 돌 수 있다. 하지만 이러한 돌림은 치아돌기 주위에서 완전히 이루어지지 않기 때문에, 고리뼈 뒤고리가 척수관(spinal canal) 안에 위치한다. 따라서 고리뼈의 돌림은(고리뼈가 가쪽으로 밀리는) 이동과 결합된다. 이 움직임은 가로인대의 변형성에 의해 가능하다.

중쇠뼈위에서 고리뼈의 움직임으로 머리를 돌릴 수 있다. 이 움직임은 머리 아래로 연결되는 근육의 수축/이완을 비대칭으로 발생시킨다. 특히 이 움직임은 혀와 후두로 내려가는 근육을 비대칭적으로 수축/이완시키는데, 이에 따라서 목소리에 영향을 미친다.

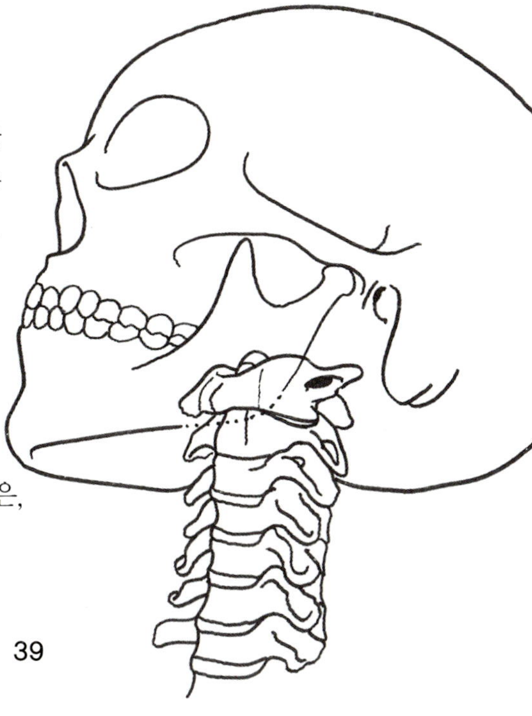

또한 이 관절의 배치는, 움직임의 폭이 매우 적은, 앞뒤 움직임과 가쪽 움직임을 일으킨다.

세 개의 커다란 〈〈묶음〉〉:

머리

가슴우리

골반

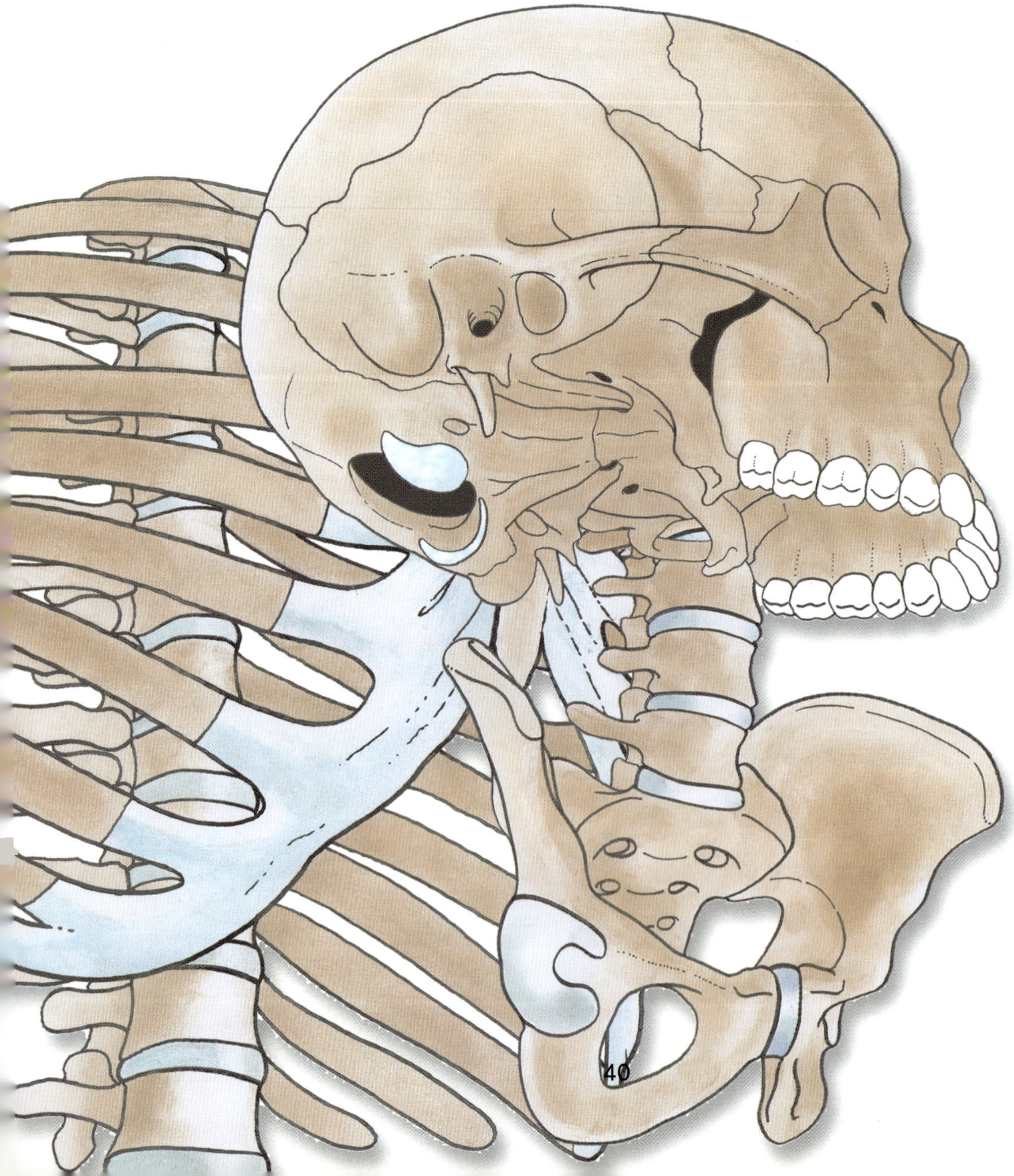

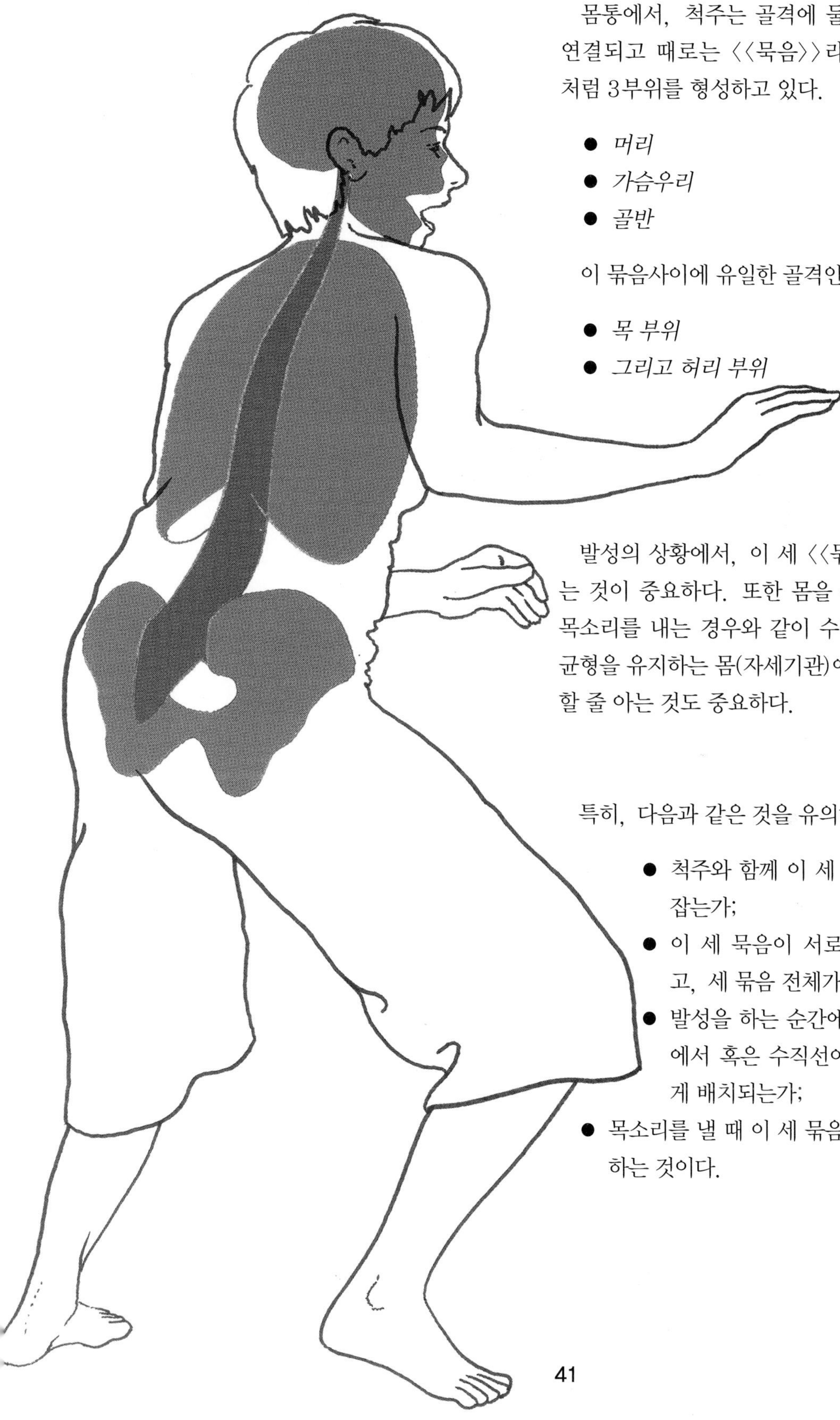

몸통에서, 척주는 골격에 둘러싸여 있는 3부위와 연결되고 때로는 〈〈묶음〉〉라고 불리는 〈〈덩이〉〉처럼 3부위를 형성하고 있다.

- *머리*
- *가슴우리*
- *골반*

이 묶음사이에 유일한 골격인 척주가 있다:

- *목 부위*
- *그리고 허리 부위*

발성의 상황에서, 이 세 〈〈묶음〉〉을 관찰할 줄 아는 것이 중요하다. 또한 몸을 움직이면서(운동기관) 목소리를 내는 경우와 같이 수직으로 서서 정적으로 균형을 유지하는 몸(자세기관)에서 이 세 묶음을 관찰할 줄 아는 것도 중요하다.

특히, 다음과 같은 것을 유의해야 한다:

- 척주와 함께 이 세 묶음이 어떻게 자세를 잡는가;
- 이 세 묶음이 서로 서로 어떻게 배치되고, 세 묶음 전체가 어떻게 배치되는가;
- 발성을 하는 순간에 이 세 묶음이 수직선에서 혹은 수직선이 아닌 상태에서 어떻게 배치되는가;
- 목소리를 낼 때 이 세 묶음이 어떻게 반응하는가 하는 것이다.

세 개의 커다란 《묶음》

골반

몸통아래 골격으로, 골반은 4개의 뼈로 구성된 불규칙적인 고리모양의 뼈와 같다:

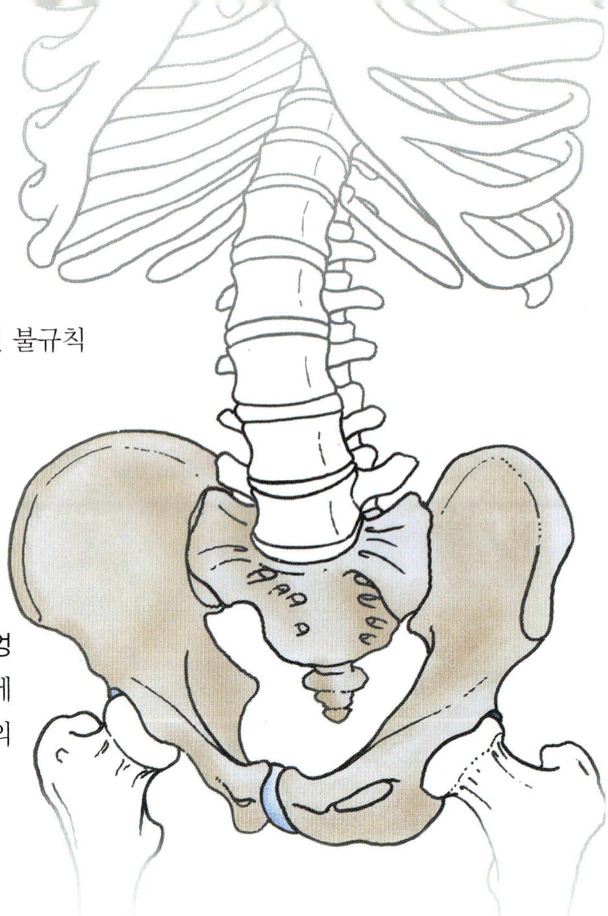

골반뒤쪽에 위치한 엉치뼈와 꼬리뼈; 척주에 속하고

(볼기뼈라고도 불리는)두 개의 엉덩뼈(ilium)는 골반앞쪽과 가쪽에 위치한다; 엉덩뼈는 마치 하체의 연장선과 같다.

골반은 다음과 같이 묘사된다.

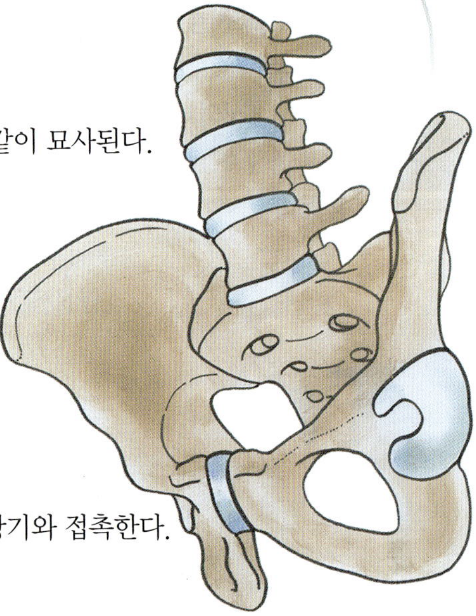

바깥면
골반 바깥쪽,
엉덩이 관절과 넙다리 윗부위와 접촉한다.

안쪽면
골반 안쪽,
복부장기와 골반장기와 접촉한다.

골반 안에서 두 영역이 명확하게 구분된다...

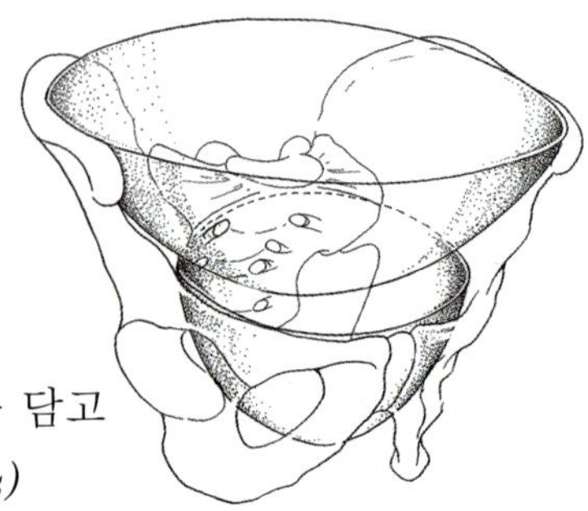

...위쪽에는, 복부장기를 담고 있고 *큰골반(false pelvis)*

...아래쪽에는 골반장기를 담고 있다. *작은골반(true pelvis)*

(만질 수 있거나 만질 수 없는) 골반의 주요한 지표

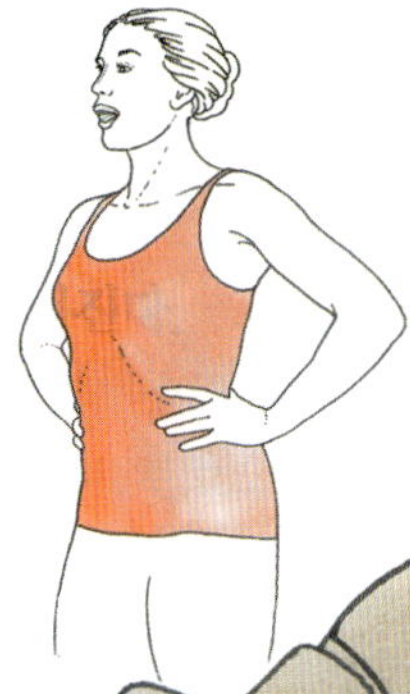

위쪽에서, (《양손을 엉덩이에》 대는 부위) **엉덩뼈능선**(iliac crest)

엉덩뼈능선에서 가장 앞쪽으로 돌출한 부위: **위앞엉덩뼈가시** (anterior superior iliac spine)

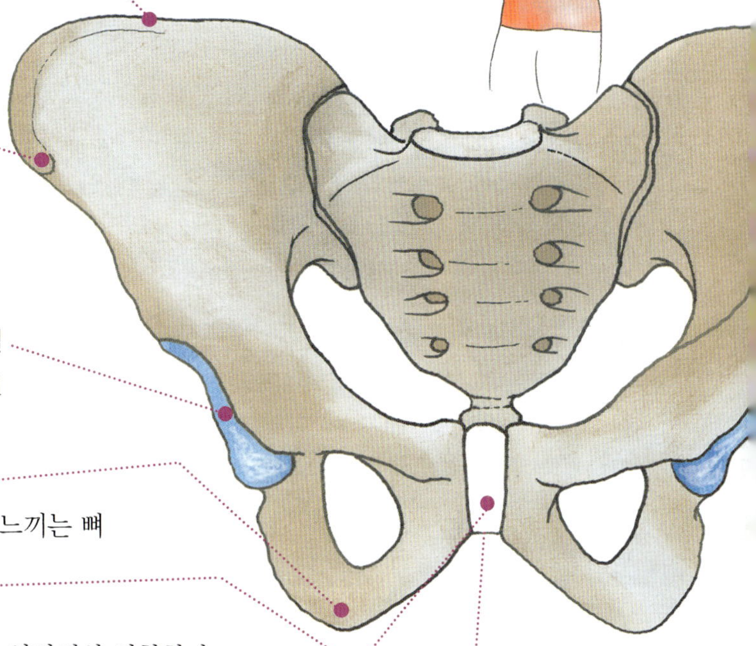

관절표면 : **관골구** (cotyle) 혹은 **볼기뼈절구** (acetabulum)는 넙다리뼈머리(femoral head, 44쪽 참조)와 관절을 이룬다.

궁둥뼈(ischium), 앉을 때 지면과 접촉하여 느끼는 뼈

두덩뼈(pubis) 부위,
앞쪽에서 섬유-연골에 의해 연결되는 두 개의 엉덩뼈와 결합한다.

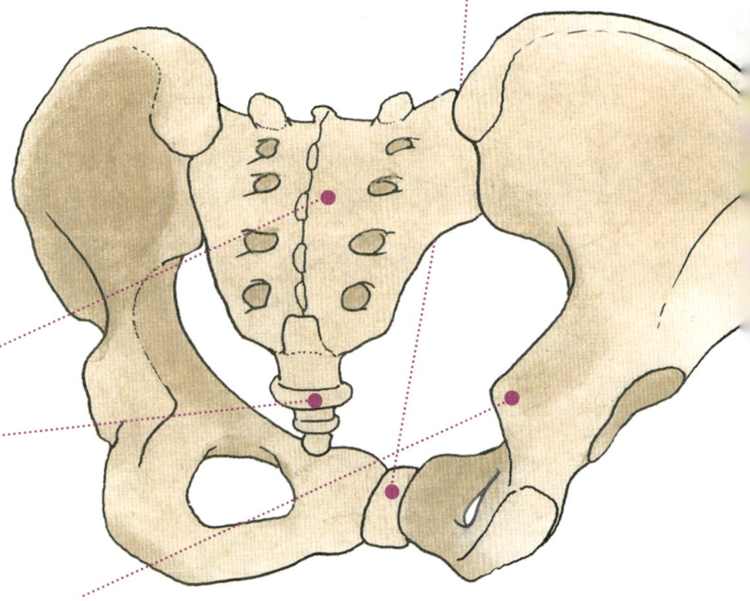

뒤쪽에는 *엉치뼈*,
아래쪽에는 *꼬리뼈*에서 끝난다.

*궁둥뼈가시(ischial spine)*에서 궁둥꼬리근(ischio-coccygeal muscle)이 붙는다(109쪽 참조).

넙다리뼈(femur)와 엉덩관절(hip joint)

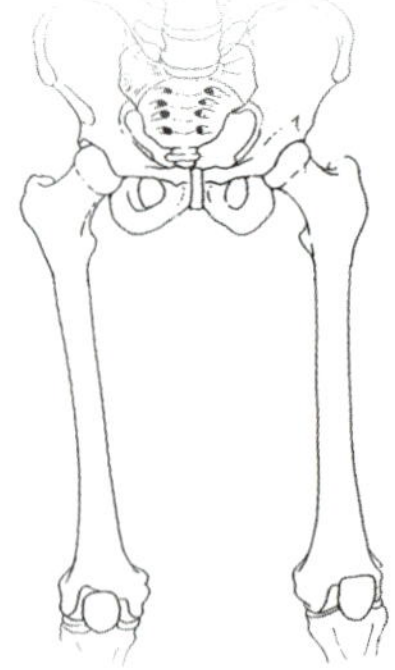

골반은 넙다리 두 개의 뼈와 관절을 이룬다: 넙다리뼈.
이와 같이 형성된 관절을 《엉덩넙다리관절》 혹은 좀 더 일반적으로 《엉덩관절》이라 부른다.
간결하게 몇 줄로 이 관절을 묘사할 수 있다.
여기서 이 관절을 아는 것이 왜 중요한가?
왜냐하면 발성에서, 골반의 위치는 종종 골반위에 위치한 두 개의 다른 《큰 묶음》에 영향을 미친다. 그런데 이러한 골반의 배치는 볼기관절 높이에서 이루어진다.

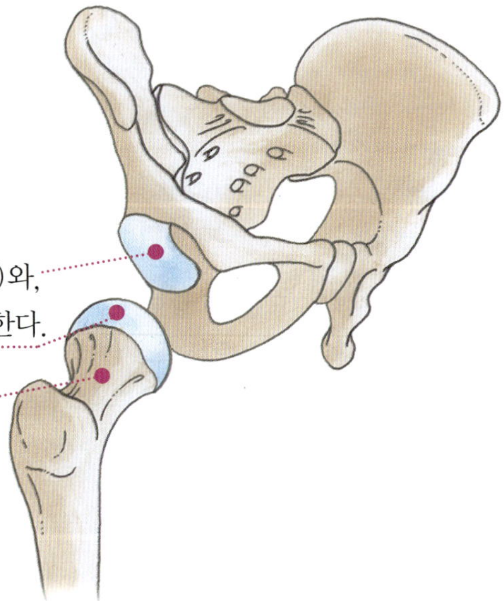

엉덩관절 (L'articulation de la hanche)

몸에서 가장 무거운 관절 중 하나이다.
이 관절은 엉덩뼈 가쪽부위에 위치한 **볼기뼈절구** (혹은 **관골구**)와, 넙다리뼈에서 가장 높은 곳에 위치한, **넙다리뼈 머리**와 결합한다.
넙다리뼈 머리는, **넙다리뼈목** (neck of femur)에 의해 받쳐진다.

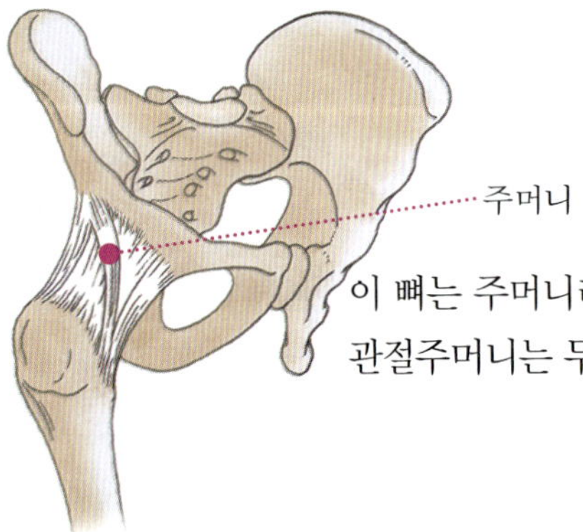

이 뼈는 주머니라 불리는 관절주머니에 의해 유지된다.
관절주머니는 두꺼운데, 특히 앞쪽에서 Z 모양을 한 3개의 인대에 의해 강화된다.

엉덩넙다리뼈 움직임

엉덩이는 안이 움푹하게 파진(볼기뼈절구) 구(sphere)와 안이 가득 찬 구(넙다리뼈머리)가 결합되어 있다.

이 모양은 엉덩이가 모든 방향으로 움직이도록 한다.

넙다리뼈는 이와 같이 움직인다...

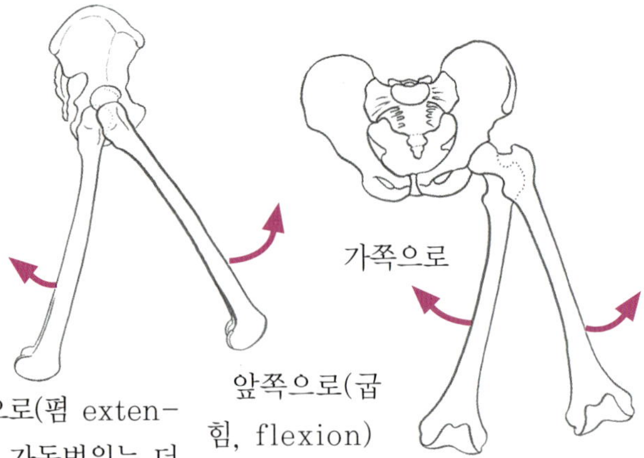

뒤쪽으로(펴 extension)의 가동범위는 더 많이 제한되고)

앞쪽으로(굽힘, flexion)

가쪽으로

돌림(rotation, 그림에는 없음)

골반〈〈움직임〉〉과 〈〈위치〉〉
(Les 〈〈 bascules 〉〉 et 〈〈 placements 〉〉 du bassin)

하지만 여기서 가장 중요한 점은, 엉덩관절에 의해 넙다리뼈 위에서 작용하는 골반의 움직임을 이해하는데 있다. 골반은 〈〈*움직일*〉〉 수 있다. 위앞엉덩뼈가시의 이동으로부터 움직임이 발생한다.(이 책에서, 앞뒤의 움직임만 관찰할 것이다. 왜냐하면 발성행위에서 이 움직임이 가장 빈번하게 일어나기 때문이다.)

골반의 전경
위앞엉덩뼈가시는 앞쪽으로 움직이고,
궁둥뼈는 뒤쪽으로 움직인다.

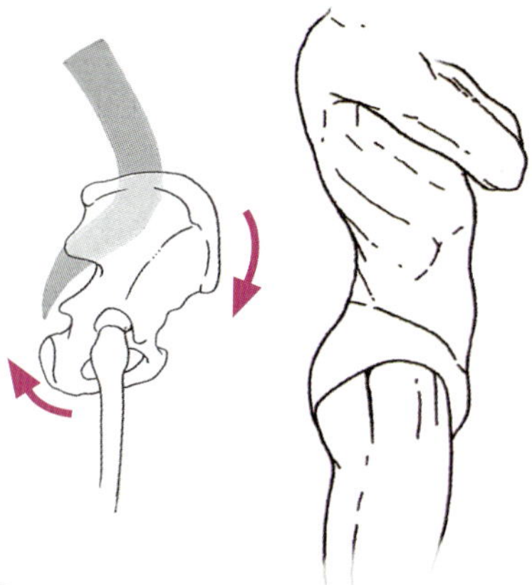

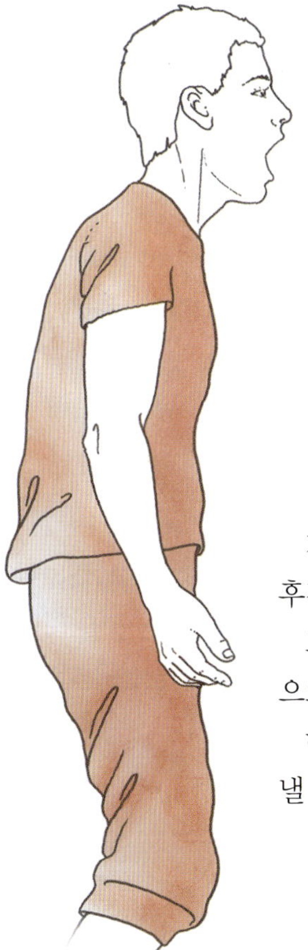

골반의 후경
위앞엉덩뼈가시는 뒤쪽로 움직이고,
궁둥뼈는 앞쪽으로 움직인다.

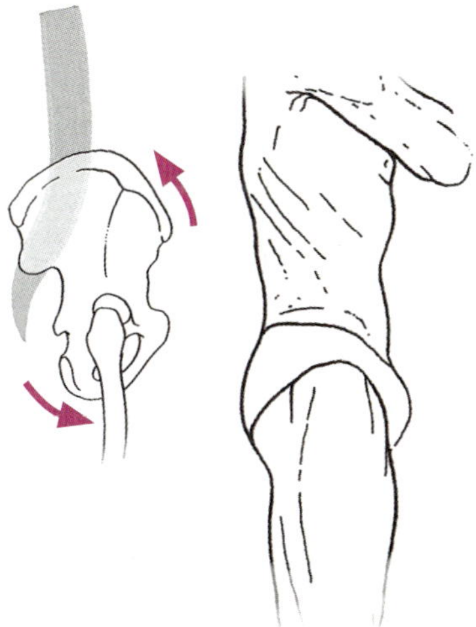

거의 모든 배근(104-106쪽 참조)은 후경근이다. 배근은 또한 날숨근이다.

그렇기 때문에 후경과 날숨에서 일반적으로 소리를 내는 것이 결합된다.

하지만, 후경에서처럼 전경에서도 소리를 낼 수 있다.

하체의 나머지 골격(무릎, 발......)은 발성행위에서 작용은 하지만, 특별하게 작용하지 않기 때문에 이 책에서 다루지는 않을 것이다.

더 상세한 내용은 *움직임의 해부학 I*,
194-199쪽 엉덩이/골반 움직임을 참조 할 것.

세 개의 커다란 〈〈묶음〉〉

가슴우리, 변형할 수 있는 덩이

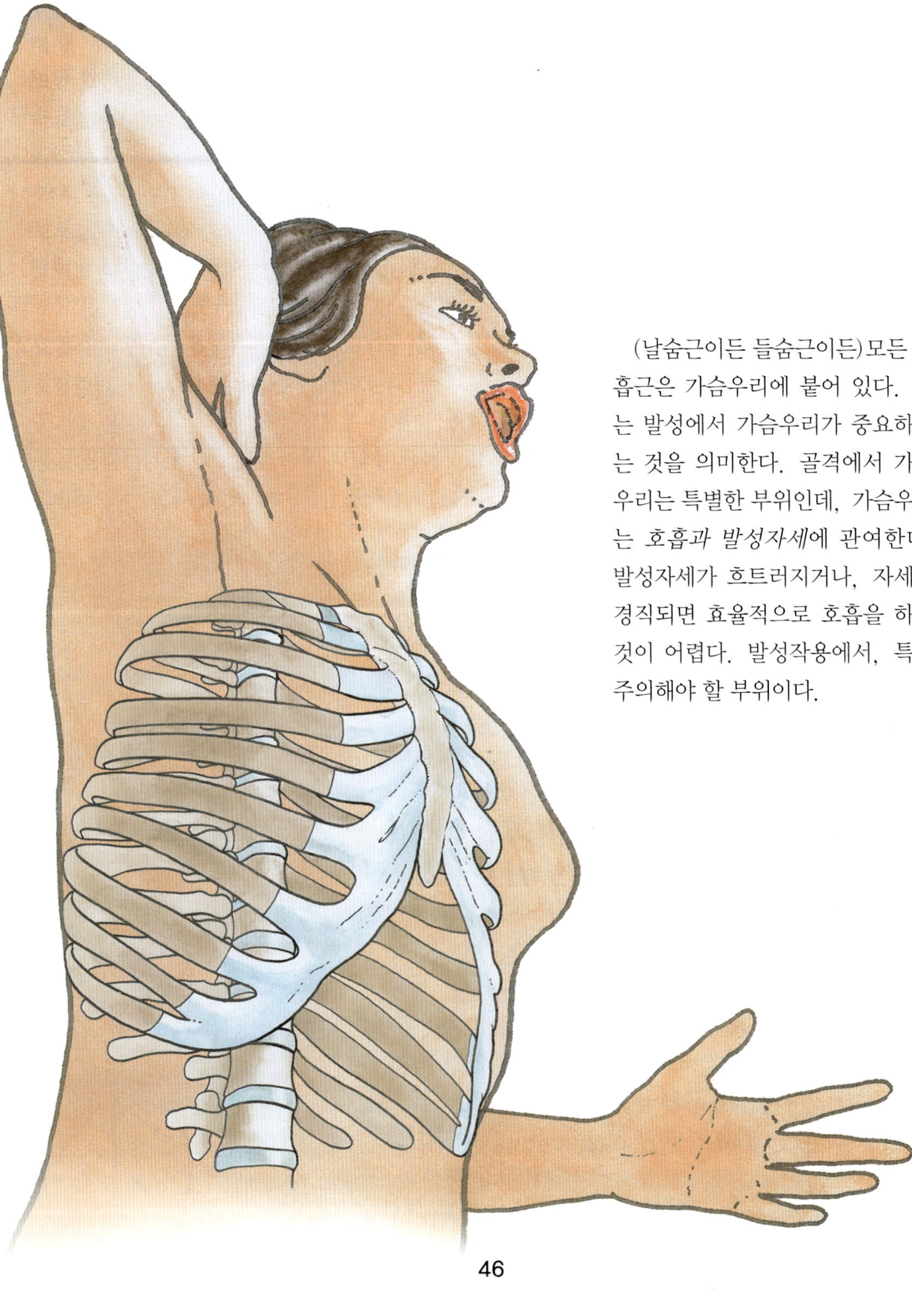

(날숨근이든 들숨근이든)모든 호흡근은 가슴우리에 붙어 있다. 이는 발성에서 가슴우리가 중요하다는 것을 의미한다. 골격에서 가슴우리는 특별한 부위인데, 가슴우리는 *호흡과 발성자세*에 관여한다. 발성자세가 흐트러지거나, 자세가 경직되면 효율적으로 호흡을 하는 것이 어렵다. 발성작용에서, 특히 주의해야 할 부위이다.

가슴우리는 많은 요소들로 결합되어 있다.
몸 전체에서 가장 많은 뼈-관절들이 모여 있다.
가슴우리는 아래와 같이 구성되어 있다.

- 뒤쪽에는, **등뼈**(혹은 흉추),
- 12쌍의 갈비연골에 의해 앞쪽에서 완성된 **12쌍의 갈비뼈**,
- 앞쪽에는, **복장뼈**.

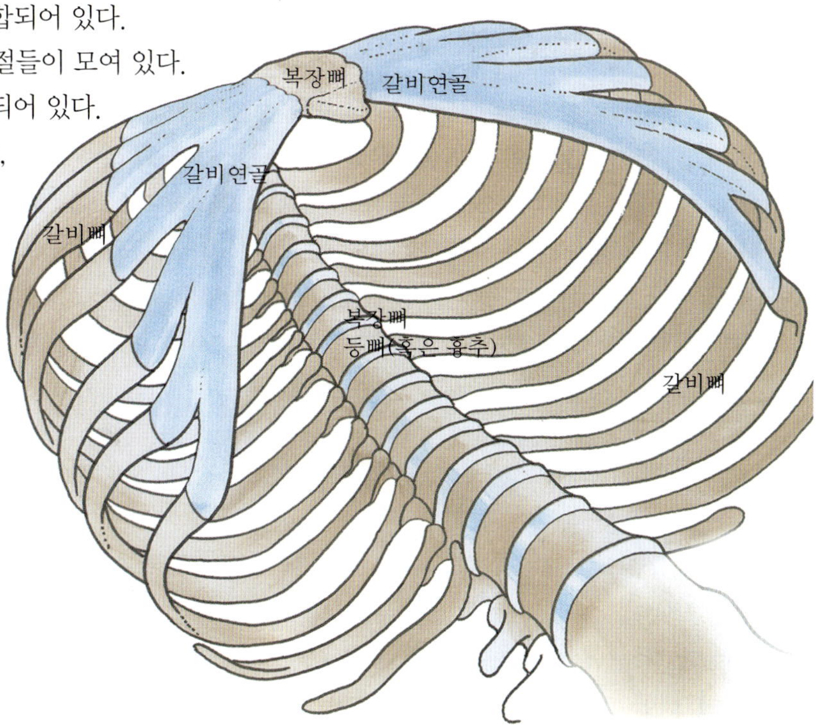

다음 쪽에서 이 부위를 구성하는 요소들과 이 부위를 연결하는 관절들을 상세히 다룰 것이다.

갈비활(costal arch)은 각 층*마다 다음과 같이 구성되어 있다:

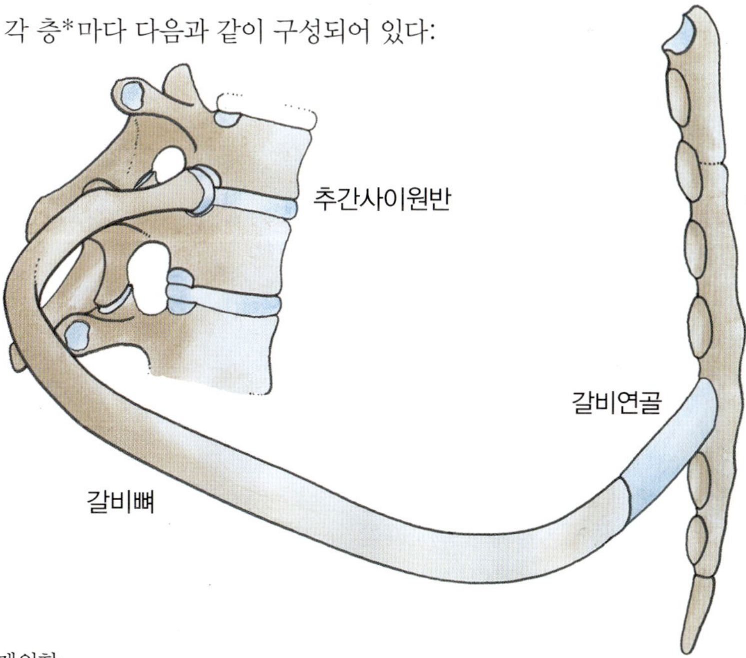

* 열한째와 열두째 갈비뼈를 제외함

갈비뼈: 유일하게 유연한 뼈(Les côtes: les seuls os flexibles)

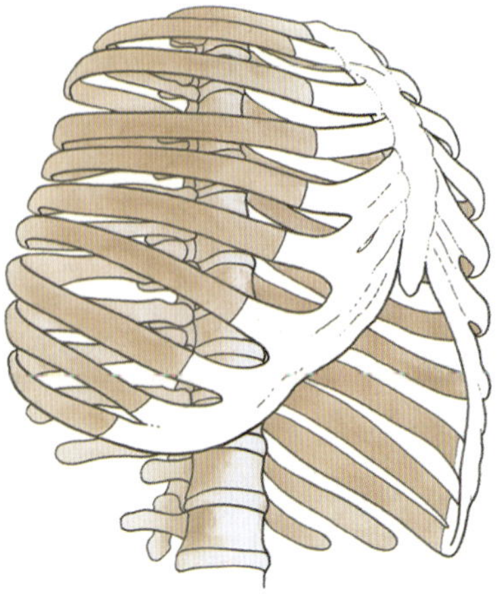

갈비뼈는 납작하고 동시에 휘어진 뼈이다.

몸의 뼈 중에, 유일하게 *유연하고* 심지어는 *탄력성이 있는 뼈*이다.

이러한 유연성은 일부분이 3번 틀어진 갈비뼈의 모양에 기인한다: 갈비뼈는 가슴을 둘러싸면서, 동시에, 옆에서 보면, 갈비뼈는 내려가고 그 후 올라오고, 마지막으로 갈비뼈 자체는 뒤틀려 있다.

갈비뼈는 (장기로 향한) 안쪽면과 (갈비근과 표피로 향한) 가쪽면이 있고, 3 부위로 구별한다:

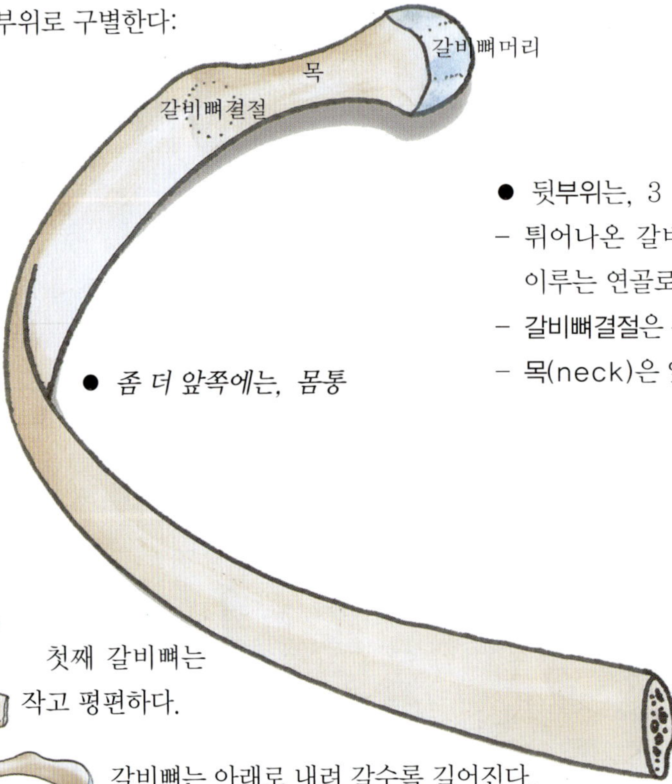

- **뒷부위는**, 3 요소가 있다:
  - 튀어나온 **갈비뼈머리**는 척추뼈몸통과 관절을 이루는 연골로 싸여 있고,
  - **갈비뼈결절**은 관절연골로 덮여 있고,
  - **목**(neck)은 앞의 두 요소를 결합한다;
- *좀 더 앞쪽에는, 몸통*
- *앞쪽 끝에는,* 갈비연골과 연결된다.

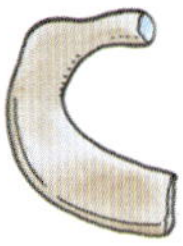

첫째 갈비뼈는 작고 평편하다.

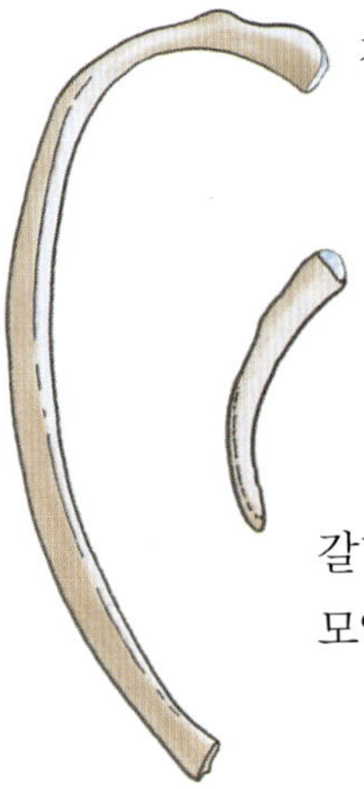

갈비뼈는 아래로 내려 갈수록 길어진다.

열한째와 열두째 갈비뼈는 짧다. 특히 열두째는 더욱 짧다.

갈비뼈는... 차례대로 잇따라 있지만 모양은 서로 다르다!

갈비뼈의 유연성을 유지하다.

갈비뼈의 유연성은 호흡을 동반하거나 동반하지 않던 간에 가슴우리의 움직임에 의해 유지된다.

첫째 갈비뼈: 관찰해야 할 중요한 부위

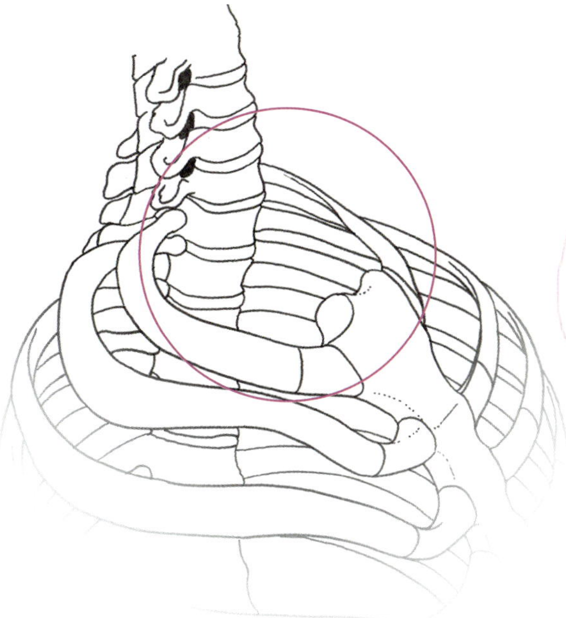

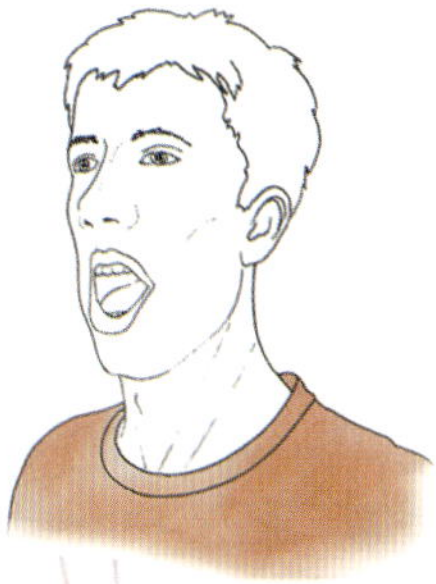

《첫째, 둘째 갈비뼈의 동그란 모양》을 찾기 위해, T셔츠의 칼라에 의해 형성된 선을 관찰 할 수 있다. 또한 손가락으로 목 아래를 감쌀 수 있는데, 엄지는 복장뼈에 두고, 중지는 뒤에서 가장 돌출한 목뼈(C7)에 둔다. 이와 같이 T셔츠 칼라에 의해 형성된 동그라미는 첫째 갈비뼈의 크기와 방향을 나타낸다.

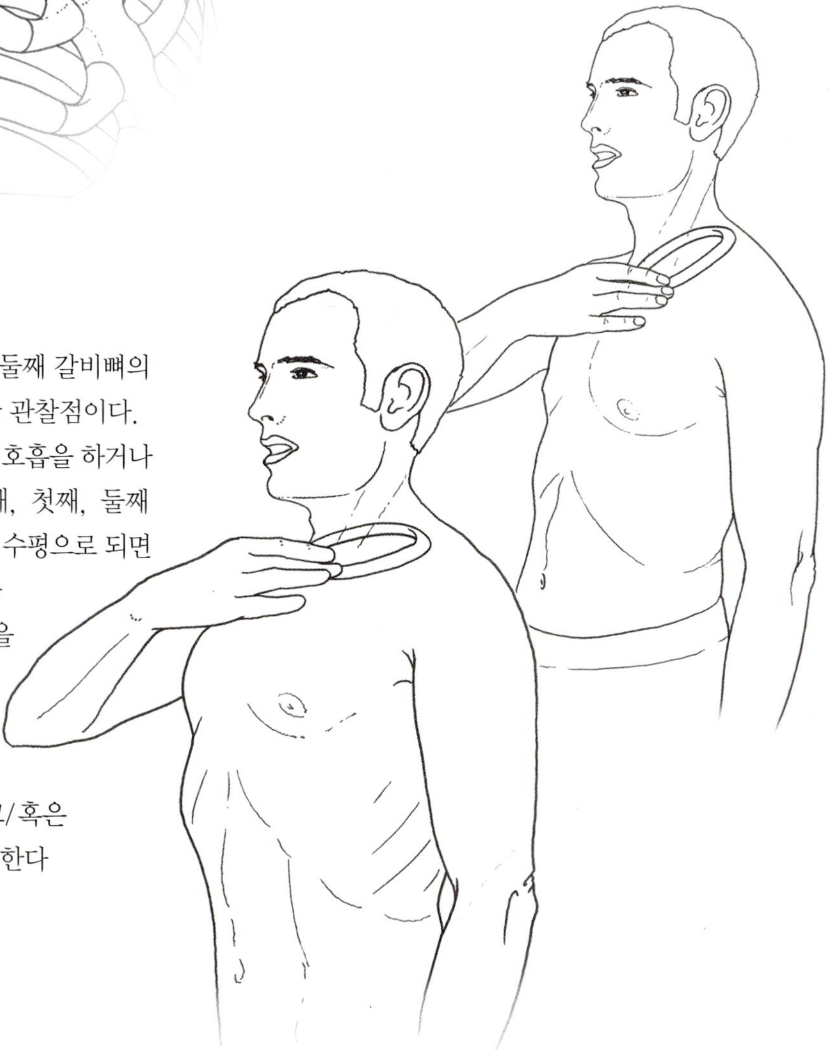

(오른쪽과 왼쪽에서) 첫째, 둘째 갈비뼈의 동그란 모양의 방향은 중요한 관찰점이다. 서있는 자세에서 어떤 사람이 호흡을 하거나 노래를 부르는 것을 관찰할 때, 첫째, 둘째 갈비뼈의 동그란 모양이 좀 더 수평으로 되면 (올라간 복장뼈), 가슴우리가 확장되고, 등뼈가 펴지는 것을 증명한다. 첫째, 둘째 갈비뼈의 동그란 모양이 좀 더 수직으로 되면, 반대로 가슴우리가 좁혀지고, 그리고/혹은 척주뒤굽이가 되는 것을 의미한다 (30쪽 참조).

갈비연골

앞쪽에서, **갈비연골**은 갈비뼈를 복장뼈에 연결시킨다.
갈비연골은 복장뼈를 따라 아래로 내려갈수록 더 길어진다.

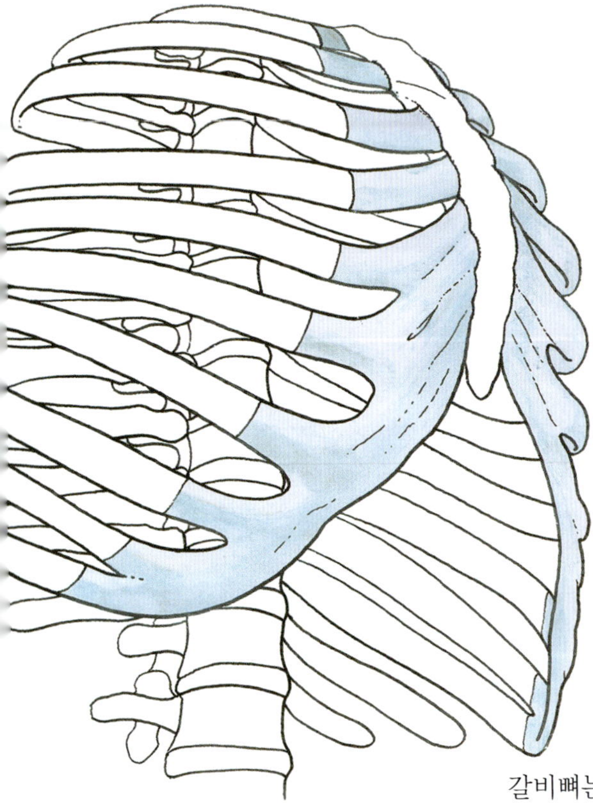

위에서 아래로:

- *첫째에서 일곱째 갈비뼈*는 짧으며, 복장뼈와 직접 연결된다;
- *다음 3개의 갈비뼈*(8, 9, 10)는 일곱째 갈비연골과 연결된다;
- 마지막으로, 열한째와 열두째 갈비뼈는 갈비연골이 없고, 《**뜬갈비뼈**》라고 부른다.

갈비연골은 갈비뼈보다 더 유연하다. 갈비연골은 가슴우리의 탄력성을 더 증가시킨다. 따라서 가슴우리의 3 부위는 각기 유동성이 서로 다르다:

첫째 갈비뼈에서 일곱째 갈비뼈:
거의 길지 않는 갈비뼈, 연골은 짧고;
이 부위에서 유동성은 작다;

여덟째 갈비뼈에서 열째 갈비뼈:
갈비뼈는 더 길고, 연골은 길고, 이 부위에서 유동성은 훨씬 크고, 특히 가쪽으로 이 유동성이 훨씬 크다;

열한째와 열두째 갈비뼈:
연골이 없는 갈비뼈; 이 부위에서는 유동성이 크다.

갈비연골은 어떻게 갈비뼈와 연결되는가

갈비연골의 바깥쪽(가쪽) 끝은, 타원형이다.

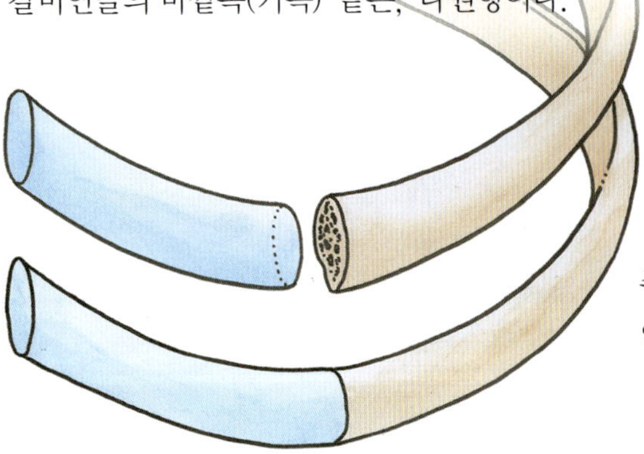

갈비뼈의 앞쪽 끝은, 타원형이다.

갈비뼈와 연골은 이 면에서 연결된다. 이 관절들은 주머니(capsule)도 없고 윤활액(synovial fluid)도 없이 단순히 연결된다.

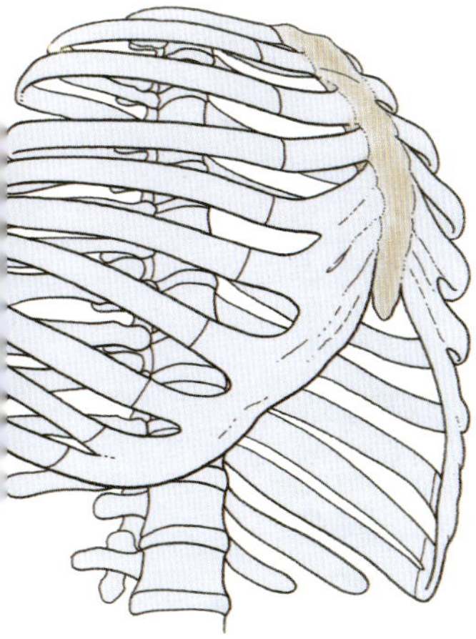

복장뼈(Le sternum)

검(sword)처럼 생긴 복장뼈는 가슴우리 정중앙과 앞쪽에 위치한 편평뼈이다. 깊은면은 심장과 심장막(pericardium)에 맞닿는다. 앞쪽면과 바깥면은 피부아래에 있다.

3 부위로 묘사된다:

● *위에는,*

칼의 두구(pommel)와 비슷하게 생긴 **복장뼈자루(manubrium).**

복장뼈자루 위쪽은 빗장뼈와 관절로 연결되고, 가쪽 모서리는 제 1~2번 갈비연골과 연결된다.

● *바로 아래에는,*

복장뼈몸통(body): 가장 두꺼운 부위이다. 가쪽 모서리는 제 2~7번 갈비연골과 일치하는 패인부위가 있다.

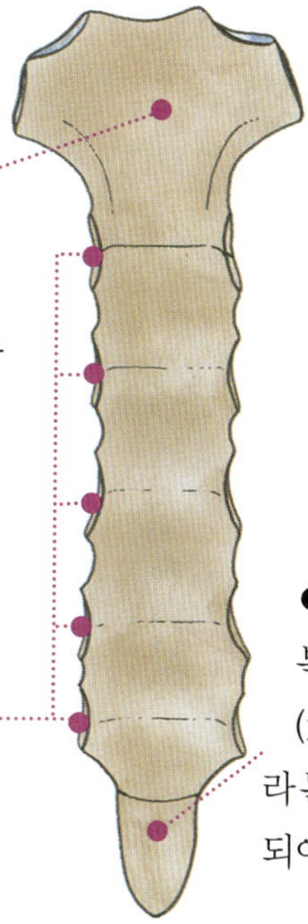

● *가장 아래에 있는,*

복장뼈는 **칼돌기 (xiphoid process)** 라는 뾰족한 부위로 되어있다.

비연골은 어떻게 복장뼈와 연결되는가 (Comment les cartilages costaux se joignent au sternum)

복장뼈 가쪽 모서리는, 작은 타원형의 면을 형성하고 있으면서, 약간 패여 있다.

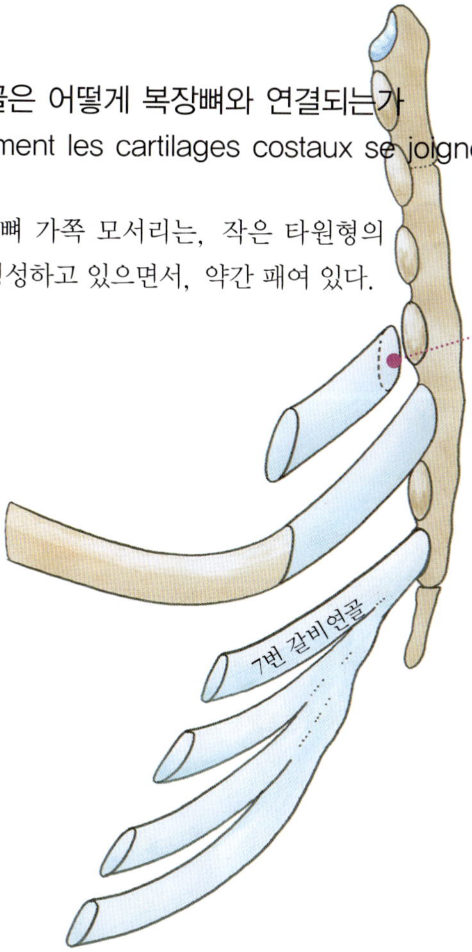

(제 1~7번) 갈비연골은 안쪽 끝 부분(내측)이 타원형인데, 이 부위에서 복장뼈와 연결된다.

이 관절들은 단순하게 연결된다(관절주머니가 없다).

제 8~10번 갈비연골은 제 7번 갈비연골과 연결된다:

이 갈비연골들은 복장뼈와 직접 연결되지 않는다.

등뼈(La colonne dorsale)

가슴우리를 구성하고 있는 척주부위인데 몇 가지 특징이 있다.
일반적으로, 등뼈는 아래등뼈 몇 개를 제외하고는 거의 유동성이 없다.

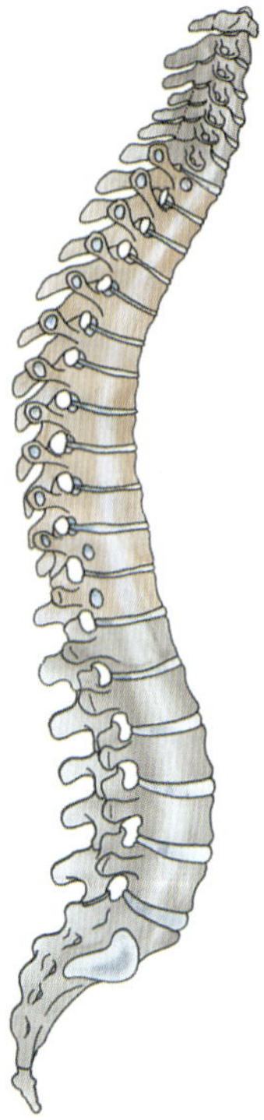

각각의 척추뼈몸통은 가쪽면의 뒤쪽에 *관절오목*이 있다:

위쪽에 관절오목 하나,
아래쪽에 관절오목 하나가 있다.

이 관절오목은 추간사이 원반과 함께 갈비뼈머리를 연결하는 **갈비척추관절** (costovertebral joint)의 일부를 형성한다(다음 쪽 참조).

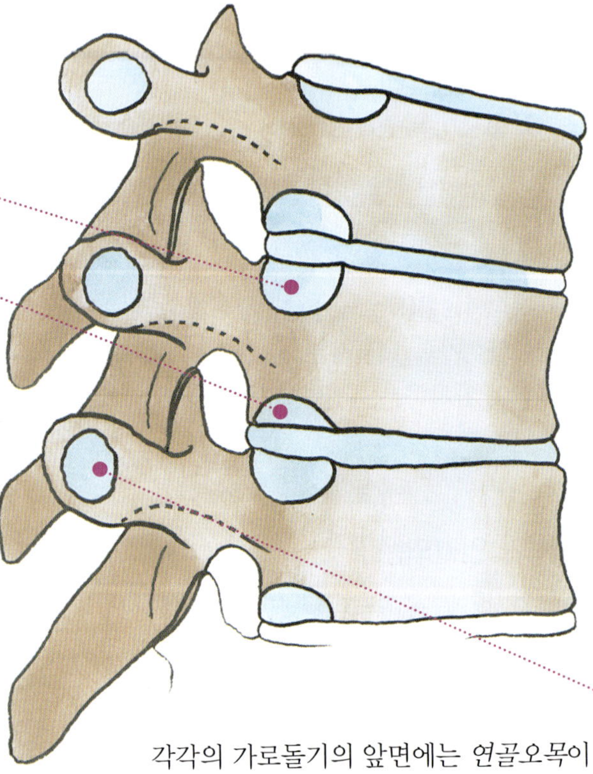

각각의 가로돌기의 앞면에는 *연골오목*이 있다. 이 앞면은 늑골결절과 척추뼈를 연결하는 다른 *갈비척추관절*에 속한다(다음 쪽 참조).

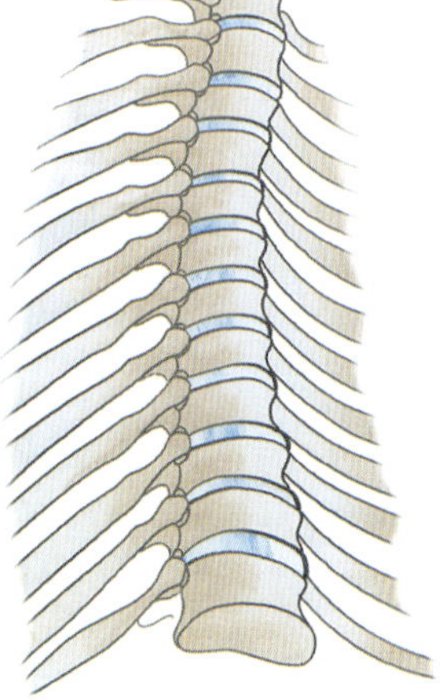

〈〈등으로 호흡한다〉〉

때로는 가슴우리를 움직이고 호흡을 편하게 하는 것이 모든 관절오목을 움직이게 하는 열쇠이다. 특히 (〈〈등으로 호흡하기〉〉) 〈〈몸통 뒤로〉〉호흡을 하기 위해서 이 움직임을 연습하는 것이 중요하다.

갈비척추관절(costovertebral joint)

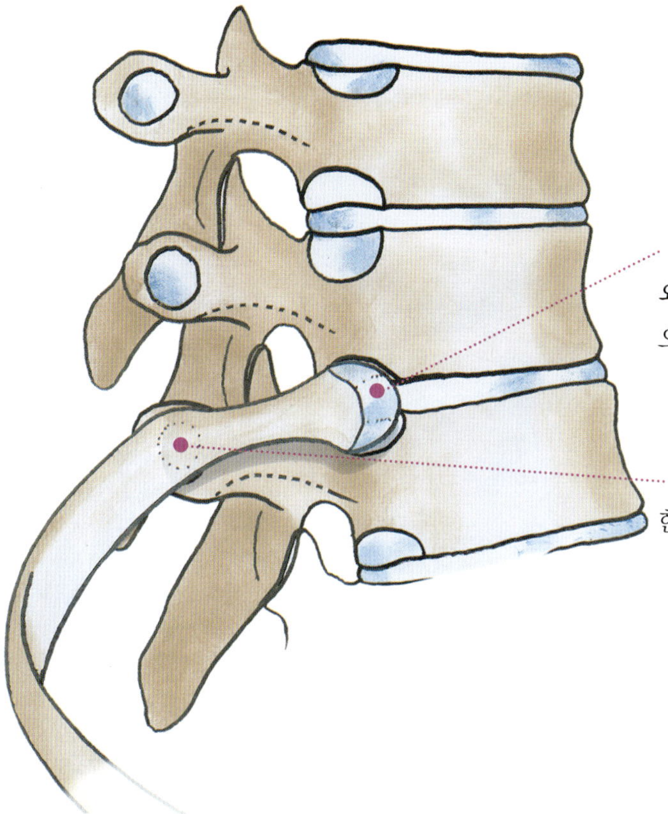

각 층에서 두 개의 다른 관절이 있다:

관절은 추간사이원반과 함께 *갈비뼈머리와* 척추뼈몸통 위아래에 위치한 두개의 관절오목을 *연결한다;*

관절은 가로돌기 오목과 *늑골결절을 연결한다.*

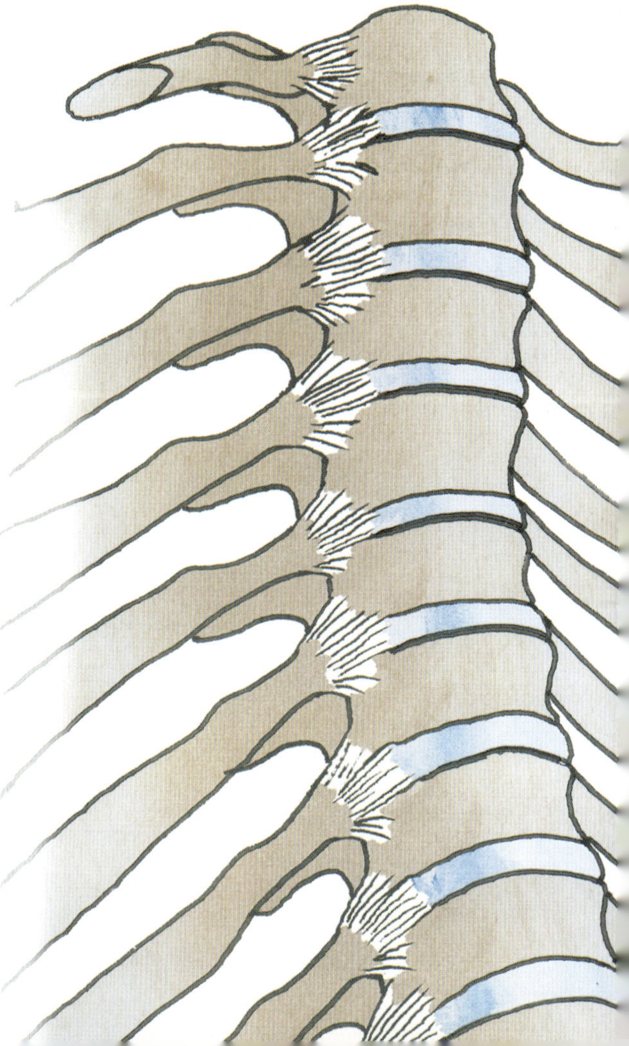

각 관절에서,

관절면들은 작은 **인대**들에 의해 강화된 **관절주머니**에 의해 연결된다.

관절은 심지어 약간의 **관절액**을 담고 있다.

관절은 작지만 수가 많다. 관절을 연결하는 관절주머니와 인대는 관절을 고정시킬 뿐만 아니라, 신경계가 각 관절의 위치와 움직임에 대한 정보를 받도록 하는 많은 신경수용감각기가 있다.

이 부위에서 발생된 감각은 *자기수용성감각* 영역에 속한다.

갈비척추관절 축의 변화

두 개의 갈비척추관절사이에서 형성된 축은 각 층의 척추뼈에 따라 변하고, 이는 갈비뼈의 움직이는 모양을 변화시킨다.

첫째에서 일곱째 갈비뼈까지, 축은 어느 정도 *관상적(frontal)*이고, *앞-뒤* 움직임을 유발한다:

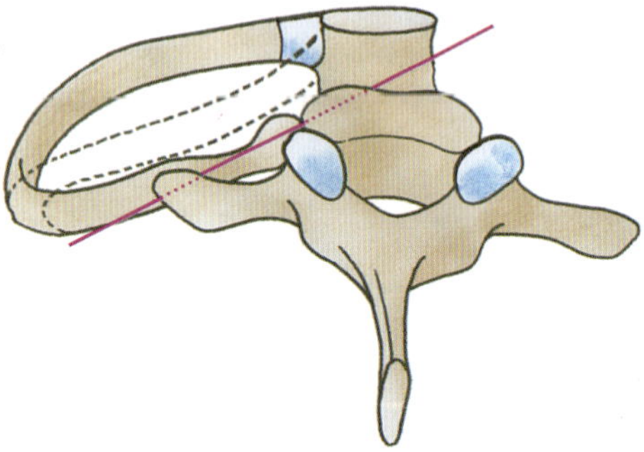

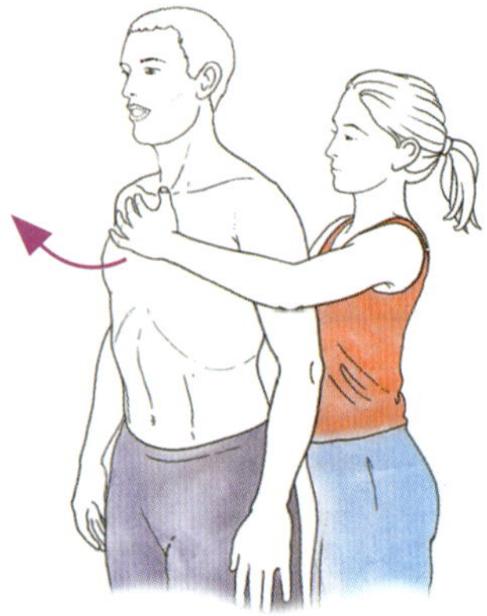

위가슴우리에서의 움직임은 앞/뒤로 이루어진다.

여덟째에서 열째 갈비뼈까지 축은 *시상적(sagittal)*이고, 비교적 *가쪽* 움직임을 유발한다:

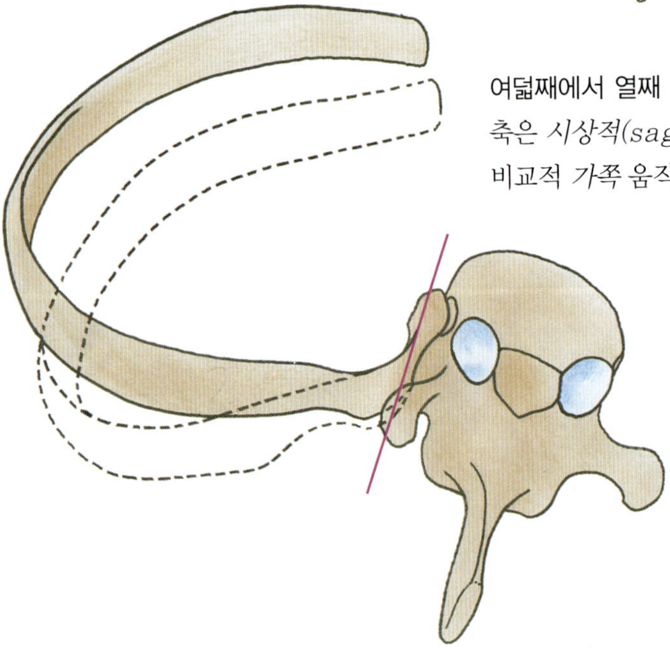

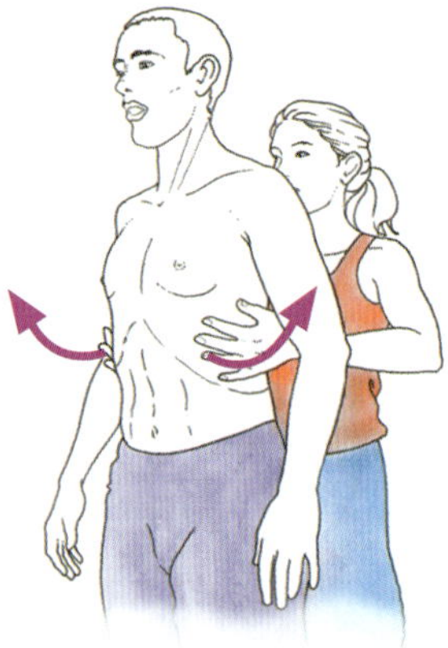

중간과 아래가슴우리에서, 갈비뼈의 움직임은 비교적 밖/안으로 이루어진다.

중요한 방향들...

발성연습 중에서 갈비뼈의 움직임을 조정하기 위해 이 방향들을 인지하는 것이 중요하다. 이는, 사용하는 단어에서(위가슴우리에서 《가슴우리를 확장한다》), 또한 가슴우리의 접촉을 통해 방향을 조정하여 움직임을 유발하는 것이 중요하다.

갈비뼈의 두 가지 유형의 움직임

갈비척추관절 축과는 독립적으로, 갈비뼈와 가슴우리는 크게 두 방향으로 움직인다. 몇몇 사람들은 이 두 방향 중 어느 한 방향으로 움직이는 것을 선호한다.

시상면에서 갈비뼈의 움직임(《〈펌프 손잡이〉》) (Le mouvement des côtes en plan sagittal (《 en poign.e de pompe 》))

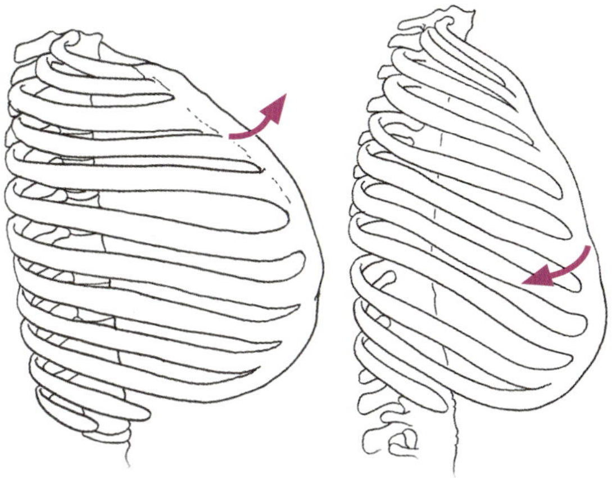

갈비뼈는 앞뒤로 움직이는 복장뼈의 움직임을 따라 이동한다. 이 움직임은 복장뼈가 올라가면 가슴의 시상직경이 커지고, 복장뼈가 아래로 내려가면 시상직경이 줄어든다.

복장뼈 자체의 움직임이 달라질 수 있다는 것에 유의하자:

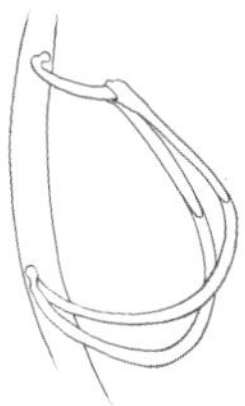

혹은, 특히 복장뼈 아래부위가 올라가고 앞쪽으로 나가면, 이러한 경우, 움직임은 아래갈비뼈에서 발생한다;

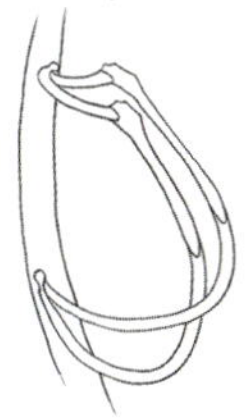

혹은, 복장뼈 전체가 이동하는데, 이런 경우, 갈비뼈 전체가 움직인다.

복장뼈 관찰하기

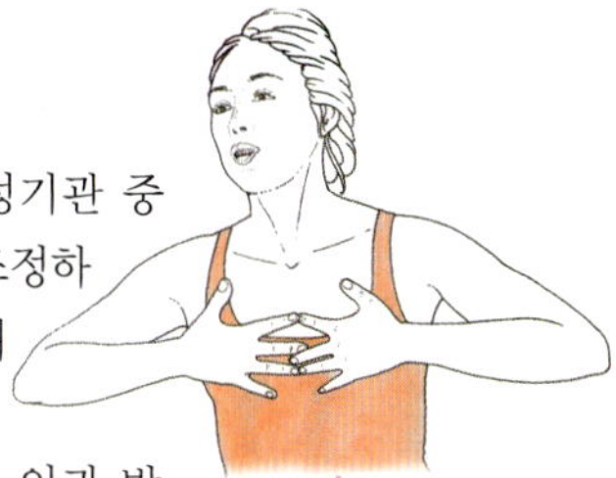

복장뼈는 발성기관 중에서 관찰하고 조정하는데 중요한 부위이다: 복장뼈의 방향은 가슴우리 안과 밖에서 일어나는 힘의 결과이고, 특히 들숨근/날숨근 강도에 따른 결과이다.

관상면에서 갈비뼈의 움직임(《〈양동이 손잡이〉》)

갈비뼈는 가쪽으로 이동하는데, 갈비뼈가 올라가면 가슴의 관상직경이 커지고, 갈비뼈가 내려가면 관상직경이 줄어든다.

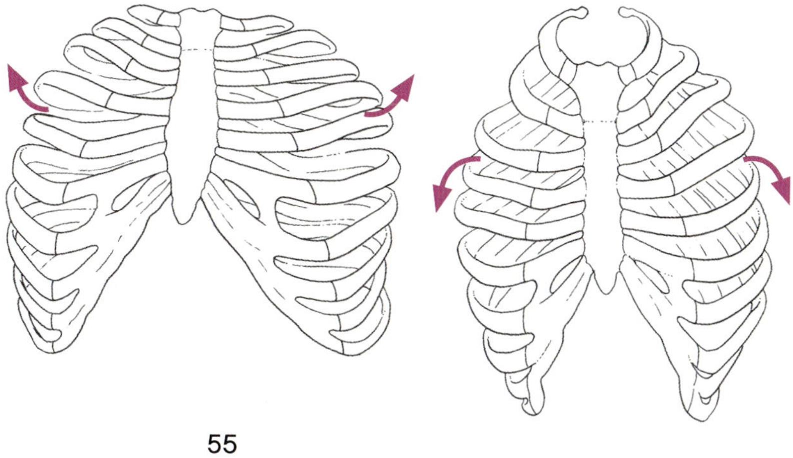

가슴우리 주위: 팔이음뼈(shoulder girdle)와 팔(arm)

팔이음뼈

양쪽에 빗장뼈(clavicle), 어깨뼈(scapula)와 정중앙에 복장뼈(sternum)로 형성 된, 팔이음뼈는 팔을 몸통에 연결시켜주는 뼈와 관절로 구성되어 있다. 여기서 팔이음뼈는 간략하게 다루겠다.

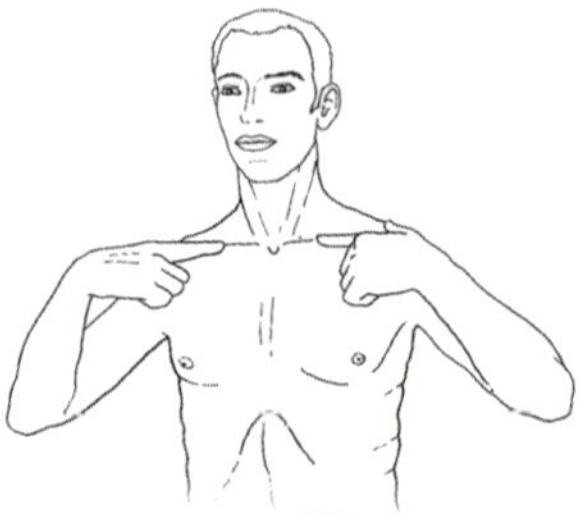

손으로 만져보기

목 아래에서 빗장뼈를 쉽게 만질 수 있다.

빗장뼈

어깨뼈와 복장뼈 사이에 위치한 뼈로 된 막대(자물쇠의 빗장)모양이다. 빗장뼈는 두 개의 면(위, 아래), 두 개의 모서리(앞, 뒤)와, 두 개의 끝으로 묘사된다.

이 두 개의 끝에 관절연골면이 있다:

가쪽 끝에서, 봉우리빗장관절(acromio-clavicular joint)을 형성하고 있는, 봉우리에 있는 면과 일치하는 면이 있다.

안쪽 끝에서, 복장빗장관절(sternoclavicular joint)을 형성하고 있는, 복장뼈에 위치한 면과 일치하는 면이 있다.

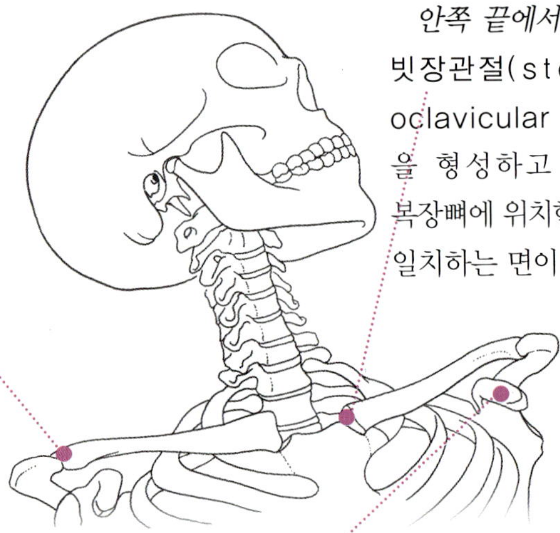

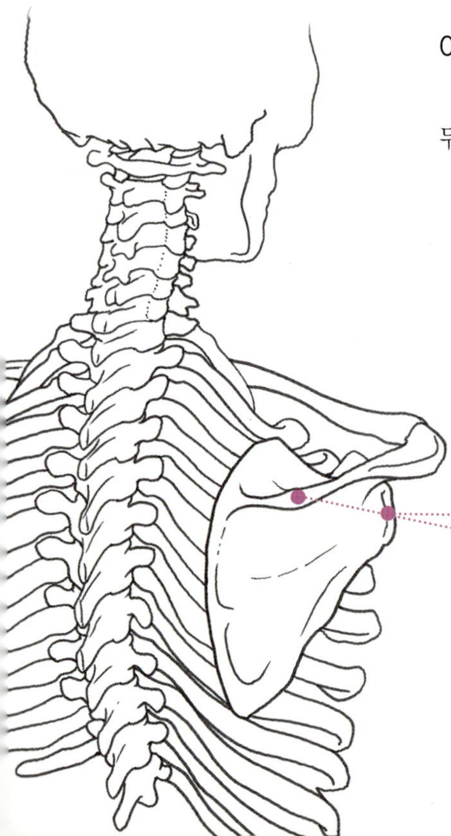

어깨뼈

견갑골이라 불리기도 하며, 편평하고, 삼각형 모양의 뼈이며 가슴 가쪽-뒤면에 붙어 있다.

(앞, 뒤)두 개의 면,

(위, 안 혹은 중앙, 가쪽 혹은 바깥)세 개의 모서리,

그리고 (위, 가쪽, 아래)세 개의 각으로 묘사 할 수 있다.

목소리에서 중요한 몇 개의 기준점들을 지적 할 수 있다:

- 위모서리에서, 어깨뼈패임(scapular notch)은 앞쪽으로 부리돌기(coracoid process)와 분리되어 있다;
- 가쪽각에서, 어깨관절에 속하는 관절면과 연골면: 어깨뼈 오목(glenoid)
- 가쪽면에서, 튀어나온 날: 어깨뼈가시(spine of scapula)가 튀어나온 날인 어깨봉우리(acromion)에 의해 아래쪽과 앞쪽으로 길어진다.
- 어깨봉우리의 앞쪽 끝에서 관절면이 있다.

빗장뼈와 어깨뼈에 대한 자세한 내용은 *움직임의 해부학* 1, 110-115쪽 참조 할 것.

팔이음뼈 움직임

빗장뼈/어깨뼈가 배치된 모양은 어깨뼈를 다양하게 움직이게 한다:

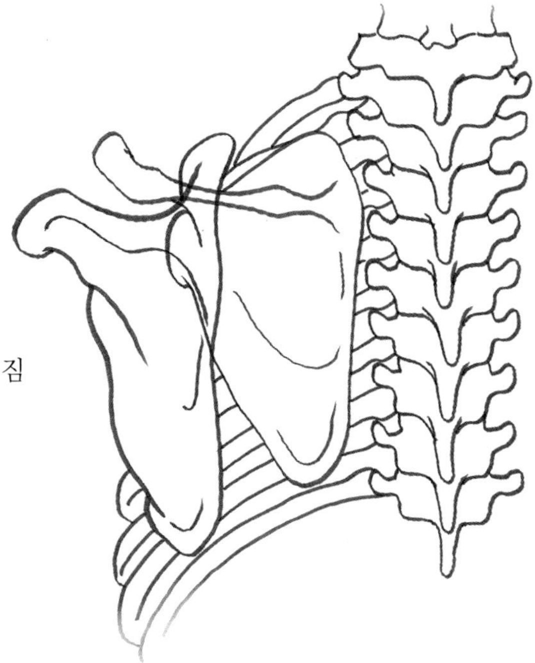

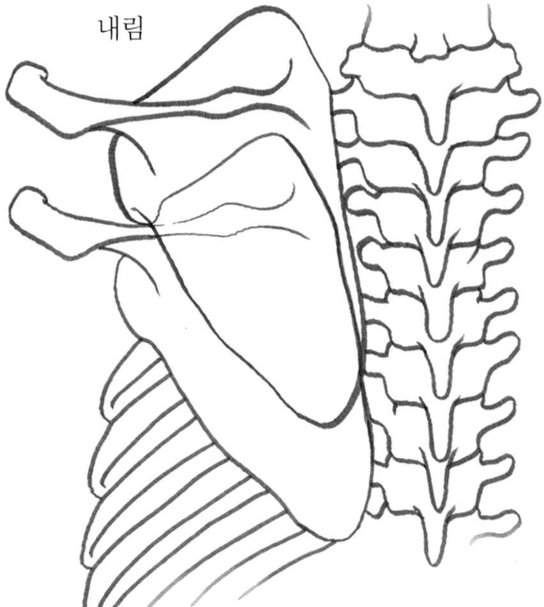

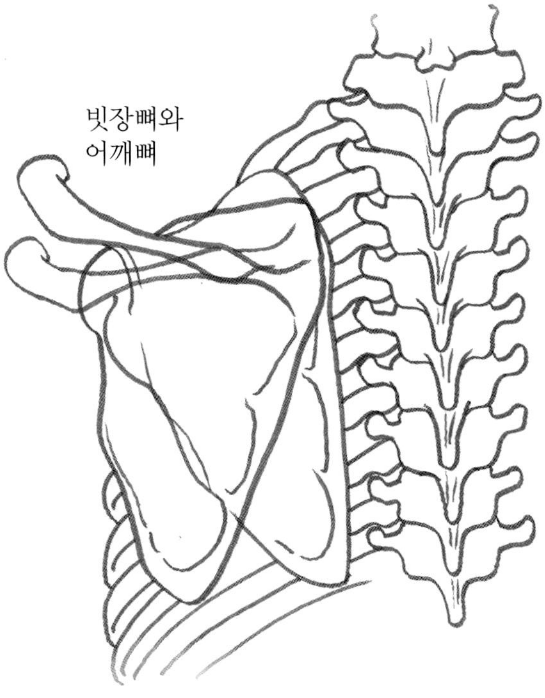

또한, 팔이음뼈 움직임은, 빗장뼈에 의해, 더 작아진다.

움직임의 작용은 팔 움직임 폭의 일부를 이룬다.

팔과 어깨

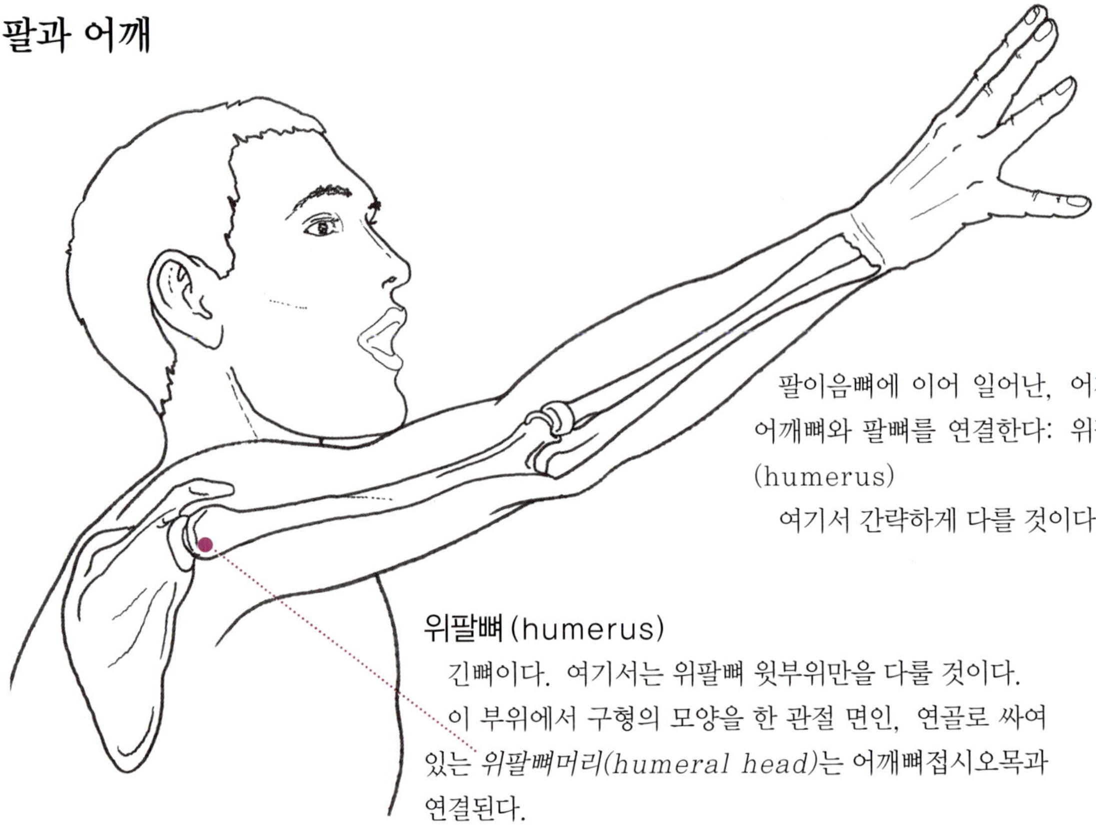

팔이음뼈에 이어 일어난, 어깨는 어깨뼈와 팔뼈를 연결한다: 위팔뼈 (humerus)

여기서 간략하게 다를 것이다.

위팔뼈 (humerus)

긴뼈이다. 여기서는 위팔뼈 윗부위만을 다룰 것이다.

이 부위에서 구형의 모양을 한 관절 면인, 연골로 싸여 있는 *위팔뼈머리(humeral head)*는 어깨뼈접시오목과 연결된다.

어깨움직임

(안이 찬 구(볼록구)/안이 파인 구(오목구))관절의 모양은 모든 방향으로 움직일 수 있다. 따라서 팔이음뼈의 움직임 폭에 의해 어깨움직임 폭이 증가한다.

팔의 움직임은 종종 가슴우리를 움직이게 한다:

이런 이유로 이 움직임은 호흡을 준비하고 호흡을 용이하게 하는데 중요하다.

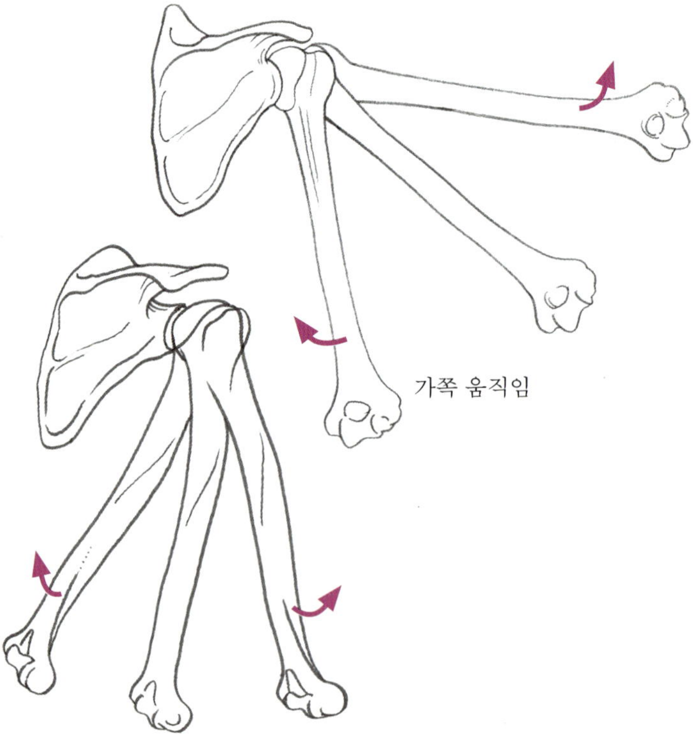

가쪽 움직임

앞/뒤 움직임

어깨와 팔에 대한 자세한 내용은 *움직임의 해부학 1*, 116–118쪽 참조 할 것.

팔과 목소리

몇몇 고전적인 창법기법에서 혹은 많은 합창대에서, 팔을 아래로 떨어트리고 노래를 부르는 것은, 가슴우리를 확장시키거나 갈비뼈를 올리는데 도움이 되지 않는다. 게다가 악보를 손에 들고 있으면, 머리와 목뼈가 앞쪽으로 향하는 경향이 있다.

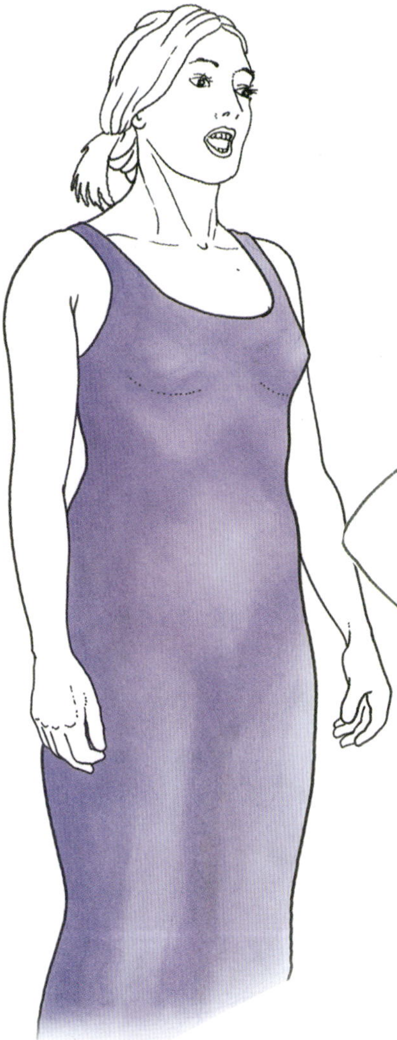

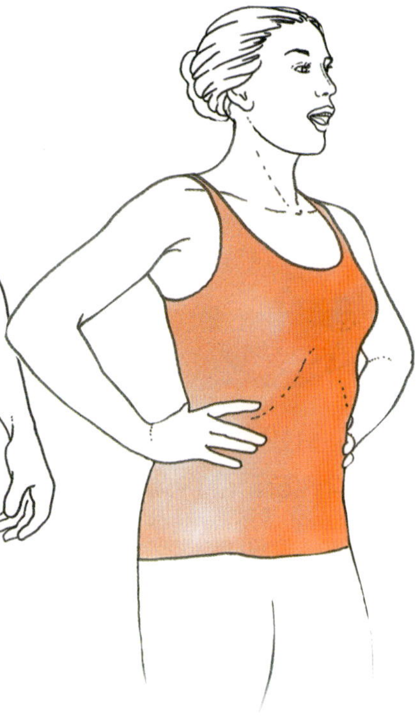

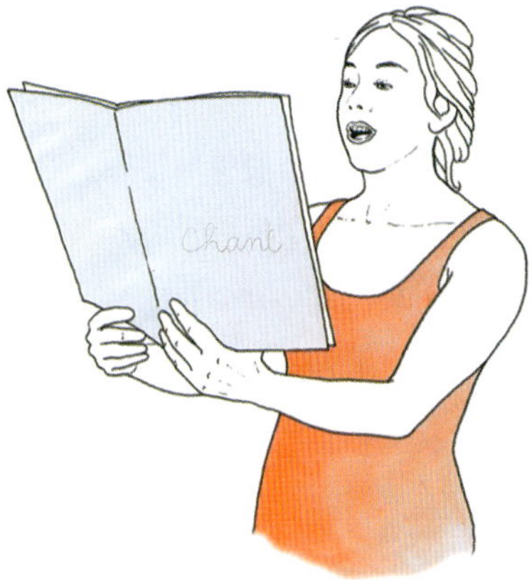

발성을 할 때, 가슴에 부담을 덜어주기 위해 때로는 양손을 허리에 놓는다거나 머리에 놓거나, 혹은 의자의 등받이나 피아노 지지대에 놓거나, 골반 뒤에 손을 놓아 열중자세를 취하는 것이 좋다.

반대로, 가슴을 확장시키는데 익숙해졌으면, 갈비뼈를 올리는 근육을 긴장시키기 위해 의도적으로 양팔을 밑으로 떨어트릴 수 있다. 이러한 자세는 이 근육이 충분히 강화되었을 경우에만 가능하지만, 근육을 강화시키지 않았는데도 이 자세를 취하는 경우가 종종 있다.

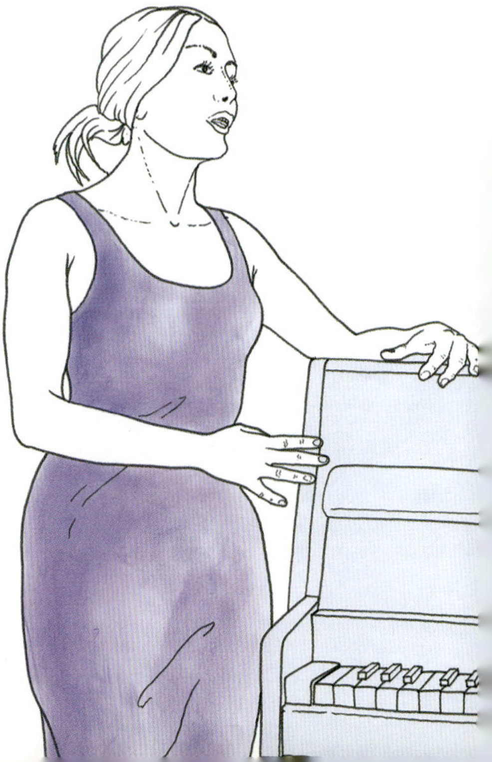

세 개의 커다란 《묶음》:

발성에서 머리뼈

머리 골격인, 머리뼈는 크게 3 부위로 구성되어 있다:

윗부위,
뇌와 소뇌를 감싸고,
그리고 평편하고 중앙이
불룩한 뼈로 구성된다:
머리덮개뼈(calvaria)
이다;

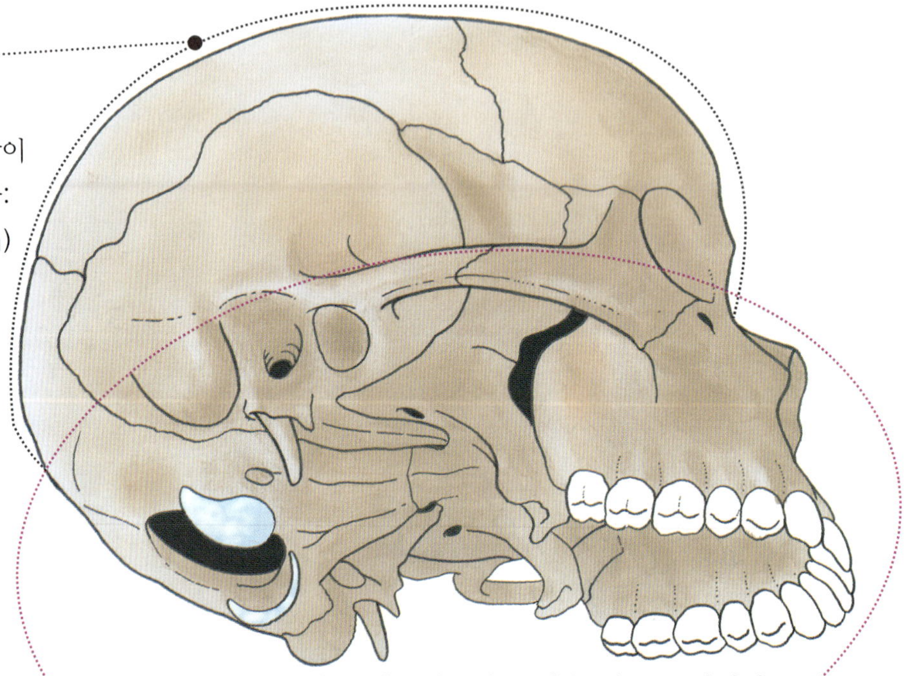

*아래부위*는 뇌를 담고 있는데, 더 두꺼운 뼈로 구성되어 있다: 머리바닥뼈(cranial base)이다.

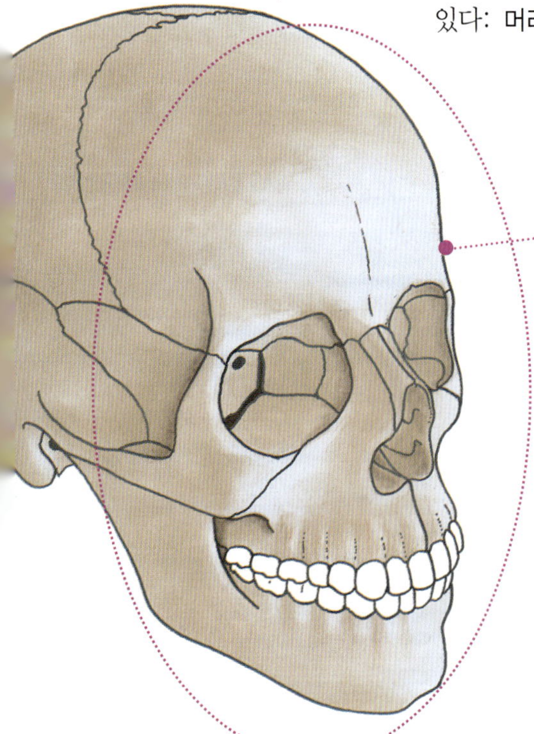

앞부위는,
얼굴 전체를 구성하는 뼈와 부합하는데,
훨씬 더 복잡하다: 얼굴머리뼈(viscerocranium)이다.

발성기관과 관계되는 머리뼈의 모든 뼈에서,
각각의 뼈를 들어 올리는 최소한 1개 이상의 근육, 인대 혹은 점막이 있다.

즉, 발성행위는 머리뼈 전체에 작용한다.

다음 쪽에서, 이 뼈들을 하나씩 묘사하면서 설명할 때, 발성기관과 관계되는 부위를 강조할 것이다.

발성에서 머리뼈바닥

아래에서 보면, 머리뼈는-아래턱뼈(mandible)없이-**머리뼈바닥**라 불리는 연결된 구조가 보인다. 머리뼈바닥는 퍼즐처럼 다양한 모양의 뼈로 이루어져 있다.

머리뼈바닥는 다음과 같은 뼈로 구성되어 있다:

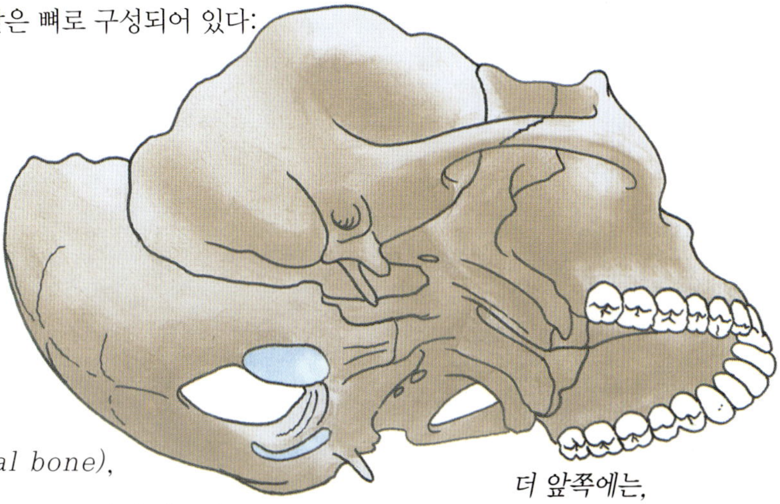

뒤쪽에는,
뒤통수뼈
(occipital bone),

약간 앞쪽에는,
나비뼈(sphenoid born)부위와
관자뼈(temporal born)부위,

더 앞쪽에는,
위턱뼈와 입천장뼈가 만드는
단단입천장(hard palate)과
위턱뼈의 일부분인 위이틀활
(superior alveolar arch).

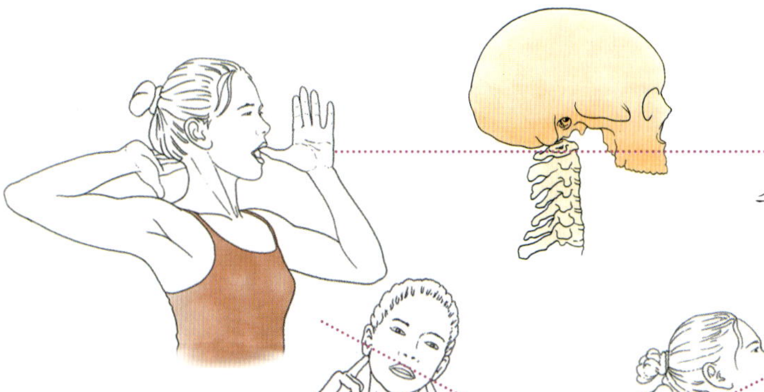

발성에서 머리뼈바닥는 *방향을* 돌릴 수 있는 지지대(platform)이다:

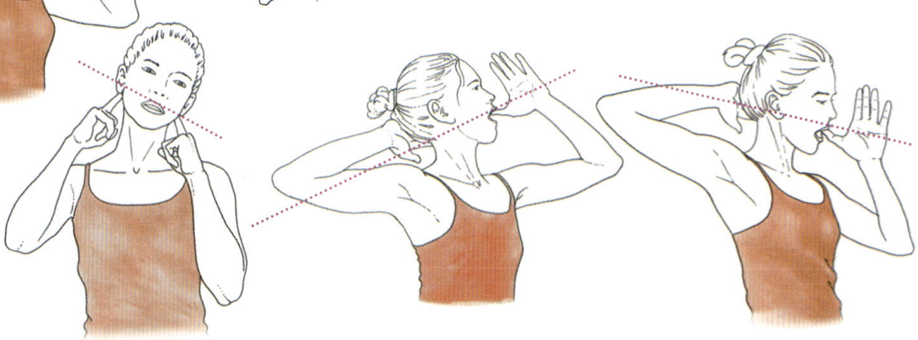

목위에서 *가쪽으로*　　　　고리뼈위에서 *앞뒤로*

또한 머리뼈바닥는 목 근육에 의해 *안정되고 그리고/혹은 움직이*는 지지대이다. 머리뼈바닥에, **발성관** (tractus vocal, 193쪽 참조)을 **구성하는** 요소들이 달려 있다: 따라서 머리뼈바닥의 방향은 중요하다. 왜냐하면 머리뼈바닥의 방향이 이 요소들을 긴장/이완시키는데 영향을 주기 때문이다.

머리뼈의 뒷뼈: 뒤통수뼈

편평뼈인데 3 부위로 되어있다.

기저점(basion), 비늘(squama)과 관절융기 (condyle)

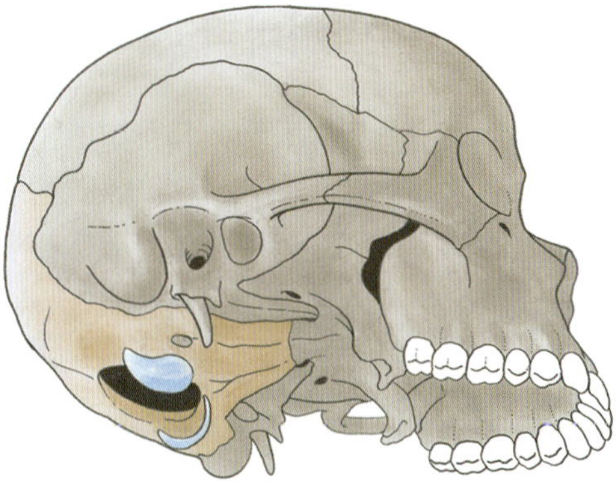

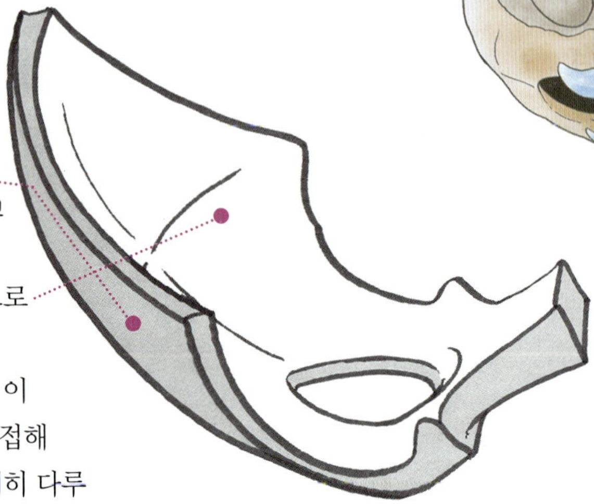

비늘

아래부위와 편평한 뒤쪽부위이다.

깊은 면은, 위앞으로 오목하고, 머리뼈 뒷부위를 형성한다. 이 부위는 소뇌와 뇌와 접해 있다. 여기서는 자세히 다루지 않을 것이다.

아래면은 볼록하다. 이 면은 튀어나와 만질 수 있다: **바깥뒤통수뼈융기**(external occipital protuberance), 그리고, 각 양쪽에, 평행한 능선(crest): (또한 **위아래뒤통수곡선**이라 부르는) **아랫목덜미선**(inferior nuchal line)과 **위목덜미선**(superior nuchal line)이 있는데, 이 부위에 목뒤근육이 연결된다 (202, 204, 207쪽 참조).

기저점 혹은 바닥돌기

입방체 모양의 앞 부위인데, 나비뼈몸통과 관절로 연결된다. 나비뼈몸통의 아래면은 비인두의 천장을 구성한다. 기저점 아래면은 솟아 있다: 인두결절(pharyngeal tubercle)이다(214쪽 참조).

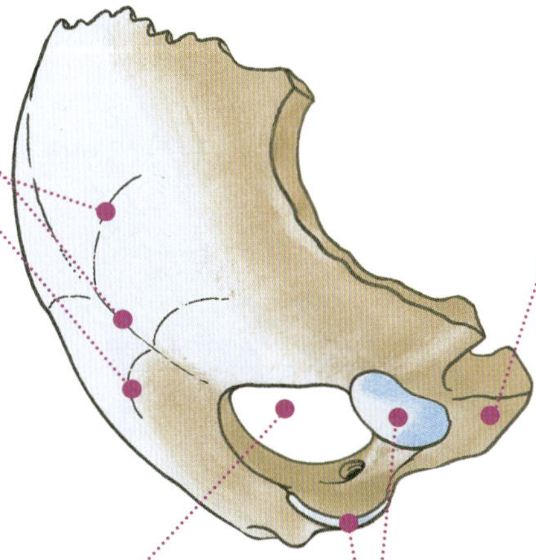

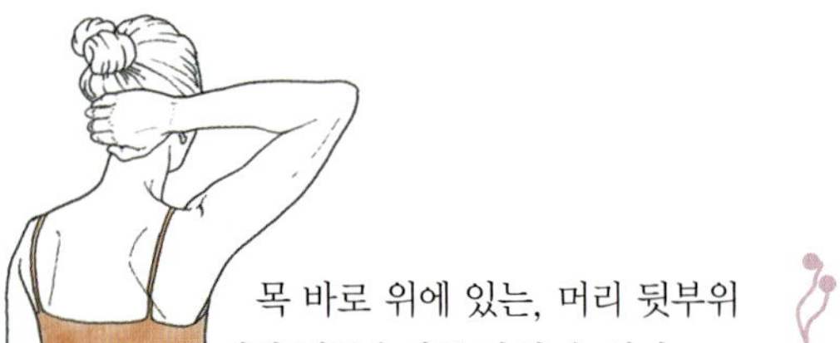

목 바로 위에 있는, 머리 뒷부위에서 뒤통수뼈를 만질 수 있다.

관절융기

앞에서 살펴본 두 부위사이에서 뒤통수뼈는 큰 **구멍**(foramen magnum)에 의해 뚫려 있다.

이 구멍을 통해 척수가 지나간다, 이 구멍 양쪽에 관절면이 있다: **뒤통수뼈관절융기**(36쪽 참조)이다.

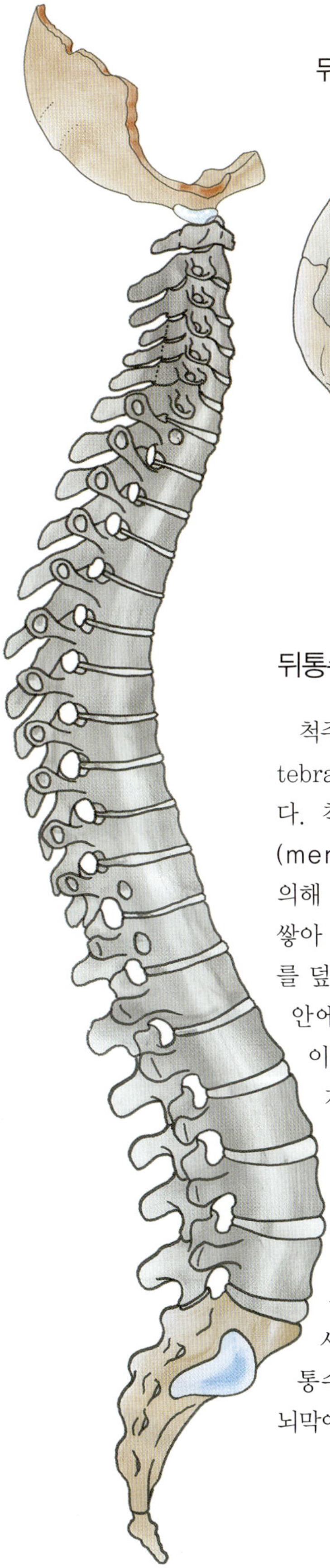

뒤통수뼈와 나비뼈: 미세한 움직임

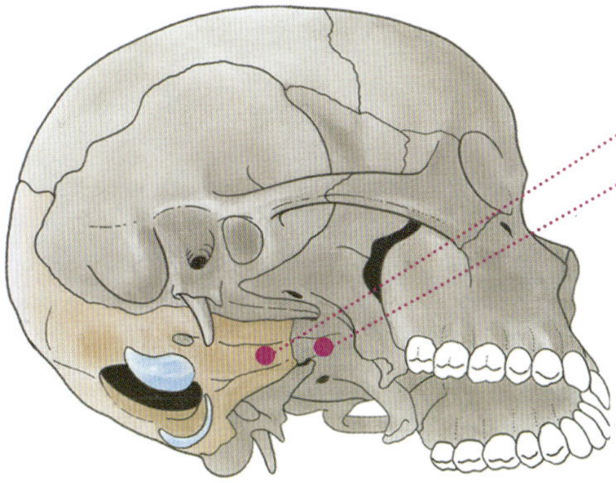

이 두 개의 뼈는 관절로 연결된다: *기저점(basion)* 앞은 *나비뼈몸통* 뒤와 결합된다: 바로 굽힘/폄의 미세한 움직임이 발생하는 장소인 나비뒤통수바닥연골결합(spheno-basilar synchondrosis)이다.

이 미세한 움직임은 뒤통수뼈가 척주로부터 비교적 자유로울 때만 가능하다.

뒤통수뼈와 엉치뼈: 잘 구부려지는 관계

척주 안쪽에서, 척주관(vertebral canal)안에 척수가 있다. 척수는 (뇌에서처럼) 뇌막(meninge)이라 불리는 막에 의해 싸여 있다; 이 막은 접어 쌓아 올리는 것처럼 서로서로를 덮고 있고, 이 막은 척수관 안에서 각각 위에서 아래로 이어져 있다. 이 막 중에서 가장 가쪽에 있으면서 두꺼운 막인 《뇌경질막》은 아래에서 엉치뼈에 연결되고, 뒤통수뼈 큰구멍에 연결된다. 이 경막은 두 개의 연결점들 중간에서는 부착되지 않는다. 뒤통수뼈와 엉치뼈는 이렇게 뇌막에 의해 연결된다.

목소리의 유창함을 위한 미세한–유연성

발성행위에서, 뒤통수뼈와 엉치뼈 사이에서 이러한 미세한–유연성이 발생하도록 척주를 세워 지나치게 경직된 자세(자세근의 지나친 긴장)를 피한다. 단 벨팅창법(belting)에서처럼 목소리를 최대한으로 내어야하는 –정확한– 순간은 제외한다.

머리뼈의 중앙뼈: 나비뼈

나비뼈는 나비 혹은 박쥐를 닮았다.

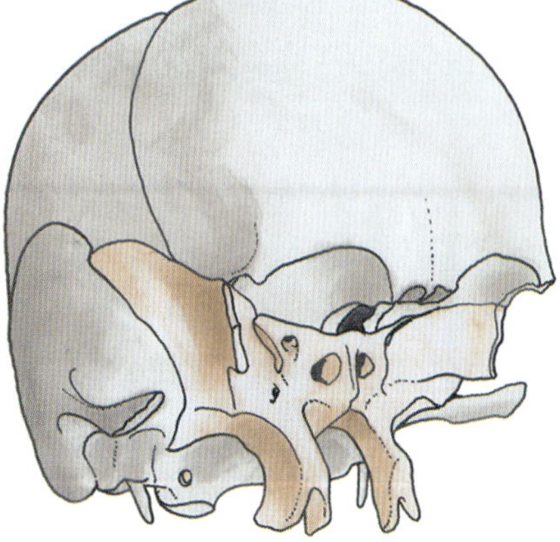

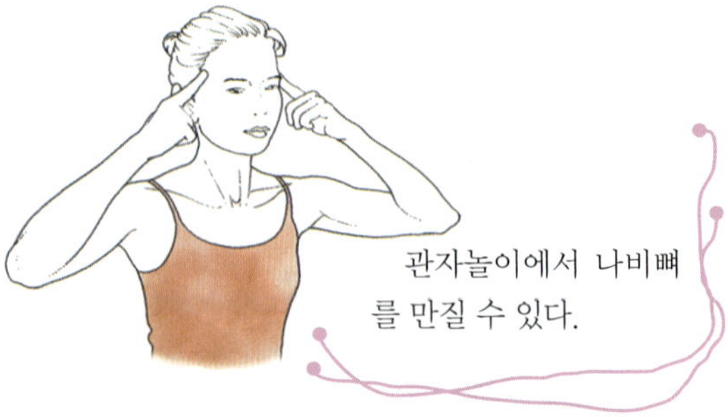

관자놀이에서 나비뼈를 만질 수 있다.

이 뼈는 머리뼈 중앙부위에서 구성되고, 안이 오목한 입방체 모양을 한, **나비뼈몸통**에서 대칭적으로 3개의 돌출부위가 고정되어 있다:

1. **작은날개**(lesser wing)는 몸통 윗부위에서 눈에 띄는데 머리뼈 안에 있다;

2. **큰날개**(great wing)는 몸통의 각 가쪽면의 뿌리-부위에 의해 붙어있다. 뿌리부위로부터, 다른 방향으로 향해있는 3면이 있다: **관자놀이면**은 관자놀이 일부를 형성하고, **눈확면**은 눈확 골격의 일부를 형성하고, **위턱면**은 날개위턱틈새(pterygomaxillary fissure)의 일부를 형성한다.(224쪽 참조)

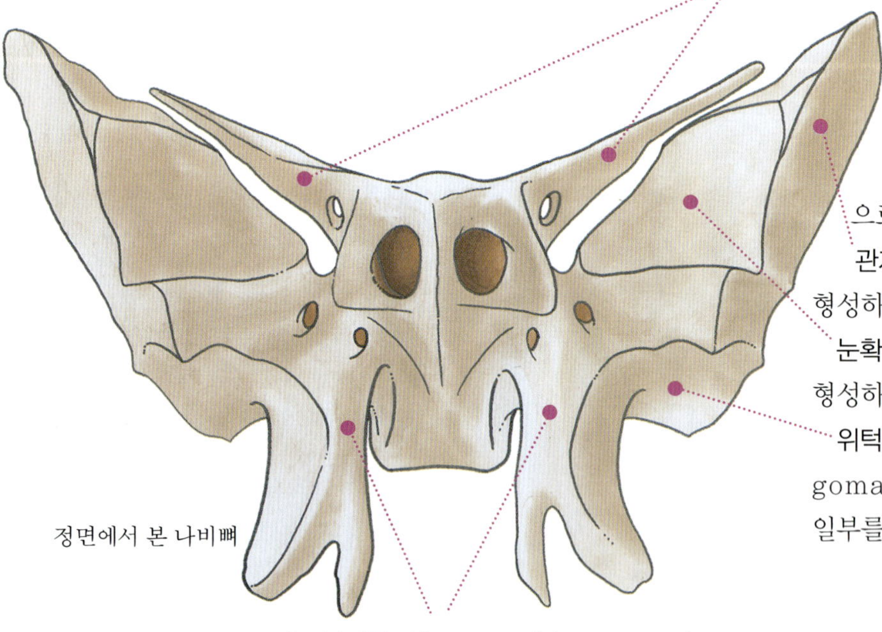

정면에서 본 나비뼈

3. **날개돌기**(pterygoid process)가 가장 많이 돌출되어 있다(발성관에 관해서는 194쪽 참조).

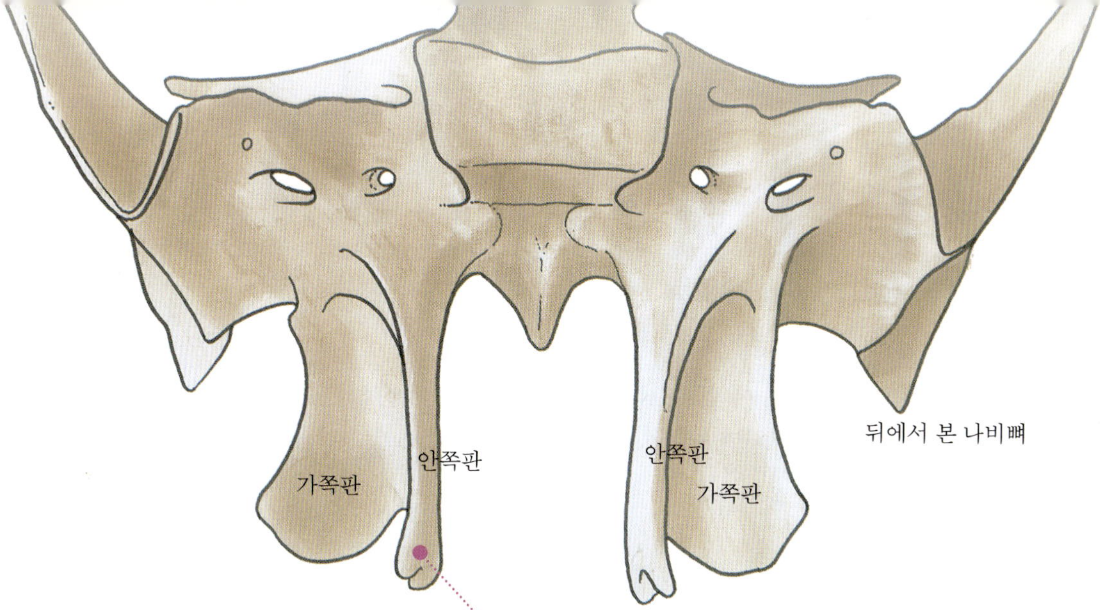

중요한 기준점: 날개돌기

날개돌기는 나비뼈몸통의 아래면에 붙어 아래로 향한다(날개돌기는 박쥐의 〈〈다리〉〉와 비슷하다). 각 돌기는, 안쪽(내측)판과 가쪽(외측)판과 함께, 뒤로 향해 움푹 들어간 철로 모양이다.

안쪽판 끝에서, 갈고리모양을 볼 수 있다: **날개갈고리**(pterygoid hamulus)이다 (물렁입천장긴장근이 이 갈고리에 반사된다 236쪽 참조).

이 돌기는 **뒤콧구멍**(posterior choanae, 272쪽 참조)의 가쪽면의 경계선을 형성한다.

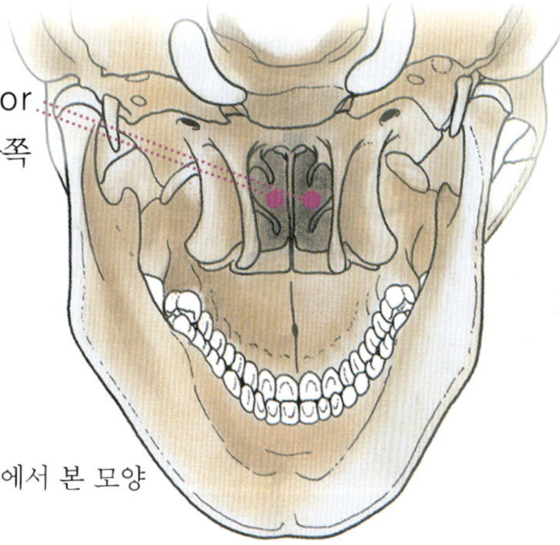

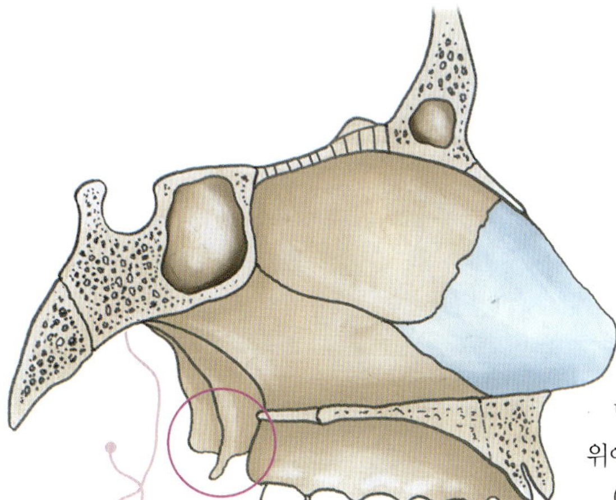

손으로 만지기

날개돌기의 아래부위는 어금니 뒤, 약간 위에 있다.

(만약 혀의 잔주름이 뒤쪽으로 더 멀리 갈 수 있다면)이 부위를 손가락이나 혀끝으로 만질 수 있다.

두 귀에서 두 개의 뼈: 관자뼈

관자뼈는 한 쌍의 뼈로서 헤드폰처럼 귀 주위를 덮고 있다. 관자뼈는 크게 세 부분으로 되어 있다: 바위부분(petrous portion), 고실부분 (tympanic portion)와 비늘부분(squamous portion).

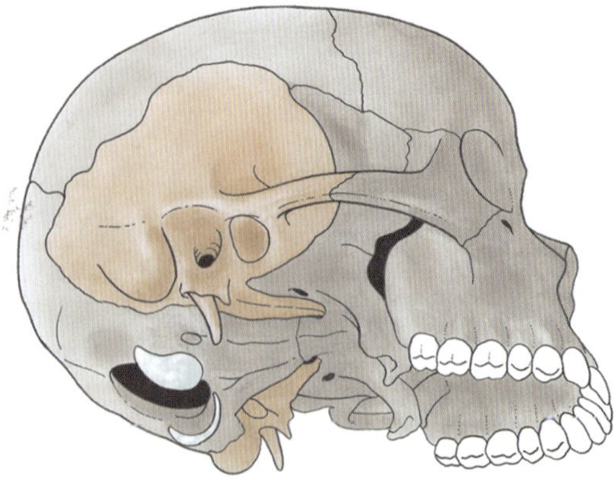

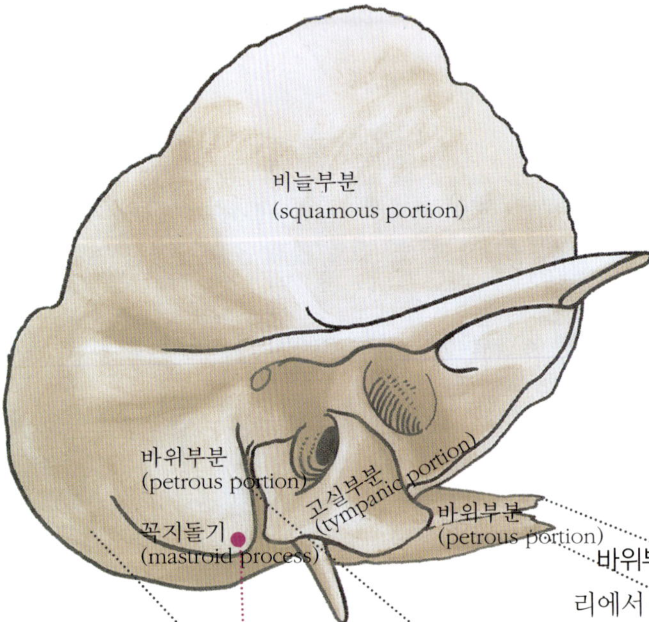

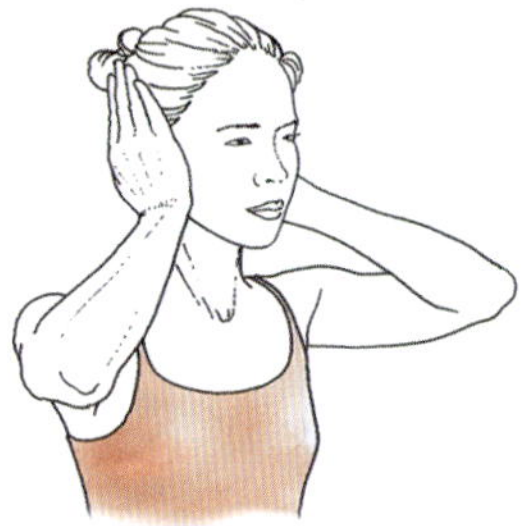

귀 주위에 있는 관자뼈를 만질 수 있다.

바위부분 혹은 바위덩이(petrous mass)는 모서리에서 기울어진, 매우 긴 피라미드 몸통 모양이다.

피라미드 바닥은 가쪽에 있으면서 크고 아래로 향해 돌출해 있다.

바로 *꼭지돌기(mastroid process)*이다.

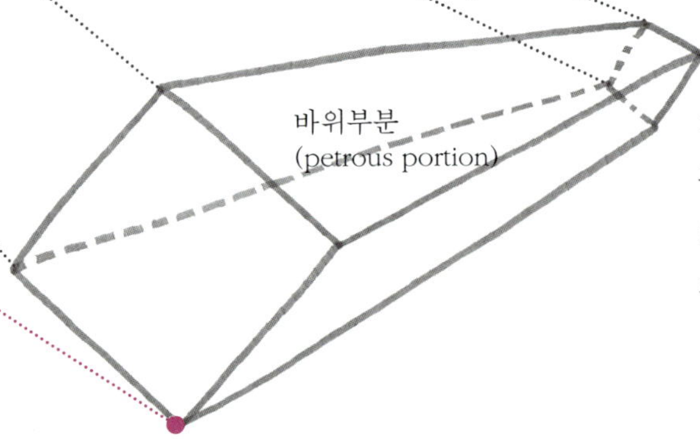

피라미드 꼭대기는 안쪽에서 뒤통수뼈 큰 구멍 근처에 있다(62 쪽 참조).

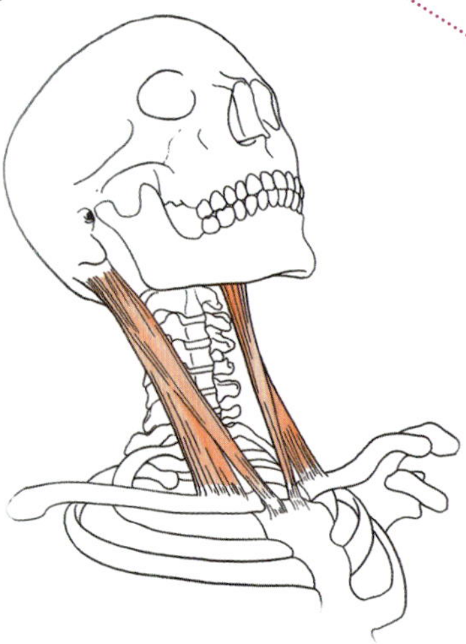

꼭지돌기에 목빗근(sternocleidomastoid muscle, 125, 210쪽에서 상세하게 설명)과 두힘살근(digastric, 182쪽 참조)이 부착되어 있다.

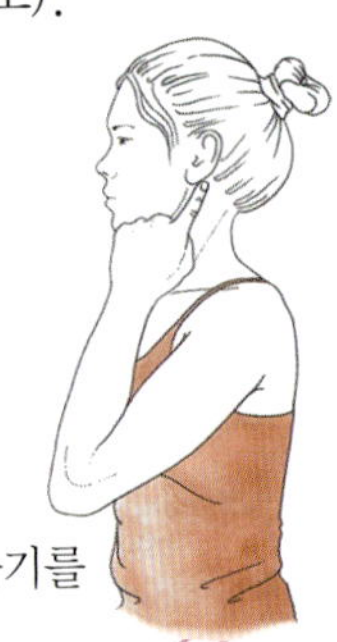

귀 뒤에서 꼭지돌기를 만질 수 있다.

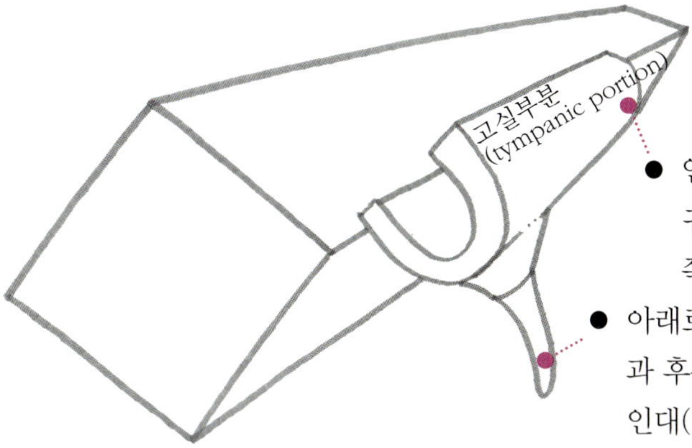

고실부분(tympanic portion)은 피라미드 앞 모서리와 연결되는 빗물받이 홈통이다. 가쪽에서, 고실부분은 *바깥귀구멍*의 골격을 구성한다.

두 개의 돌출부위가 있다:

- 안쪽 부위에서, *귀길돌기(meatus process)*는 귀관(auditory tube)의 일부를 형성한다(277쪽 참조).
- 아래로 향한, **붓돌기**(styloid process)에 후두근과 후두인대(183쪽 참조), 인두근과 인대, 혀근과 혀인대(249쪽 참조)가 달려있다.

비늘부분(squamous portion)은 둥근모양의 덮개뼈로서, 앞아래 1/4는 안으로 접혀있다.

비늘부분은 머리덮개뼈(calvaria) 일부를 구성한다.

비늘부분은 중간높이에서 앞쪽으로 향한 돌출부가 있다:

광대돌기(zygomatic process)는 광대뼈와 위턱뼈와 함께 **광대활**(zygomatic arch) 혹은 **광대뼈**를 형성한다(222쪽 참조).

이 활의 아래모서리는 안으로 움푹 들어가고 돌출부가 있다: **턱관절오목**과 관자융기의 일부분은 **관턱관절**(temporomandibular joint)을 형성한다(76쪽 참조).

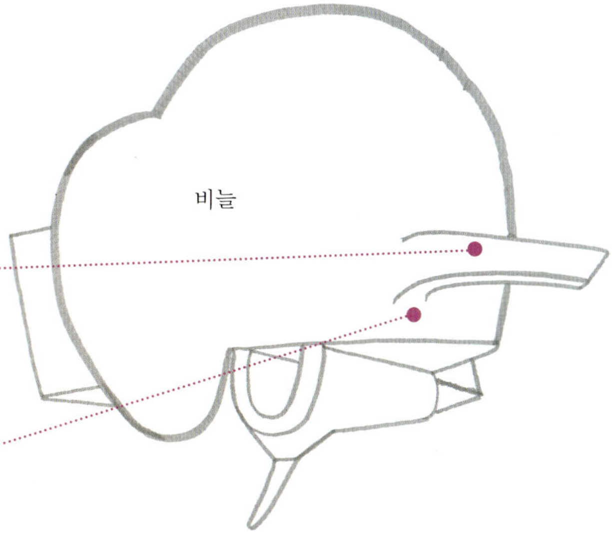

광대뼈

빰안에 위치한 뼈이다.

광대뼈는 위턱뼈, 이마뼈(frontal born), 관자뼈(temporal bone)와 연결된다.

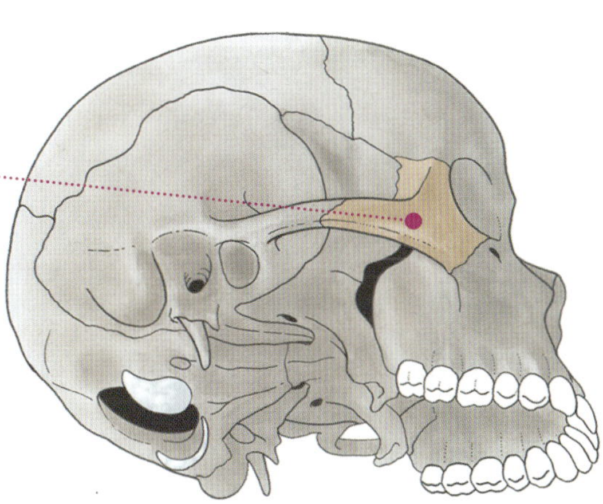

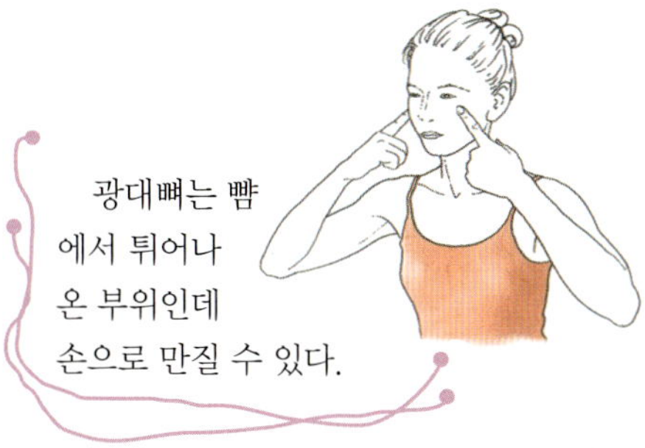

코를 구성하는 뼈

얼굴 윗뼈: 이마뼈

머리덮개뼈와 얼굴에 속하면서 평편하면서 앞으로 약간 튀어나온 뼈이다.

두 부분이 있다: *비늘부분과 눈확-코능선부분*

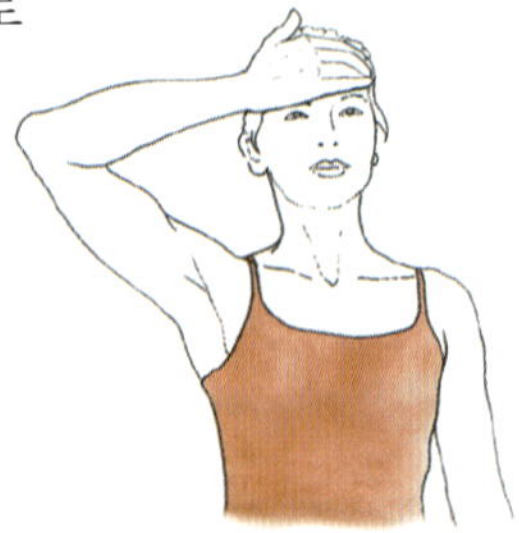

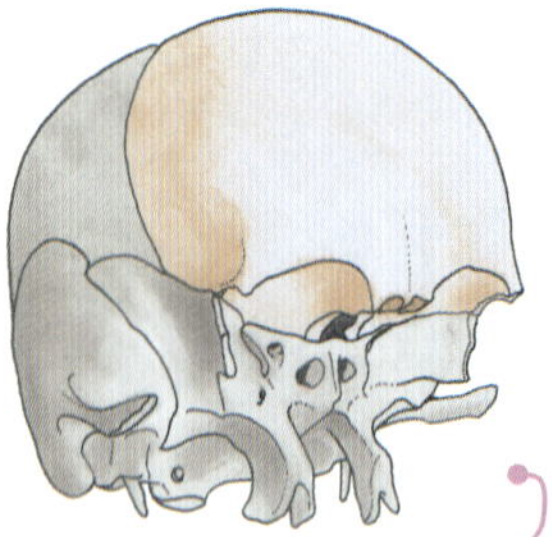

이마와 머리뼈 위에서 이마뼈를 만진다.

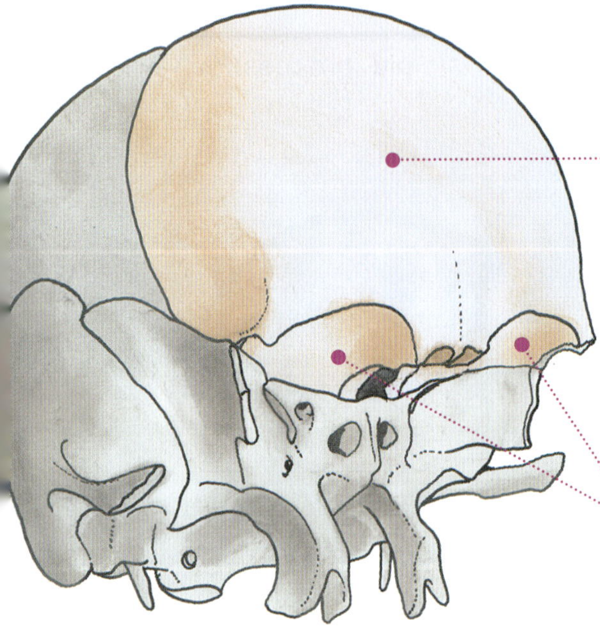

비늘은 머리뼈 위앞쪽에서 발달해 있다.
눈활 위에, 두 부위가 돌출해 있다:
*미간*이라 불리는 부위에 *눈썹활(superciliary arch)*이 있다.

눈확-코능선 부분은 세 개의 부분으로 구분한다:
대칭적으로 된 두 부분은 각 *눈확(orbit)*의 천장을 구성한다:
눈확능선.
가운데 부위...

이마뼈를 자세히 보여주기 위해, 머리의 다른 부위는 삭제하였다.

중앙에 있는 부위 (장미색)는
벌집뼈(ethmoid born)(초록색),
눈물뼈(lacrimal born)(푸른색),
코뼈(nasal born)(베이지색),
위로 뻗어있는 위턱뼈(maxilla).
이 전체는 두 개의 눈확과 코 윗부분 뼈사이에서 격막을 형성한다.

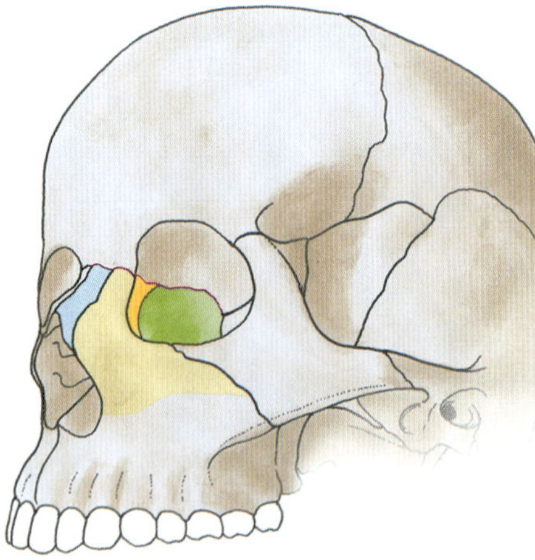

여기서, 얼굴뼈의 덩어리는 제자리에 있다.

상세한 묘사

눈확능선의 앞 부위는 한 개 혹은 두 개의 안(cavity)으로 비어 있다: 이마동굴(frontal sinus).

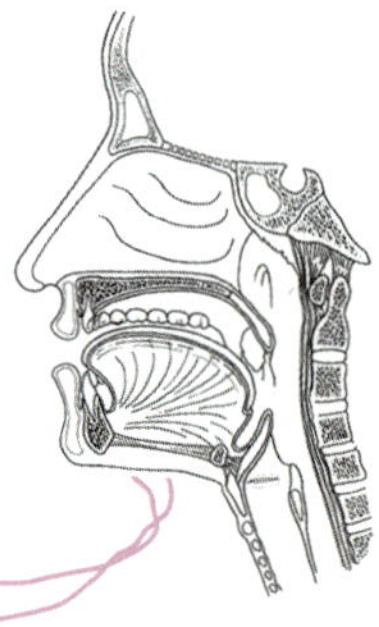

벌집뼈(ethmoid born): 코안 천장뼈
(L'ethmoïde : l'os du plafond de la cavité nasale)

이마뼈 중앙부위 아래에 위치하면서, 아주 섬세한 내벽이 있는, 매우 복잡한 뼈이다.

벌집뼈는 다음과 같이 구성된다:

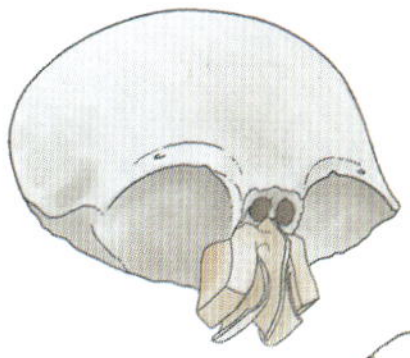

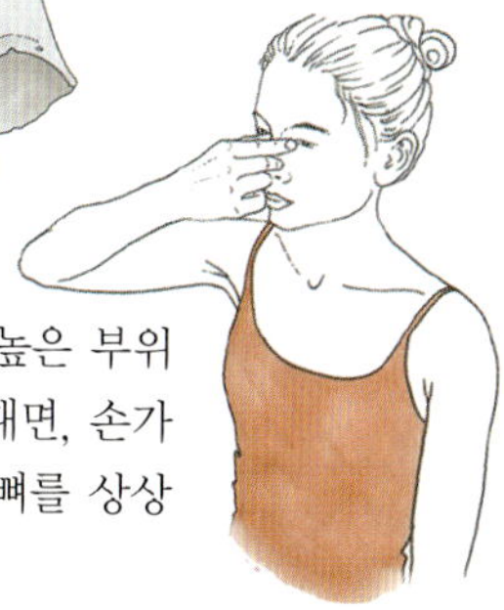

눈가장자리, 코의 높은 부위의 양쪽에 손가락을 대면, 손가락 밑에 위치한 벌집뼈를 상상할 수 있다.

- *안쪽부위에서:*

수직판(perpendicular plate), 코중격의 일부를 구성하고,

많은 구멍이 있는 윗부위에서:

벌집체판(cribriform plate), 코안의 천장부위를 형성하고(272쪽 참조) 후각신경의 말단이 통과하고,

- *가쪽으로 두 개의 작은 상자:*

벌집벼미로, 여러 벌집구멍으로 판이 있고 : 작은굴(sinus)인 벌집뼈벌집(ethmoidal air cell)이 있다(274쪽 참조).

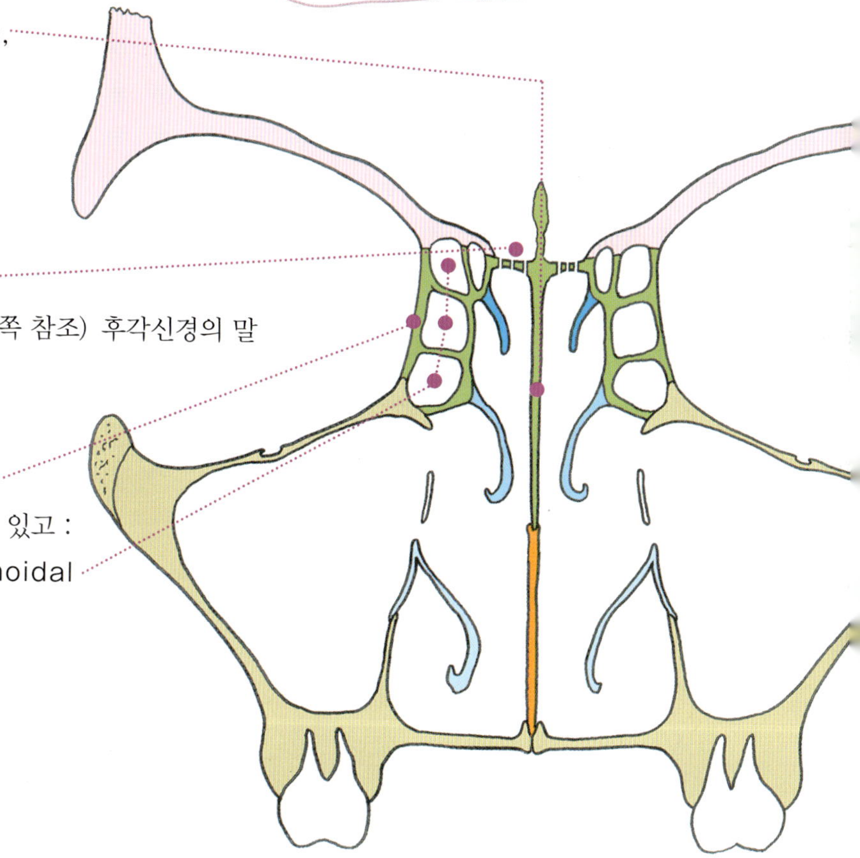

벌집뼈와 다른 얼굴뼈들은 정면에서 한 쌍을 이룬다.
벌집뼈 (초록), 이마뼈 (장미)
코선반 (nasal concha) (푸른색), 위턱뼈 (maxilla) (베이지색)...

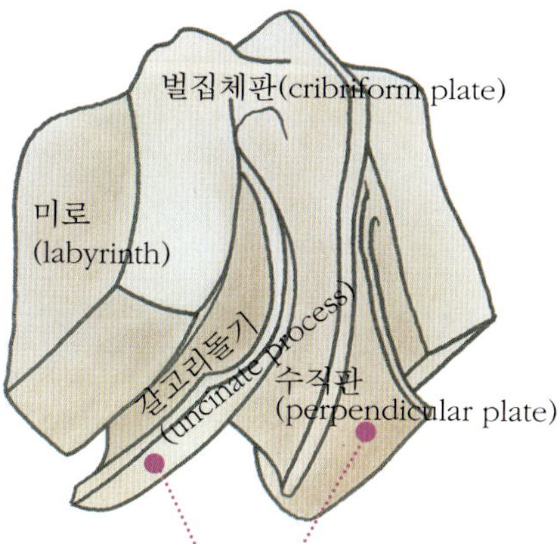

상자의 안쪽부위부터, 아래로 향한 돌출한 판이 있다: 갈고리돌기.

이미지

벌집뼈의 모양을 표현하기 위해, 자전거 뒷바퀴(수직판), 카트(체판)와 짐받이 가방(미로)을 상상할 수 있다.

코를 구성하는 뼈

보습뼈(vomer): 〈〈박차〉〉뼈

코중격(nasal septum)에서 〈〈마름모〉〉 모양을 하면서, 때로는 박차와 비교되면서, 평편하고 얇은 뼈이다. 보습뼈는 벌집뼈 수직판 아래쪽에, 나비뼈 앞쪽에 위치한다.

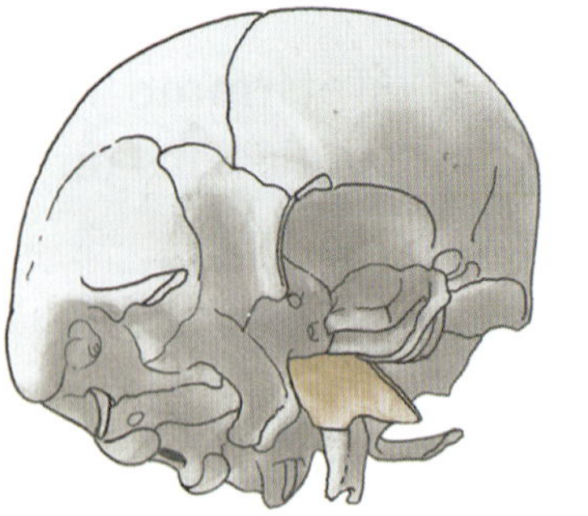

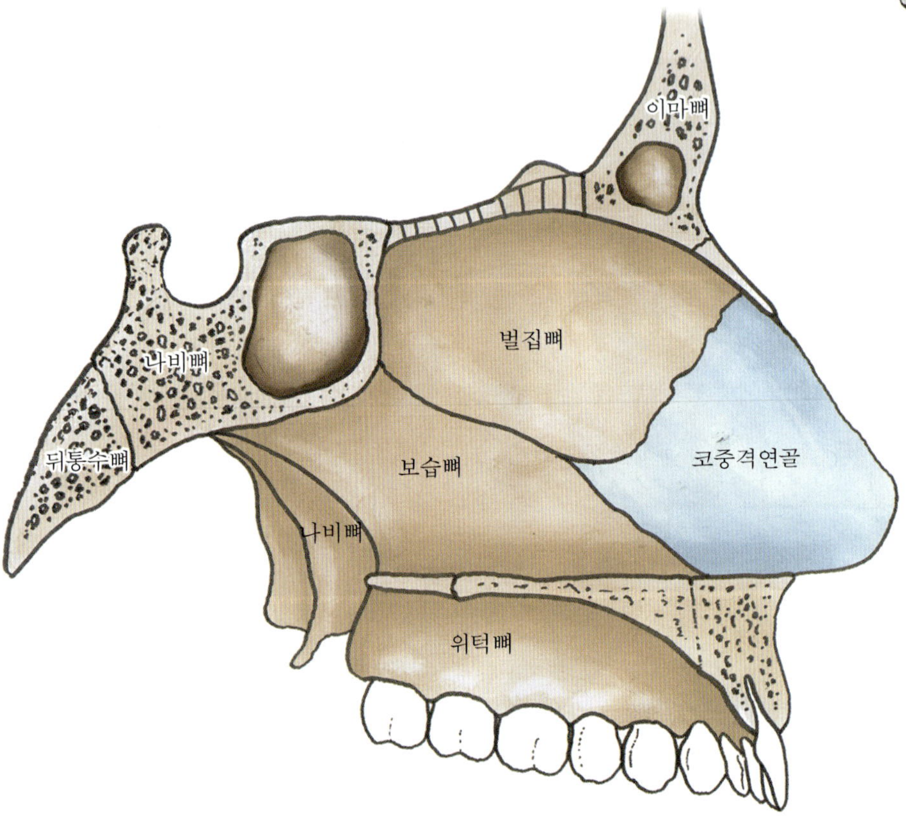

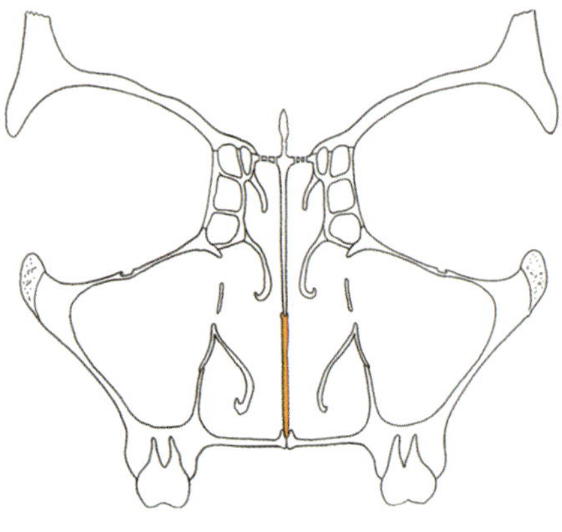

관상면으로 자른 보습뼈,
앞에서 중앙에 있는 다른: 위턱뼈, 벌집뼈, 이마뼈

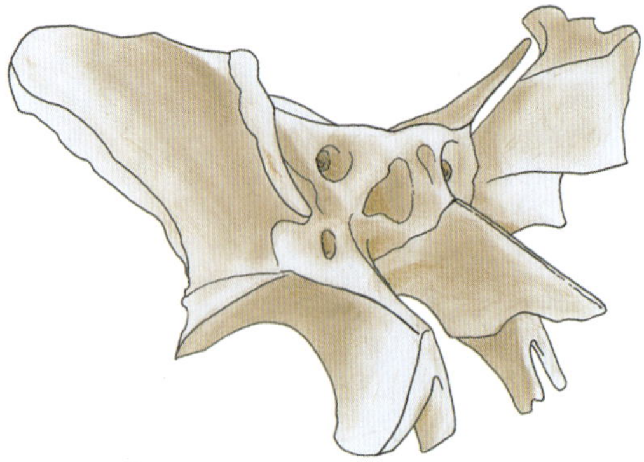

보습뼈는 앞으로 연장되어 나비뼈 몸통까지 닿는다.

코선반(Les cornets)

코안 각각의 공간(cavities)에서, 작은 뼈들이 있다: 코선반 (nasal concha).

길고 굽은 판이다.

코선반은 조개껍데기를 닮았다.

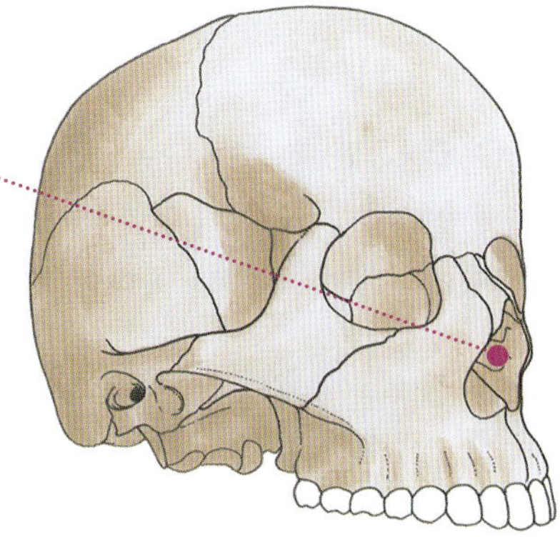

코선반은 코안에 있는 뼈들의 가쪽에 수평으로 고정되어, 중앙으로 그리고 아래로 휘어진다.

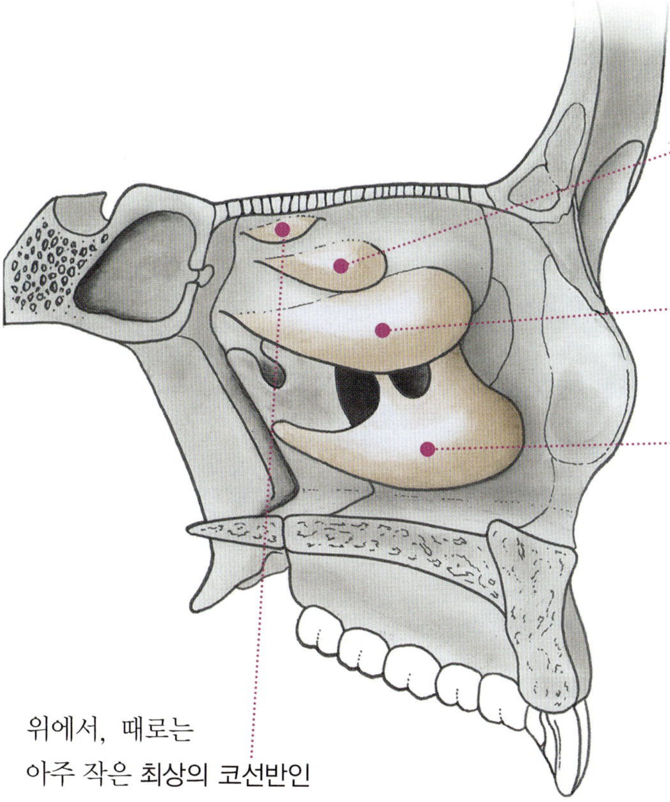

위코선반은 가장 작고, 벌집뼈에 고정되어 있다.

중간코선반은 약 8cm 정도이고, 또한 벌집뼈*에서 위코선반 아래에 고정되어 있다.

아래코선반은 가장 크다: 약 10cm 길이로; 안쪽면에서, 위턱뼈에 고정되어 있다. 부분적으로 위턱굴(maxillary sinus) 일부를 닫는다(274쪽 참조).

위에서, 때로는 아주 작은 최상의 코선반인 네 번째 코선반이 있다.

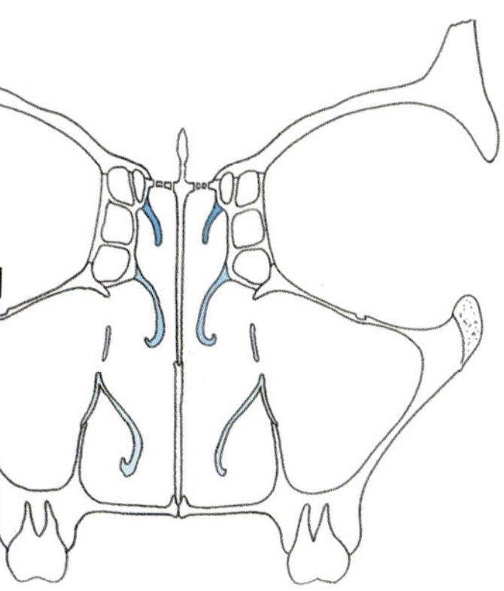

관상면으로 자른 코선반, 앞에서 중앙에 있는 다른 뼈: 보습뼈, 위턱뼈, 벌집뼈, 이마뼈

* 가쪽덩이의 안쪽면

위턱뼈

위턱뼈는 대칭적으로 단단입천상(hard plate), 코안 그리고 빰골격의 일부를 형성한다. 위턱뼈는 3면, 바닥과 꼭대기를 포함한다:

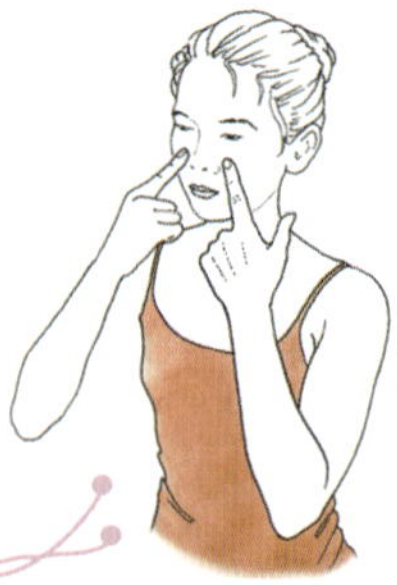

코의 양쪽과 윗니 위쪽에서 위턱뼈를 만질 수 있다.

바닥

의 일부분은 **코안**의 가쪽벽을 형성하고, 일부분은 단단입천장의 이룬다. 바닥은 **이틀활**(alveolar arch)의 1/2의 가장자리를 두르고 있다.

윗면

눈확 바닥의 일부를 형성한다. 돌출부에 의해 위로 이어진다: **이마돌기**

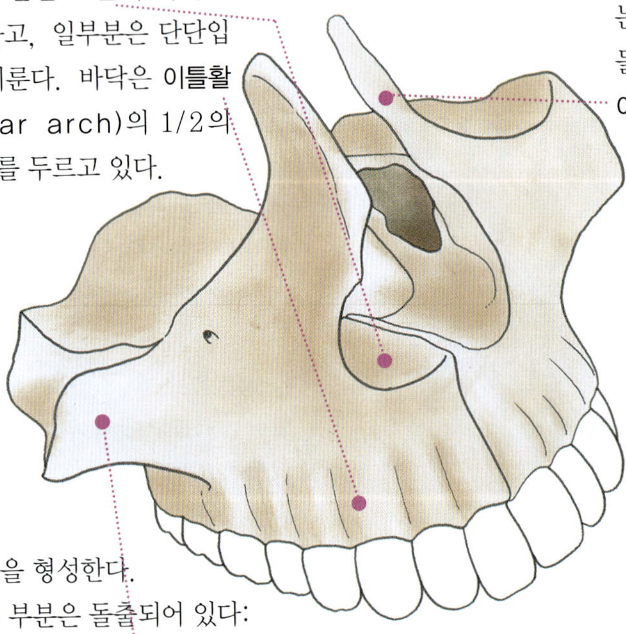

앞면

빰골격을 형성한다. 광대뼈 부분은 돌출되어 있다: 광대뼈와 결합된 **광대돌기**(zygomatic process).

뒷면

부분적으로 **날개위턱틈새** ptery-gomaxillary fissure)를 형성한다(224쪽 참조).

위턱뼈는 어금니위에 위치해 코안의 공간과 연결된 (크기가 가장 큰 동굴인)**위턱동굴**에 의해 안으로 파여 있다.

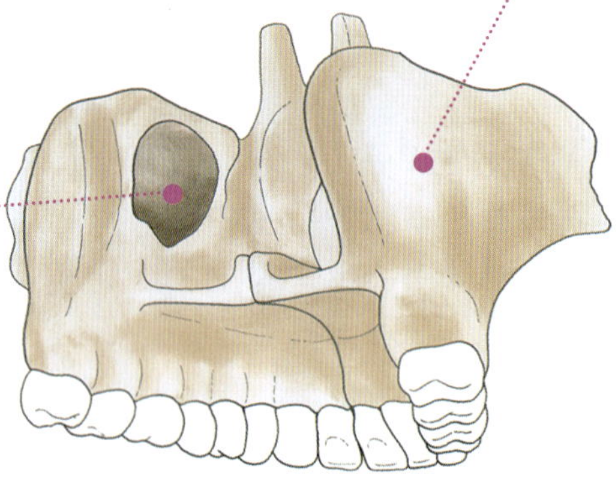

여기서, 오른쪽으로부터, 뒤에서 본 위턱뼈.

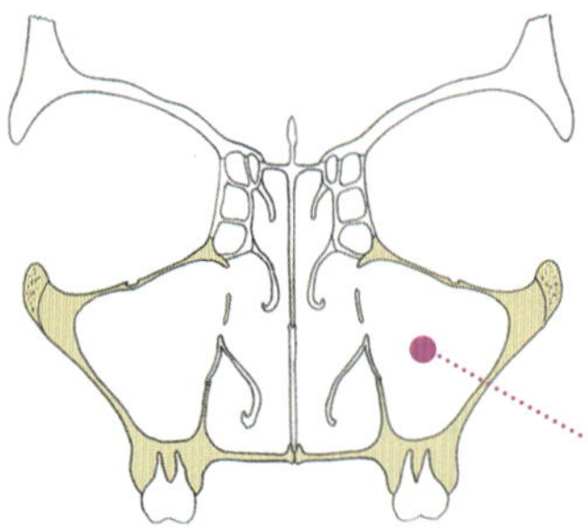

(어금니위에 있는) 위턱동굴

입천장뼈(palatine bone)와 코안: 입천장뼈

위턱뼈 뒤쪽에 위치한 작은뼈인 입천장뼈는 입천장, 코안(코의 공간), 그리고 위에서는 눈확의 구조를 이룬다.

옆에서 보면, 대문자 L 모양이다.

입천장뼈는 아래와 같은 요소를 포함한다:

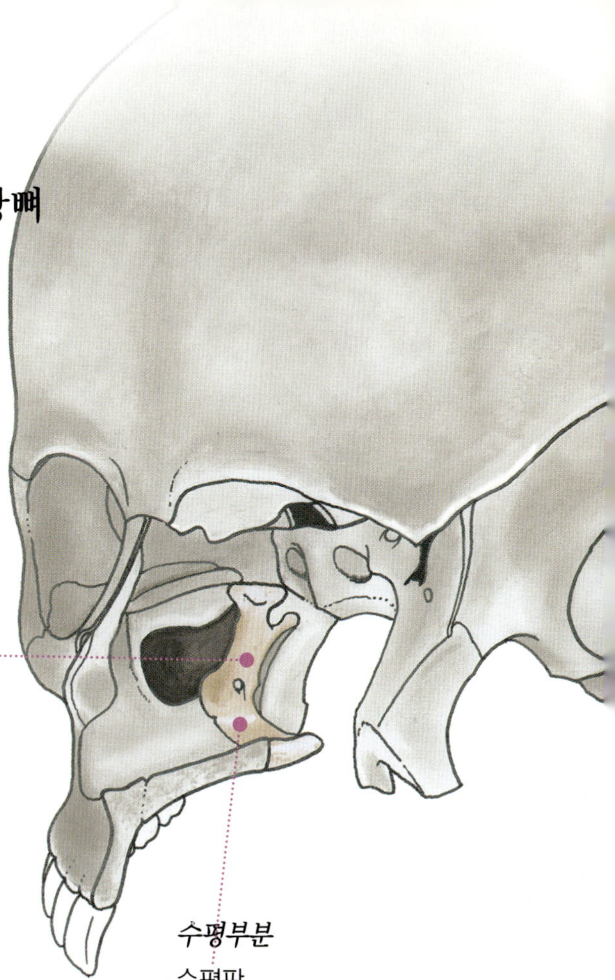

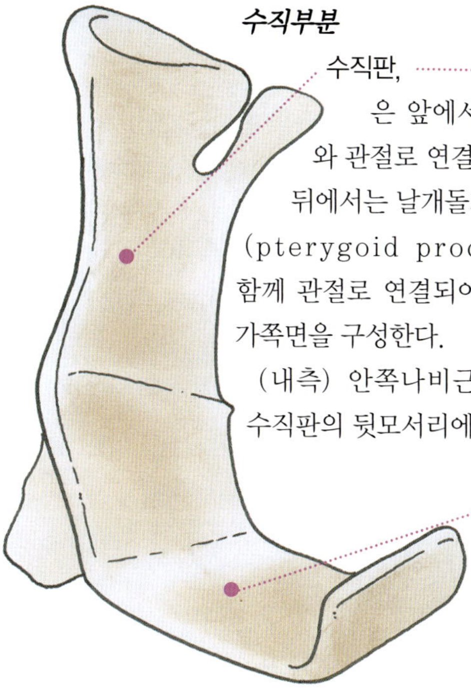

수직부분

수직판,

은 앞에서 위턱뼈와 관절로 연결되고 뒤에서는 날개돌기(pterygoid process)와 함께 관절로 연결되어 코안의 가쪽면을 구성한다.

(내측) 안쪽나비근육은 이 수직판의 뒷모서리에 붙는다.

수평부분

수평판,

은 위턱뼈와 관절로 연결되고 단단입천장의 뒷부분의 1/3을 구성한다.

수평판은 안쪽모서리에서 대칭 뼈에 의해 관절로 연결된다.

입천장뼈, 4개의 퍼즐로 형성된 뼈

입천장뼈는 앞에서 (오른쪽과 왼쪽)위턱뼈의 수평부분에 의해 형성되고, 입천장점막 아래에서 혀로 매우 잘 느낄 수 있는 구조와 두 개의 입천장에 의해 중간에서 결합된다: 수평부분은 뒤로 단단입찬장으로 이어진다.

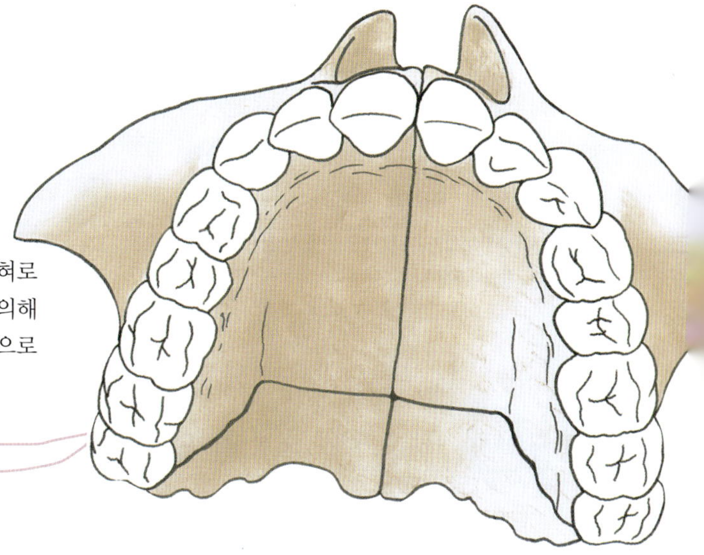

아래턱뼈 〔혹은 하악골(mandible)〕

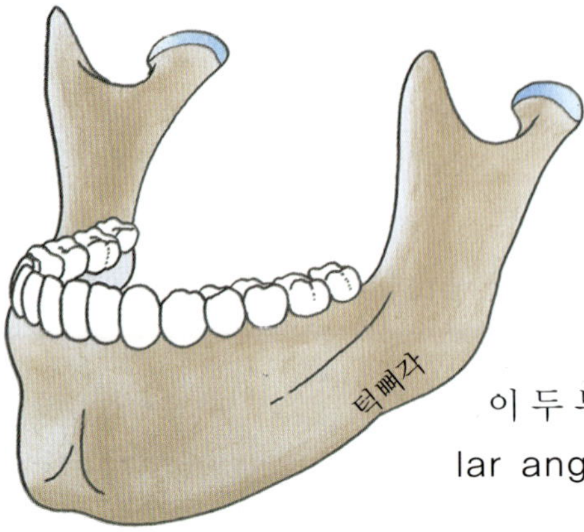

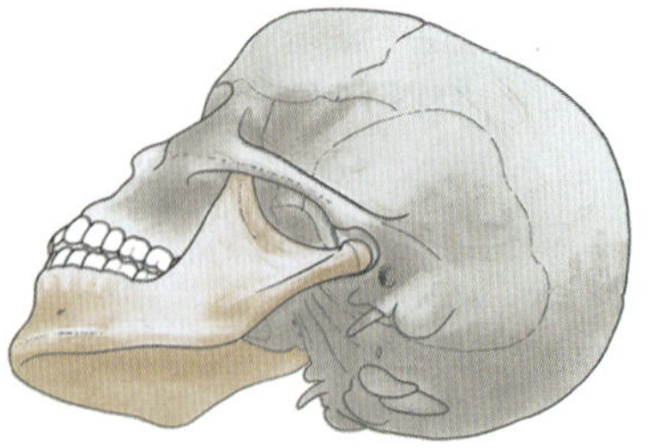

턱뼈이다.

이 뼈는:

올라가는 가지라 불리는 *대칭적인 두 개의 수직부분과* 몸통이라 불리는 아래에서, *수평부분*으로 되어 있다.

이 두 부분이 결합되어, **턱뼈각**(mandibular angle)이라 불리는 각이 형성된다.

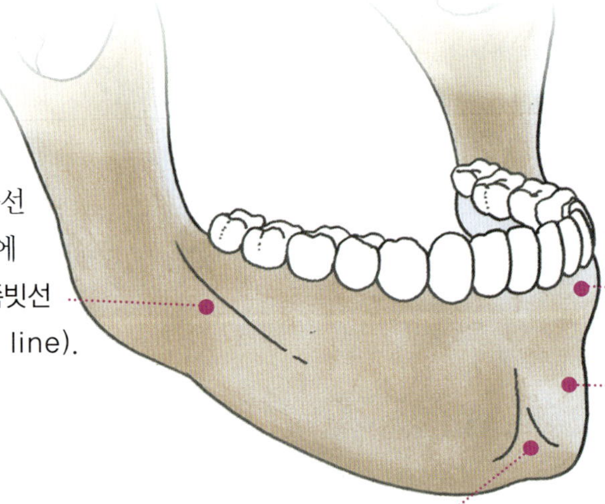

몸통(Le corps)

몸통은 깊거나 혹은 안쪽, 안으로 오목한 면과, 가쪽으로 볼록한 면으로 굽고 두꺼운 판의 모양을 하고 있다:

두 부분으로 나눌 수 있다:

- 위에서는, **이틀(alveolar)부분***
- 아래에서는, **아래턱바닥**

각 양쪽에서 뒤쪽으로 올라가는 능선이 있고 이 능선은 올라가는 가지위에까지 지속된다: **가쪽빗선**(extern oblique line).

가쪽면 위에서, 안쪽선위에서 수직능선이 있다: *턱뼈결합*

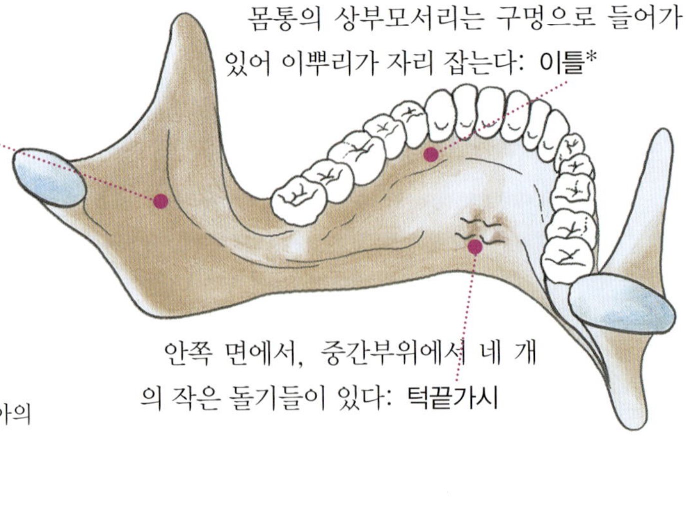

몸통의 상부모서리는 구멍으로 들어가 있어 이뿌리가 자리 잡는다: **이틀***

각 양쪽에서 뒤쪽으로 올라가는 능선이 있다: **안쪽빗선**(interne oblique line, 혹은 **턱목뿔근선**(mylohyoid line))은 올라가는 가지에 연결된다.

안쪽 면에서, 중간부위에서 네 개의 작은 돌기들이 있다: **턱끝가시**

* 확대하여, 이틀에 가까운, 아래 부분을 《치아의 이틀모서리》라 부른다.

턱 양쪽에서 아래 턱뼈를 만진다.

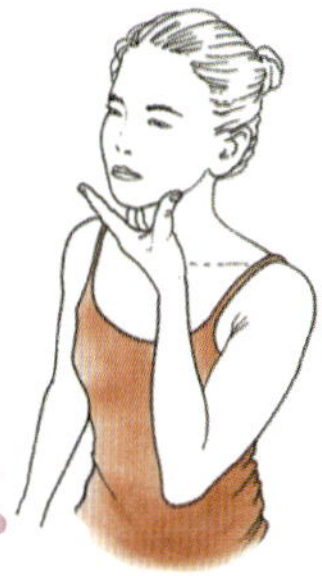

올라가는 가지

올라가는 가지는:

윗모서리,
3부위가 있다(좀 더 아래를 참조).

앞모서리,
둘로 나뉜 형태

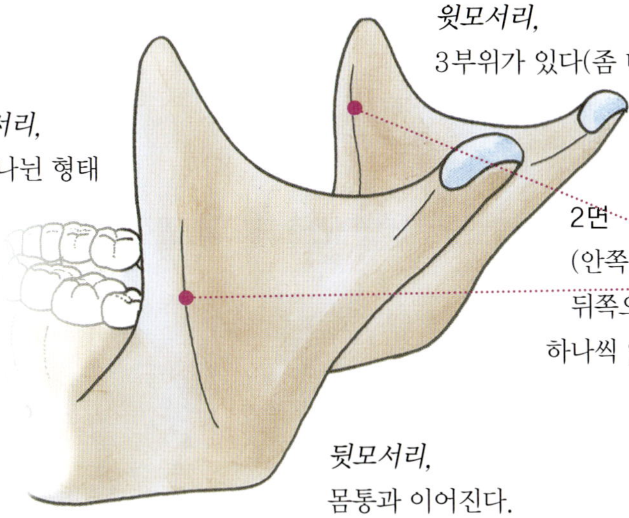

2면
(안쪽 하나, 가쪽 하나)
뒤쪽으로 내려가는 능선이 하나씩 있다.

뒷모서리,
몸통과 이어진다.

윗모서리 세 부분은:

근육돌기(coronoid process)와 관절돌기(condylar process) 사이에 있는 **턱뼈 패임**(mandibular notch)은 오목한 부위이고 가늘다.

아래턱 관절돌기,
볼록한 관절면,
타원형으로,
연골로 싸인

근육돌기, 가늘게 돌출해 위쪽으로 향한다.

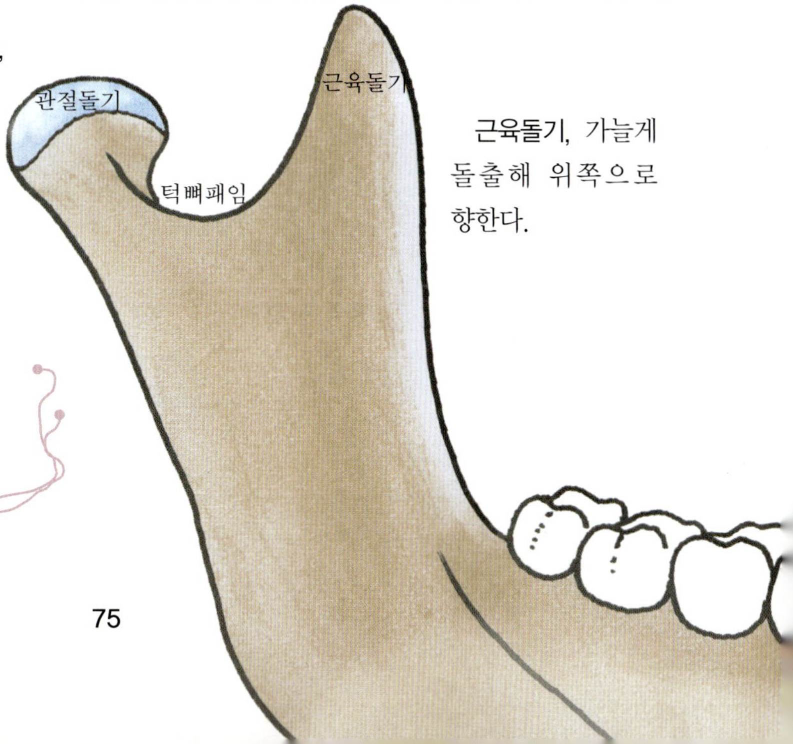

턱끝가시를 느낀다

턱가시는 입안에서 혀끝으로 느낄 수 있다.

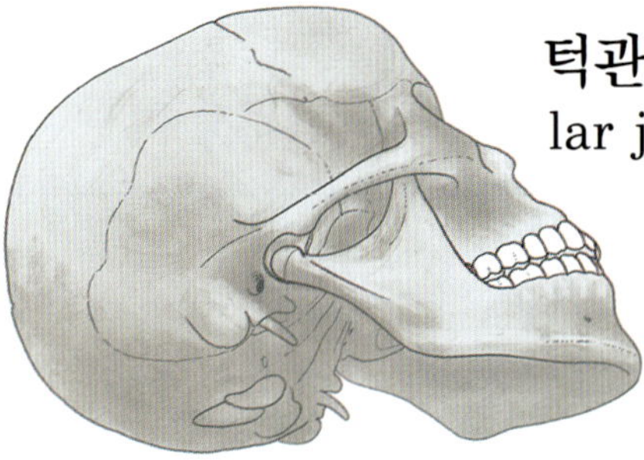

턱관절 (관자아래턱관절 혹은 TMJ, temporomandibular joint)

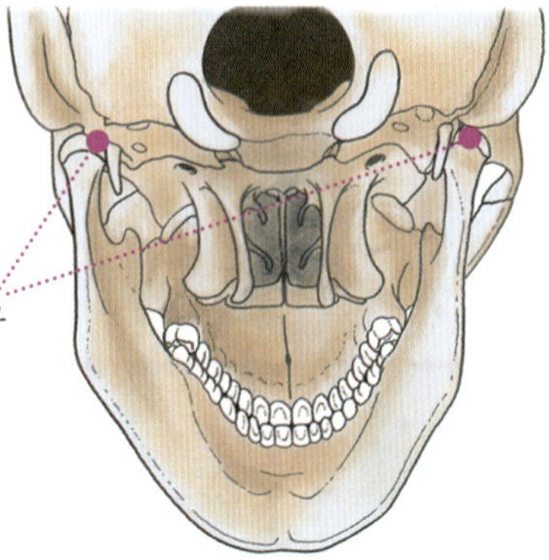

하나의 턱에 대칭적인 두 개의 관절이 있다. *이 두 개의 관절은 항상 같이 움직인다.* 양쪽에서 아래와 같은 뼈가 서로 마주 보고 있다.

- 두개골 가쪽아래부위에 속하는 관자뼈,
- 여러 가지 이름으로 불리는 아래턱뼈: 턱, 아래턱

관자뼈 아래, 2면: 관자뼈 턱관절오목과 관절결절

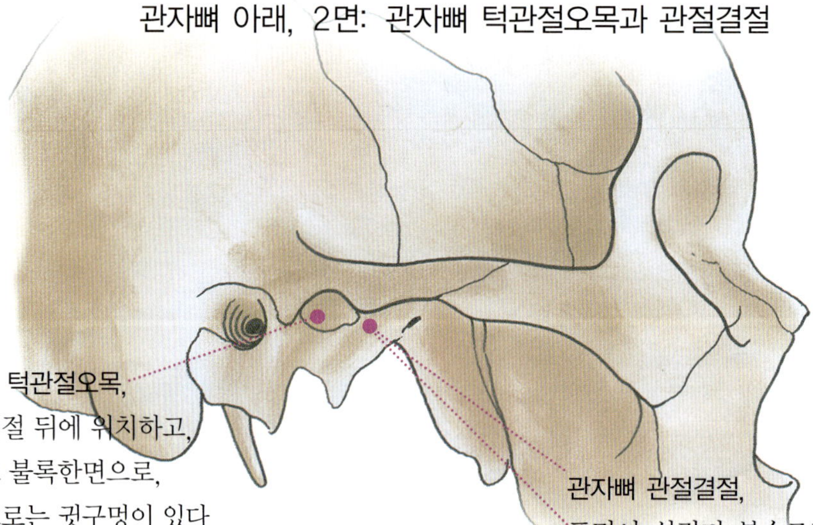

관자뼈 턱관절오목,
관절결절 뒤에 위치하고,
아래로 볼록한면으로,
앞쪽으로는 귓구멍이 있다.
턱관절오목은 턱이 후방돌진을 하는 중요한 움직임에서만 아래턱뼈 관절돌기에 포함된 턱뼈머리와 접촉한다.

관자뼈 관절결절,
표면이 실린더 부속조각의 형태로, 아래로 볼록하고, 광대돌기의 아랫면에 위치해 있다 (67쪽 참조).

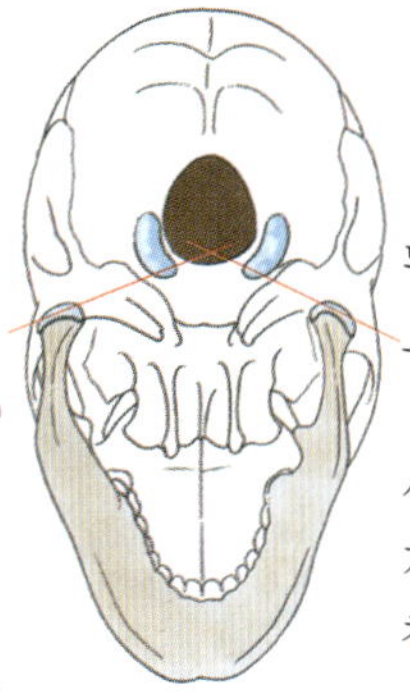

정확성

각 표면의 큰축은 뒤쪽으로 그리고 안쪽으로 사선이고,
뒤통수뼈 큰구멍에서 반대쪽에 있는 돌기와 교차한다(62쪽 참조).

턱관절에서: 턱관절돌기

관절돌기의 턱뼈머리는 연골로 덮여 있고,
크고, 앞부분을 형성하고, 뒷부분에서는 더 작고, 거의 수직으로,
연골로 덮여 있지 않다.

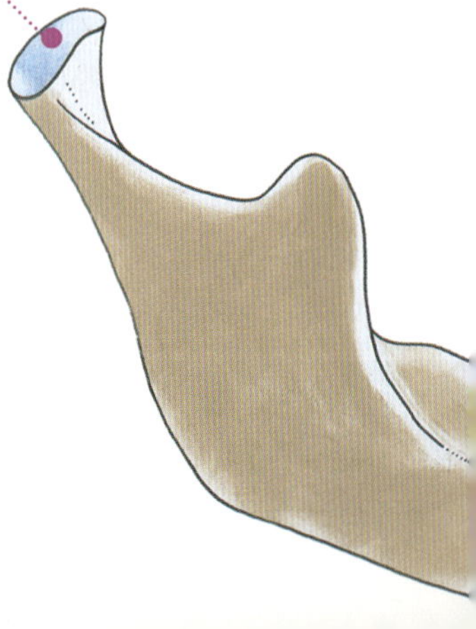

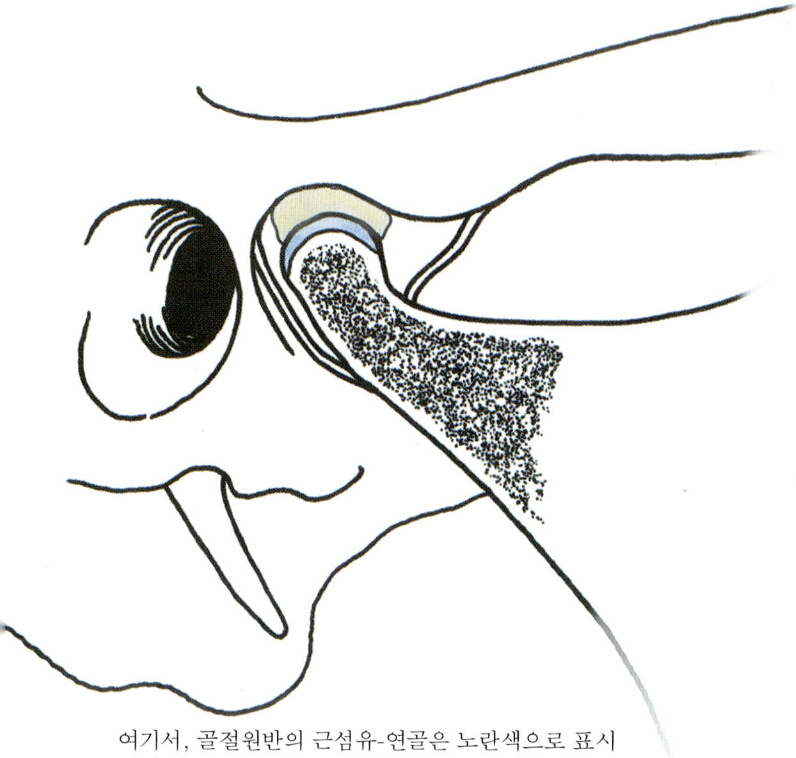

면들 사이에서: 관절원반 (articular meniscus)

근섬유 조직이 밀집 된 구조인 근섬유-연골의 렌즈이다.

윗부위는 뒤쪽으로 볼록하고, 관자뼈 접시오목과 일치하고,

앞쪽에서는 오목하고, 돌기와 일치한다.

골절원반의 반쯤 오목한 모양은 두 개의 볼록한 돌기들을 결합시키고,

따라서 서로 맞물리게 한다.

여기서, 골절원반의 근섬유-연골은 노란색으로 표시되어 있고, 돌기연골은 파랑색으로 표시되어 있다.

결합 방법

연골의 표면들은 가늘고 느슨한 **관절주머니**로 싸여 있다. 관절원반에 의해 중단된 이 관절주머니는 두 개의 주머니 구역을 형성한다:

위아래에서. 각 구역은 **윤활액**을 생산하는 **윤활막**에 의해 두 겹으로 되어 있다.

주머니는 **인대**에 의해 강화되고,

특히 **가쪽인대**에 의해:

- (묘사되지 않은) **가쪽안쪽인대**
- 여기서 앞-뒤 2부분으로 묘사된 **가쪽바깥인대**.

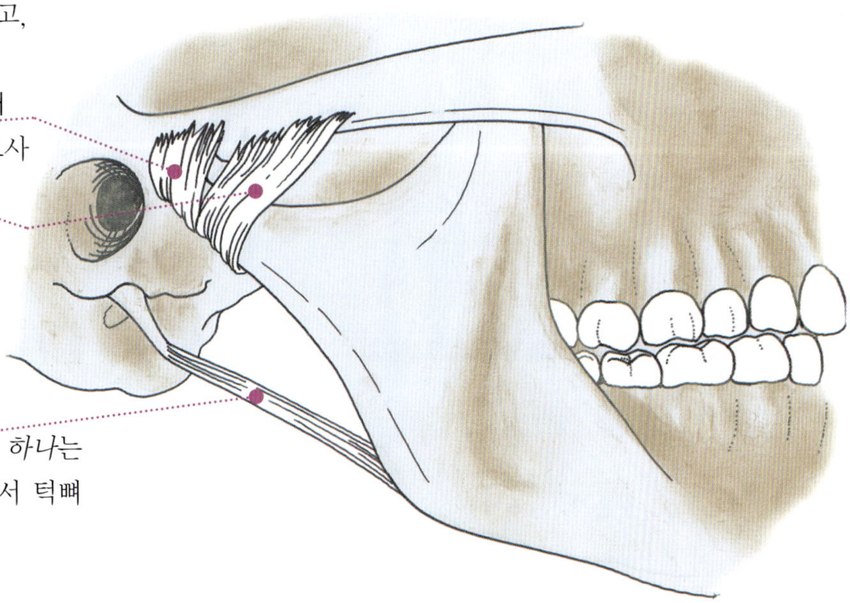

좀 더 떨어진 곳에서, *인대 하나*는 붓돌기(styloid process)에서 턱뼈각까지 연결된다.

TMJ관절의 움직임

TMJ관절에서 입의 모양을 변하게 하는 많은 움직임이 일어나고, 이 움직임은 목소리에 영향을 준다.

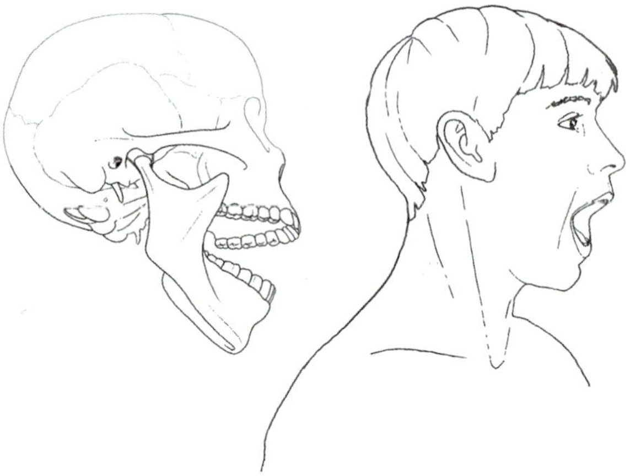

턱을 열고/닫는 움직임

아래턱뼈는 아래로 내려가거나(입이 열림) 위로 올라간다(입이 닫힘–묘사되지 않음).

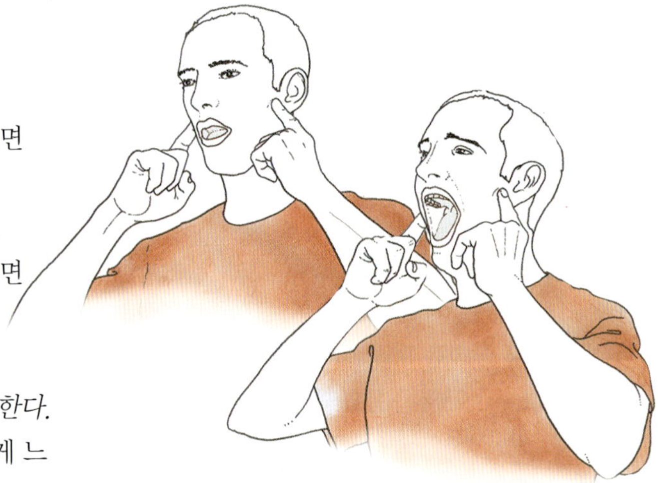

만약 열림이 수동적인 방법으로 이루어지면 (턱이 〈〈아래로 떨어진다〉〉,

턱뼈머리는 *턱관절오목* 안에서 돌아간다.

만약 열림이 능동적인 방법으로 이루어지면 (입을 크게 벌린다〉〉,

턱뼈머리는 *턱관절오목 안에서 돌아가지 않고,* 관자결절에 비해 *약간 앞쪽으로 이동한다.*

각 돌기에 검지를 대면 이러한 이동을 쉽게 느낄 수 있다(귀길 앞쪽으로 1cm).

머리 혹은 턱

이 움직임은 가장 빈번하게 턱은 움직이고 머리는 고정된 상태에서 이루어진다.

하지만, 머리에서 작은 움직임이 발생한다.

이 부위에서 유용한 움직임은 턱을 고정시키고, 머리를 움직여 TMJ을 움직이는 것이다.

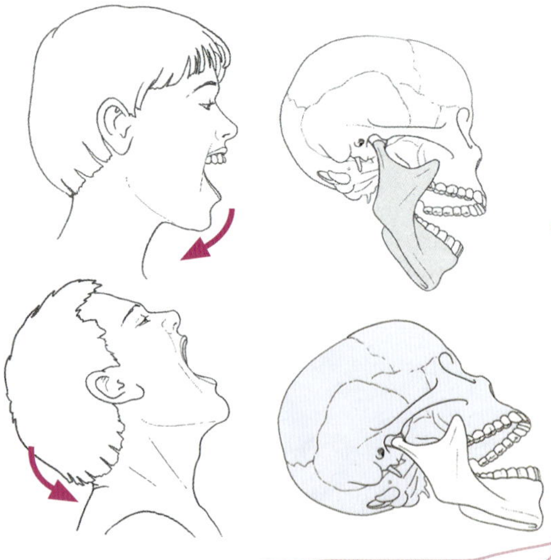

시상 움직임(미끄럼 운동, sliding movement)

이 움직임은 관자뼈돌기와 반달사이에 미끄러지면서 이루어진다. 턱은 미끄러질 수 있다……

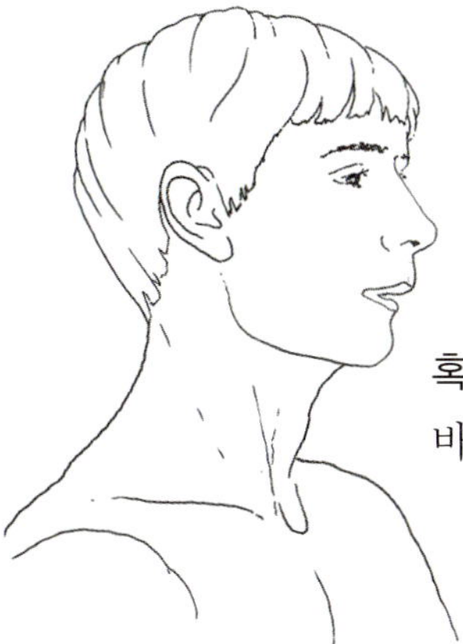

혹은 뒤쪽으로:
바로 **역추진**이다.

앞쪽으로:
바로 **추진**이고,

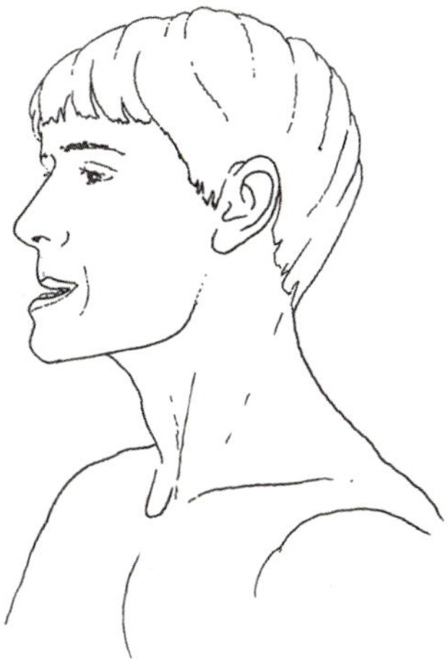

아래턱뼈와 머리자세

등을 바닥에 대고 누워, 쉬고 있는 사람은, 턱은 밑으로 내려가면서 (입이 벌어진다) 동시에 역추진 움직임(턱이 약간 뒤로 이동한다)이 발생한다.

이 움직임은 수동적으로 일어난다. 머리가 고리뼈위에서 펴질 때 (비록 아주 작은 펴짐이라 할지라도) 이 움직임은 최소한으로 발생한다.

머리가 고리뼈위에서 굽혀질 때 반대되는 움직임이 (최소한으로) 발생한다.

이렇게, 머리 자세는 아래턱뼈 위치에 영향을 준다.

이 움직임의 폭은 아주 적을 수가 있지만, 발성작용에서, 아래턱 위치의 변화는 혀의 위치에 영향을 주고, 여기에 부착된 모든 것에 영향을 주기 때문에 이 움직임은 중요하다.

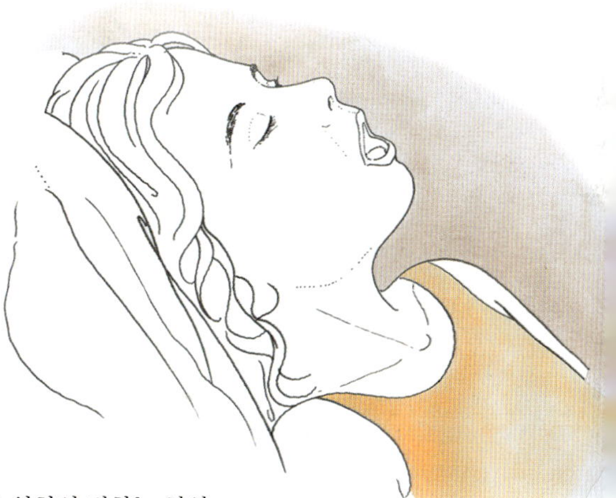

가쪽 움직임

이 움직임은 가쪽으로 위턱뼈를 이동시킨다.

이 움직임을 《아래턱의 측방운동》이라 부른다.

돌기 하나는 스스로 돌아가고, 다른 돌기는 앞으로 추진이 발생한다(224쪽에서 이러한 움직임을 일으키는 근육을 참조).

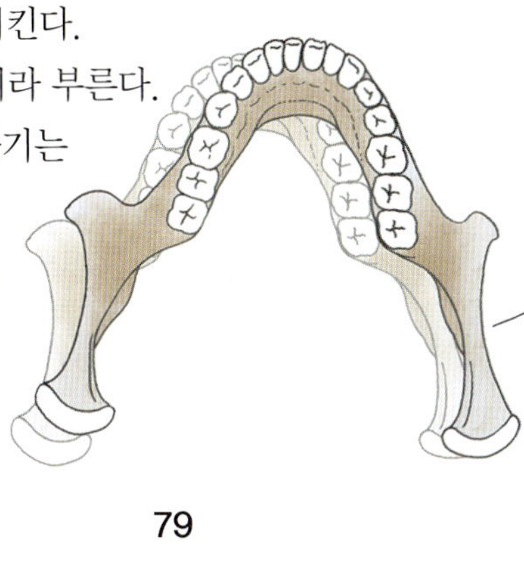

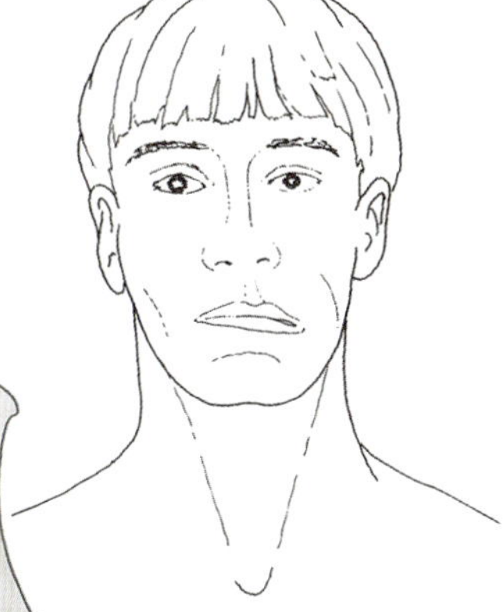

이틀활(alveolar arch)과 치아

입에서 이 부위는 단지 언급만 하겠다. 특히 발음을 명확하게 내는 역할을 하는 치아와 함께 혀의 배치를 명확하게 하기 위해 이 부위를 언급한다.

위 이틀활

서로 접합한 오른쪽과 왼쪽 위턱뼈의 아래모서리에 형성되면서 곡선을 그린 모양이다. 이 뼈는 두껍고 이틀안(alveolar cavity)을 가지런히 정열한다: 이틀활.

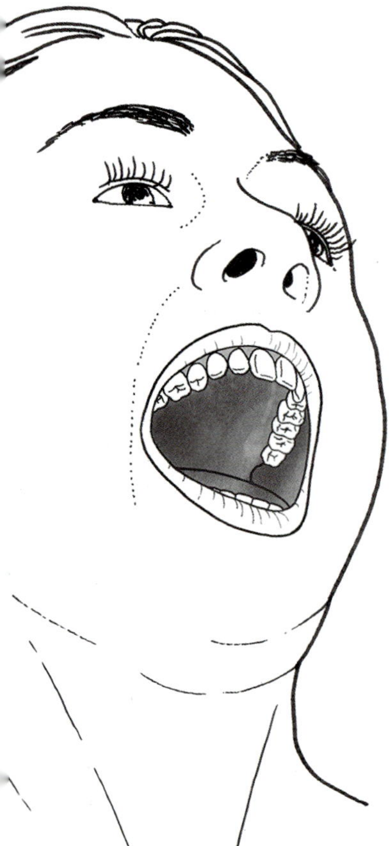

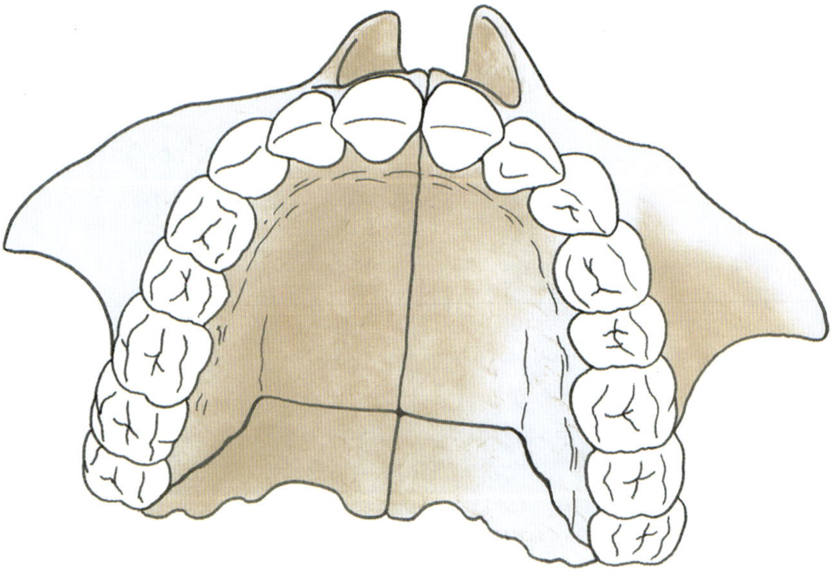

아래이틀활

아래턱뼈몸통의 윗부분에 의해 형성된다. 여기서 또한, 이 뼈는 이틀안을 정렬한다.

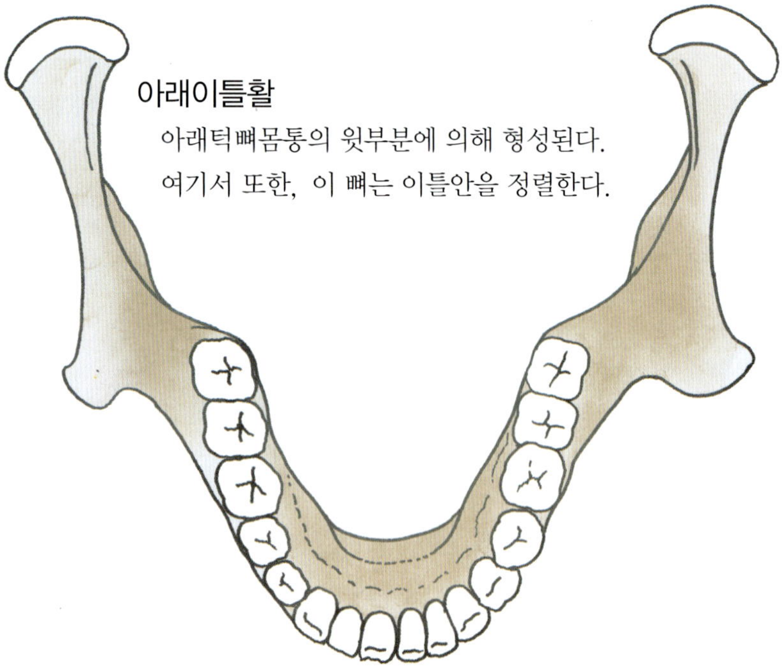

치아

이틀에 들어가 뿌리를 내리고 하나 혹은 여러 개, 그리고 치아머리(crown)로 형성된 단단한 조직들이다.

치아는 대부분 **상아질**로 구성되어 있다.

바깥에서는, 치아는 치아머리에서 매우 단단한 물질인 **사기질(에나멜)**과 치아뿌리에서는 백악질(시멘트질, cementum)로 덮여 있다.

사기질구조의 안쪽에서, 치아는 연한조직으로 구성된다:

혈관과 신경이 분포하고 있는 치아속질공간(pulp cavity).

4가지 유형의 성인치아:

- 앞에서 평편한 **앞니**,
- 뾰족한 **송곳니**,
- 평편하지만 고르지 않고 두꺼운 치아머리인 **작은 어금니**와 **큰 어금니**.

턱뼈에서 어떻게 치아가 고정되는가?

- 상호 끼워 맞춤으로 인해:

각 치아는 각 이틀에 정확하게 맞아 들어간다.

- 이틀치아인대에 의해,

모든 뿌리에서 백악질(시멘트질)과 이틀 벽에 결합한다.

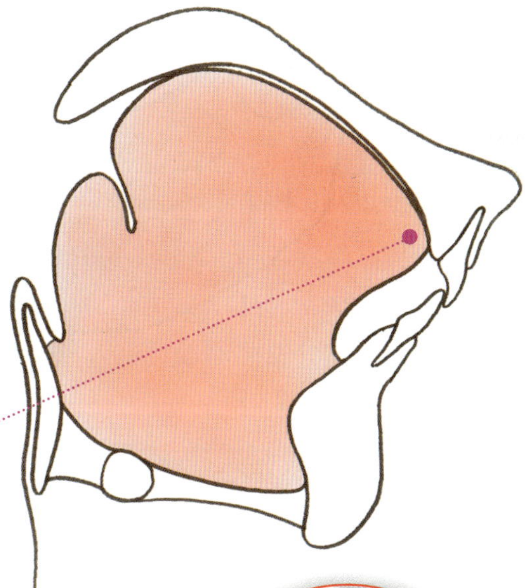

혀와 치아(Langue et dents)

저작운동 시간과 성대 관절의 적합한 위치 이외에, 휴식 시 혀는 단단입천장에 있어야 한다.

혀끝의 뾰족한 부위는 이틀위와 뒤에 위치한 약간 주름진 *입천장유두(palatine papilla, 혹은 입천장돌기)*에 접촉해야 한다.

혀끝은 치아 뒤에서 밀어서는 안 된다. 사실, 어떤 것을 삼킬 때, 혀끝이 접촉한 앞 부위를 누른다: 만약 혀끝이 치아를 누르면, 치아를 앞으로 밀고, 치아를 바른 위치에서 벗어나게 할 수 있다.

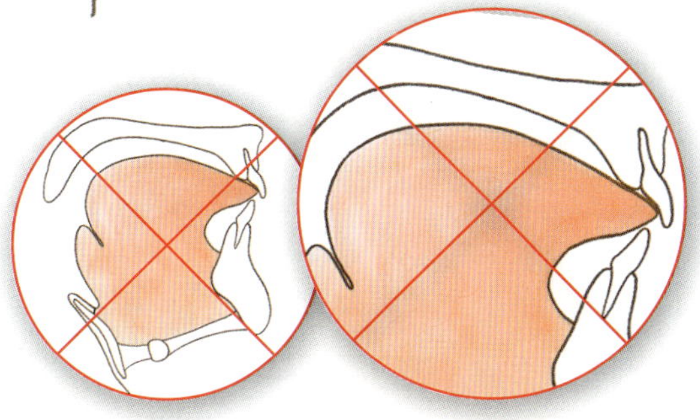

목뿔뼈

후두 바로 위에 위치한 목뿔뼈는 크기가 작은 뼈(폭은 20-25mm, 길이는 약 30mm)이다.

하지만 발성과 연관된 많은 인대와 근육이 이 뼈에 부착되어 있으므로 목소리를 내는데 매우 중요한 뼈이다.

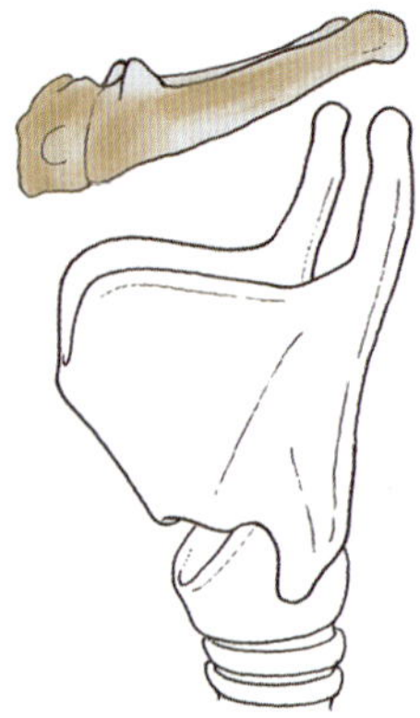

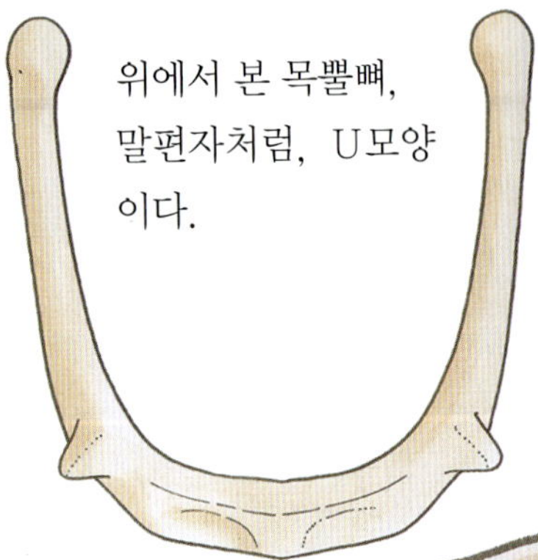

위에서 본 목뿔뼈, 말편자처럼, U모양이다.

여러 부분으로 구성된다:

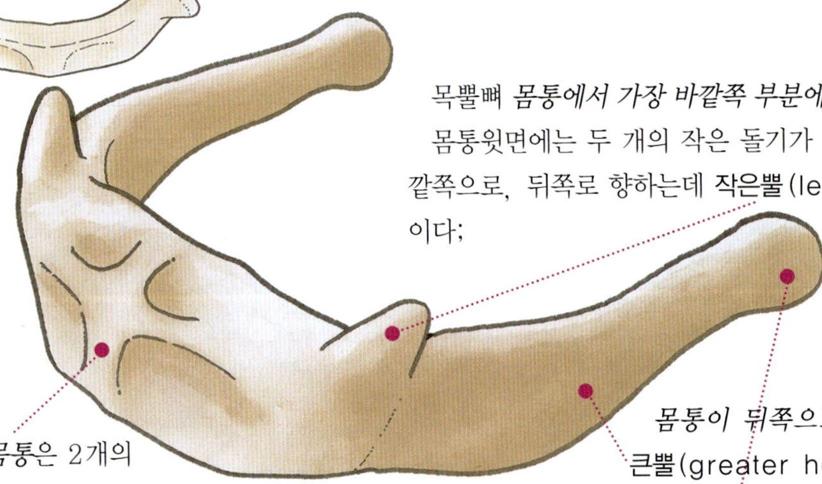

목뿔뼈 *몸통에서 가장 바깥쪽 부분에 고정되고,*

몸통윗면에는 두 개의 작은 돌기가 위쪽으로, 바깥쪽으로, 뒤쪽로 향하는데 작은뿔(lesser horn)이다;

*앞에서, 몸통*은 2개의 면(앞, 뒤)과 2개의 모서리(위, 아래)와 함께 가장 두꺼운 부위이다;

몸통이 뒤쪽으로 이어지면서, 큰뿔(greater horn)이 있다.

큰뿔은 팽창하면서 뒤에서 끝난다: 큰뿔돌기

목뿔뼈를 만진다

목뿔뼈는 목 앞면(수직)과 턱 아랫면(수평) 사이를 연결한다. 엄지와 검지로 방패연골 바로 위에서 만질 수 있다 (141쪽 참조).

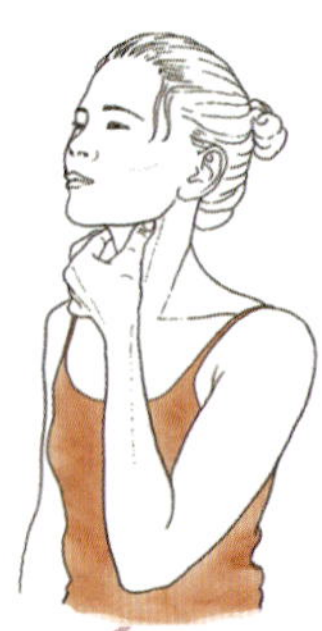

목뿔뼈는 다른 뼈와 관절로 연결되어 있지 않다. 이 뼈는 특히 근육, 인대에 의해 두개골, 아래턱뼈에 달려 있다:

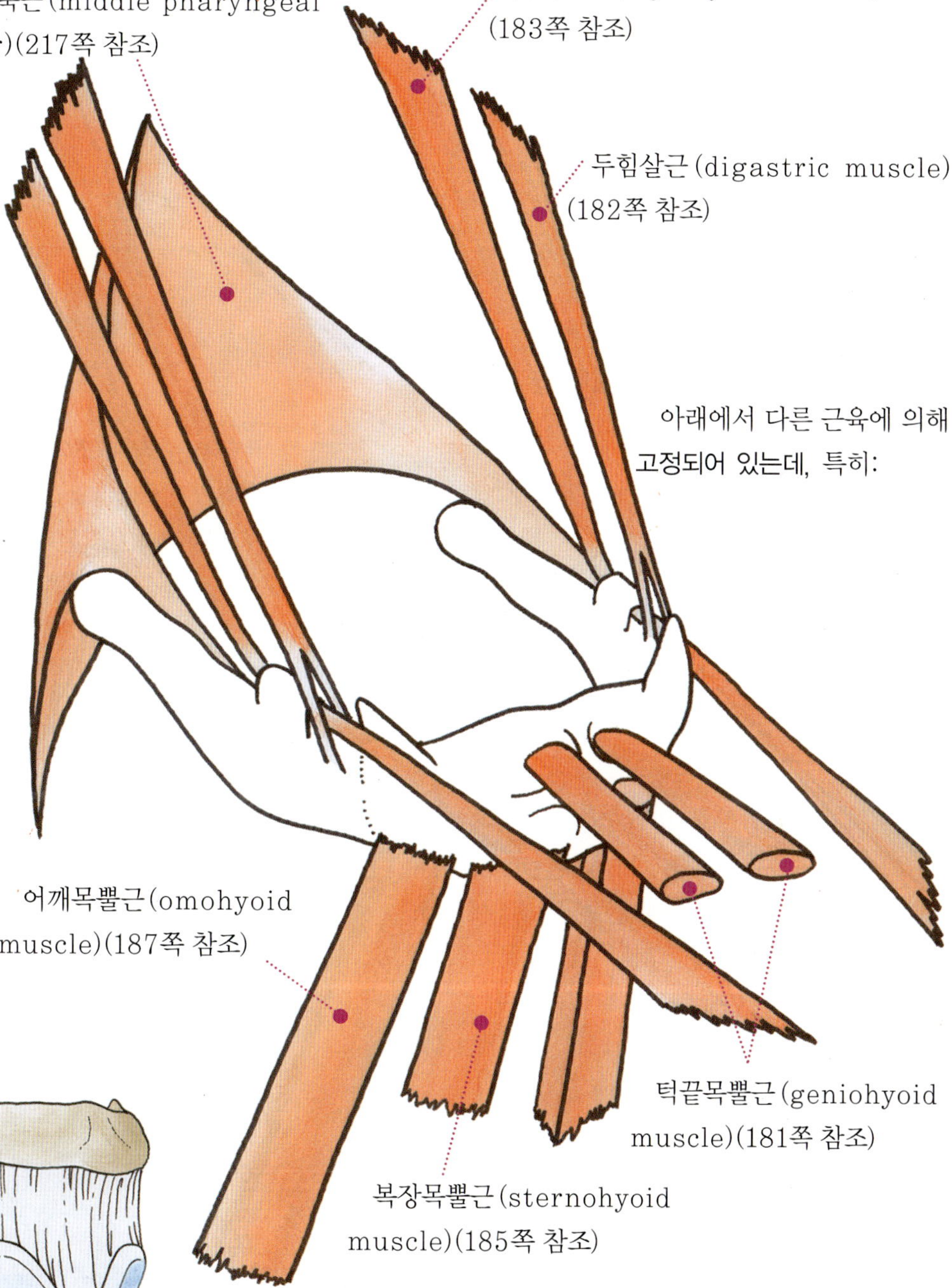

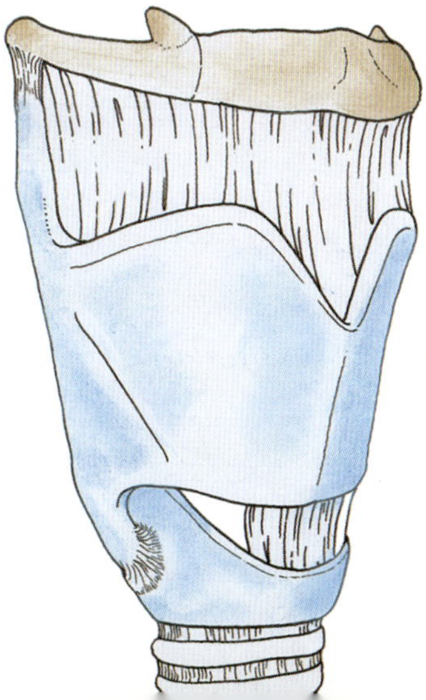

방패목뿔막에 의해 목뿔뼈에 매달린 방패연골

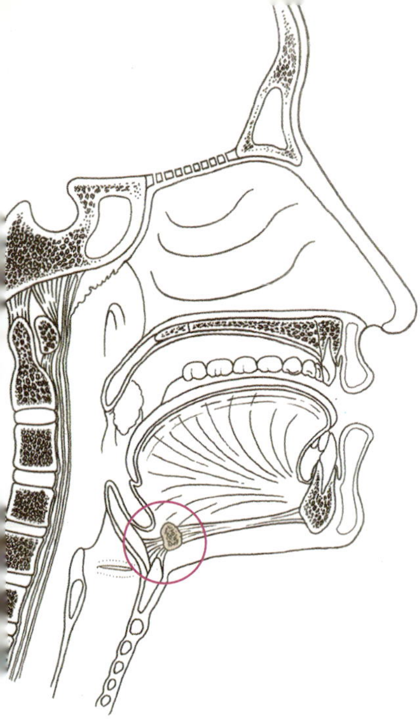

목뿔뼈, 주변, 역할

절단된 모습에서, 목뿔뼈는 많은 구조에 연결된 작은 뼈 부위처럼 보인다.

목뿔뼈와 그 주변

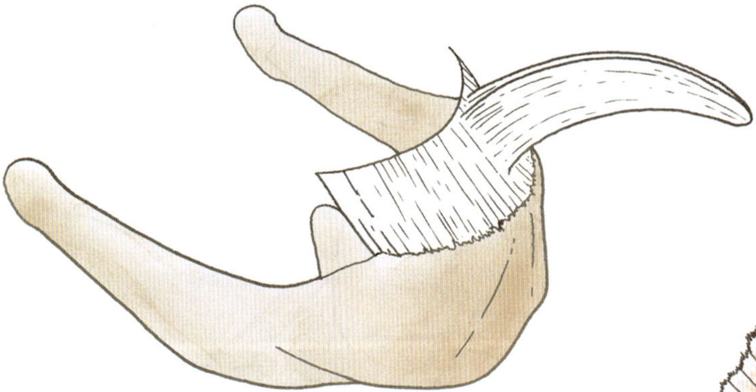

목뿔뼈는 *혀 구조*의 기반이다. 목뿔뼈에 *목뿔혀막(hyoglossus membrane)* 와 *혀중격*이 부착된다(244쪽 참조).

목뿔뼈는 *입 바닥의 버팀목이다: 턱목뿔근 (mylohyoid muscle)*와 *턱끝목뿔근(genio-hyoid muscle)*는 목뿔뼈 (몸통)앞 부분에 부착된다.

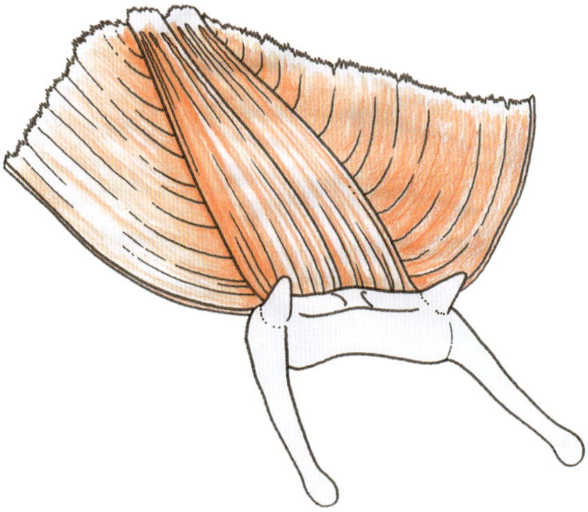

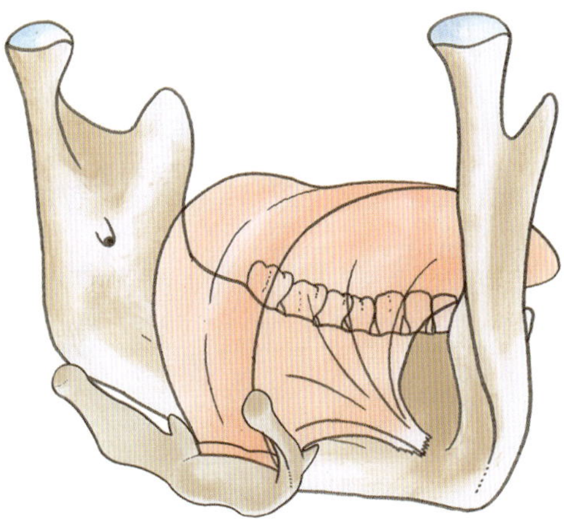

목뿔뼈에 또한 혀의 중요한 덩어리인, 턱끝혀근 (genioglossus muscle, 246쪽 참조)이 (뼈 몸통 위에) 부착된다.

목뿔뼈는 후두 앞 토대의 버팀목 중 하나이다: 중간인두수축근(217쪽 참조)이 큰뿔 위에 부착된다.

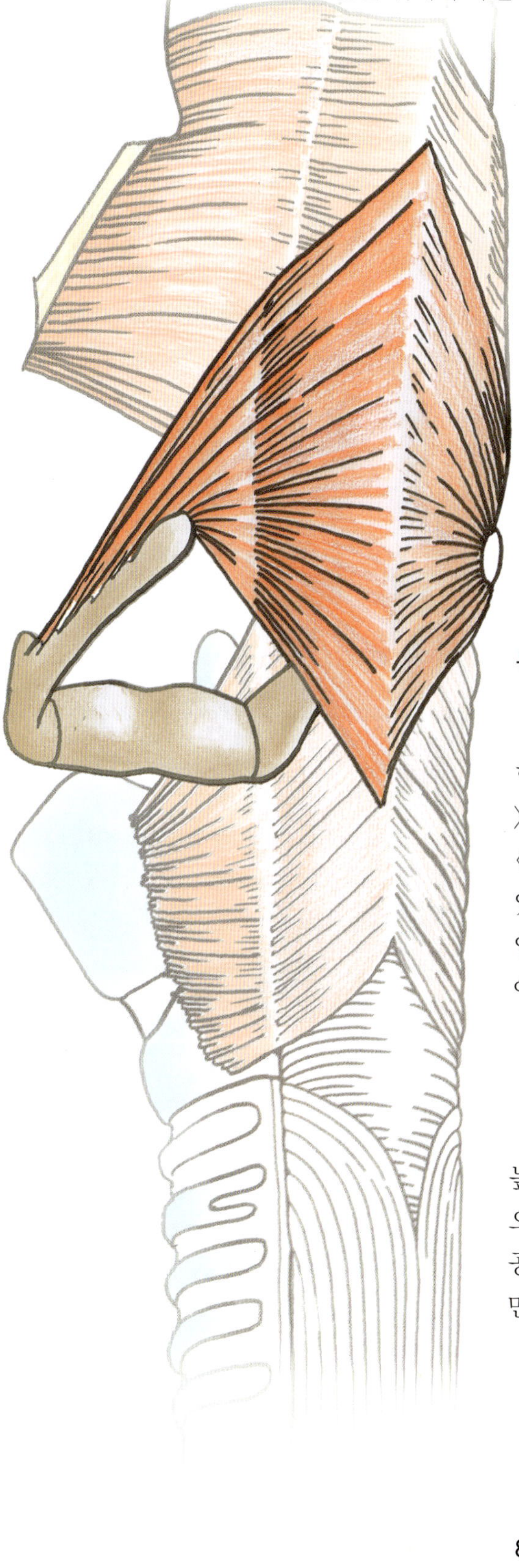

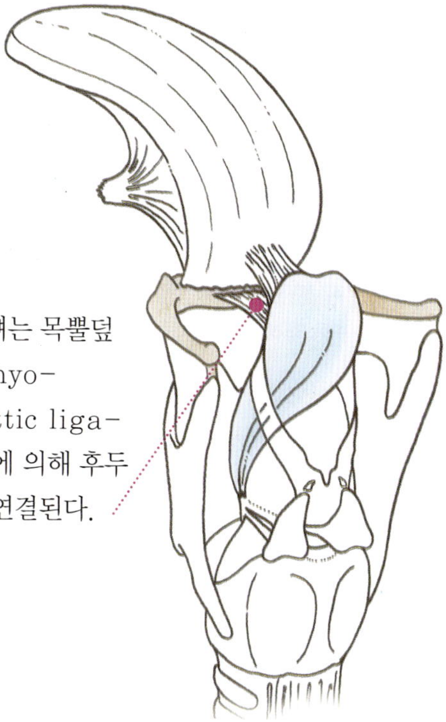

목뿔뼈는 목뿔덮개인대(hyo-epiglottic ligament)에 의해 후두덮개에 연결된다.

목뿔뼈의 역할은 다양하다

호흡에 관해, 목뿔뼈는 턱을 형성하는 u자 모양인 ⟨⟨말편자⟩⟩의 위와 뒤에서 u자 모양인 ⟨⟨작은 말편자처럼⟩⟩처럼 되어 있다. 멀리서는 인두에서 후두를 연결하는 도관을 유지시키고, 또한 이 관이 열린 상태를 유지한다.

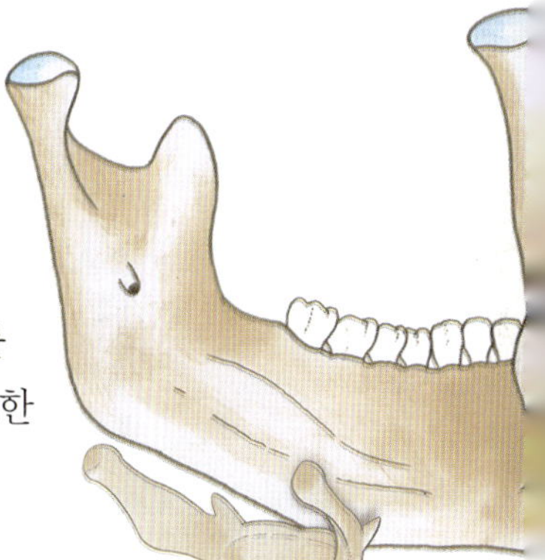

아기가 소리를 내는 경우, 목뿔뼈는 인두에서 약간 높은 곳이 있다. 2살이 되면, 목뿔뼈는 목으로 내려오고, 인두-후두 공명기가 커진다. 이러한 배치는 2차 공명기를 만들어 내는 것을 가능하게 한다. 모음을 만들 수 있다(197쪽 참조).

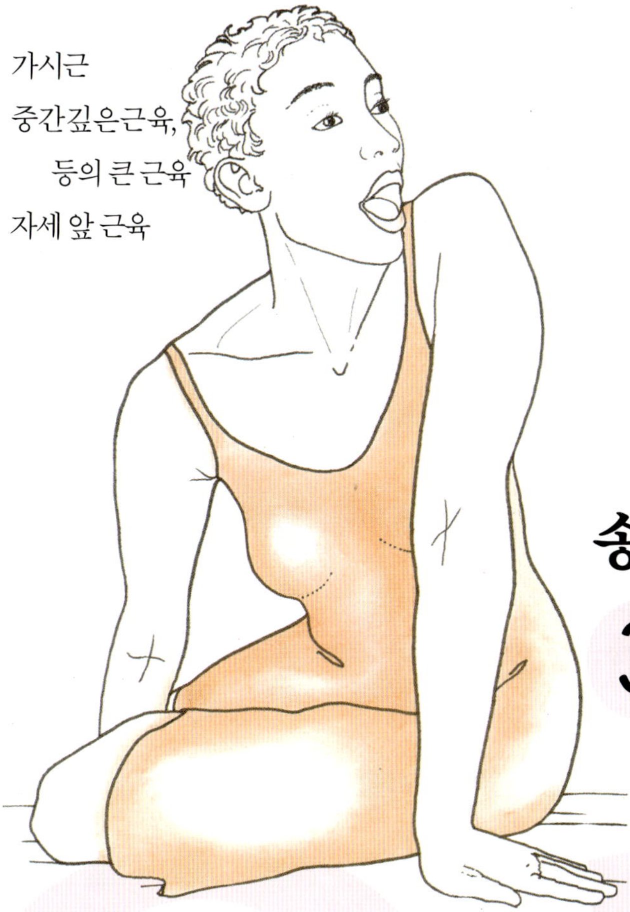

송풍 3

들어가는 말 (Introduction)

목소리를 발생시키기 위해, *압력(282쪽, 6장에서 압력의 개념을 찾아 볼 것)*을 받은 *공기*를 성대(146쪽 참조) 아래로 보내야 한다.

이 공기는 *허파*(배가 아니라 허파 안에서만 공기가 머문다), *기관지*와 *기관* 안에 있다.

목소리가 탄생 될 장소인, 바로 성대 아래에서, 발생 된 공기압력을 **성대문아래압력**(성대문, 171쪽 참조)이라 부른다.

발성기관 전체에서, *송풍기관*은 공기압을 작용시키는 기능을 하는 해부학적인 기관전체를 지칭한다.

따라서 이 장에서, 이 압력을 *발생시키고 배합하는* 모든 요소들을 관찰할 것이다.

물론 송풍은 허파이지만 또한 몸통전체와 성대문 아래에 있는 목의 일부이다.

정확성

압력을 받은 공기는 다음에 성대를 진동시키고 음파를 일으키는데 이용된다(이 현상은 후두를 다룬 장인, 148쪽에서 살펴보았다).

일반적인 방법으로 어떻게 송풍을 작용시키는가?
2단계로 묘사할 수 있다.

1단계
허파 안에 공기가 있고 성대문이 *닫혀 있다*고 가정한다(171쪽 참조).

2단계
허파부피를 줄인다:
공기는 빠져나가려고 하지만, 성대문이 닫혀있기 때문에 나가지 못한다.
결론적으로, (좀 더 진한 색깔로 표시된)압력은 올라간다.
허파는 기압이 유지된 주둥이가 좁고 몸체가 둥근 큰 병처럼 형성된다.
따라서 *성대문아래에서 압력*이 발생한다.

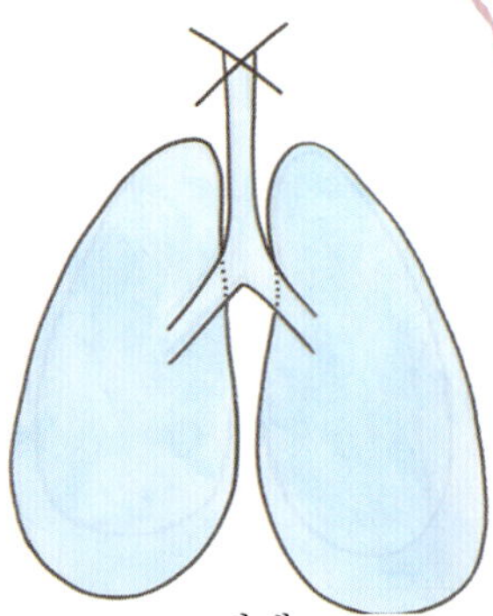
1단계

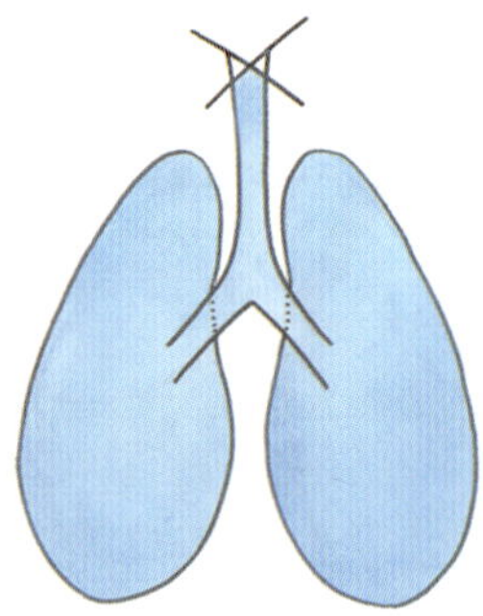
2단계

이 압력은 목소리를 어떻게 내는가에 따라 다양하게 배합될 수 있다는 것을 볼 수 있고(101쪽), 특히 날숨근의 작용에 의해, 하지만 또한 허파부피에 영향을 미치는 들숨근에 따라 압력이 어떻게 배합될 수 있는지를 볼 수 있다.

두 개의 강

송풍기관은 〈〈강(cavity)〉〉이라 불리는 두 개의 〈〈상자(box)〉〉처럼 구성된 해부학적인 2부위로 이루어져 있다.

서 있는 자세에서, 이 강들은 포개진다:

가슴안

그리고 배안:

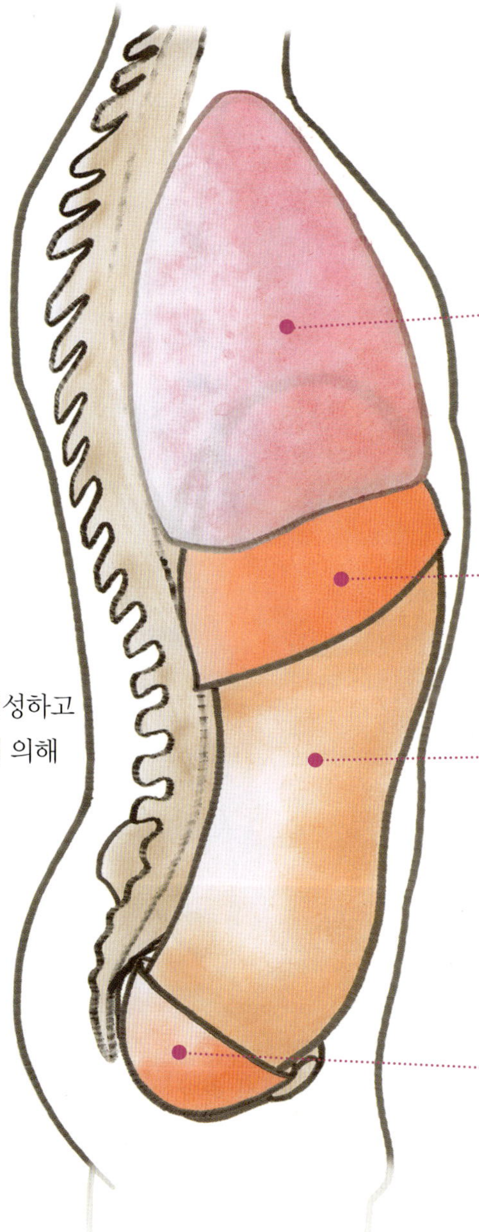

* 이 구조는 같은 저자가 쓴 *호흡작용의 해부학*에서 이미 묘사되었고, 이 책에서 다시 참조 하였는데, 여기서는 대부분 목소리와 연관된 부분들만 묘사하였다.

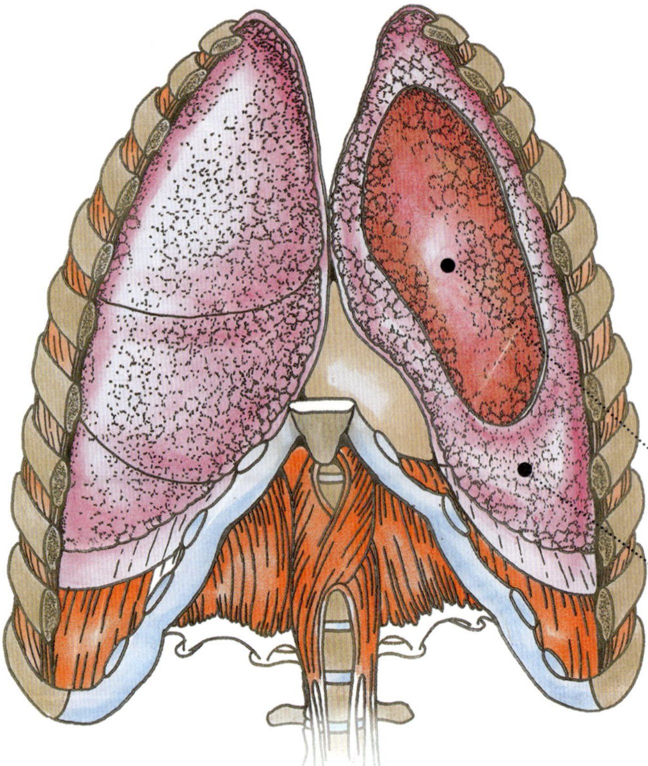

가슴안

가로막 위에서, 가슴우리 안에 있는 모든 장기와 이 장기들을 둘러싸고 있는 것을 지칭한다. 가슴안에서 *용기*와 *내용물*을 묘사할 수 있다.

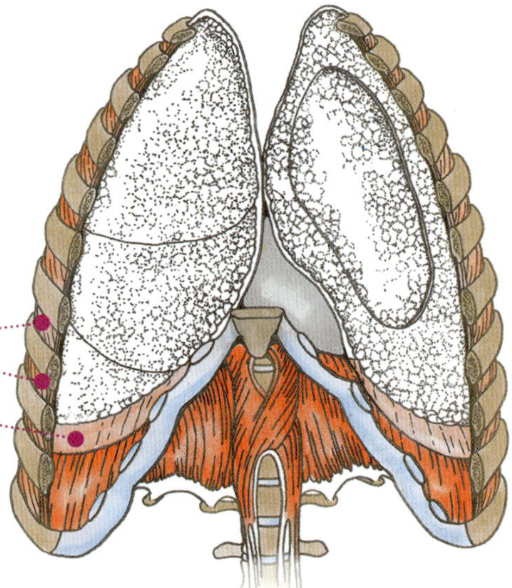

용기

가슴우리

갈비사이근

가로막

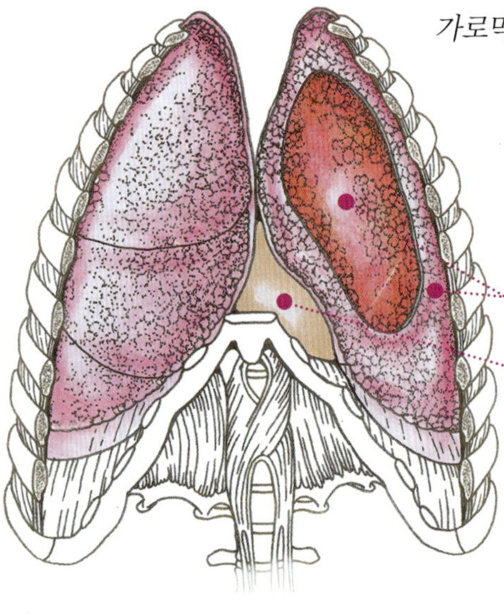

내용물

늑막에 싸여진 *허파*

*심막*에 싸여진 *심장*

종격 (그림에 없음)

기관, 기관지

성대문까지 (그림에 없음)

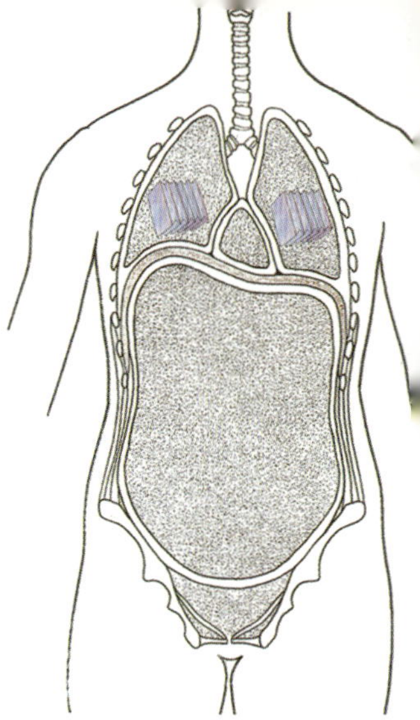

가슴안의 기계적인 특징

목소리를 내려면 성대문아래 압력이 발생되는데, 이곳이 바로 가슴안이다. 이 압력작용을 이해하기 위해, 가슴안을 아코데온에 비유할 수 있는데, 이 아코데온은 압력의 *부피를 변화시킬 수 있는 공기가 가득 찬 상자*처럼, 그리고, 외부와 공기를 교환하거나 혹은 교환하지 않는 *판막*(valve, 여기서, 올라가고 내려가는 작은 덮개로 그려진 성대문)을 지니고 있다.

상자의 부피를 줄일 때...

열린 성대문(올라간 덮개):
공기가 나간다.
날숨이다.

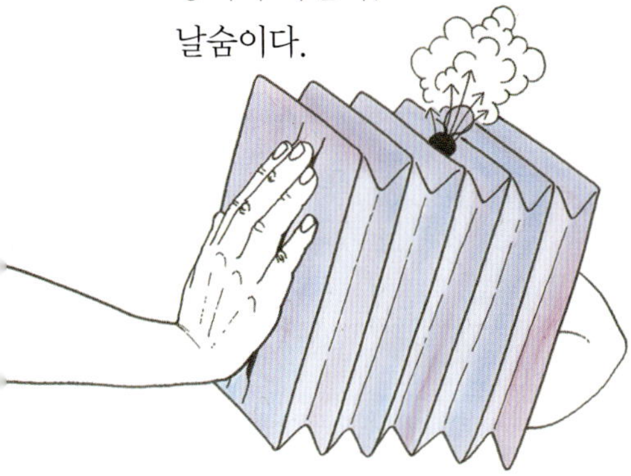

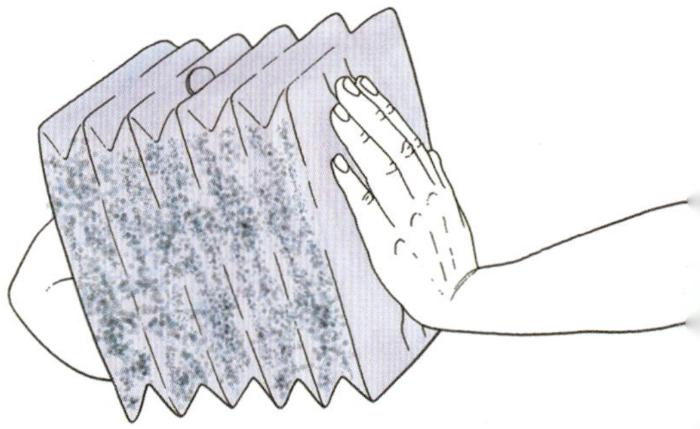

닫힌 성대문 (내려간 덮개):
성대문아래 압력이 증가한다.

이 작용은 종종 날숨근에 의해 이루어지지만, 항상 그렇지는 않다.

상자의 부피를 늘일 때...

열린 성대문(올라간 덮개):
공기가 들어온다.
들숨이다.

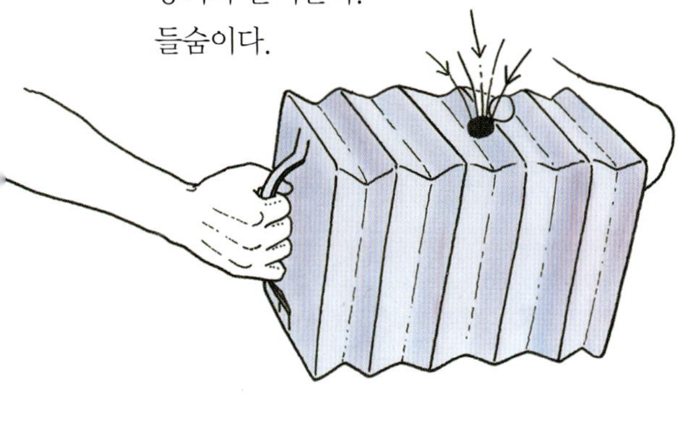

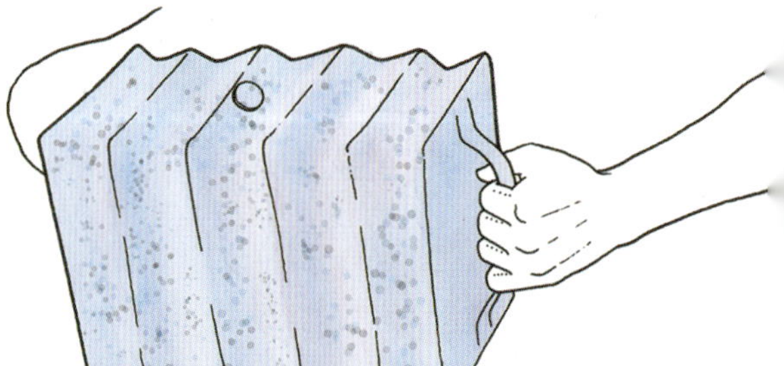

닫힌 성대문 (내려간 덮개):
성대문아래 압력이 감소한다.

이 작용은 종종 들숨근에 의해 이루어지지만, 항상 그렇지는 않다.

배안

가로막 아래에 있는 모든 장기와 이 장기들을 둘러싸고 있는 것을 지칭한다. 배안을 *용기*와 *내용물*로 묘사할 수 있다.

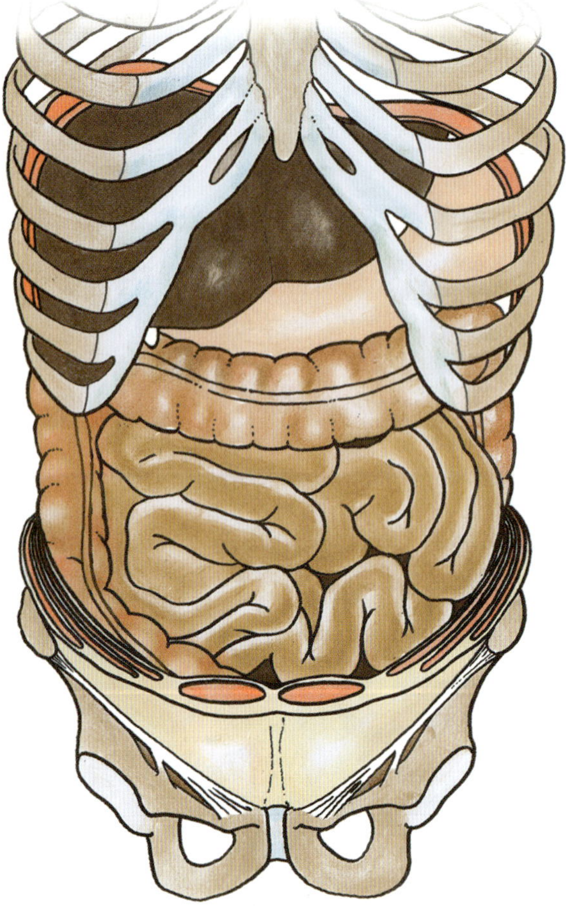

용기 (Contenant)

골반
골반가로막(그림에 없음)
배근
허리뼈(보이지 않음)
가슴우리 아래
가로막

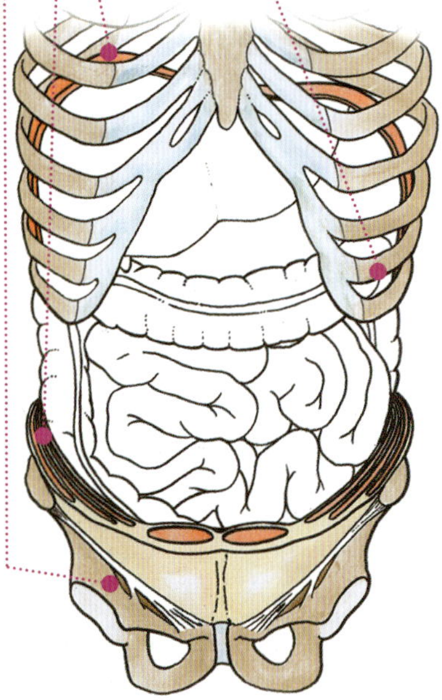

내용물 (Contenu)

배안장기
골반장기

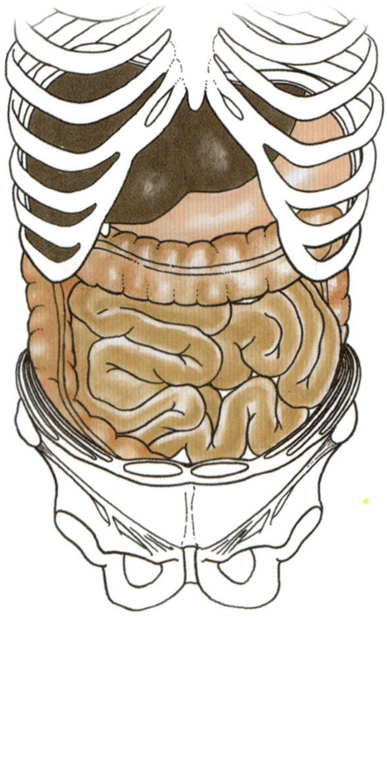

배안의 기계적인 특징

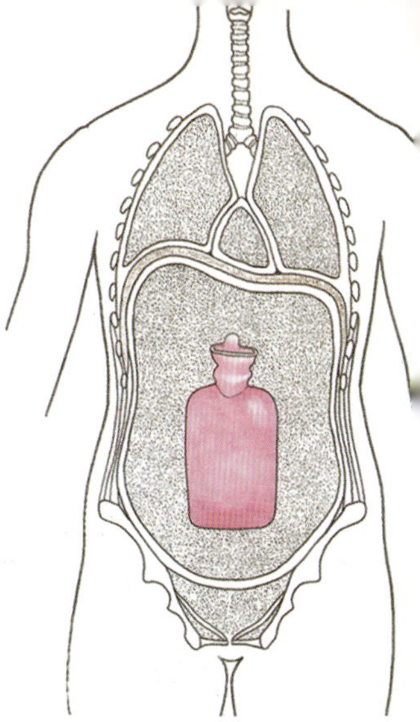

공기가 가득 찬 가슴안과 반대로, 배안의 장기들은 액체덩이로 비유될 수 있고, 물주머니나 작은 주전자로 표현할 수 있다.

이로써 배안의 2개의 특징을 알 수 있다:

- 액체 덩어리는 *변형*되지만,
- *압축되지 않는다.*

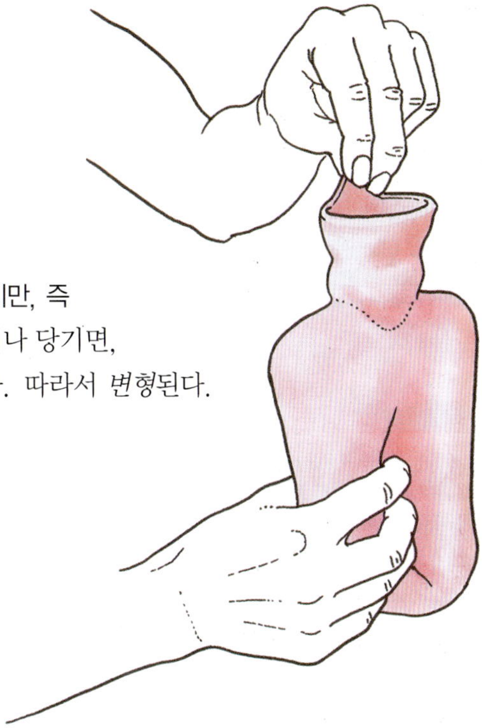

변형될 수 있지만, 즉
덮개를 누르거나 당기면,
모양이 변한다. 따라서 *변형*된다.

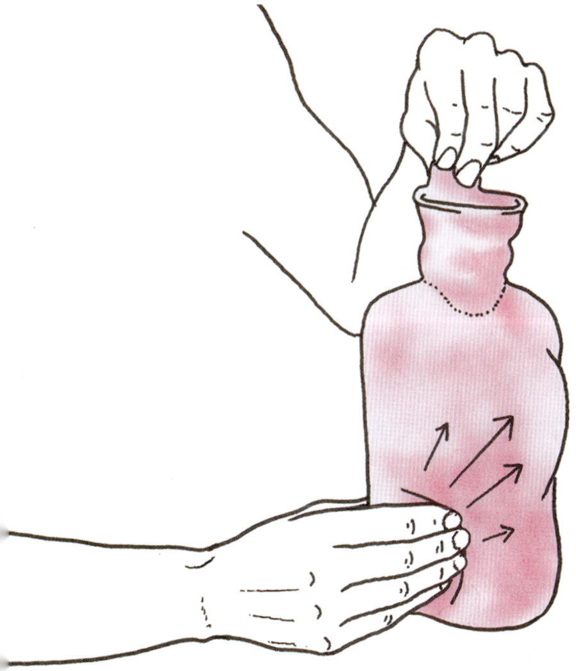

압축되지는 않는다.
반면에, 부피는 항상 그대로이다.
그래서 *압축되지 않는다*고 말한다.

한 부위에서 변형이 생기면 다른 곳에서 동일한 변형에 의해 부피는 유지된다: 즉, 한 부위에서 이 덩어리를 당기거나 누르면, 다른 곳에서 변형이 일어난다.

장기덩이의 변형은 종종 장기를 둘러싸고 있는 근육(가로막, 배근, 골반가로막)작용에 의해 발생한다. 하지만 이러한 변형은 특히 중력과 같은 다른 힘들에 의해서 발생할 수 있다.

가로막, 밀접한 관계를 맺고 있는 두 강 사이에서 〈〈두 면의 스카치테이프〉〉

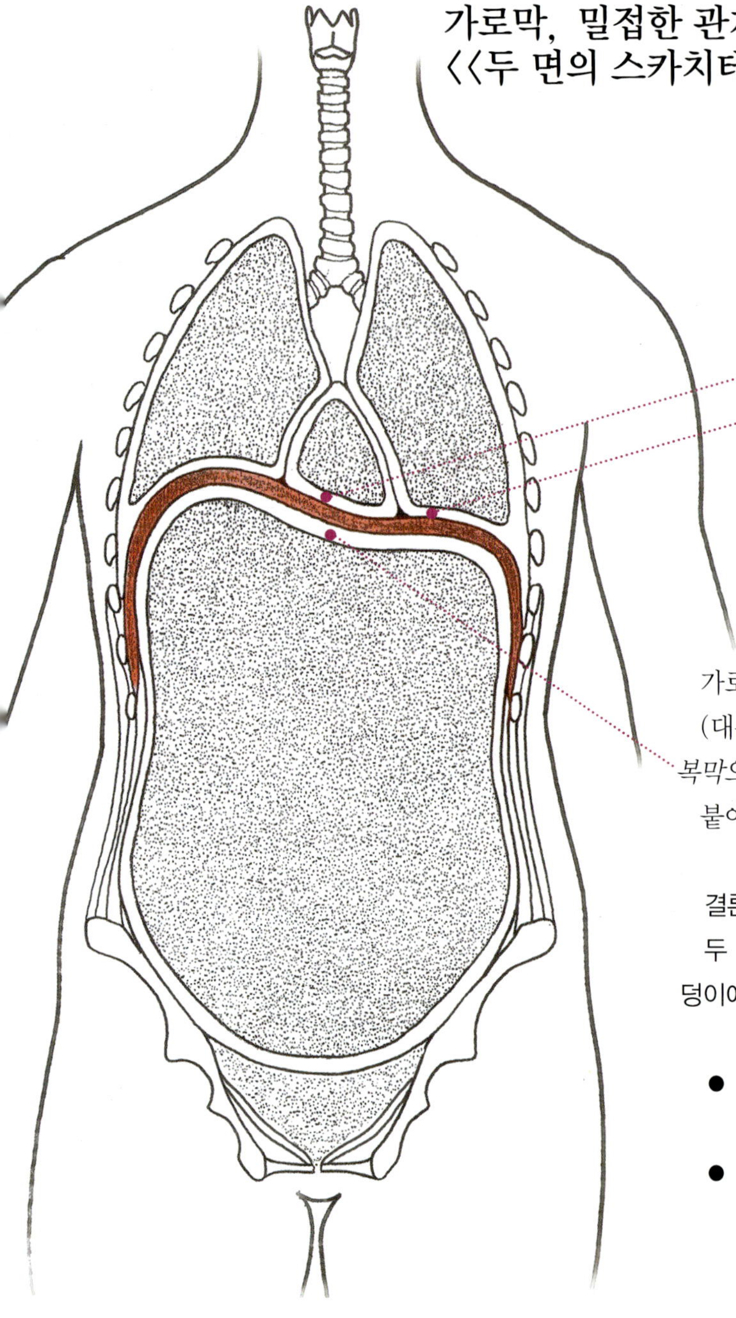

가로막은 가슴안에

- (가슴을 싸고 있는) *심막*으로 인해
- (허파를 싸고 있는) *늑막*으로 인해.

붙어있다:

가로막은 배안에
(대부분의 복부장기를 싸고 있는)
*복막*으로 인해.
붙어있다:

결론적으로, 두 개의 강은 밀접한 관계를 맺고 있다. 두 강에 있는 장기덩이 중 한 덩이의 움직임은 다른 덩이에 영향을 준다:

- 하나의 강의 장기덩이의 움직임은 다른 강에 있는 장기덩이에 영향을 줄 수 있다 ;
- 하나의 강의 장기덩이의 움직임은 다른 강에 있는 장기덩이에 영향을 주지 않고는 움직일 수 없다.

2개의 강의 이러한 밀접한 관계는 지속적이고, 기계적인 특징으로 끊임없이 상호작용한다. 이러한 상호작용은 발성을 하는데 송풍작용이 발생하도록 하는 열쇠이다: 예를 들어, 상호작용은 배를 그리고 심지어는 골반가로막을 어떻게 움직여, 성대문아래 압력을 발생시키는지 설명할 수 있다.

호흡기관과 날숨 공기압의 통제

병의 좁은 주둥이처럼 조여지는 후두수축근으로 날숨 공기압을 통제할 수 있다(164쪽 참조).

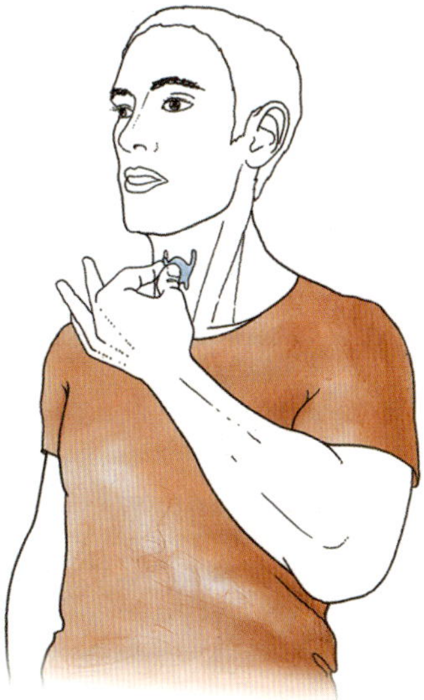

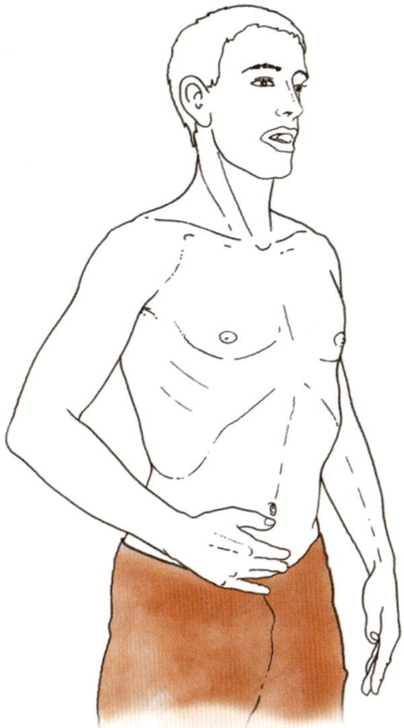

또한 가슴/배 부위에서 생기는 미는 힘에 의해 공기압을 통제할 수 있다. 이렇게 미는 힘을...

...증가시키고,

가장 빈번하게 날숨근(주로 배근/샅(perineum))의 수축으로,

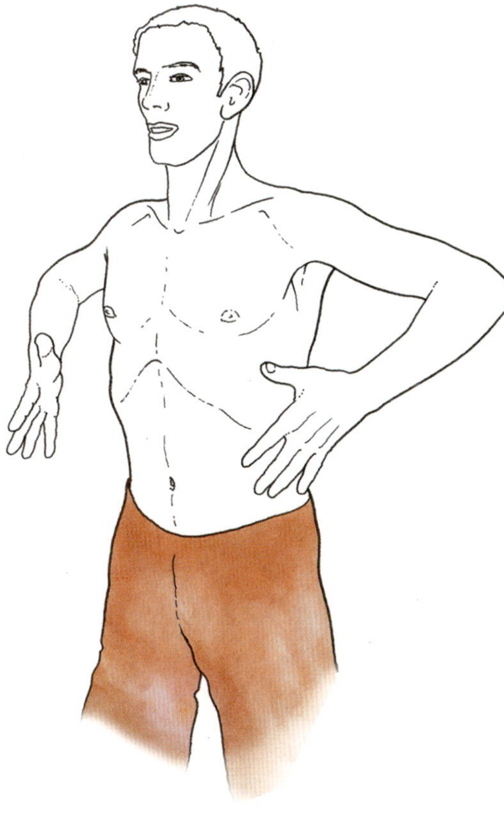

...감소시키고,

종종 날숨은 하는 동안 호흡기관의 부위를 들숨자세로 유지하면서.

호흡 장기와 주변부위

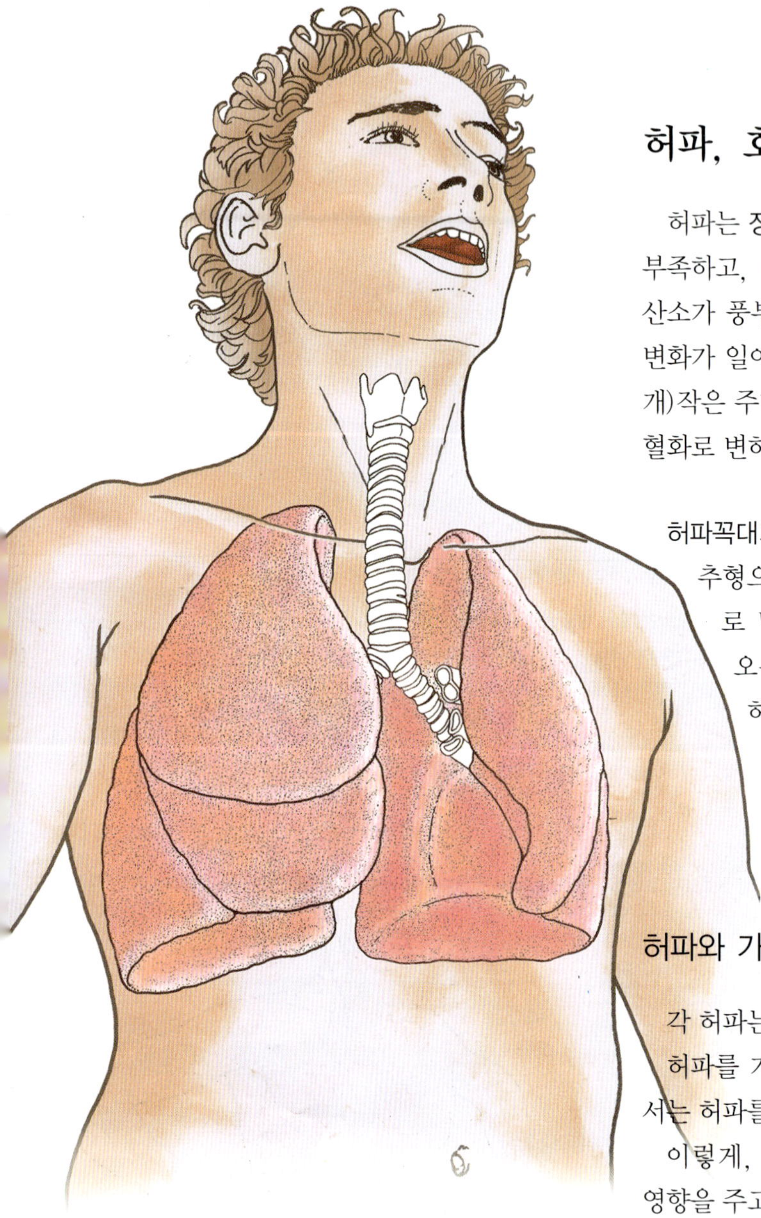

허파, 호흡 장기

허파는 정맥혈을 동맥혈화 하는 장기이다. 즉, (산소가 부족하고, CO_2가 많은)정맥의 피를 (CO_2가 부족하고, 산소가 풍부한)동맥의 피로 변화하는 단계이다. 이러한 변화가 일어나기 위해서, 각 허파는 꽈리라 불리는 (3억개)작은 주머니를 가지고 있는데, 여기서 정맥혈이 동맥혈화로 변하기 위해 공기가 들어온다.

허파꼭대기(apex)이라 불리는 뾰족한 꼭대기로서 원추형으로 굳힌 설탕 덩어리 모양과, 허파꼭대기 바로 밑에 위치한 가로막의 모양과 일치하고 위로 오목한 넓은 모양인 허파바닥(base)으로 각 허파의 모양이 형성된다.

허파와 가슴 용기

각 허파는 이중으로 된 막으로 싸여 있다:

허파를 가슴우리에 유연하게 붙어 있게 하고, 아래에서는 허파를 가로막에 붙어 있게 하는 늑막.

이렇게, 갈비뼈와 가로막의 모든 움직임은 허파에 영향을 주고 허파 모양을 변화시킨다.

호흡장기에 관한 자세한 내용은 *호흡작용의 해부학*, 57-77쪽을 참조 할 것.

허파의 탄력성과 소리

허파꽈리사이에서, 이를 유지하는 조직은 *엘라스틴*이 풍부한 섬유인 결합조직이다.

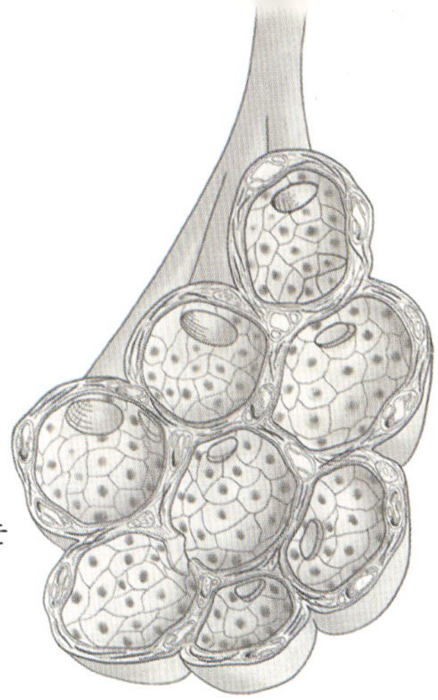

휴식상태에 있는 꽈리들

주의 점 !

여기서 보여주는 것은, 허파가 아니라 확대되어 있는 몇 개의 꽈리들이다.

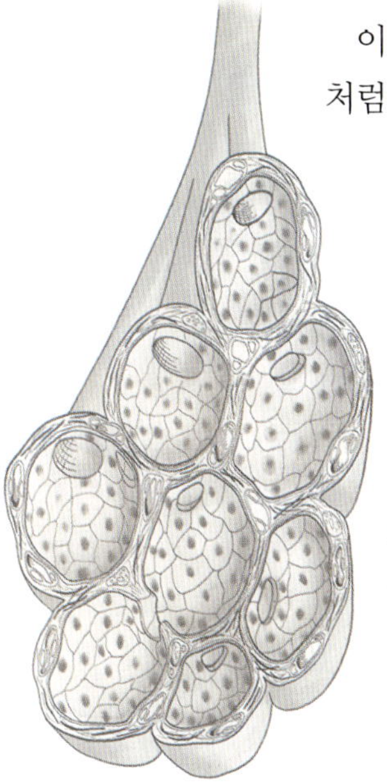

이처럼, 허파는 탄성을 가지고 있는 용기(volume)처럼 기계적으로 작용한다:

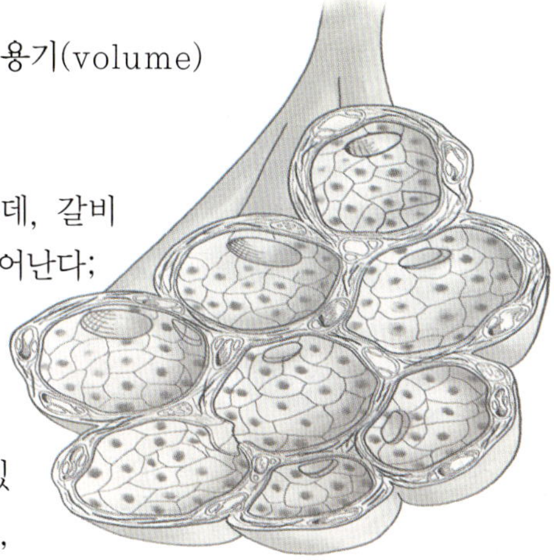

허파를 *가쪽*으로 당길 수 있는데, 갈비뼈를 벌릴 때, 이 현상이 더 잘 일어난다;

또한 허파를 *수직*으로 당길 수 있는데, 이때는 가로막의 작용으로, 허파를 밑으로 당길 때이고, 이 현상이 더 잘 생긴다.

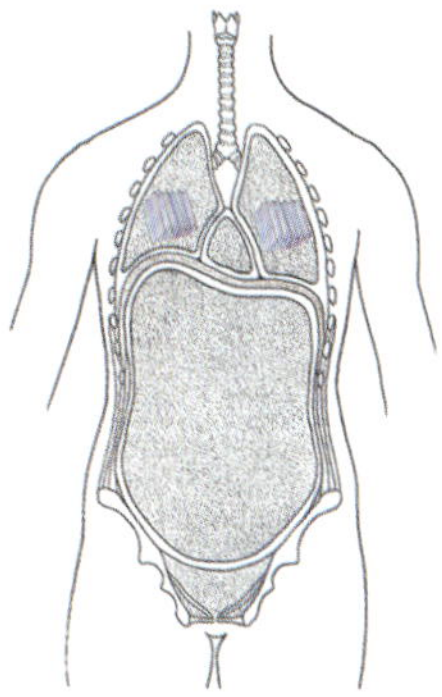

이 작용은 호흡이 역동적이라는 것을 보여주는 중요한 증거이다. 들숨 후 허파가 탄력성에 의해 원래의 모습으로 돌아가는 것은 모든 호흡이 휴식의 상태로 돌아가는 것처럼, 날숨이 되게 하는 힘이다.

이는 〈〈공기 통〉〉(93쪽 참조)안에서 탄성고무를 모든 방향으로 당기는 것과 같다.

발성의 역동성에 관해서는, 허파가 원래 위치로 돌아오는 것은 강도가 약하고 짧은 순간에 목소리를 내는 것의 근원이 될 수 있는데, 예를 들어, 낮은 소리로 몇 마디 하는 것과 같다.

숨을 *크게 들이마시고, 그 후 숨을 내쉬기 시작할 때 이러한 탄력성은 중요하다:* 이 순간에, 들숨근에 의해 꽈리는 크게 확장되고, 〈〈폐의 탄력성〉〉은 매우 강해진다. 아마 너무 강해질 것이다: 즉, 때로는 폐의 탄력성을 제어하는데, 특히 성대문아래 부위에서 *매우 규칙적인 압력*을 요하는 (소리를 일정하게 내기 위한)발성기술을 사용하기 위해서 폐의 탄력성을 제어한다. 이러한 경우, *들숨근의 작용으로 탄력성이 〈〈유지된다〉〉.*

기관지(bronchus)와 기관(trachea)

허파꽈리는 연속적으로 이어져 있는 관에 의해 외부와 연결된다. 우선 매우 가는 관들이 있다: **꽈리관**(alveolar duct)이 있고, 그 후 관이 좀 더 커진다: **세기관지**(bronchiole), **기관지**(bronchus), 기관지는 초기에는 서로 유사한 모양을 하지만, 나중에는 허파에 의해 하나의 기관지가 된다.

기관지뿌리는 서로 연결되고, 두 개의 허파사이에서 하나의 관이 있다: 즉, **기관**(trachea)이다. 이 기관은 가슴 위와 **후두**(larynx)가 있는 목 중간 아래부위까지 연결된다.

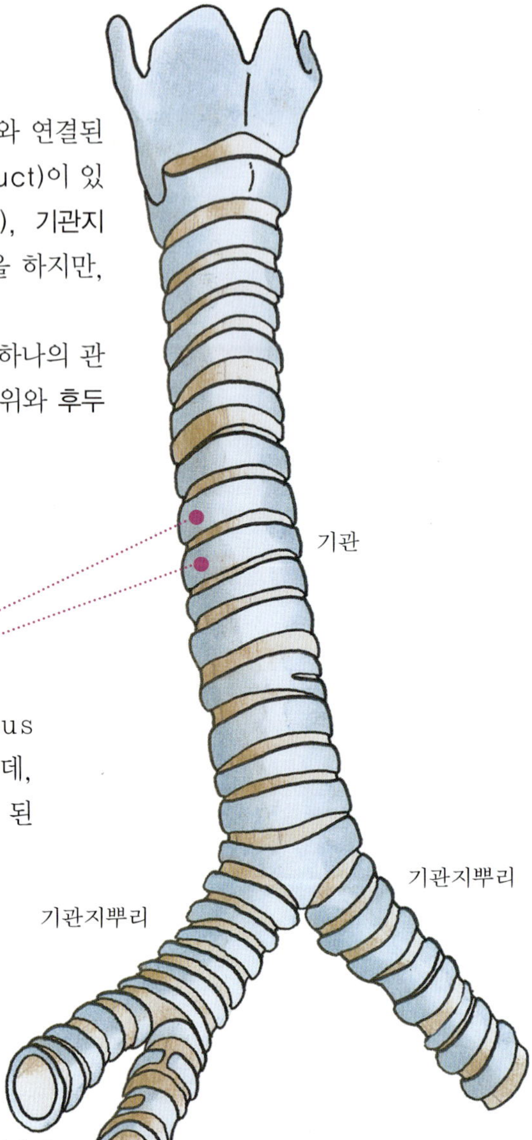

기관연결고리(cartilaginous ring)는 기관을 딱딱하게 하는데, 식도 앞에 있는 근육막으로 형성 된 기관 뒤에서는 예외이다.

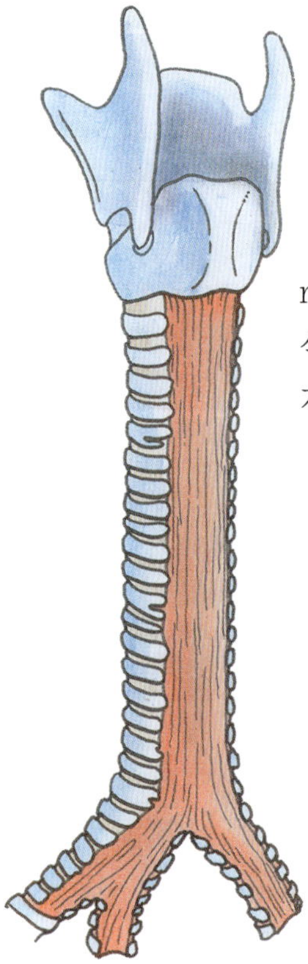

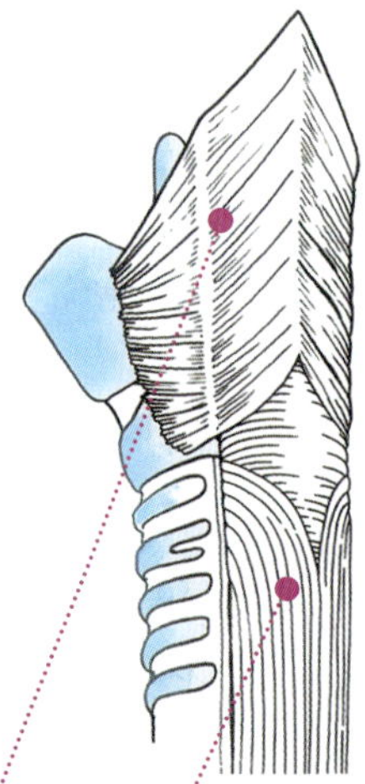

후두 뒤에는 *인두아래수축근*이 있는데, 이 수축근은 기관 뒤에 위치한 *식도*에 의해 아래로 연장된다.

손으로 만져보기

목 아래부위에서 기관을 만질 수 있다(누르지 말 것).

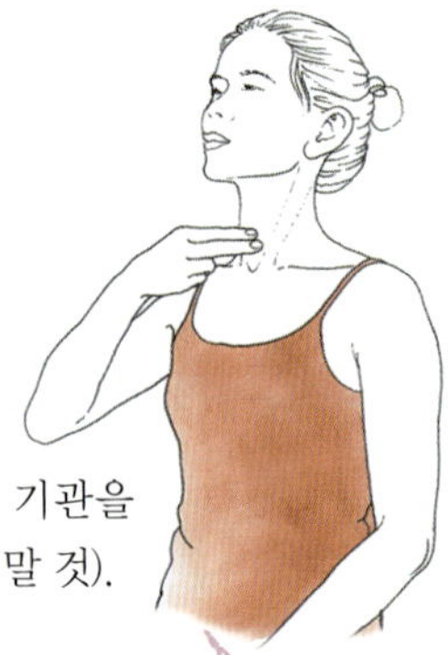

호흡근과 목소리

발성을 하면 아주 많은 호흡근이 작용한다.

다음 쪽에서 호흡근을 호흡기관의 관점, 그리고 발성기관의 관점에서 동시에 관찰할 것이다. 다음 쪽에서 목록을 작성할 것이다.

날숨근(103쪽-105쪽)

- 날숨을 할 때 *호흡의* 역할
- 하지만 또한 발성 할 때 역할: *성대문아래 압력을 증가*시킬 수 있다;

들숨근(115쪽-125쪽)

- 들숨을 할 때 *호흡의* 역할
- 하지만 또한 발성을 할 때 역할: 날숨근의 작용을 조절할 수 있고 *성대문아래 압력을 감소*시킬 수 있다.

발성행위에서, 이 두 유형의 근육들이-서로 대립되는 작용에서-상호작용을 조절하기 위해, 종종 동시에 수축할 수 있다:

이러한 작용을 공동작용/길항작용이라 부른다.

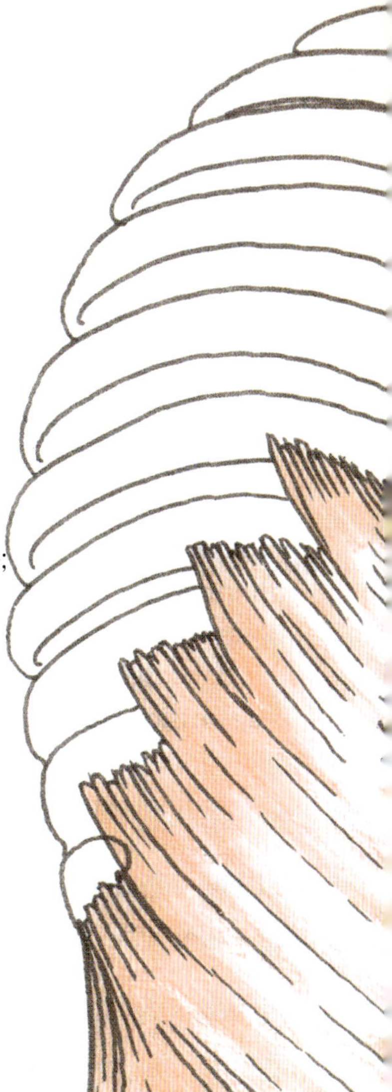

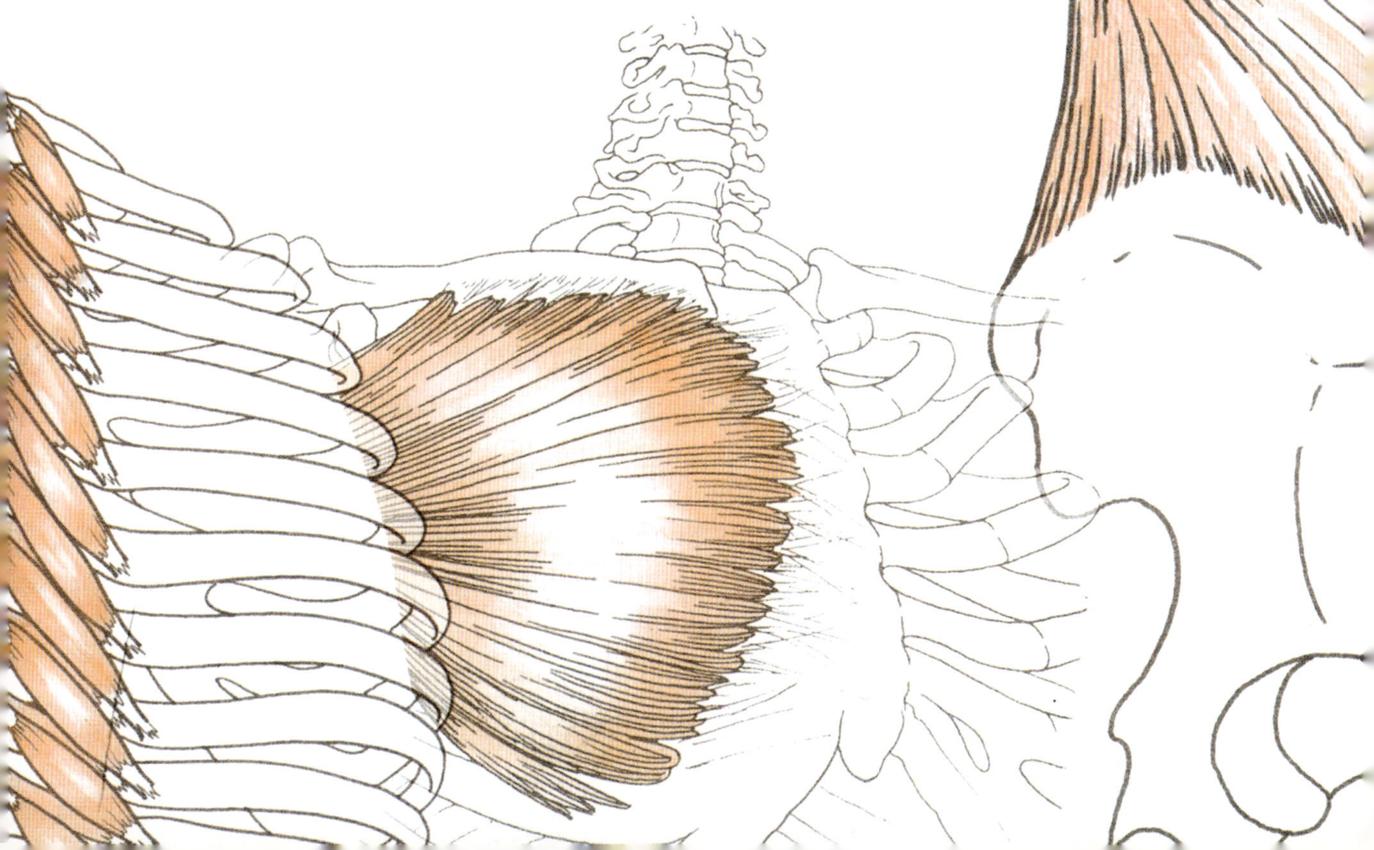

목소리를 발생시키는 근육: 날숨근

다음 쪽에서 목소리의 매체, 날숨근을 살펴볼 것이다.

주의 점: *우선 휴식 시 날숨은 근육작용이 필요하지 않다는 것을 기억해야 한다:* 압력으로 부풀어진 허파는 허파조직의 탄력성에 의해 본래 모양으로 돌아간다.

위의 사실을 발성시 상황에서 알 수 있다:
비밀스럽게 말하기 위해,
(바로 옆에 있는 사람에게 낮은 소리로 말하는 것처럼),
그리고 짧은 문장에서,
때로는 허파의 탄력성으로 인해 본래 모양으로 돌아오는 압력으로 충분하다.

그러면, 날숨근은 어디에 사용되는가? 좀 더 완벽하게 공기를 배출하기 위해, 다음과 같은 행위가 필요하다:

날숨시간을 더 연장한다(날숨예비량으로 숨을 내쉬어야하는데, 목소리와 특히 노래에서 매우 자주 발생한다),

*성대문아래 더 강한 압력*을 유지하면서 숨을 내쉰다, 특히 *음량을 높이거나* 혹은 좀 더 높은 높은음으로 노래를 부르기 위해.

날숨근은 주로 배근인데, 배의 *정면*과 *양쪽*에 있는 4쌍의 8개의 근육이다.

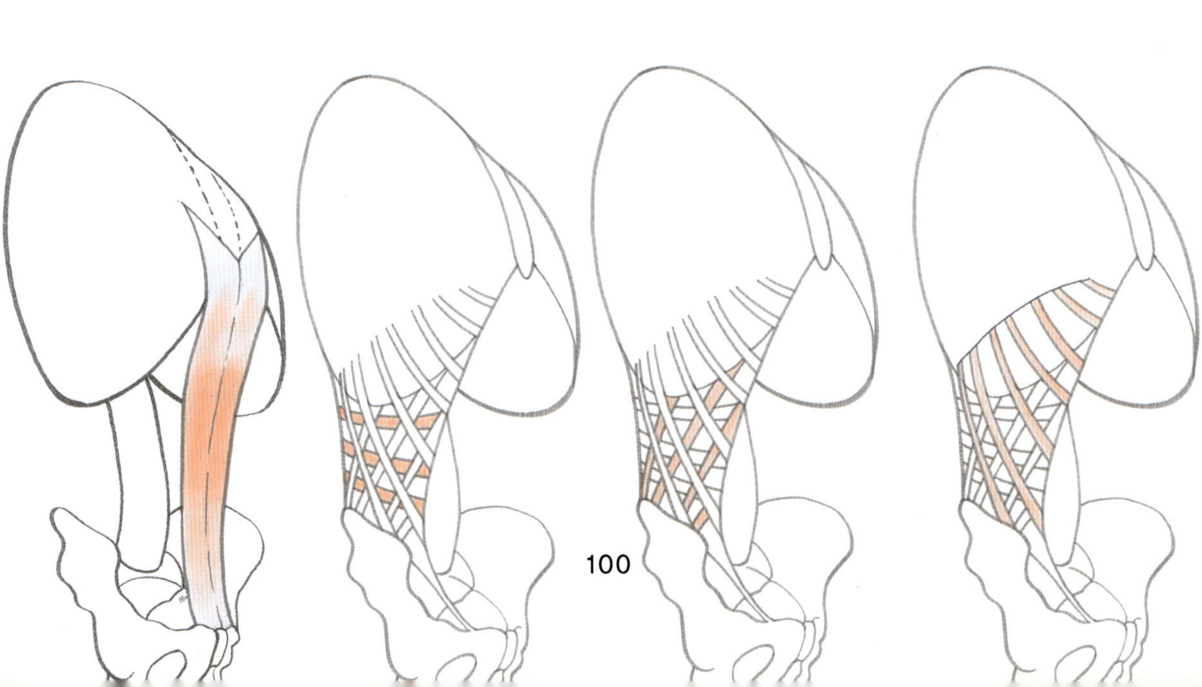

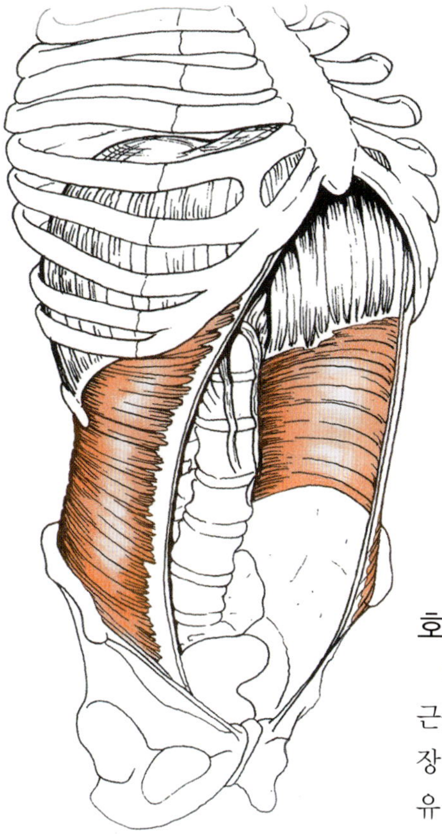

(transversus abdominis라 부르는) 배가로근

이 근육은 몸통 옆과 약간 앞에 위치한 배의 가쪽부위에서 가장 안쪽에 위치한 깊은 근육이다.

배가로근은 섬유부착에 의해 허리뼈에서 일어난 후, 수축섬유는 허리주위를 수평으로 싸고 **배가로근막**이라는 넓은 섬유층에 의해 앞쪽으로 연장된다.

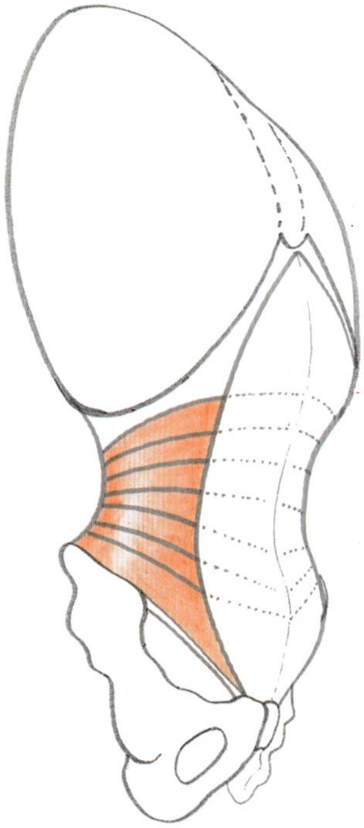

호흡에서 배가로근의 작용

배근 중에 가장 〈〈장기와 연관된〉〉 근육이고, 혹은, 적어도, 골격에 가장 영향을 덜 미치는 근육이다. 이 섬유들은 허리부위의 직경을 조이며, 날숨을 유발시킨다.

발성행위에서 배가로근의 작용 (Son action dans l'acte vocal)

배가로근은 가로막과 함께 공동작용/길항작용으로 발성행위에 영향을 미칠 수 있다: 가로막이 날숨을 억제시키는 반면에 배가로근은 날숨을 유발시킨다. 이는 노래를 부를 때 *성대문아래 압력을 조절하기* 위해 종종 이용하는 방법이다.

주의 점!

이 근육은 특히 허리부위에 영향을 미치기 때문에, 미는 힘의 일부는 골반가로막으로 향할 수 있으니 주의해야 한다(115쪽 참조).

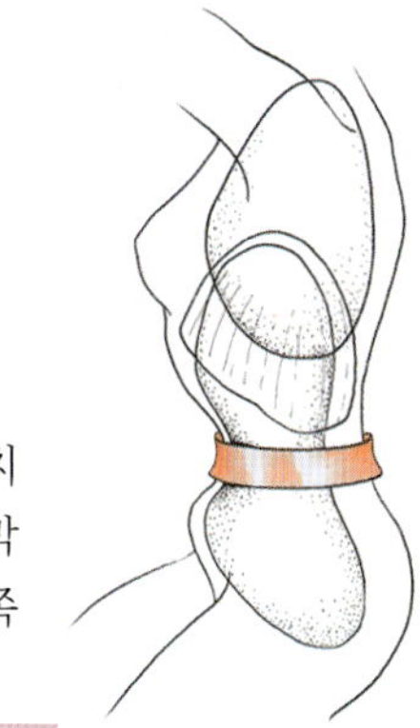

배빗근

이 근육은 몸통 옆과 앞에 위치한다.
엉덩뼈능선에서 기시한다.

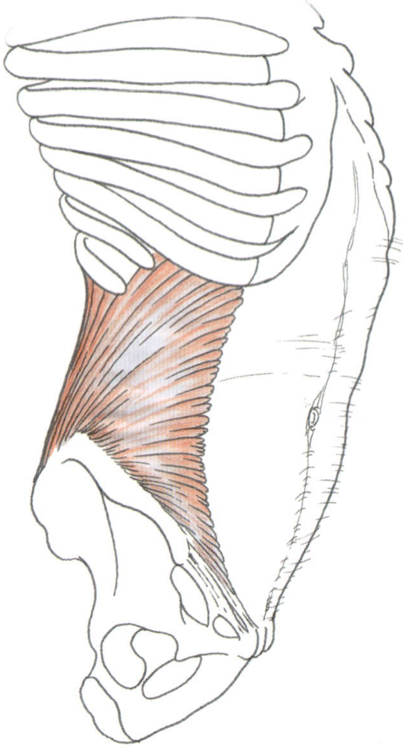

(배속빗근이라고도 불리는) 작은빗근

배가로근을 덮고 배근가쪽에서 중간층을 형성한다.
이 수축섬유는 허리주위에서 *앞으로 올라가면서* 감싼다.
배가로근 일부는 가슴우리 아래 가장자리에 붙는다.
다른 부분은 **작은빗근막**이라는 넓은 섬유층에 의해 앞으로 이어져 **백색선**이라 불리는 선을 형성하여 배 중앙에 대칭으로 붙는다.

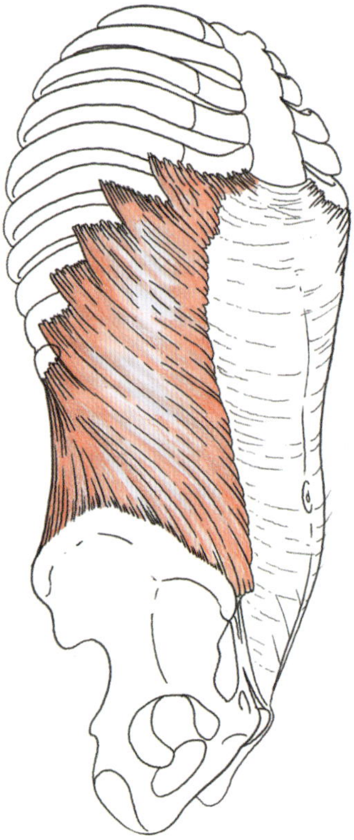

(배바깥빗근이라고 불리는)큰빗근

큰빗근은 작은빗근을 덮고 있고 배근가쪽에서 가장 표면에 위치한다.
이 수축섬유는 허리주위에서 *뒤로 올라가면서* 감싼다.
큰빗근 일부는 넓게 아래 5~12 갈비뼈에 붙는다.
다른 부분은 **큰빗근막**이라는 넓은 섬유층에 의해 앞으로 이어져 **백색선**이라 불리는 선을 형성하여 배 중앙에서 대칭으로 붙는다.

호흡에서 배빗근의 작용

배빗근은 골격을 움직이는 작용 외에, 다른 배근과 함께 배를 안으로 들어가게 한다. 이 근섬유는 허리 부위의 직경을 조이는데, 이 작용은 *날숨*을 유발시킨다.

발성할 때 배빗근의 작용

발성행위에서, 배빗근은 가로막과 함께 공동작용/길항작용으로 영향을 미칠 수 있다: 가로막이 날숨을 억제시키는 반면에 배빗근은 날숨을 유발시킨다. 이는 노래를 부를 때 *성대문아래 압력을 조절하기* 위해 종종 이용되는 방법이다.

주의 점 !

이 근육의 모든 작용이 위쪽으로 향하지 않는다면, 이 근육들이 미는 힘의 일부가 골반가로막으로 향할 수 있으니 주의해야 한다 (113쪽 참조).

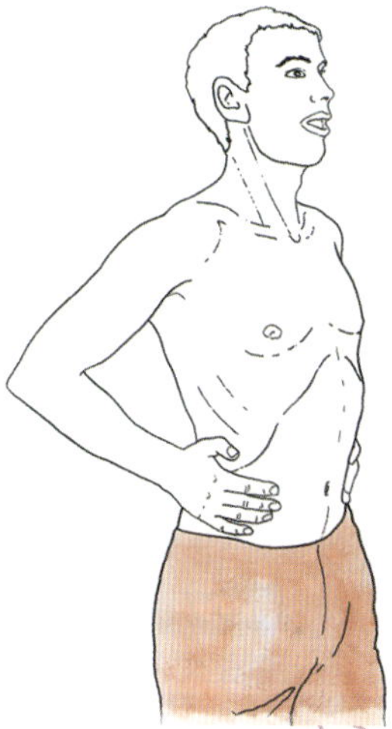

작은빗근을 손으로 만져보기

배가로근처럼, 작은빗근은 큰빗근아래에 완전히 덮여있기 때문에 만질 수 없다. 하지만 작은빗근이 닿아 있는 부위는 만질 수 있다: 허리 옆에 있는, 아래갈비뼈와 엉덩뼈능선 사이에 위치한다.

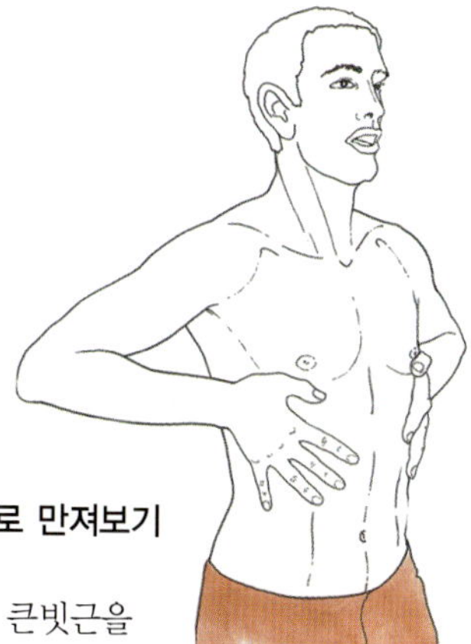

큰빗근을 손으로 만져보기

허리 옆에서 큰빗근을 만질 수 있다.

배근작용에 대한 좀 더 자세한 내용은 저자의 "안전하게 탄탄한 복근 만들기"를 참조 할 것.

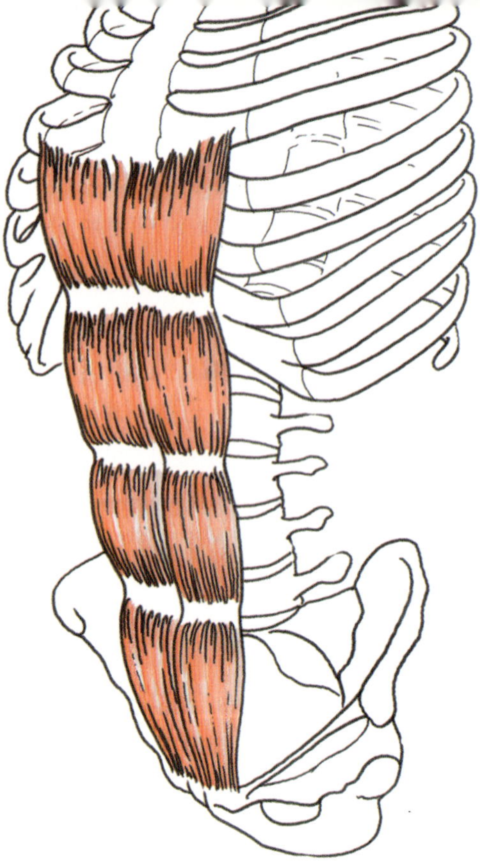

(rectus abdominis라 부르는)배곧은근

이 근육은 다른 배근들에 비해 유일하게 몸통 앞에 위치한다.

그리고 두덩뼈에서 일어난다.

이 근섬유는 거의 평행으로 가슴우리까지 위로 올라가, 복장뼈와 5, 6, 7 갈비연골에 닿는다.

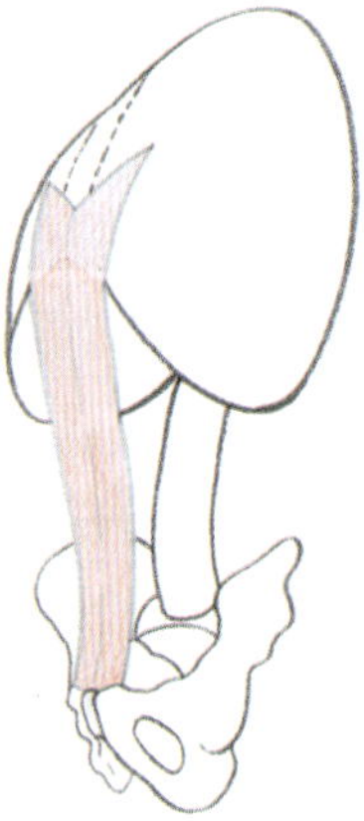

호흡에서 배곧은근의 작용
(Son action sur la respiration)

배곧은근은 골격을 움직이는 것 외에, 다른 배근과 함께 배를 안으로 들어가게 한다. 이 섬유들은 배의 정면을 들어가게 하는데, 이 작용은 날숨을 유발시킨다.

발성할 때 배곧은근의 작용
(Son action dans l'acte vocal)

배곧은근은 가로막과 함께 공동작용/길항작용으로 발성할 때에 영향을 미칠 수 있다: 가로막이 이 날숨을 억제시키는 반면 배곧은근은 날숨을 유발시킨다. 이는 노래를 부를 때 *성대문아래 압력을 조절하기* 위해 종종 이용되는 방법이다.

배곧은근의 여러 층들을 수축시킬 수 있고 또한 위에서 아래로 혹은 아래에서 위로 연속적으로 수축시킬 수 있다.

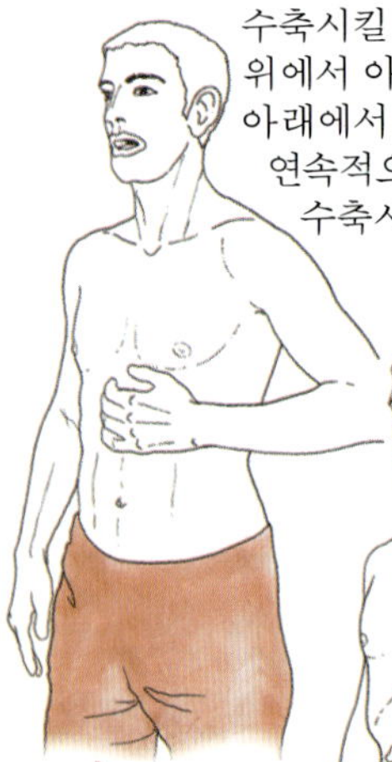

발성할 때 적용하기

배곧은근의 다른 층들은 독립적으로 수축할 수 있다. 이 층들은 연속적으로 수축할 수 있다:

- 아래에서 위로 수축하면, 이 작용은 위로, 후두로 향해 미는 힘을 발생시키고;
- 위에서 아래로 수축하면. 이 작용은 발성의 강도를 조절할 수 있다; 그러므로 골반가로막에 압력이 상승한다는 것을 기억해야 한다 (113쪽 참조).

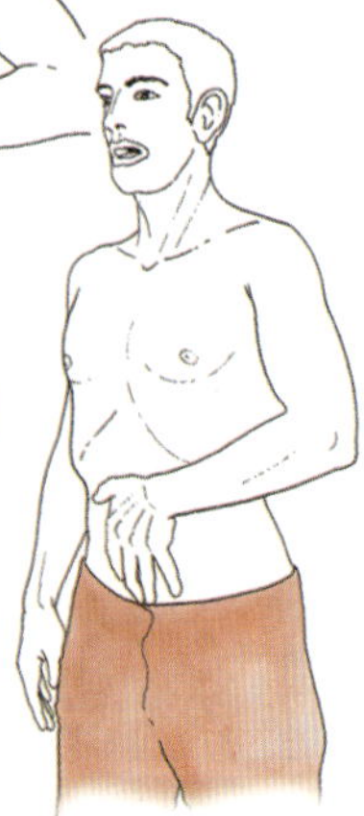

배근과 발성행위

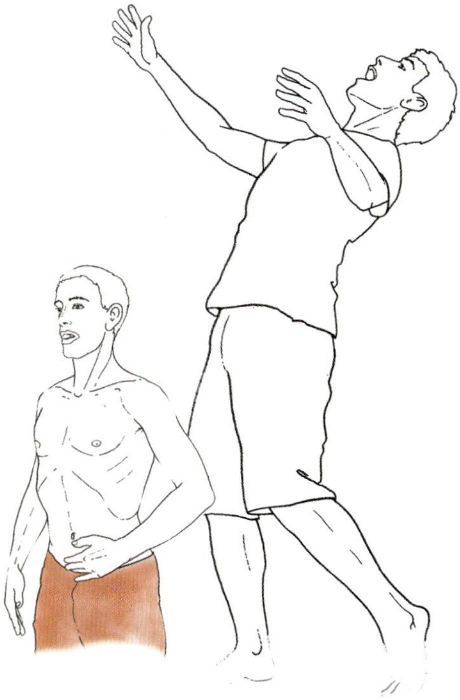

배근은 골격과 장기에 동시에 작용한다.

배근은 *골격을 움직이게 하고, 골격의 위치를 이동시키고,* 고정시키고 제어할 수 있다.

또한, *배의 장기덩이를 이동시키거나* 고정시킬 수 있다.

이 두 종류의 작용은 자주 섞이고 서로 상호 영향을 준다.

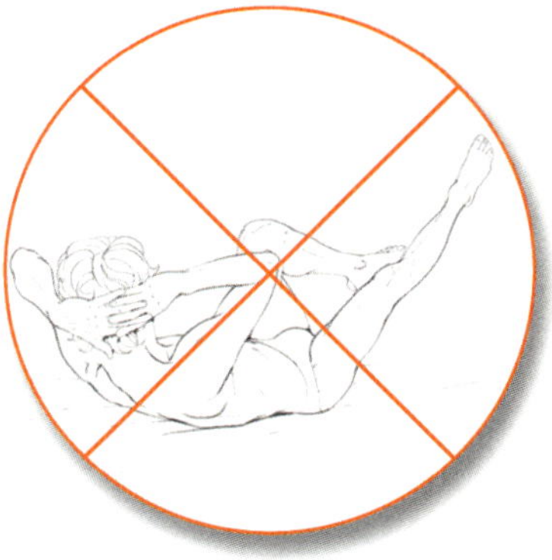

발성행위에서, 팔굽혀펴기나 다리 들기 운동과 같은 도식적인 행위는 배근을 강화하는데 그리 효율적이지 않다. 하지만 반면에, 특히 목소리를 내는 동안, 모든 종류의 방법을 통해 장기를 움직이는 능력을 향상시키는 것이 매우 중요하다.

배근에서 장기의 작용은 단계적일 수 있다.

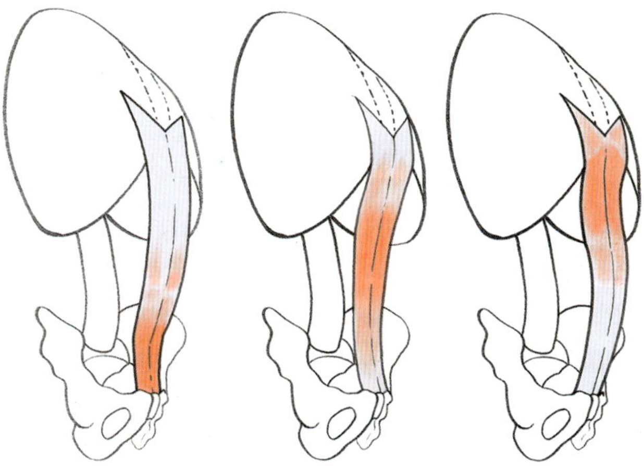

그래서 배근의 일부분만 수축할 수 있다. 이러한 작용이 가능한 이유는 7 단계의 척추 신경이 분포되어 있기 때문이다.

배의 수축부위를 구분하기

배의 수축부위를 *쉽게 구분하는 법을* 배우는 것은 특히 중요하다: 배는 〈〈건반〉〉과도 같다. 이 분할된 구조는 예를 들어, 배근의 어떤 부위를 수축할 때 가로막 혹은 샅의 어떤 부위를 동시에 수축시킬 수 있다. 이 작용은 다양한 방법으로 날숨을 발생시킨다.

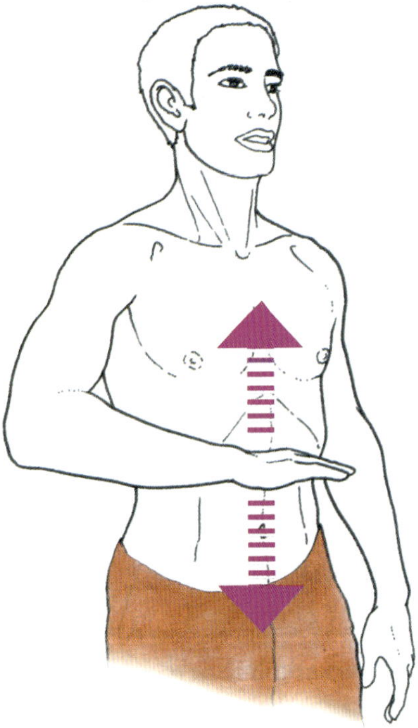

배의 장기를 위로 올릴 수 있고 아래로 내릴 수 있다.

아래에서 위로 혹은 위에서 아래로, 단계적으로 배근을 수축할 수 있다.

위의 두 경우, 미는 힘은 서로 반대되는 방향으로 진행된다.

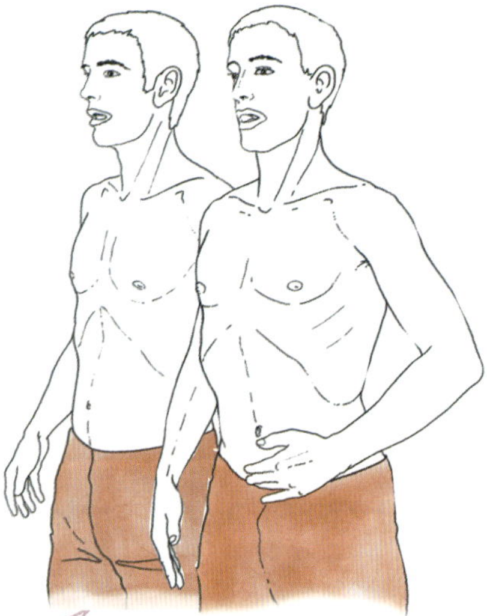

배근을 아래에서 위로 수축시킨다

배근을 아래에서 위로 쉽게 수축하는 법을 배우는 것이 중요하다. 하지만, 몸통의 균형을 유지하기 위해 간헐적으로 배근을 위에서 아래로 수축하는 것이 필요하다.

만약 배근수축을 *아래로 내려가게 한다면,* 배근*아래부착*부위에서 *헤르니아*가 발생할 수 있다.

미는 힘은 가장 아래에 있는 작은창자 궁(loop)을 밀 수 있다. 이 작용으로 인해, 이 궁은 골반의 가장자리에 있는 배근섬유사이로 빠져나갈 수 있다. 이는 배근이 가로막과 함께 공동작용/길항작용을 할 때도 또한 궁을 골반으로 미는 힘을 증가시킨다.

확인

위의 작용을 통해 배근을 아래에서 위로 수축시키는 방법을 배우는 것이 중요하다는 것을 알 수 있다.

모든 배근은 가슴우리를 아래로 떨어트린다

그런데, 발성에 관해서는 이 작용이 항상 좋은 것만은 아니다.

특히 이 작용은 위에서 살펴본 움직임의 결과를 증가시킨다.

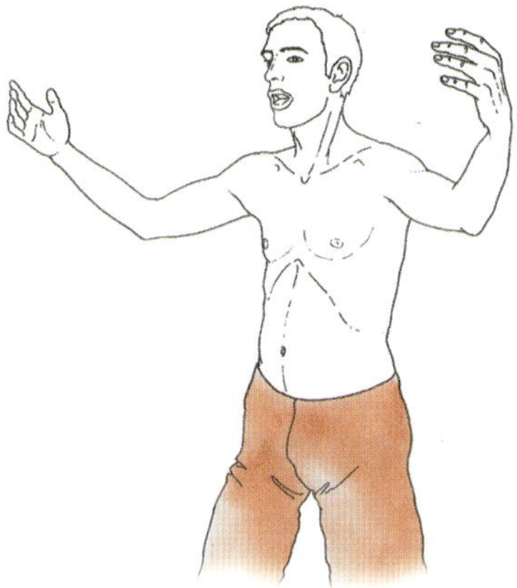

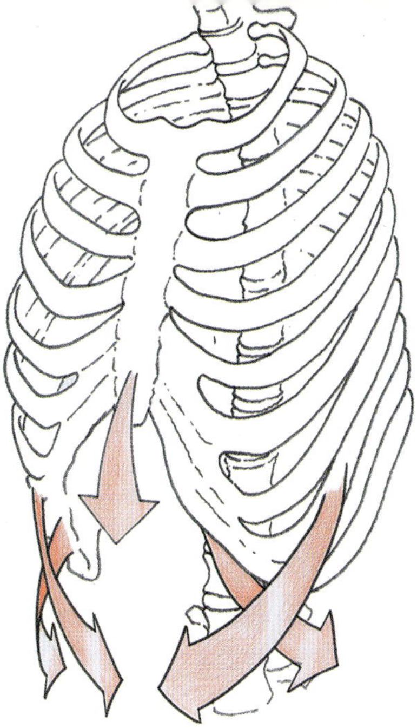

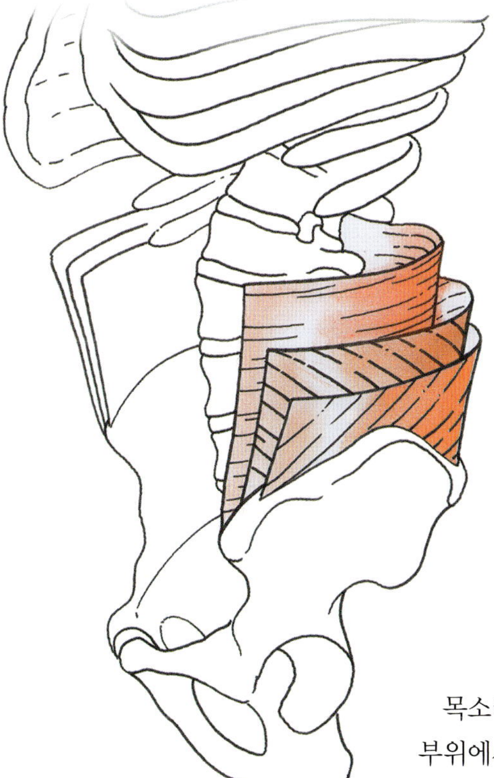

모든 배근이 몸통 앞에만 있는 것은 아니다

몸통 앞에는 배곧은근 한 쌍이 있다.
하지만 배근에서 가장 큰 부위는 몸통 옆쪽에 있는데,
중첩된 3개의 층으로 오른쪽과 왼쪽에:

- 배가로근,
- 배속빗근,
- 배바깥빗근이 있다.

목소리를 내는 과정에서 배근수축이 어느 부위에서 시작되는지 아는 게 중요하다:
배근수축은 배 앞에서처럼
허리 옆에서도 일어난다.

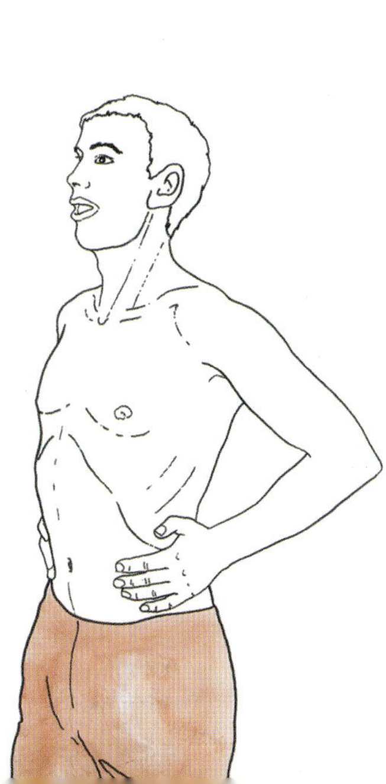

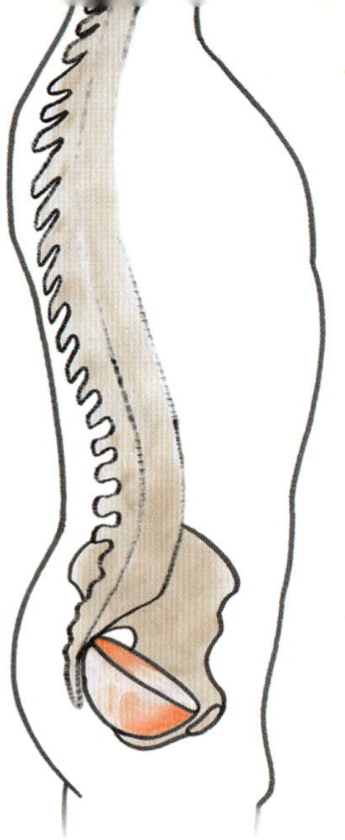

샅(Perineum), 골반가로막(pelvic diaphragm)

샅은 몸의 부위 중에서 작은골반(참골반) 바닥에 위치해 있다.
샅이란 용어는 샅에 있는 모든 구조들을 포함한다:
뼈, 근육, 작은골반의 장기, 피부 등......

샅부위 안에서,
수평면으로 배치된 근육은 **골반가로막**이란 이름으로 통합된다.
이 골반가로막은 골반장기와 배장기 아래에 위치한 근육을 *지탱*하는 기능을 한다.

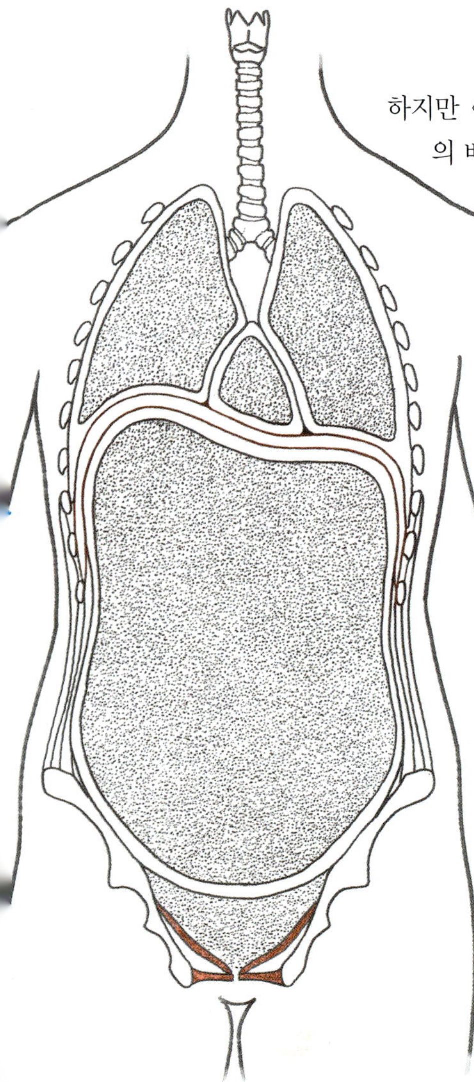

하지만 《가로막》은 장기무게보다 더 많은 것을 지탱해야 한다. 기침, 아래로의 배출(배뇨, 배변, 분만)처럼 여러 종류의 행위에 의해 몸통 아래로 *향하는 압력*을 지탱해야 하고, 때로는...... *목소리*. 그 이유는 무엇일까?

1°) 목소리의 송풍은 성대 아래에서 어느 정도의 압력 발생이 필요하다.

가장 자주 배에서 시작하는 소리의 송풍은 배근수축에 의해 발생된다. 배근수축이 완전히 위로 향하는 경우는 드물다: 발생된 압력의 일부는 몸통 아래에 위치한 샅방향으로 향한다.

2°) 발성을 하는 동안 이 압력은 거의 닫혀있는 성대문에 의해 제어된다.

이러한 사실로 인해, 압력은 *아래로 향하고*, 골반가로막이 이 압력을 받는다.

이는 골반가로막이 골반가로막으로 향하는 압력의 지지대로서 중요하다는 것을 보여준다. 또한 근육 전체작용으로 인해 발생하는 소리의 송풍와 그리고, 위로 향하는 압력작용에 골반가로막이 중요하다. 골반가로막이 능동적으로 작용한다는 것은 이러한 작용이 이루어지기 위해 골반가로막이 충분히 *강화*되어야 한다.

골반가로막근

이 근육은 남녀 모두에게 있다. 남성의 골반가로막근이 닫혀있다. 골반가로막근에 외부 생기기관(음낭, 음경)이 달려있다. 여성의 경우, 가로막은 앞 부위에서 구멍이 있는데, 이는 성교와 분만에 필요하다. 〈〈방광-생식 구멍〉〉이라 하는 이 구멍은 배안에서 약한 부위이다. 이 구멍의 가장가리에 있는 근육들은 특히 중요하다: 두덩곧창자근(puborectalis)은 위에서 본 〈〈가로막〉〉의 기능을 이행하기 위해 충분히 강화되어야 한다.

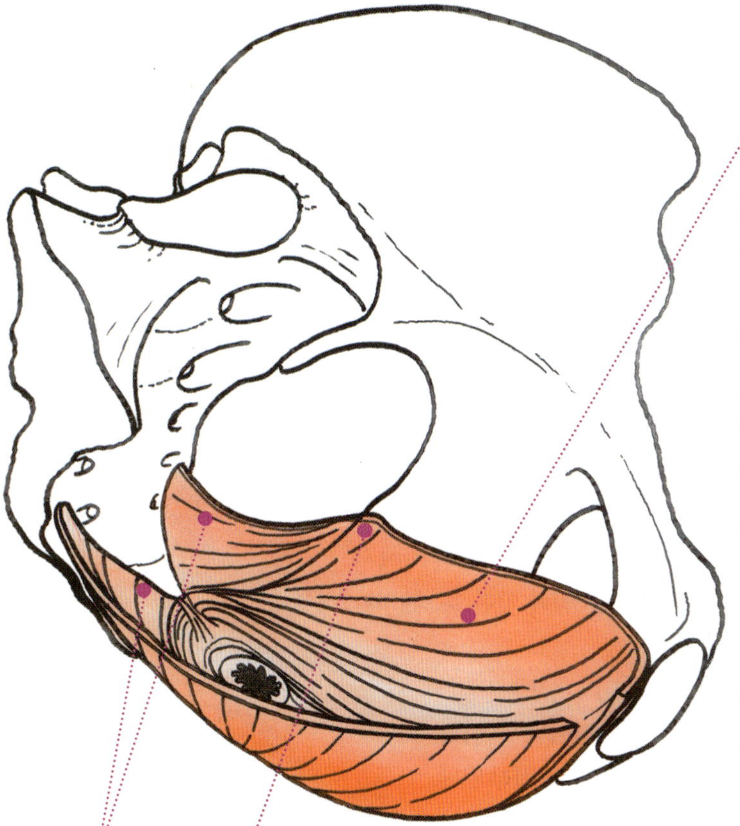

깊은 근육

항문올림근

이 근육은 앞에서 궁둥뼈의 올라가는 부분, 폐쇄구멍, 두덩뼈 부위에 있다.

근섬유는 중간과 뒤로 향해가서 대칭적으로 닿는다. *어느 정도 아래로 파인 달아 매어 놓은 그물침대* 모양을 한다(이 〈〈해먹〉〉형태는 무게나 압력을 받거나 받지 않음에 따라 모양이 변한다).

작용

작은골반의 중간부분으로 이 근육이 올라간다. 이 근육은 항문을 앞과 위로 올린다.

궁둥-꼬리근

이 근육은 *궁둥뼈가시*(43쪽 참조)에서 일어나 엉치뼈와 꼬리뼈에 닿는다.
이 근육의 구조는 항문올림근구조와 함께 사발 모양을 한 해먹모양이다.

작용: 뒤에서 항문올림근의 작용을 도와준다(궁둥-꼬리근은 꼬리뼈와 엉치뼈를 약간 앞으로 움직이게 한다. 이를 〈〈반 뉴트리션〉〉이라 부른다. 의식적으로 골반가로막의 수축을 느끼려고 할 때, 이 작용을 발성 행위에서 때로는 감지할 수 있다.)

자세한 내용은 저자의 *여성의 샅* 57-77쪽을 참조할 것.

골반가로막의 얕은 근육(Les muscles superficiels du plancher pelvien)

앞에서 살펴 본 깊은 근육들의 아래에 있는, 골반가로막의 얕은 근육들은 매우 작다. 발성작용시에, 이 근육들은 특히 앞에서 살펴 본 깊은 근육들의 작용을 보완한다. 여기에 대해서는 간략하게 다룰 것이다.

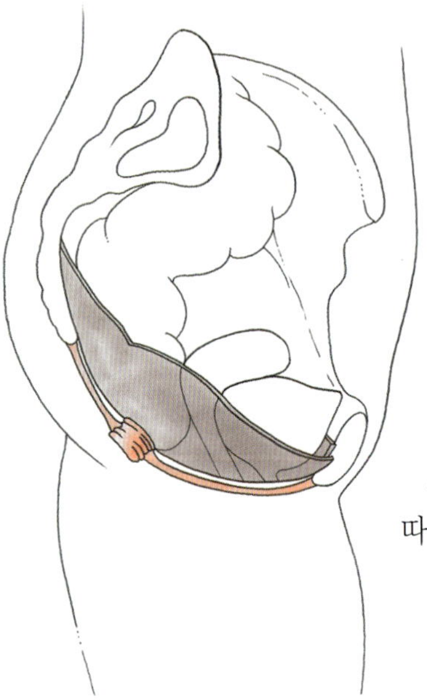

망울해면체(bulbospongiosus/bulbocavernous)

작은골반 앞 부위에 위치한다. 항문괄약근과 연결되고, 좀 더 뒤에서, 근섬유띠에 의해 꼬리뼈와 연결된다.

여성의 경우, 그 근육은 외음부의 가장자리를 따라 뻗어있다.

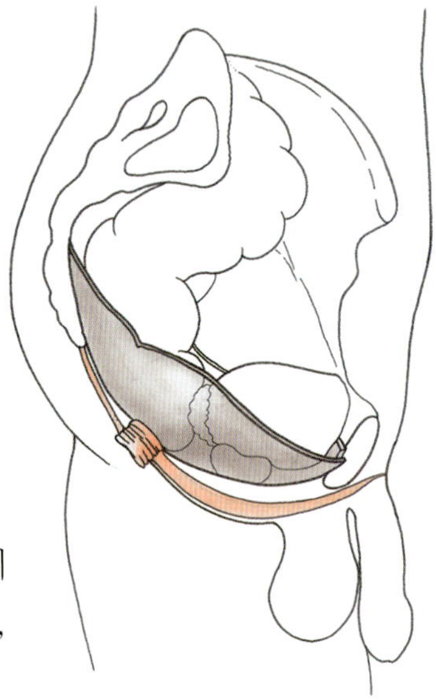

남성의 경우, 이 근육은 음경의 수평부분 아래에 있어 음경을 받치고 있다. 그 후 좀 더 앞쪽에서, 망울해면체는 음경의 수직부분 위와 앞을 통과한다.

얕은샅가로근(superficial transverse perineal)

(여기서 그려지지 않은)이 근육은 궁둥뼈에서 일어나 《힘줄중심(centrum tendineum)》이라고 하는 샅중심부위에 붙는다.

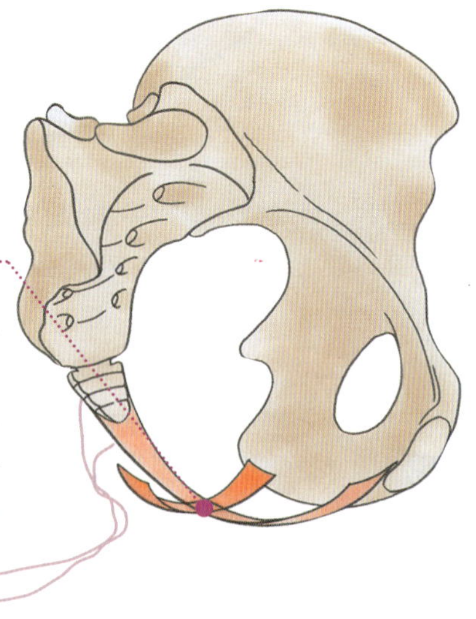

샅힘줄중심(centrum tendineum perinei)

이 부위는 힘줄중심을 이루고 동시에 얕은근육층과 깊은근육층들이 교차하기 때문에 중요하다. 만약 이 부위가 단순히 약해서 발성송풍의 작용에 어떤 혼란(disorganization)을 준다면, 소리를 내는데 직접적인 역할을 할 수 없다. 이런 경우, 이 부위는 종종 《기반이 없는》것처럼 인식된다. 이는 발성작용에서 샅의 강화와 샅의 공동작용의 중요성을 분명히 말해 주고 있다.

자세한 내용은 저자의 *여성의 샅*에서 (여성) 샅을 참조 할 것.

골반가로막과 압력

발성의 송풍을 어떤 상황에서는 샅근육으로 미는 힘을 변화시킨다. 여기서 몇 가지 예를 보여주지만 실제 상황은 더 다양할 수 있다.

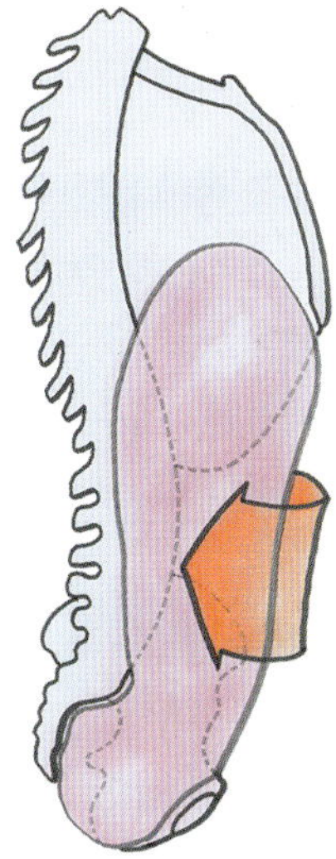

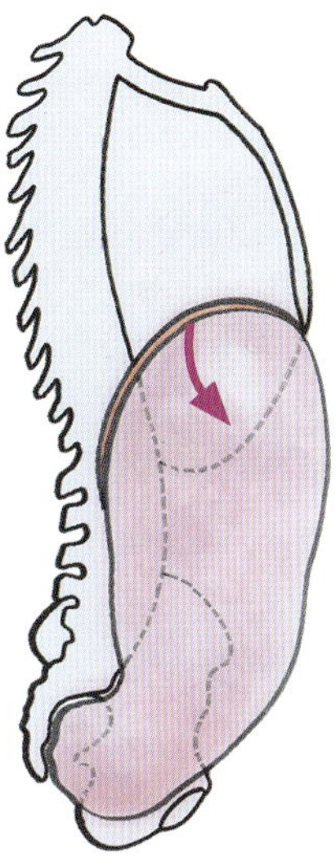

배근을 수축하면서 숨을 내쉴 때
아래에서 위로 배근을 수축하지 않고
배 가운데나 혹은 윗부위를 수축하면,
배의 장기 일부는 아래로 밀리고, 이에 *수직적인 밀기로 샅으로* 압력이 전달된다.

특히 *가로막을 아래로 내리면서 숨을 들이 마실 때,*
혹은 가로막이 아래로 내려간 상태를 유지하면서 숨을 내쉴 때,
배의 장기는 배벽으로 밀린다.
하지만 역시 샅쪽으로 밀리면서 샅을 밀게 된다.

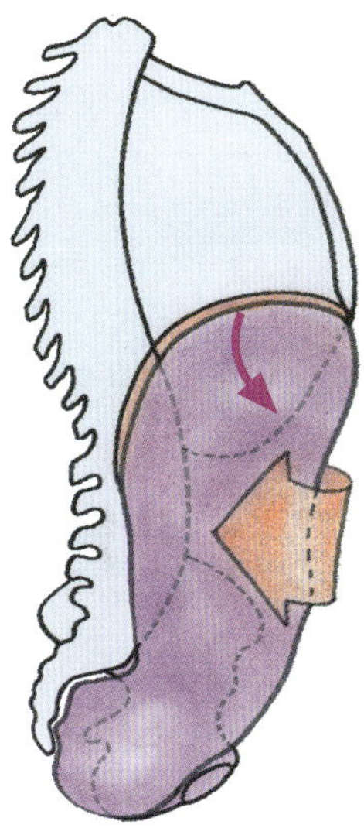

어떤 발성 상황에서는,
위의 두 상황이 동시에 작용한다:
예를 들어, 허파가 수축하지 않도록 아래로 내려간 가로막의 상태를 유지할 때,
동시에 배근을 수축하여 압력을 발생시킬 때이다.
그런데, 샅가로막으로 미는 것은 매우 중요하다.
이러한 상황들에서, 샅가로막에 도달하는 압력을 지속시키기 위해서는 샅가로막을 수축시킬 수 있어야 한다.

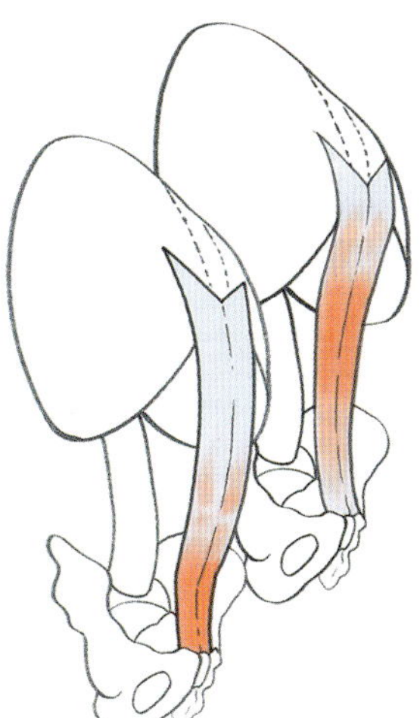

배근을 *아래에서 위로* 수축시키면서 숨을 내쉴 때,
배의 장기는 위로 밀리고,
샅으로 미는 힘은 작용하지 않는다.

갈비뼈를 벌리면서 숨을 내쉴 때(121쪽),
혹은 벌어진 갈비뼈를 유지하면서 숨을 내쉴 때,
배의 장기는 가슴과 또한 샅쪽으로 당겨진다.
이 날숨은 샅쪽으로 밀리는 힘을 제거한다(그림은 없음).

들숨근

다음 쪽에서부터 들숨 시 작용하는 근육을 살펴볼 것이다.
목소리는 날숨 시 발생하는데, 들숨근은 목소리를 내는데 어떻게 작용하는가?
물론, 들숨근은 *공기를 다시 흡입하는데 작용한다.*
하지만, 매우 종종, 들숨근은 날숨작용을 제어하고,
이러한 작용으로, *성대문 아래에 있는 공기배출을 조절한다.*

들숨근은 두 종류가 있다:

- 가장 강한 들숨근은 허파 아래에, 그리고 가슴 안에(다음 쪽을 참조) 위치한 **가로막**이다.
- 하지만 다른 들숨근은 허파꽈리를 확장시킬 수 있다.

가로막과는 반대로, 다른 들숨근은 모두 가슴우리에 부착되어 있다.
이 근육들을 **갈비들숨근** 혹은 **부수적인 들숨근**이라 부른다(왜냐하면 일상적인 들숨에는 관여하지 않지만, 더 국한된 방법으로 들숨에 관여한다).
발성준비행위에서, 이 근육에 자극을 주는 것은 이중으로 유용하다:
이 근육은 숨을 다양하게 들이 마시게 하면서, 가슴우리가 내려가는 것을 방지한다. 이러한 이유에서, 배근의 날숨작용을 가장 효율적으로 할 수 있도록 한다.

이 모든 근육은, 가로막을 설명한 후, 하나씩 다룰 것이다. 발성작용에서, 후두근이 자유롭게 작용하기 위해, 목부위 근육들보다는 가슴우리부위 근육들을 동원하는 것이 더 바람직하다.

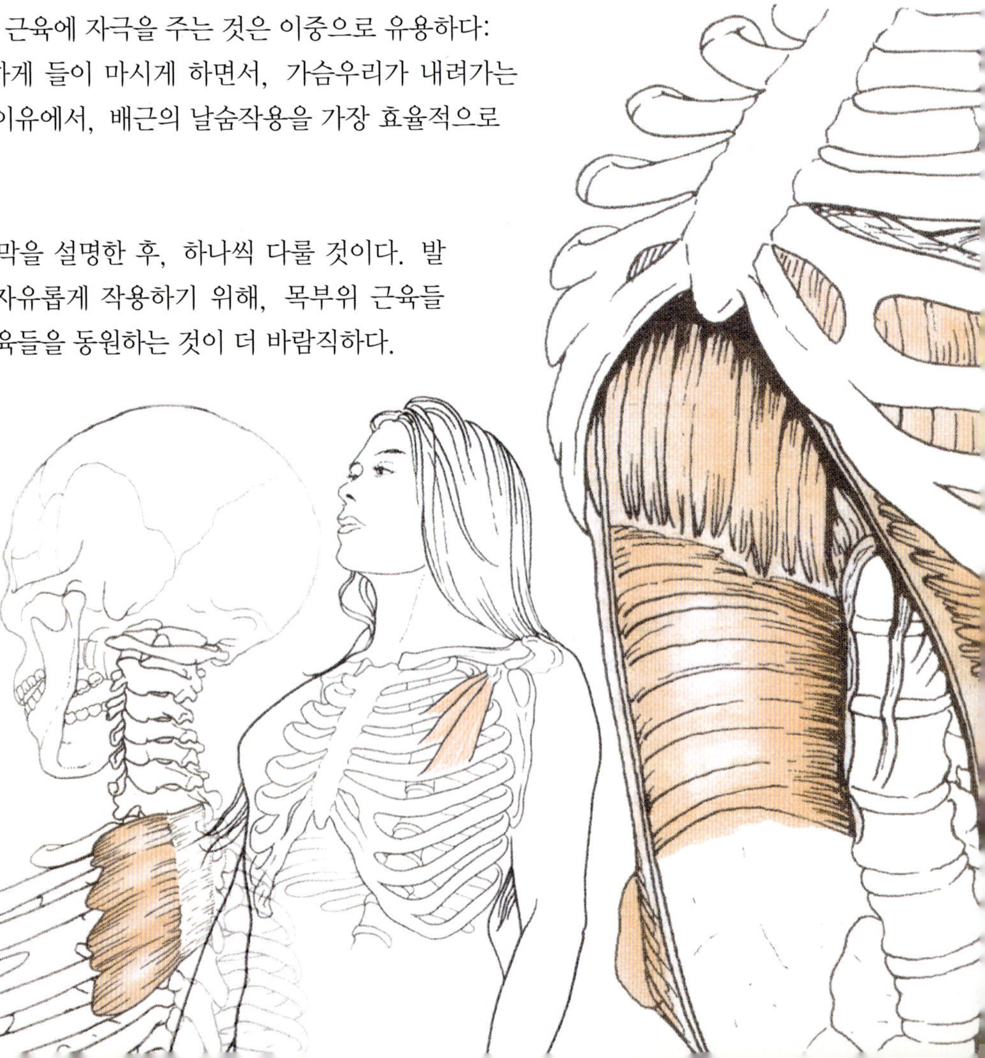

가로막

흉강과 복강사이에 위치한 근육이다.
아래로 오목하고, 둥근 지붕의 내부를 덮는 천의 형태를 하고 있다.
두 부분으로 구성되어 있는데......

중심널힘줄(central tendon)이라 불려지는 (수축하지 않는)근섬유의 힘줄중심(centrum tendineum)

이 힘줄중심은 어느 정도 클로버 형태를 하고 있는데, 이러한 형태로 인하여 이 부위는 세 개의 작은 잎으로 묘사된다: 앞쪽의 작은 잎, 뒤쪽오른쪽과 왼쪽에 있는 두 개의 작은 잎.

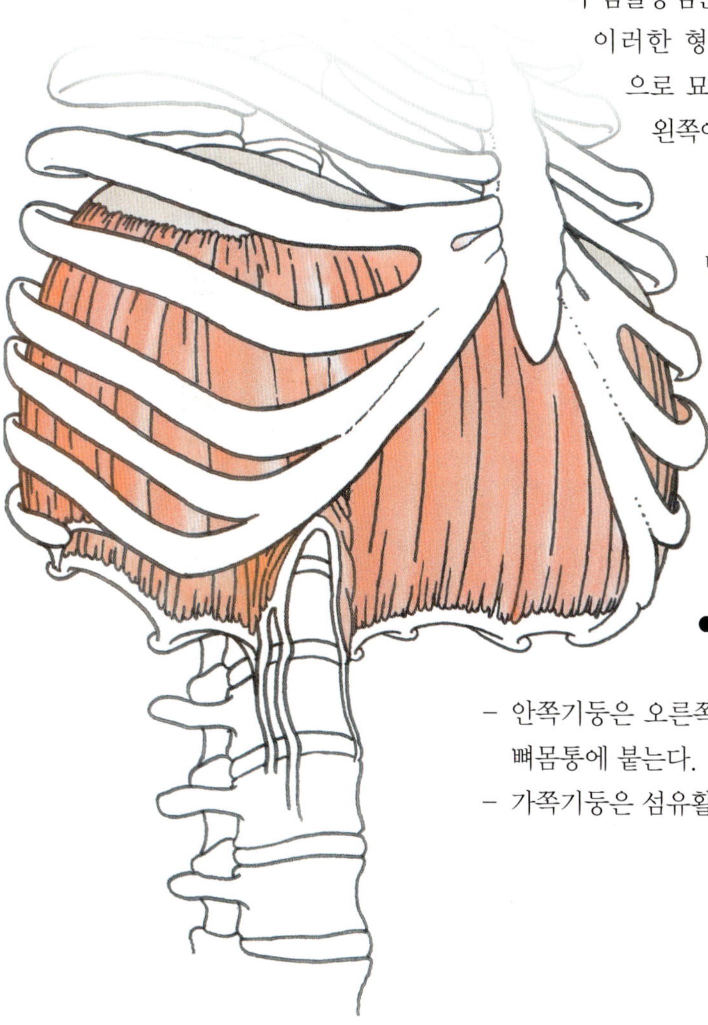

중심널힘줄에서 가슴우리의 주변으로 뻗어 있는 수축섬유가 일어나 세 부위에 닿는다:

- 앞쪽의 작은 복장섬유들은 칼돌기의 깊은 면에 닿고;
- 갈비섬유들은 일곱째에서 열두째 갈비뼈와 갈비연골의 깊은 면에 닿고;
- 뒤쪽의 섬유들은 가로막의 〈〈활〉〉이라고 하는데, 두 유형이 있다:

- 안쪽기둥은 오른쪽에서 L1~L4, 왼쪽에서 L1~L3 척추뼈몸통에 붙는다.
- 가쪽기둥은 섬유활에 닿는다.

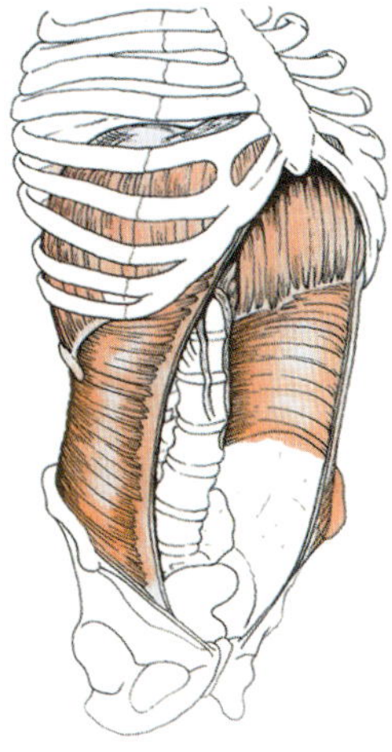

가로막을 정확하게 알기

가슴우리 안쪽에서, 가로막은 *배가로근*과 접해 있다.

이 근육들은 서로 맞물려 있다. 발성행위를 할 때 이 두 근육들의 접근성은 공동작용/길항작용(103쪽 참조)을 효율적으로 행할 수 있도록 한다.

가로막에 대한 좀 더 자세한 내용은 *호흡작용의 해부학*, 80-86과 134-139쪽을 참조.

호흡에서 가로막의 작용

가로막은 주요한 들숨근이다. 가로막은 종종 동시에 발생하는 두 가지 방법으로 호흡에 영향을 줄 수 있고, 호흡에서 두 가지 방법은 혼합될 수 있다:

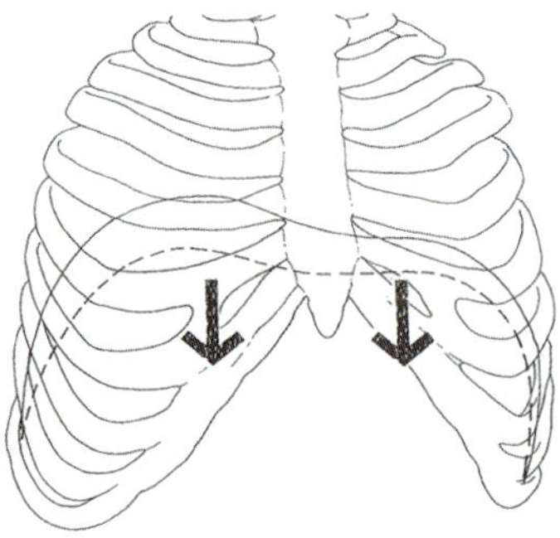

〈〈피스톤〉〉 방법

가로막의 수축은 *중심널힘줄을 아래로 내려가게* 한다.

이 작용은 허파부피를 증가시키면서 허파바닥을 몸통 아래로 당기고, 들숨을 유발시킨다(93쪽 참조). 또한 이 작용은 배의 장기를 아래로 밀고, 종종 배를 〈〈튀어나오게 한다〉〉라고 말하는데, 이는 잘못된 인식이다.

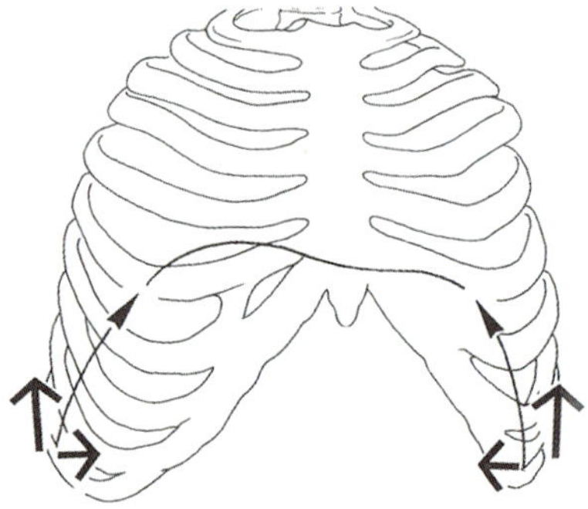

〈〈넓히는〉〉 방법

배근의 저항으로 중심널힘줄이 아래로 내려가는데, 때로는 방해 받을 수 있다. 이 때 가로막은 고정 된 중심널힘줄에서부터 작용하여, 가슴안쪽에서부터 *갈비뼈를 위로 당긴다.* 그런데, 갈비뼈의 모든 올림은 가슴직경을 넓힌다(55쪽 참조). 가로막이 아래가슴우리를 〈〈연다〉〉라고 말한다. 또한, 여기서도 이 움직임은 들숨을 유발한다.

더 중요한 사항: 목소리를 내는데 가로막의 작용

발성행위는 들숨 시에 이루어지지 않고 날숨 시에 이루어진다.

따라서 이 행위에서 가로막의 작용은 호흡과 연관이 없고, 날숨작용을 제어하는 역할을 한다. 가로막은 허파가 탄력성으로 인해 원래 모양으로 돌아오는 것을 제어하고 날숨근의 작용을 제어한다(조절한다).

이 가로막의 조절은 가로막이 작용하는 두 가지 방법을 고려하여, 발성 시 날숨에서 두 가지 형태를 지닐 수 있다:

- 노래를 부르는 동안 앞으로 튀어나온 배를 유지하거나,
- 노래를 부르는 동안 아래갈비뼈의 〈〈열린〉〉 상태를 유지한다.

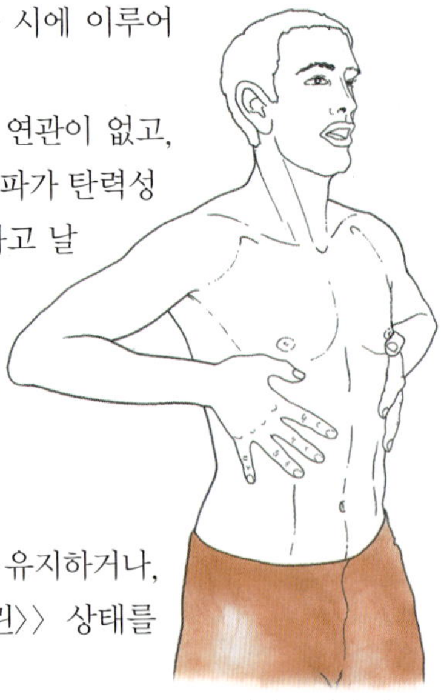

〈〈열린〉〉갈비뼈

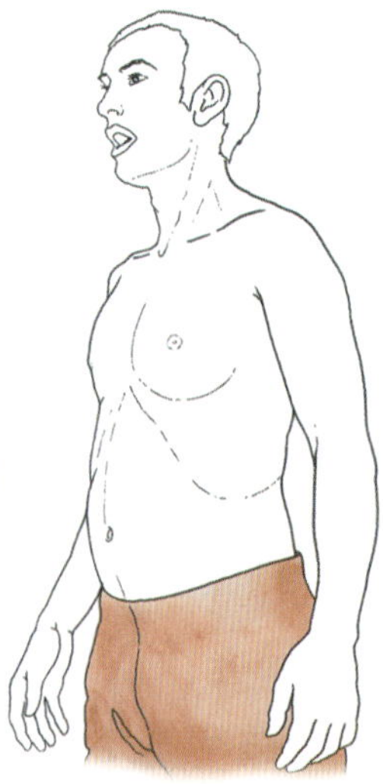

튀어나온 배

가로막은 후두와 인두에 연결된다

가로막은 가슴막(pleura)과 심장막(pericardium)에 의해 가슴바닥과 허파바닥에 붙어 있다.

이 가슴막과 심장막은 *가슴세로칸(mediastinum)*이라 불리는 세로칸은 허파사이에 있는 많은 기관들과 붙어 있다. 특히 식도와 기관을 들 수 있다.

가슴아래에 있는 식도는 가로막에서 *식도구멍(esophageal hiatus)*으로 통과하여, 좀 더 아래부위에 있는 위장과 연결된다. 여기에서, 가로막의 뒷섬유는 올가미처럼 식도를 감싼다.

식도는 부착섬유 요소들에 의해 부분적으로 가로막에 붙어 있다: 따라서 위에서 아래로 가로막의 움직임을 따른다.

그런데, 식도의 윗부분은 후두의 방패연골과 반지연골에 부착되어 있다 (100쪽 참조).

이러한 구조는 *가로막이 아래로 내려가면 이 움직임이 부분적으로 위쪽에서 후두와 인두에 전달된다:*

- 후두는 내려가고(결과는 188-189쪽 참조);
- 인두는 길어진다(결과는 219쪽 참조).

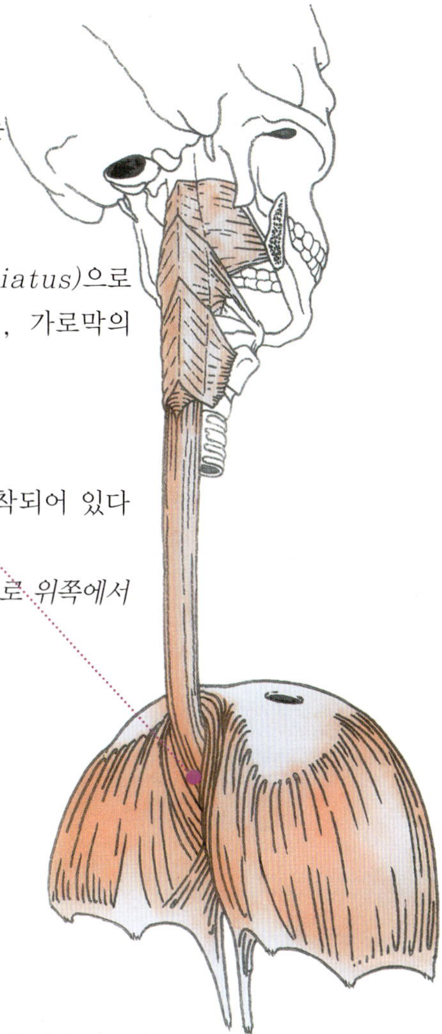

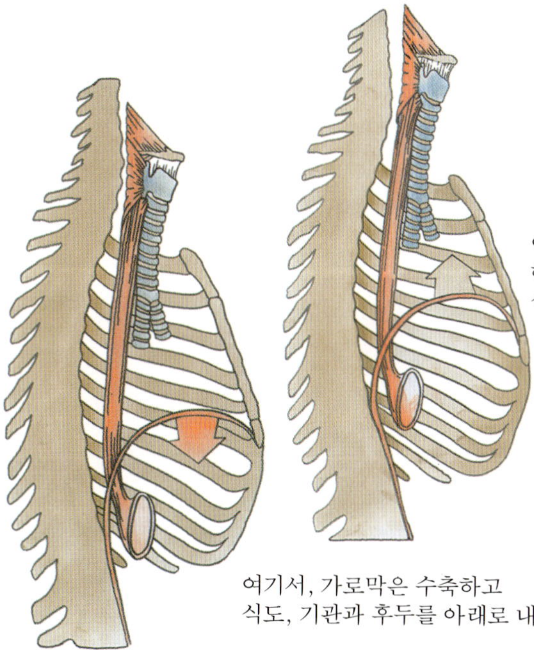

여기서, 가로막은 더 이상 활동적이지 않다: 허파가 가로막을 올라가게 한다. 식도, 기관과 후두는 처음 위치로 되돌아 온다.

여기서, 가로막은 수축하고 식도, 기관과 후두를 아래로 내린다.

손으로 만져보기

하품을 할 때 방패연골에 손가락을 대면 후두가 아래로 내려가는 것을 매우 잘 느낄 수 있다.

고찰: 가로막과 후두/인두가 아래로 내려가는 것은 호흡을 하지 않아도 가능하다.

배를 이완시키고 숨을 들이 마신다: 〈〈거짓〉〉 가로막 들숨

(Inspirer en lâchant le ventre: la 〈〈 fausse 〉〉 inspiration diaphragmatique)

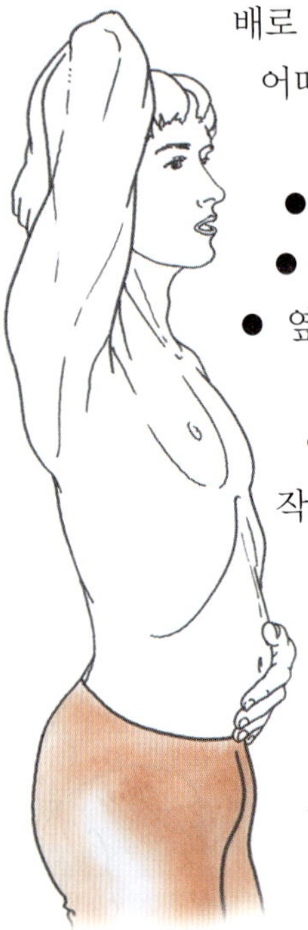

배로 하는 모든 들숨은 반드시 가로막들숨은 아니다.

어떠한 자세들에서, 배의 내용물이 저절로 앞으로 그리고/혹은 아래로 향한다.

- 수직 자세(서있거나, 앉거나),
- 양 무릎과 양손을 지면에 대고 있는 자세,
- 옆으로 누운 자세.

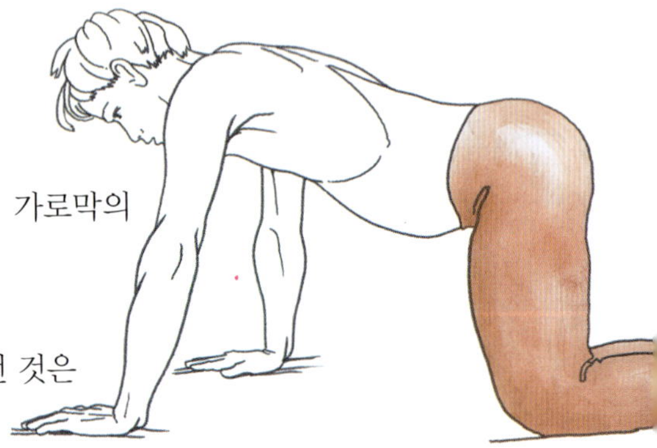

이 자세에서, 배를 〈〈튀어나오게 하기 위해〉〉 가로막의 작용은 필요하지 않다:

배는 무게에 의해 튀어나온다.

가로막은 작용하지 않는다(혹은 반드시 그런 것은 아니다).

배가 아래로 내려가는 것을 따라 가로막은 내려간다. 왜냐하면 가로막은 배에 부착되어 있기 때문이다(96쪽 참조).

정확성

재-들숨(re-inspiration)은 가로막호흡과 형태가 매우 유사하다는 것을 지적할 것이다.

하지만 감각은 다르다: 가로막으로 배를 〈〈밀지〉〉 않고, 배를 〈〈이완시킨다〉〉.

즉, 배근을 이완시킨다.

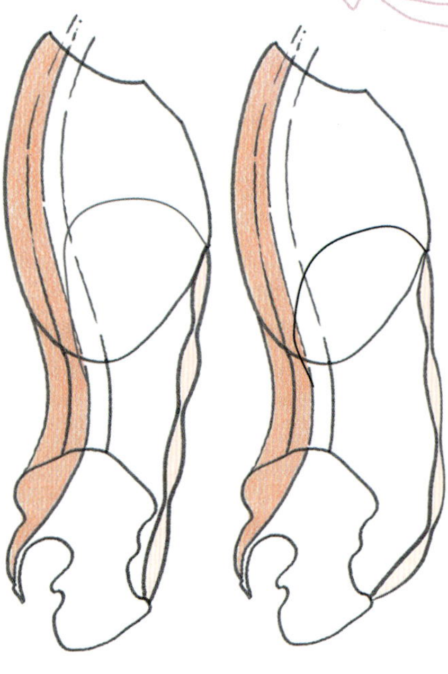

목소리를 반복해서 내는 동안 공기를 반복해서 빠르게 들이 마실 때, 배를 이완하고 숨을 들이 마시는 것은 서있는 자세에서 특히 유용하다. 왜냐하면 가로막의 작용으로 공기를 들이 마시는 것 보다 더 빠르게 들이 마실 수 있기 때문이다.

그 후 점진적으로 배근을 수축하면서 목소리를 낸다.

하지만 이 발성은 매우 안정적인 발성자세를 취한다는 것을 전제로 한다(126-129쪽 〈〈자세근육〉〉을 참조). 이 자세는 비록 배근이 완전히 이완되더라도 자세를 유지하도록 하는데, 그렇지 않는 경우 배근의 이완은 몸통을 이완시키고 자세를 불안전하게 만든다.

가로막에 대한 사회통념

〈〈가로막은 어떠한 감각능력이 없으므로 우리는 가로막을 느낄 수 없다.〉〉

완전한 사실이 아니다: 감각적인 면에서 마지막 6개의 갈비사이신경과 태양총의 교감신경섬유에서 나타난 몇몇 가지에 의해 가로막에 신경이 분포되어 있다. 하지만 또한 가로막에 붙어 있는 장액막을 느낄 수 있다: 가슴막, (가슴막 위에) 심장막, (가슴막 아래에) 복막. 이 막들은 감각적인 면에서 가로막신경과 갈비사이신경들에 의해 많은 신경이 분포되어 있다.

〈〈호흡은 반사작용이기 때문에 가로막을 통제할 수 없다.〉〉

항상 사실이 아니다: 일상적인 호흡은 가장 자주 반사작용으로 이루어진다. 즉, 호흡은 신경계에 의해 무의식적이고(우리는 호흡에 주의를 하지 않는다) 비의지적(우리는 호흡을 결정하지 않는다)으로 이루어진다. 이러한 맥락에서, 가로막은 자주 반사작용에 의해 이루어진다.

하지만, 이 반사작용은, 간헐적으로, 의식적이고 의지적인 행위가 될 수 있다: 즉, 잠시, 넓은 갈비뼈 부위나 배의 좁은 한 부분을 움직여 호흡을 결정할 수 있다... 혹은 심지어는 호흡을 정지할 수 있다(호흡정지) 등등... 이러한 호흡은 생명의 균형을 이루는 범위 내에서만 할 수 있다: 생리학적으로 허락하는 범위를 벗어나서 숨을 들이마시거나 내쉴 수 없다. 이러한 맥락에서, 가로막의 작용은 또한 의지적이고 의식적인 방법에 의해 이루어진다. 처음에는, 호흡이나 발성을 배우는 기술에서 적용된다. 반복 연습 후 만약 우리가 어떤 자세를 취하면, 더 이상 의식적으로 주의를 기울일 필요가 없다: 이 자세가 몸에 익숙해졌기 때문이다.

〈〈모든 들숨은 가로막의 작용에 의해 이루어진다.〉〉

뉘앙스가 있다: 비록, 가로막은 주요한 들숨근이지만, 가로막 외에 다른 들숨근을 사용하여 숨을 들이마시는 것을 쉽게 체험 할 수 있다. 그리고 이러한 호흡은 다른 들숨근으로 숨을 들이마시는데 익숙하고, 가슴우리가 움직이는 경우는 더욱 더 쉽다. 하지만, 이론적으로 (앞쪽에서 보았듯이) 어떠한 근육을 동원시키지 않고... 숨을 들이 마실 수 있다.

갈비사이근

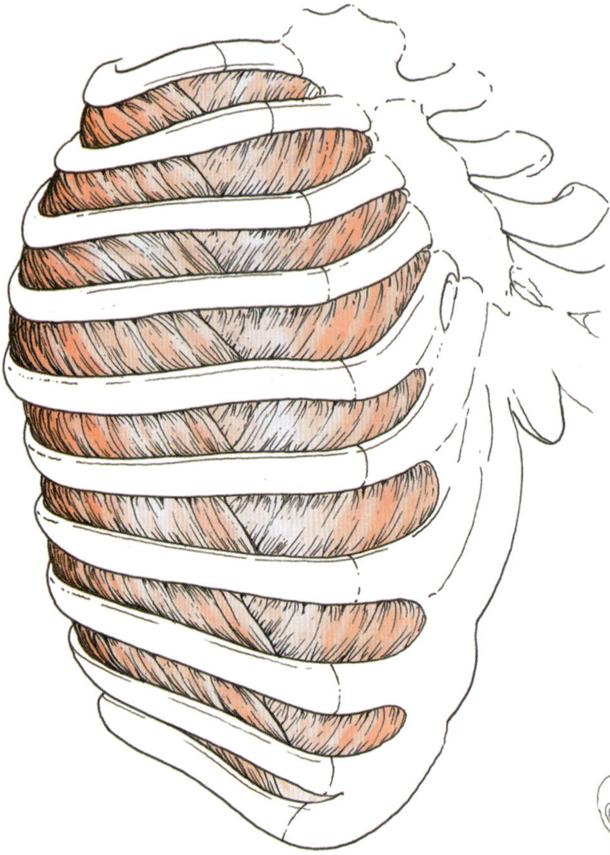

작지만 많은 근육으로 구성되어 있다.

갈비뼈사이에 위치해, 각 갈비뼈에서, 윗갈비뼈의 아래모서리에서 일어나 아래갈비뼈 위모서리에 붙는다.

- 위에서 아래로 그리고 앞에서 뒤로 사선인 《속갈비사이근》이라 불리는 깊은 갈비사이 근층이 있고,
- 그리고 위에서 아래로 그리고 뒤에서 앞으로 사선인 《바깥갈비사이근》이라 불리는 갈비근이 있고,좀 더 표면층에는 다른 갈비근층이 있다.

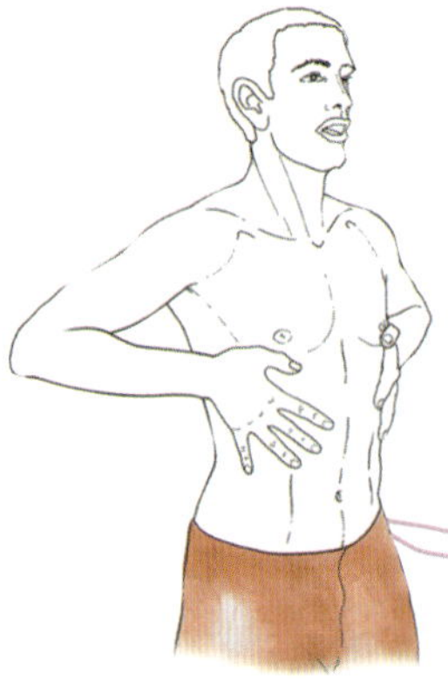

손으로 만져보기 (Palpation)

가슴 옆 갈비사이근 홈에서
갈비사이근을 만질 수 있다.

호흡과 발성행위에서 작용(Leur action sur la respiration et l'acte vocal)

갈비뼈 사이에 위치한, 갈비사이근은 무엇보다도 우선 갈비뼈를 가깝게 접근시킨다:
이렇게 갈비사이근은 갈비뼈 전체를 *커다란 뼈*-근육 층으로 만든다.
숨을 들이 마실 때, 첫째 갈비뼈가 위로 올라가면, 다른 모든 갈비뼈는 위로 올라간다.
숨을 내쉴 때, 열두째 갈비뼈가 아래로 내려가면, 다른 모든 갈비뼈는 아래로 내려간다.
따라서 이 근육들은 들숨과 날숨에 작용한다.

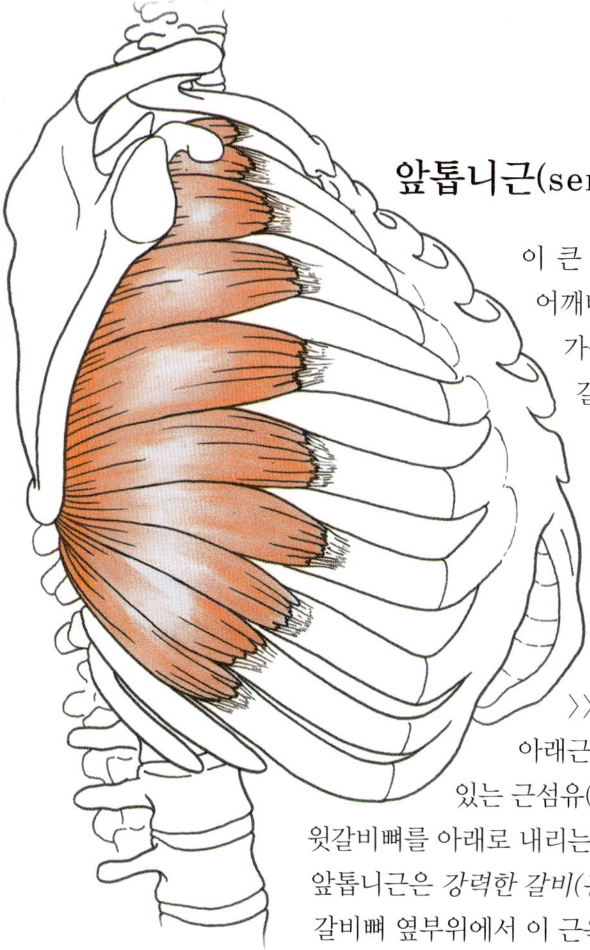

앞톱니근(serratus anterior)

이 큰 근육은 가슴우리 옆쪽으로 퍼져 있다. 이 근육은 어깨뼈 안쪽모서리에서 일어나 10개의 묶음 모양으로 가슴우리를 두르고 있다. 이 근육은 첫째에서 열째 갈비뼈에 닿는다.

윗근섬유는 *윗갈비뼈가 있는 곳으로 올라가고,*

중간근섬유는 *수평*으로 되어 있다.

아래근섬유는 *아래갈비뼈가 있는 곳으로 내려간다.*

호흡에서 앞톱니근의 작용

이 근육은 들숨을 유발하면서 《양동이 손잡이》처럼 갈비뼈를 뒤와 위로 당긴다.

아래근섬유(5 묶음)가 이 작용을 일으킨다. 좀 더 위에 있는 근섬유(3 혹은 4 묶음)는 비교적 반대작용을 하는데, 윗갈비뼈를 아래로 내리는데, 따라서 날숨과 관계가 있다.

앞톱니근은 *강력한 갈비(흉식, 역자 주)들숨근이다.*

갈비뼈 옆부위에서 이 근육의 작용을 매우 잘 느낄 수 있다.

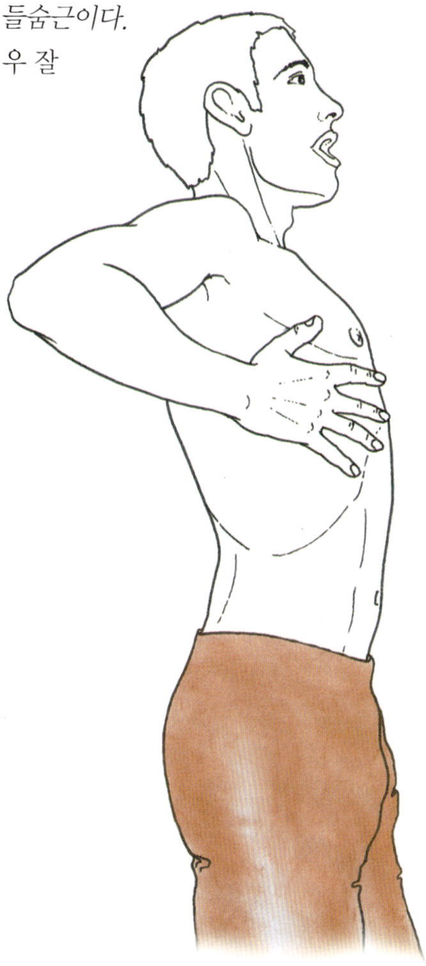

발성행위에서 앞톱니근의 작용
(Son action dans l'acte vocal)

이 들숨근은 날숨을 효율적인 방법으로 제어할 수 있다. 그러므로 성대문아래 공기유량을 조절할 수 있다.

가슴이 《경직되는》 것을 주의할 것

주의 점: 노래를 부르는데 몇몇 기술들을 사용하면 이 근육을 너무 지나치게 작용시킨다, 이는 가슴을 경직시킬 수 있다. 갈비뼈를 움직이는 것을 반복하거나 혹은 다른 들숨근을 사용해서 이 근육과 교대로 작용시키는 것이 좋다.

작은가슴근(pectoralis minor)

이 근육은 빗장뼈아래, 가슴우리 앞에서 펼쳐 있다.
어깨뼈의 부리돌기에서 일어나(56쪽 참조) 가슴 가운데로 내려가서 셋째에서 다섯째 갈비뼈에 닿는다.

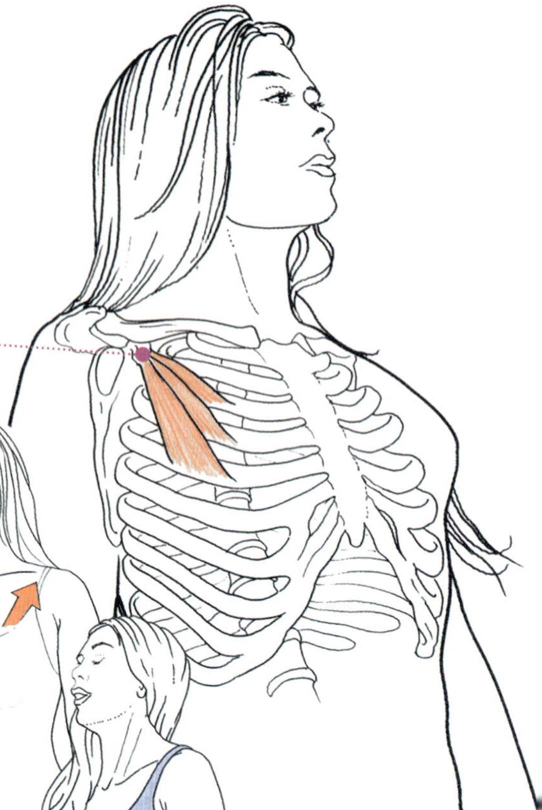

호흡에서 작은가슴근의 작용
(Son action sur la respiration)

이 근육은 들숨을 유발하면서 윗갈비뼈를 《*펌프 손잡이*》처럼 위로 당긴다(55쪽 참조).
작은가슴근은 크기가 작은 갈비호흡근이지만, *빗장뼈 아래*부위를 움직이게 하는데 매우 유용한 근육이다.

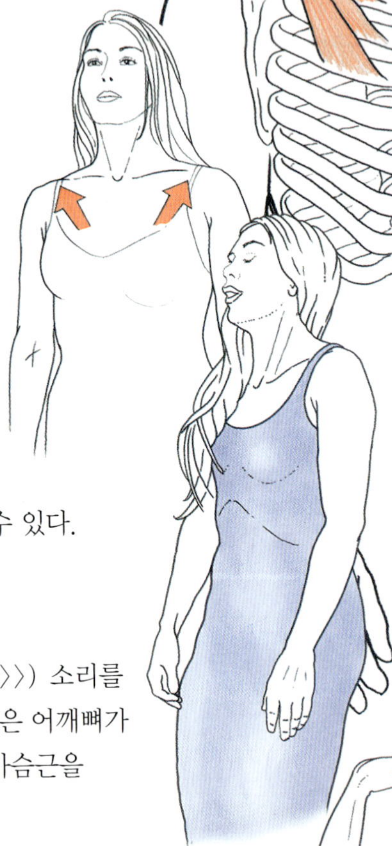

발성행위에서 작은가슴근의 작용
(Son action dans l'acte vocal)

이 들숨근은 날숨을 효율적인 방법으로 제어할 수 있다. 그러므로 성대문아래 공기유량을 조절할 수 있다.

성악가들이 높은음이나 가는(《날카로우면서 긴》) 소리를 낼 때 어깨가 올라가는 것을 종종 볼 수 있다. 이것은 어깨뼈가 작은가슴근을 당기기 때문에 좀 더 용이하게 작은가슴근을 움직이게 한다.

어깨 위를 자유롭게 한다

주의 점: 어깨를 앞쪽으로 둥글게 감는 경우, 작은가슴근은 짧아지고 들숨근으로써의 작용은 힘들어 진다. 이런 경우, 가슴우리와 어깨부위를 움직이게 하기 위해, (눕거나 혹은 서서)양팔을 머리 위로 올려서 작은가슴근을 유연하게 하는 것이 좋다.

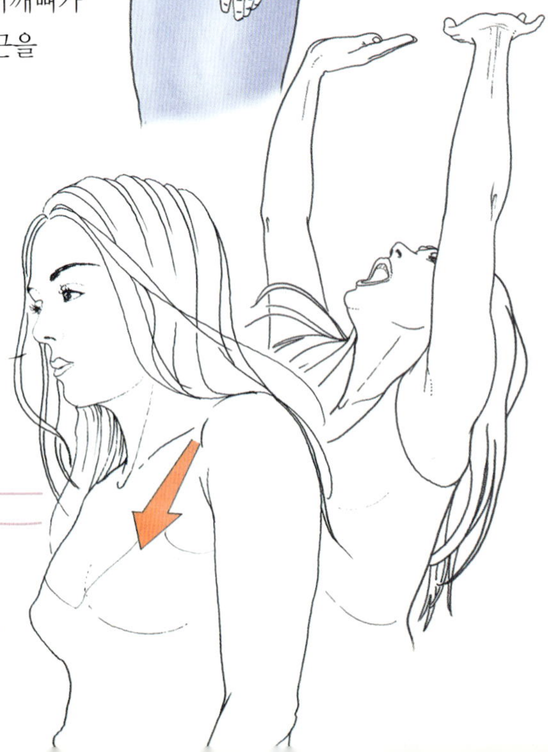

큰가슴근(pectoralis major)

(피부아래) 얕은큰근육인 큰가슴근은 가슴우리 앞에서 펼쳐 있다.

빗장뼈와 복장뼈의 가쪽 2/3에서 일어난다. 여기에서, 근섬유는 위팔뼈의 위(앞부위)에 닿기 위해 바깥쪽으로 모인다.

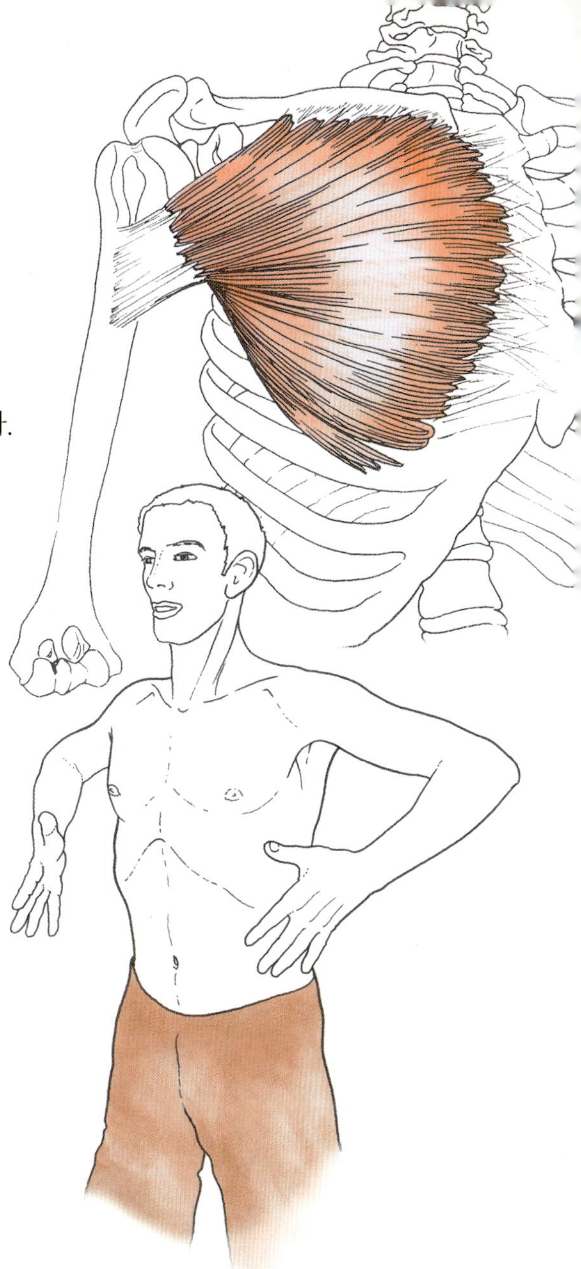

호흡에서 큰가슴근의 작용
(Son action sur la respiration)

큰가슴근은 《*펌프 손잡이*》처럼 들숨을 유발하면서 갈비뼈를 뒤와 위로 당긴다. 아래 근섬유가(5-8 갈비뼈에 닿는 근섬유) 이러한 작용을 한다.

이 단계에서, 갈비들숨근이다.

가슴 앞 부위에서 벌어지는 Charpy 각에서 이 작용을 매우 용이하게 느낄 수 있다.

가장 높은 위치에 있는 (빗장뼈)근섬유는 오히려 반대결과를 낳는데, 빗장뼈를 아래로 내린다. 따라서 이 근섬유는 날숨근이다.

발성행위에서 큰가슴근의 작용
(Son action dans l'acte vocal)

이 작은 들숨근은 날숨을 효율적인 방법으로 제어할 수 있다. 그러므로 성대문아래 공기유량을 조절할 수 있다.

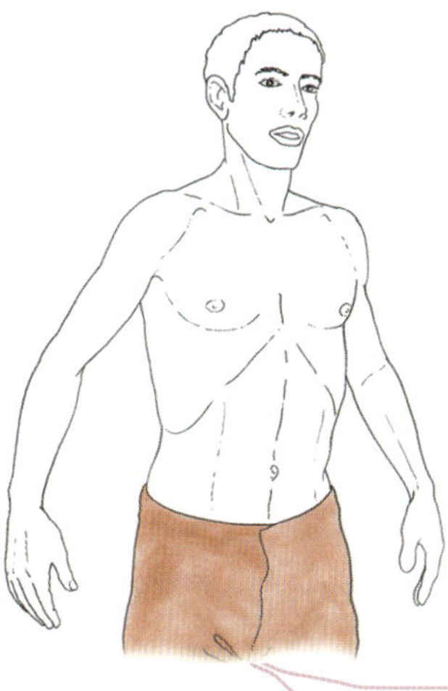

어깨를 자유롭게 한다

주의 점: 어깨를 안쪽으로 둥글게 감는 경우, 큰가슴근은 짧아지고 들숨근으로써의 작용은 힘들어진다. 이런 경우, 가슴우리와 어깨부위를 움직이는 것이 좋다. (눕거나 혹은 서서)양팔을 펴서 벌어지게 하여 큰가슴근을 유연하게 하는 것이 좋다.

갈비올림근(levatores costarum)

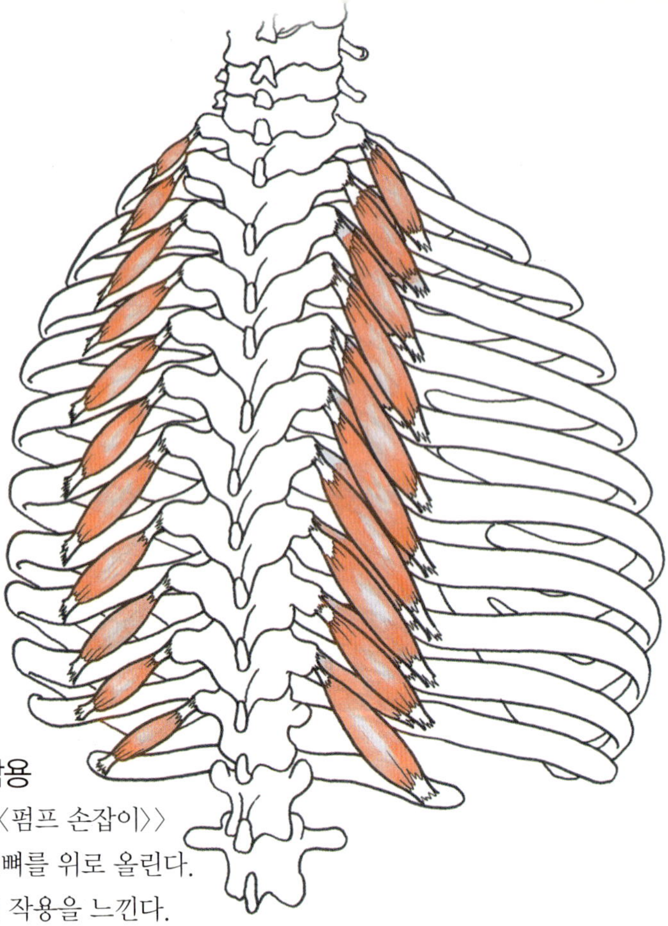

가슴 뒤에 위치한, 다량의 갈비올림근은 작지만, 깊은근육이다.

척주에서 각 척추가로돌기에서 일어난다.

짧은 묶음이 가쪽으로 내려가서 아래에 있는 갈비뼈에 닿는다.

그리고 긴 묶음은 가쪽으로 내려가서 아래 두 번째에 있는 갈비뼈에 닿는다.

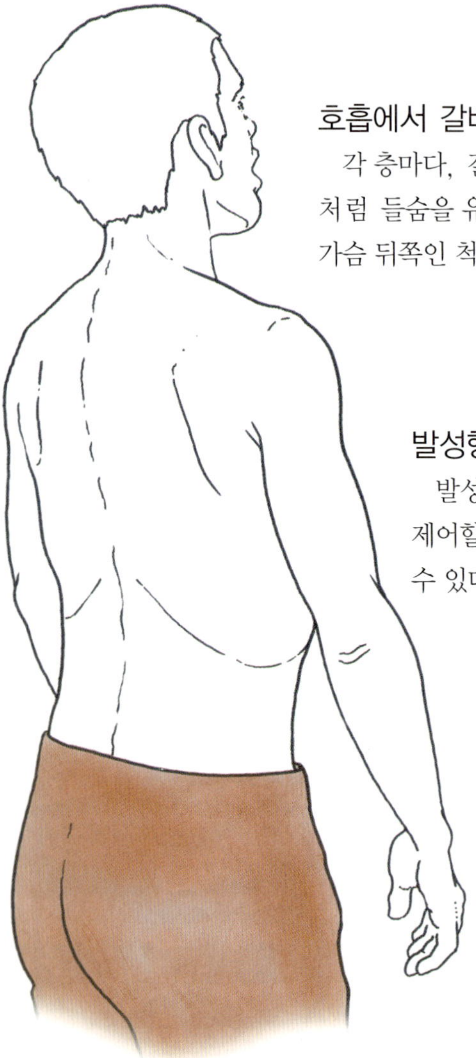

호흡에서 갈비올림근의 작용

각 층마다, 갈비올림근은 《펌프 손잡이》처럼 들숨을 유발하면서 갈비뼈를 위로 올린다. 가슴 뒤쪽인 척주 주위에서 이 작용을 느낀다.

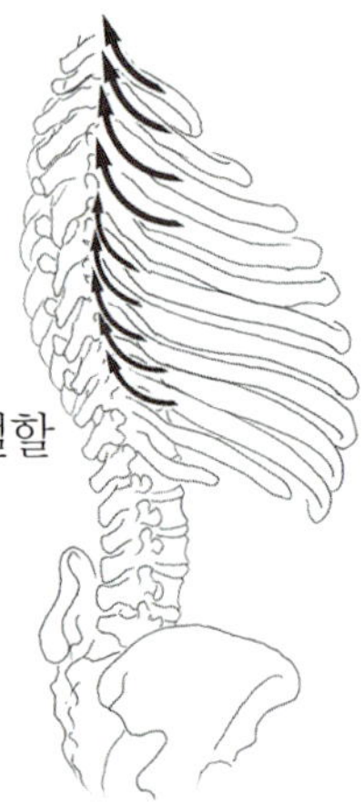

발성행위에서 갈비올림근의 작용

발성행위에서, 이 들숨근은 날숨을 효율적인 방법으로 제어할 수 있다. 그러므로 성대문아래 공기의 유량을 조절할 수 있다.

등으로 숨을 들이 마신다

발성행위에서 몸통(심지어는 머리)을 지나치게 앞으로 내미는 사람들은 이 근육의 작용을 이해하고 발달시키는 것이 중요하다. 《등받이》처럼, 이 근육은 자세를 다시 균형 잡게 하는데 중요한 역할을 한다. 갈비뼈를 뒤로 벌어지게 하는 자세에서, (눕거나 혹은 서서)가슴을 굽히면, 이 근육의 작용을 이해하고 발 발달시킬 수 있다.

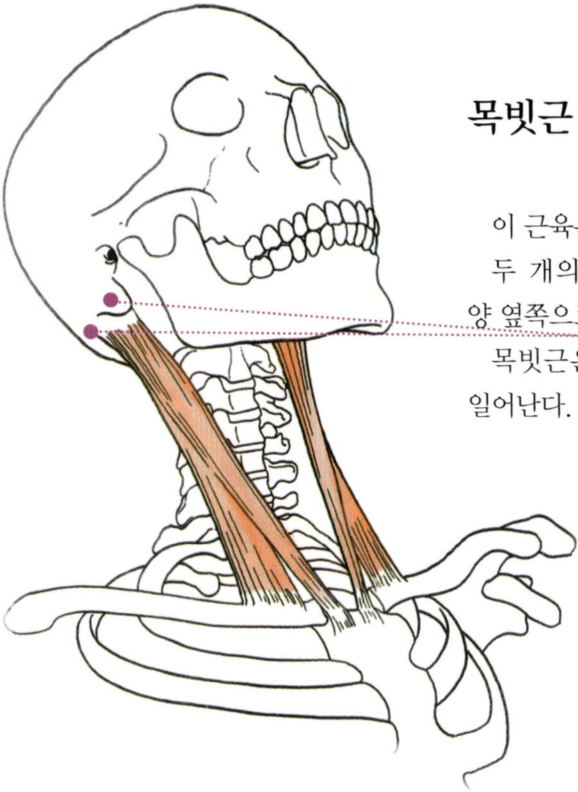

목빗근(sternocleidomastoid muscle)

이 근육은 목 앞에서 볼 수 있다:

두 개의 목빗근은 V모양을 하고 있고 복장뼈에서 머리 양 옆쪽으로 올라간다.

목빗근은 위에서 *꼭지돌기*(66쪽 참조)와 *뒤통수뼈*에서 일어난다.

이 근육은 목의 앞쪽과 중앙으로 내려가서 복장뼈와 빗장뼈의 안쪽 부위에 닿는다.

목빗근을 만지는 것은 123쪽을 참조.

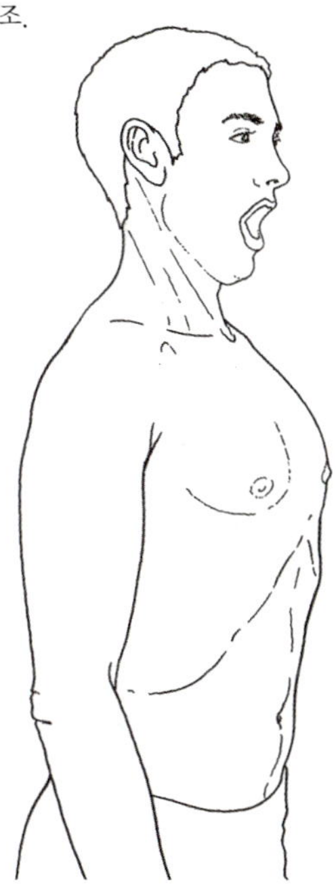

호흡에서 목빗근의 작용

이 근육은 허파 윗부분에서 들숨을 유발시키면서, 복장뼈를 위로 올린다.

발성행위에서 목빗근의 작용

발성행위에서, 이 들숨근은 날숨을 효율적인 방법으로 제어할 수 있다. 그러므로 성대문아래 공기유량을 조절할 수 있다.

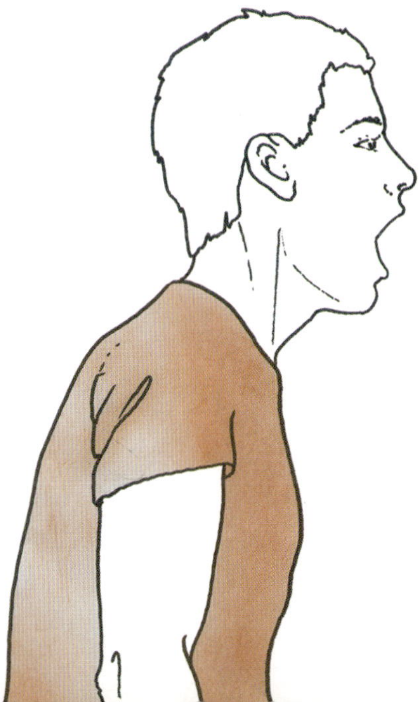

목소리를 낼 때 목빗근의 작용을 완화한다

소리를 내는 동안 이 근육을 동원하면 목 부위, 특히 목앞쪽 부위에서 경직이 강하게 일어난다.

그런데, 후두의 외재근이 거기에 있고(180쪽 참조), 이 외재근의 역할은 목안에서 후두높이를 균형 잡고, 또한 입 보다는 후두높이를 더 균형 잡는다.

이 두 유형의 작용사이에서 혼란이 발생할 수 있는 위험이 있다.

따라서 갈비들숨근을 작용시킬 때, 가슴우리 아래에 위치한 들숨근을 동원하는 것이 바람직하다.

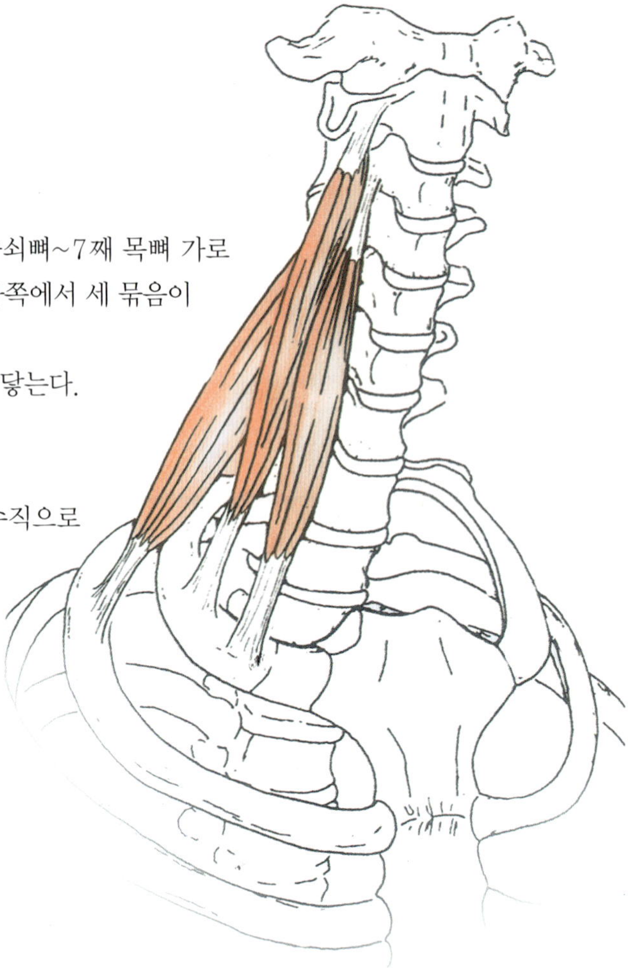

목갈비근(Les scalènes)

이 세 개의 근육은 목빗근 바로 뒤에 있다. 중쇠뼈~7째 목뼈 가로돌기에서 일어나 세 묶음으로 구성되어, 목뼈 가쪽에서 세 묶음이 차례차례로 뒤쪽으로 향해 형성된다.

앞목갈비근과 중간목갈비근은 첫째 갈비뼈에 닿는다.

아래와 앞으로 향해 사선으로 되어 있다.

뒤목갈비뼈는 둘째 갈비뼈에 닿는다.

이 갈비뼈는 앞의 두 개의 갈비근에 비해 더 수직으로 되어 있다.

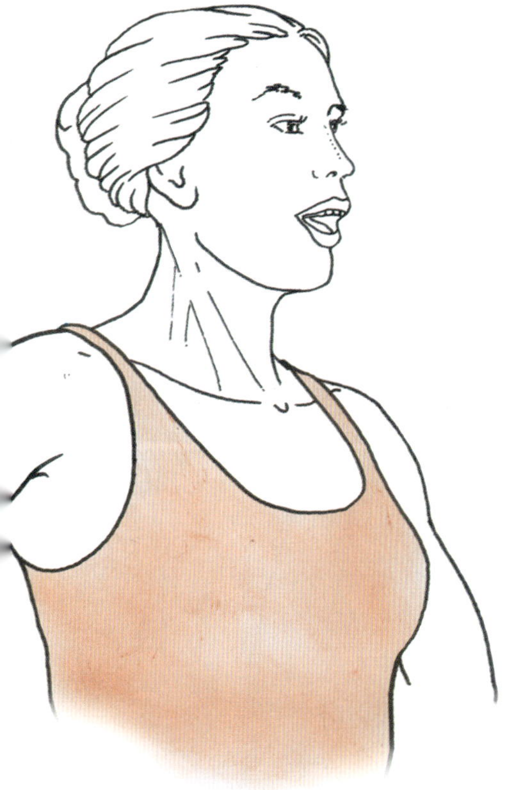

호흡에서 목갈비근의 작용

이 근육은 들숨을 유발시키면서, 첫째와 둘째 갈비뼈를 위로 당긴다. 이 들숨은 허파에서 공기유량이 많이 없는 부위에서 발생한다. 따라서 거의 효율적이지 않는 호흡움직임이다. 하지만 이 움직임은 갈비사이근을 통해 갈비뼈에서 다른 갈비뼈로 움직임이 계속 이어지게 하는 출발점이 된다.

발성행위에서 목갈비근의 작용

발성행위에서, 모든 들숨근처럼, 목갈비근은 다른 갈비들숨근과 함께 공동으로 작용하여 날숨을 효율적인 방법으로 제어할 수 있다. 그러므로 성대문아래 공기유량을 조절할 수 있다.

목갈비근의 작용을 완화한다

주의 점: 발성 할 때, 목빗근처럼, 이 근육은 종종 목뼈 부위에 큰 영향을 준다. 이 근육은 근처에 있는 후두의 경련을 유발한다.

목빗근과 목갈비근을 손으로 만져보기

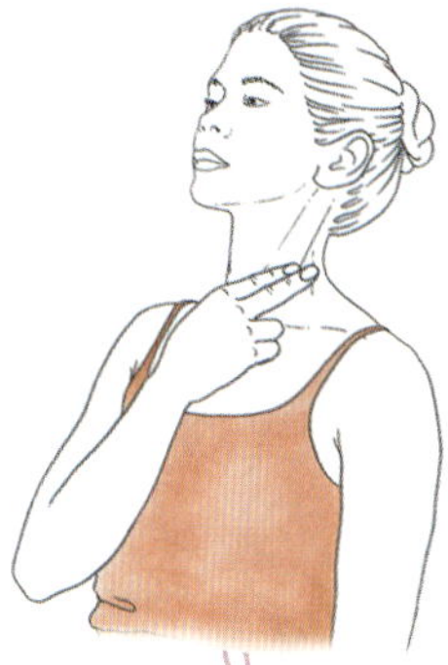

흐느껴 우는 것처럼 숨을 들이 마시려고 할 때, 이 근육을 쉽게 느낀다. 머리-목-몸통을 뒤로 재낄 때, 손가락을 목 옆 부위에 대면 목빗근을 매우 쉽게 감지 할 수 있다. 목갈비근은 목빗근 바로 뒤, 목 중간 높이에 있다. 손을 교차하여 목을 만지면, 둘째손가락을 목빗근에 가운데손가락은 동시에 목갈비근에 닿는다.

주의 점: 약한 부위이기 때문에 누르지 말고 만질 것!

이 근육들의 작용은 반대로 될 수 있다 (L'action de ces muscles peut s'inverser)

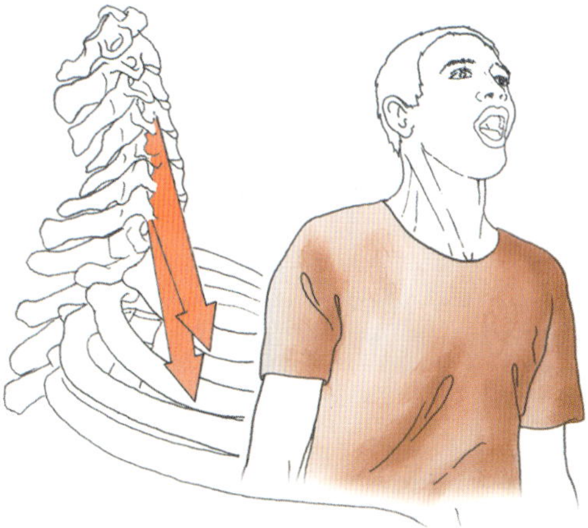

목뼈가 벌써 앞굽이(lordosis)이면, 목갈비근을 이중으로 수축하면 앞굽이가 *더 심해진다.*

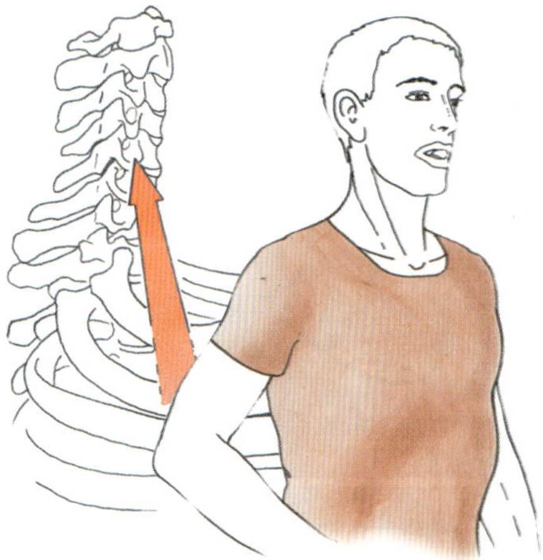

목뼈가 다시 바로서면, 목갈비근의 이중 수축은 *첫째와 둘째 갈비뼈를 위로 올릴 수* 있다.

질문-답변

《나는 매일 노래를 부른다. 목빗근을 움직여 위앞으로 숨을 들이마시는 것을 반복하면 목이 지나치게 경직된다고 책에서 읽었다. 이런 경우 나는 숨을 들이 마실 때 목빗근과 목갈비근의 작용을 어떻게 줄이는지 모르겠다. 빗장뼈아래에서 들숨 혹은 가슴아래에서 들숨을 좀 더 발달시켜야 하는가?》

그렇다. 후두근(156-163, 181-187쪽 참조)이 자유롭게 작용하기 위해 가슴아래들숨 혹은 물론, 배로 숨을 들이마시는 방법을 아는 것이 중요하다.

자세근, 송풍 지대

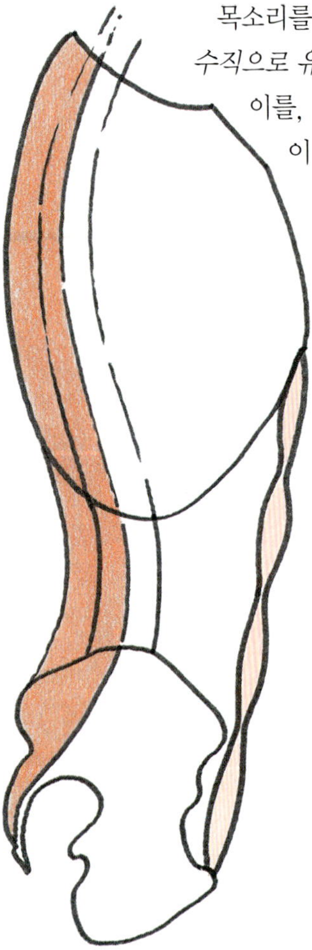

목소리를 내는 동안, 앞쪽에서 살펴보았듯이, 송풍의 작용은 -다르게- *몸을 수직으로 유지하*는 작용에 의해 활성화 된다.

이를, 좀 더 상세하게 말하자면 몸통과 목 부위이다.

이 역할은:

- 전체적으로 *배근*이라 하는 몸통 뒤에 있는 근육에 의해;
- 그리고, 몸통 앞에 있는 몇몇 근육에 의해, 하지만 몸통의 깊은 곳*, 척주 바로 근처에 위치한 근육에 의해 활성화 된다.

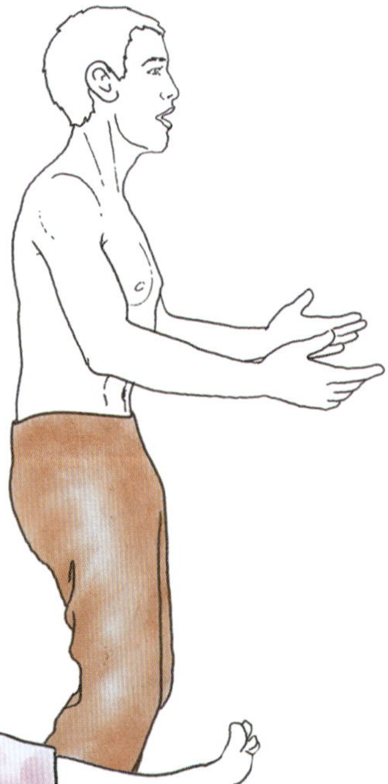

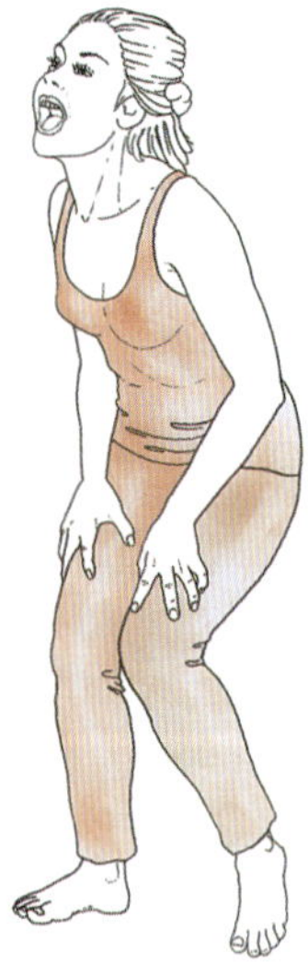

이 자세근들의 역할을 최소화 하면서 노래를 부를 수 있다. 그림에서처럼, 자기 자신의 몸에 의지하거나(혹은 물체에 의지하여).

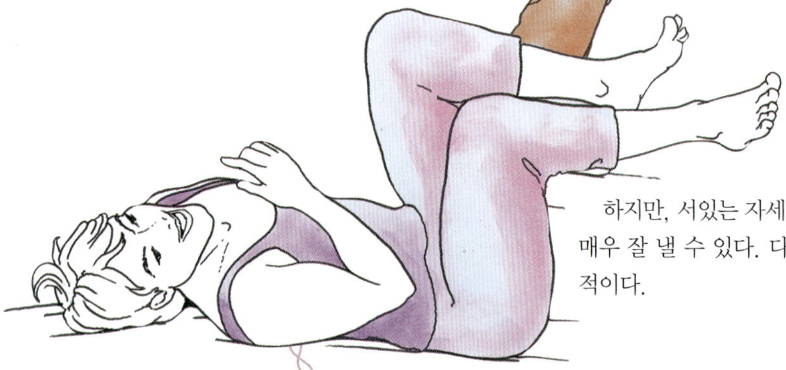

목소리를 내는 자세

하지만, 서있는 자세에서처럼 다른 자세에서도 목소리를 매우 잘 낼 수 있다. 다양한 자세에서 발성하는 것도 효율적이다.

* 이 근육들 중 몇 개의 근육만 살펴참조이다. 좀 더 상세한 내용은 *움직임의 해부학*, 74-87쪽 참조.

가시근(spinalis)

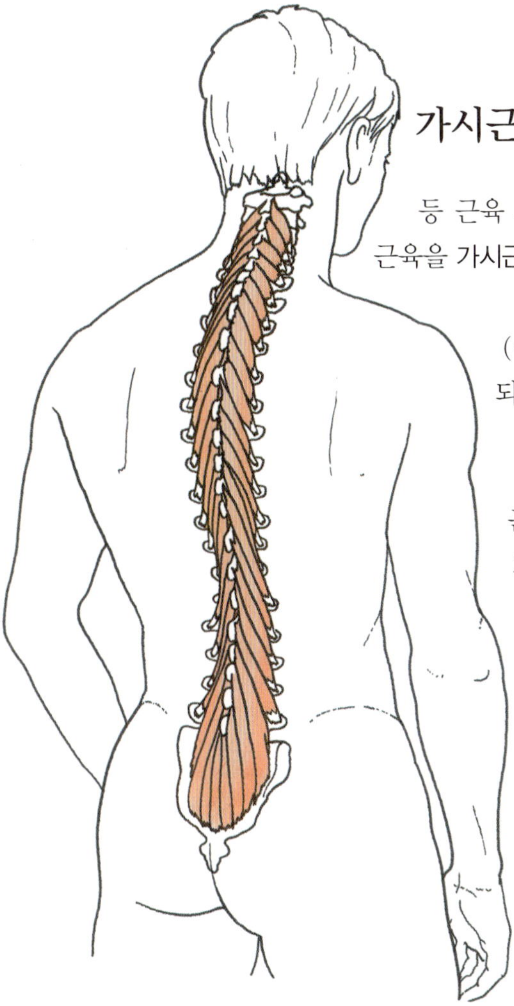

등 근육 사이에서, 척주를 따라 있고 척추사이에 연결되어 있는 근육을 **가시근**이라 부른다.

(여기서 볼 수 없는) 가장 깊은 근육은 작은 묶음으로 연결되어 가시돌기 사이나 가로돌기 사이에 붙어 있다.

이 근육들 자체는 다른 근육들에 의해 덮여 있고, 다른 근육들은 가로돌기에서 가시돌기로 이어진다: **가로돌기가시근육**(transversospinalis).

가로돌기가시근육의 각 층은 4개의 층으로 되어 있고, 각 층은 다음 층을 덮고 있다.

가로돌기가시근육은 척주를 따라 서까래를 연결한 모양으로 되어 있다.

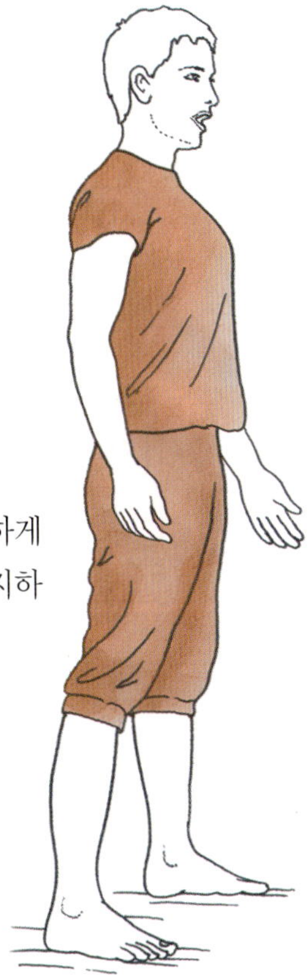

가로돌기가시근육의 작용

서있는 자세에서, 이 근육은 척주의 단계에서 지속적으로 수직균형을 유지하게 한다(이 근육은 등, 골반 부위에서는 척주를 수직으로 세우지 않지만, 축을 유지하는 역할을 한다).

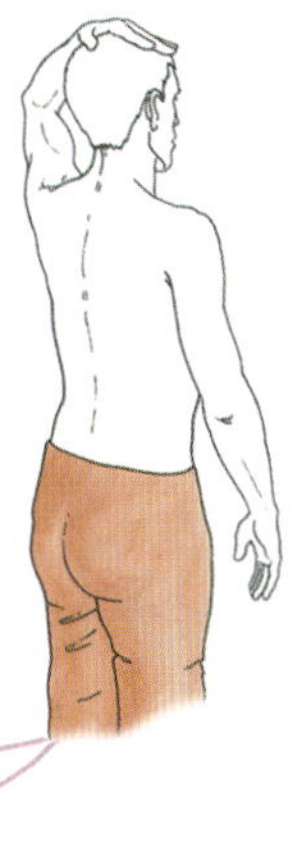

가로돌기가시근육을 강화한다

가로돌기가시근육을 강화하는 가장 특징적인 운동은 머리 위에 물건을 놓거나 혹은 정수리에 한 손(혹은 두 손)을 놓고 머리를 아래로 미는 것이다.

중간깊은근육, 등의 큰 근육

가로가시돌기근육을 덮으면서, 아래는 공통의 두꺼운 근육덩이에서 일어난 좀 더 긴 근육이 있는데, 척추와 갈비뼈에 동시에 연결되어 있다.

각 양쪽에서:

등가장긴근(longissimus thoracis)은 가로돌기에서 일어나 갈비뼈에 닿고, 엉덩갈비근(iliocostalis)는 더 가쪽으로 진행하여 갈비뼈까지 닿는다.

이 근육은 가로돌기가시근육보다 더 깊이 위치하고, 서있는 자세에서, *몸통을 강하게 안정시키고, 특히 몸통이 수직에서 벗어날 때 몸통을 유지시킨다.*

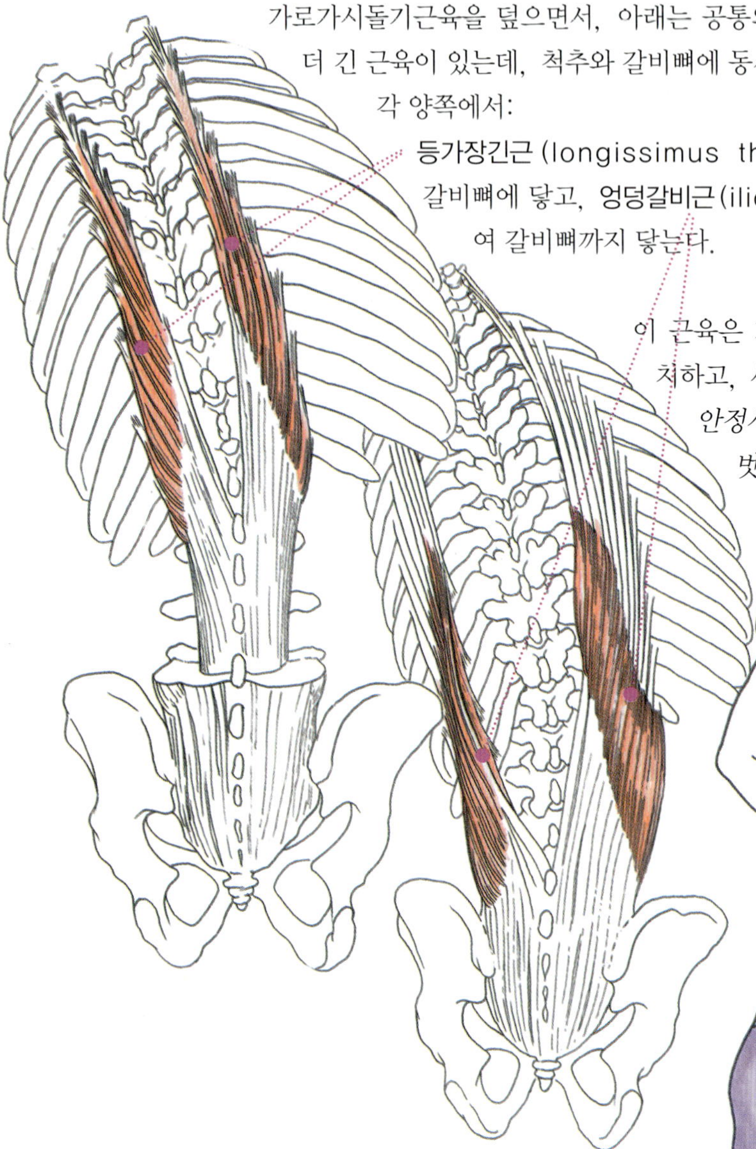

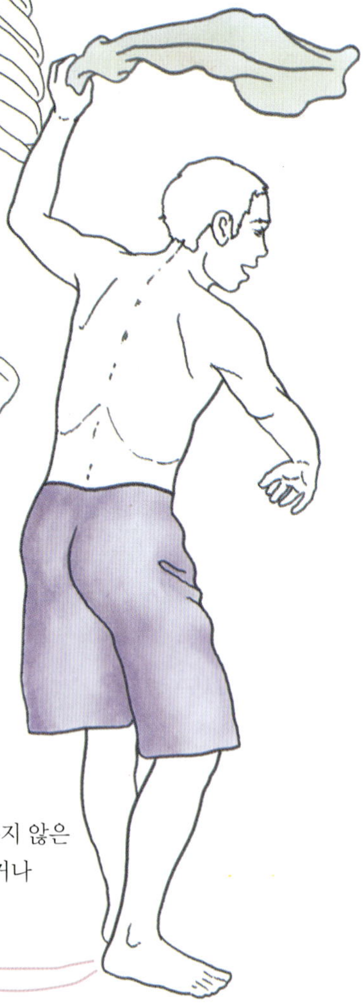

목소리와 움직임

오늘날, 배우와 가수들이 몸을 바로 세우지 않은 자세에서, 게다가 기울인 자세에서 낭송하거나 노래를 부르는 것을 흔하게 볼 수 있다.

자세 앞 근육

척주 앞쪽에서는 척추축에서 가장 가까운, 등근육이 작용할 때 균형을 유지시키는 근육이 있다.

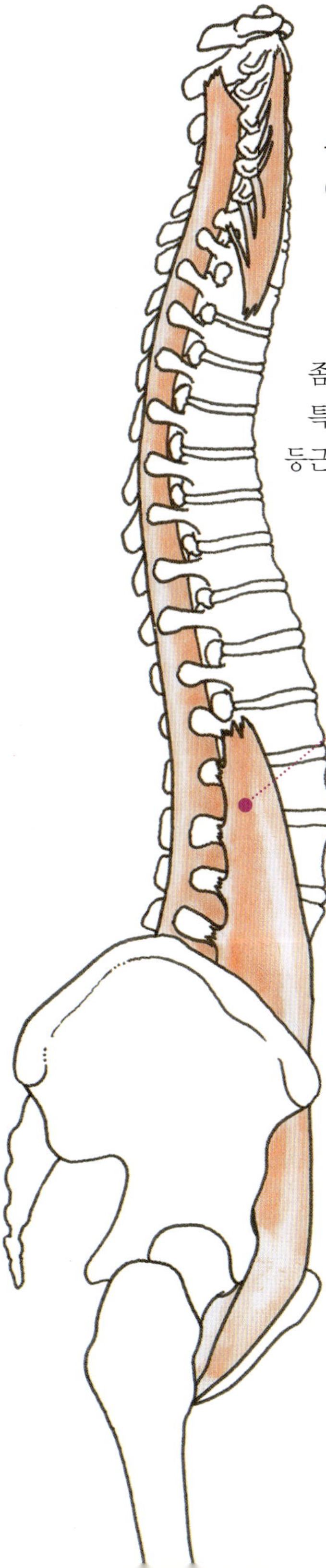

위에서는,
목긴근(longus colli muscle)과
목앞근육(pre-cervical muscles)
(5장 208-209쪽 참조)이 있다.

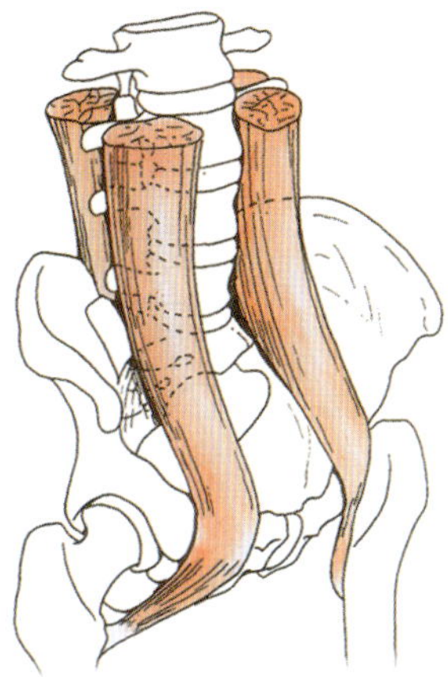

좀 더 아래, 등 부위에서,
특히 가슴우리의 무게가
등근육의 균형을 잡는다.

등근육과 허리근은 허리뼈 주위에서 4개의 밧줄처럼 형성되어 있다.

좀 더 아래, 허리부위에서는,
양쪽에, 허리근이 있다:

이 근육은 열두째 등뼈와 (척추뼈몸통가쪽과 가로돌기) 다섯 개의 허리뼈에서 일어난다.

이 허리근은 아래로 내려가서 골반을 통과하여 넙다리뼈작은돌기(lesser trochanter of femur)에 닿는다.

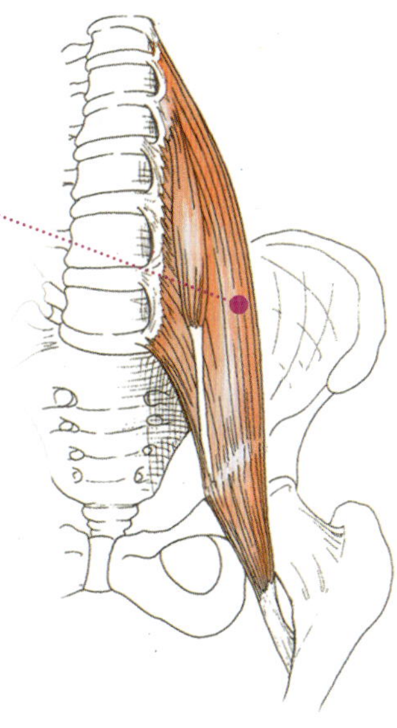

강화시키고 이완시킨다

허리근을 강화시키면 유용할 수 있고, 심지어는 소리를 내는 동안 다리를 들면서 허리근을 강화시킬 수 있다(엉덩이 굽힘근이다). 하지만 이 근육은 지나치게 경직될 수 있기 때문에, 이런 경우, 허리근을 이완시키고 혹은 심지어는 늘여야 한다.

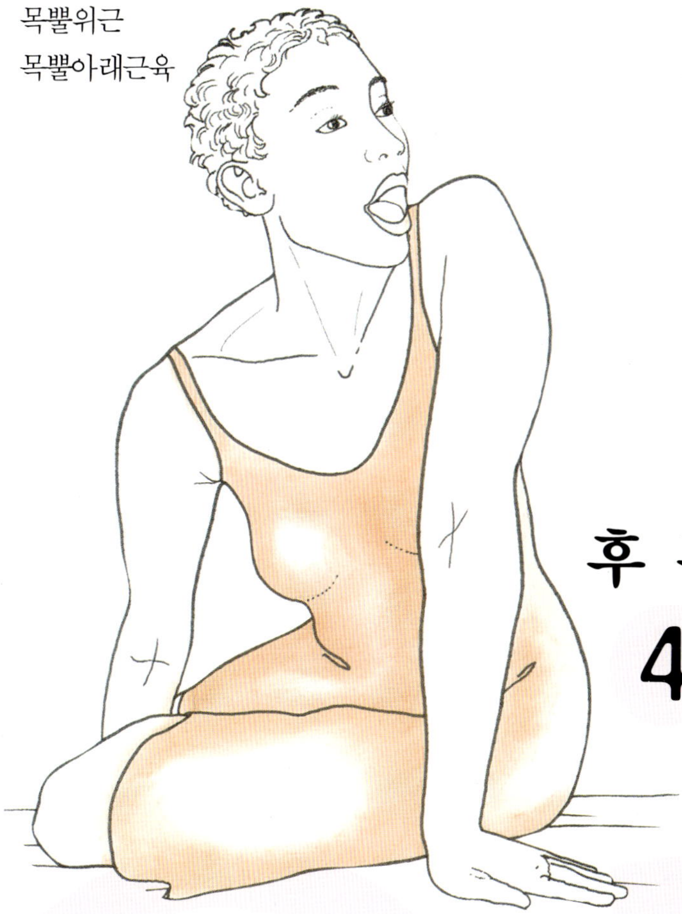

후두 4

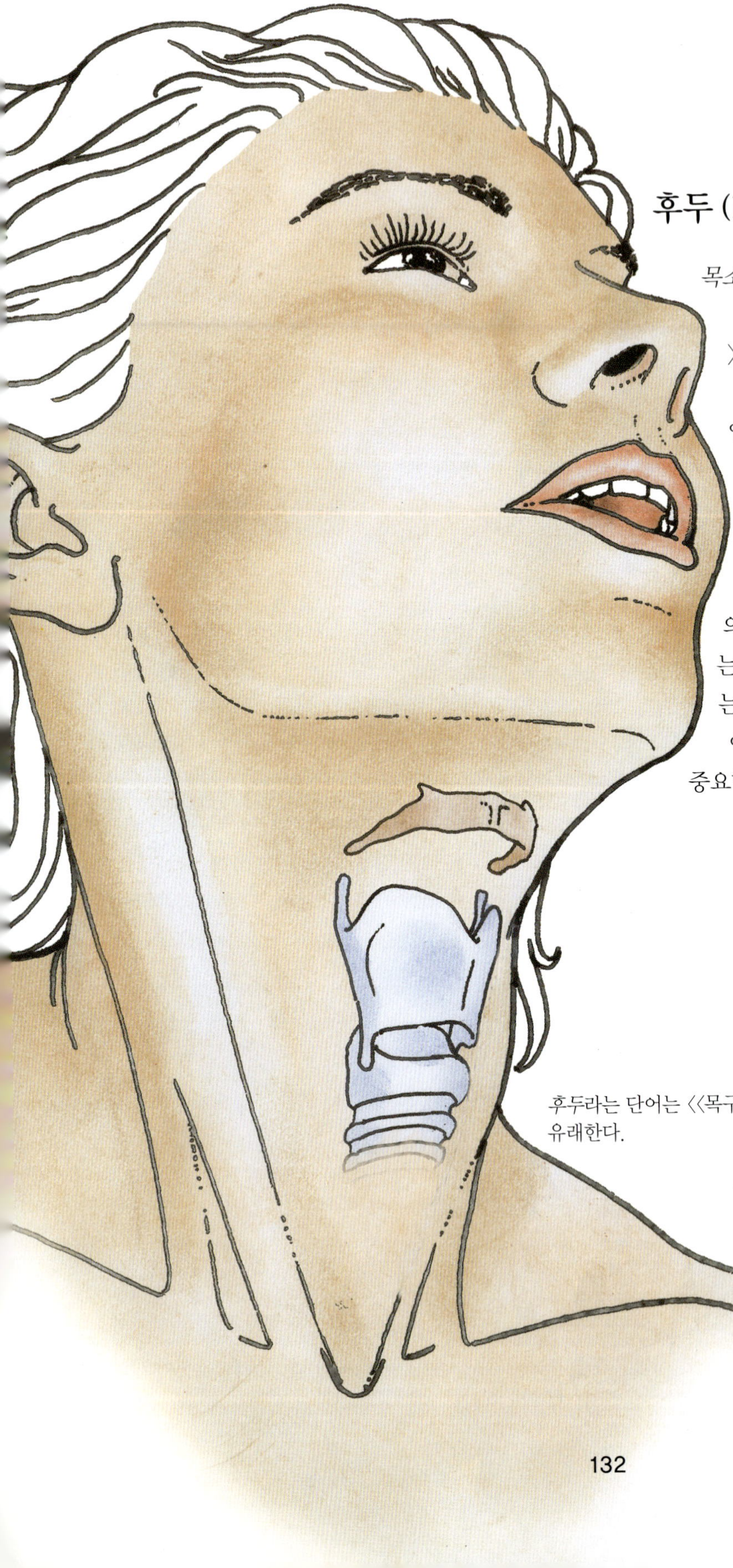

후두 (larynx), 목소리의 근원지

목소리는 어디서 만들어 지는가?

이 질문에, 답변은 종종: 〈〈목안에서〉〉라고 말한다.

말하거나 노래를 부를 때, 각 개인은 입 안쪽보다 좀 더 아래쪽과 뒤쪽부위에서 목소리가 나는 감각을 경험할 수 있고 이 부위를 잘 측정할 수 있다. 비록 이 현상은 이렇게 요약하기에는 부족하다 하더라도, 인간 목소리의 〈〈첫 번째 소리〉〉가 발생하는 장소는 **후두**라고 불리는 목부위에서 발생하는 것은 사실이다.

이 복잡한 조직은 잘 알려져 있지 않은 중요한 요소로 형성되어 있다: **성대**

후두라는 단어는 〈〈목구멍〉〉이란 의미를 지닌 그리스어 *larunx*에서 유래한다.

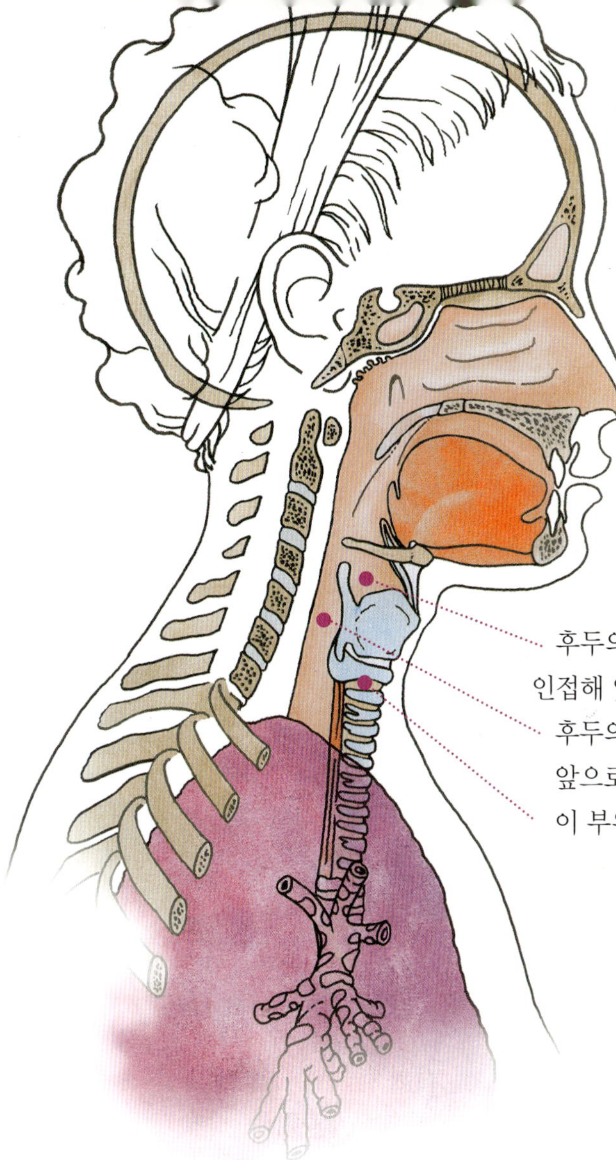

후두는 다섯째 혹은 여섯째 목뼈 앞인 목의 중간 부위에 위치한다.

후두높이는 변하는데, 두 가지 이유 때문이다. 목의 위치는 변할 수 있고, 또한 후두는 목 부위에서 약 6cm 정도 이동할 수 있기 때문이다.

후두의 윗부위는 **인두**로 향하고, 혀의 가장 낮은 부위와 인접해 있다.

후두의 아래부위는 *기관*의 최상부이다.

앞으로는, 피부아래에 있고,

이 부위 뒤에는, **식도**가 있다.

가쪽에서 보면, 후두는 목의 큰 혈관의 가장자리를 따라 뻗어 있다: **목동맥**과 **목정맥**.

아래 부분에서 보면, 후두는 **갑상샘**에 의해 부분적으로 덮여있다.

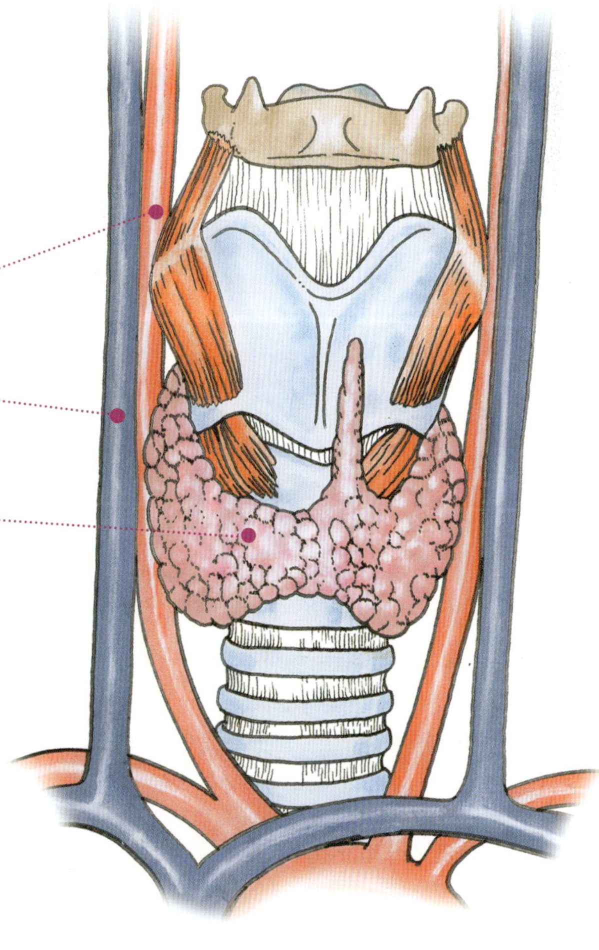

후두의 연골

후두는 속이 빈 오르간 모양이다.
하지만 후두는 많은 장기들처럼 물렁하지 않다.
후두모양은 **후두의 뼈대**라 부르는 *연골의 지지대*에 의해 구성되어 있다.
이러한 이유 때문에, 휴식 때에도 숨을 쉬기 위해, 후두관은 어느 정도 열려있다.

이 연골은 뼈보다는 더 유연하기 때문에 딱딱하고 변형될 수 있는* 점도를 지닌다.
연골사이는 관절로 이어진다:
후두는 형태가 조금 변할 수 있다. 특히 압력에 의해 그리고 후두에 부착되어 있는 근육이 당겨지면 모양이 변하는 기관이다.

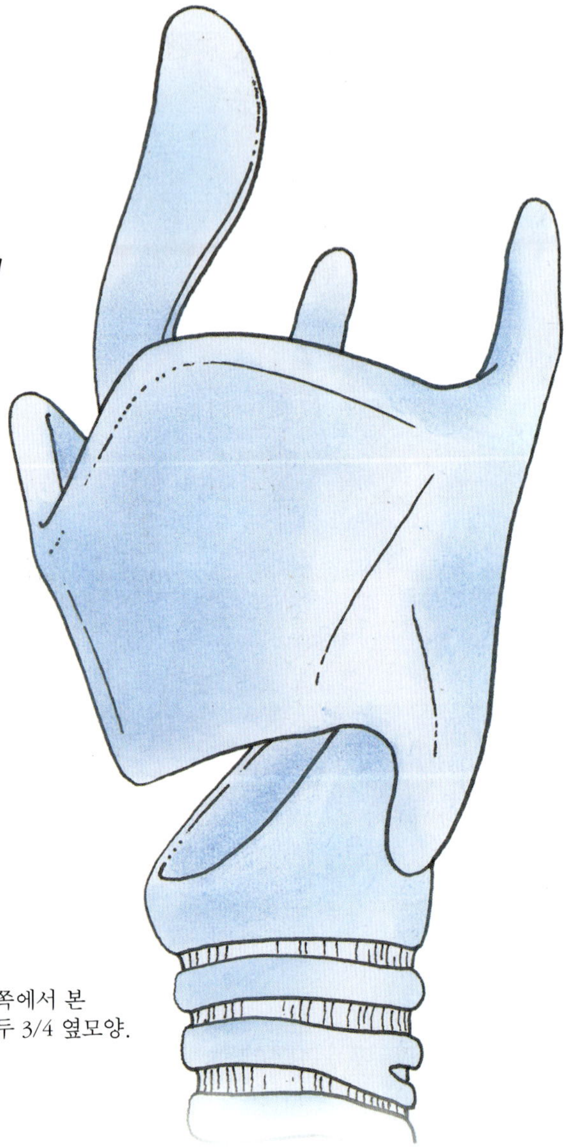

왼쪽에서 본
후두 3/4 옆모양.

후두에서 이 연골은 보이지 않는다. 왜냐하면 연골은 *막*, *근육* 그리고 *점액*에 의해 덮여있다. 하지만 점액아래에서 후두의 본래 모습에서 일부분을 식별할 수 있는데, 예를 들어, 후두경검사로 후두를 볼 때 (179쪽 참조) 혹은 후두를 시상면으로 잘랐을 때이다(다음 쪽을 참조).

* 이러한 유연성은 나이가 들어감에 따라 손실된다. 왜냐하면 후두연골은 15살부터 경화되고 더 딱딱해지기 때문이다.

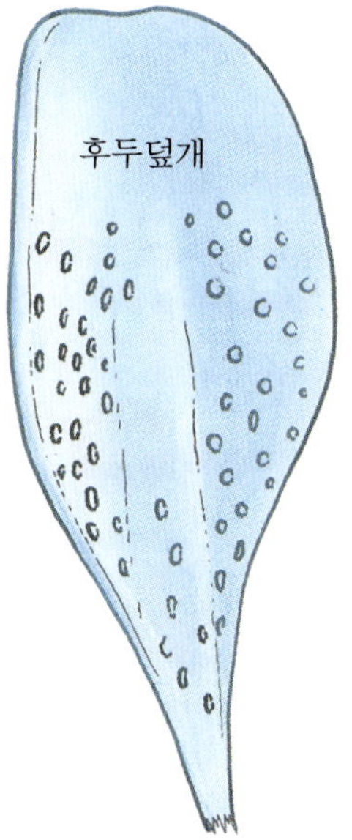

다섯 개의 연골은 두껍다:
반지연골,
방패연골,
두 개의 모뿔연골,
후두덮개.

두 개의 작은 잔뿔연골과 〈〈Morgagni〉〉라 불리는 두 개의 작은 연골은 모뿔연골 꼭대기에서 위로 튀어 나와 있다.

여기서는 거의 다루지 않을 것이다.

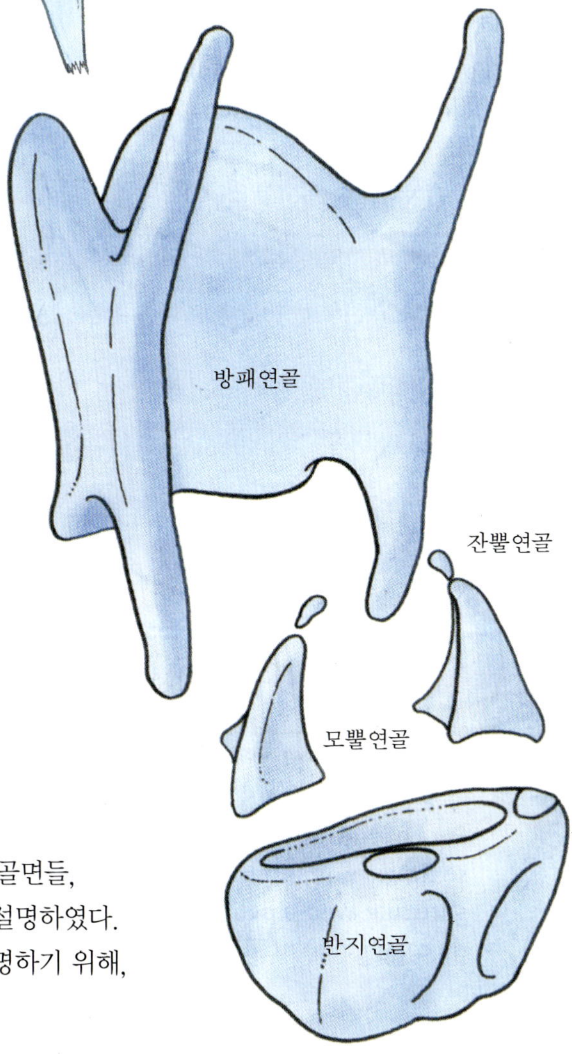

왼쪽에서
본 후두 3/4 옆모양.

다음 쪽에서부터는,
연골을 하나씩, 다양한 연골면들,
혹은 이 면들을 결합하여 설명하였다.
그리고 좀 더 명확하게 설명하기 위해,
표현은 단순화 하였다.

반지연골(cricoid cartilage, 〈〈좁은 주둥이〉〉)

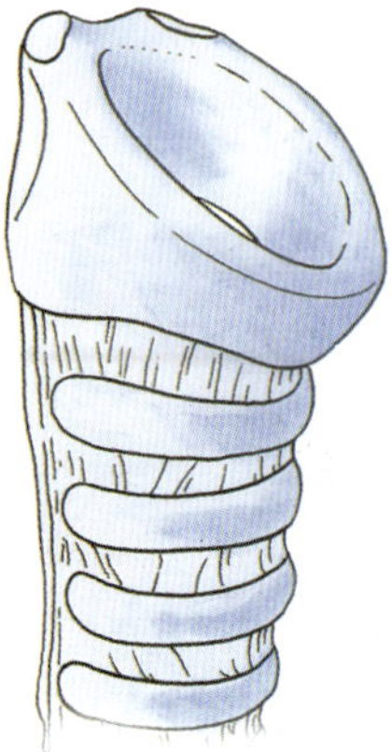

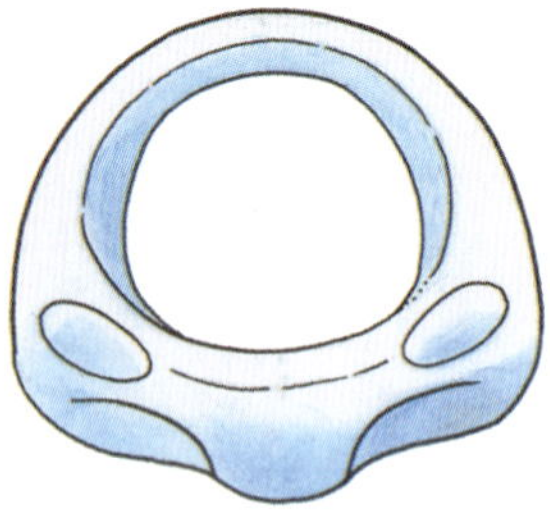

반지연골은 후두연골 중에 가장 아래에 있다. 이 연골은 기관(trachea)꼭대기 위에 위치한다.

기관의 반지처럼 생겼는데, 병의 주둥이 같지만, 조금 더 크다.

세부묘사

반지연골은 〈〈반지 모양〉〉을 의미한다.

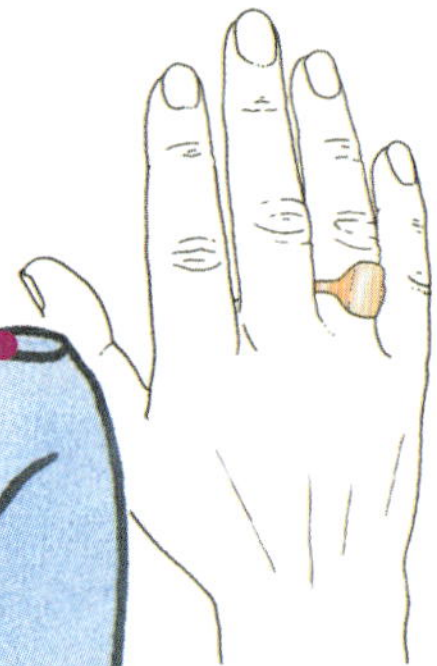

반지연골을 종종 반지/가문(家紋) 따위가 새겨진 반지와 비교하는데 반지에 얹은 보석은 뒤쪽에 있다: 바로 〈〈**반지연골의 보석(반지연골판)**〉〉인데, 이 부위는 좀 더 높고 좀 더 두꺼운데 각모서리에 타원형의 2 종류의 작은 4개의 면이 있다.

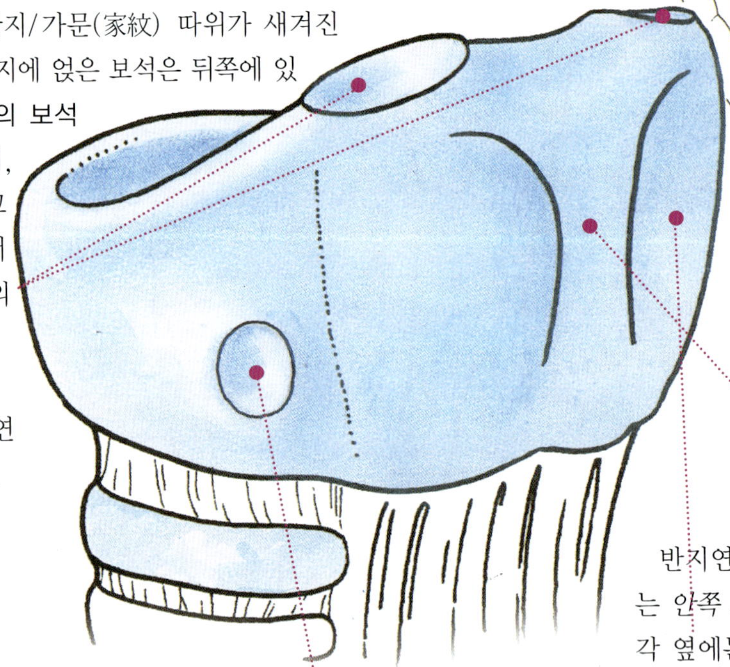

위쪽 각면은 모뿔연골과 관절로 연결된다.

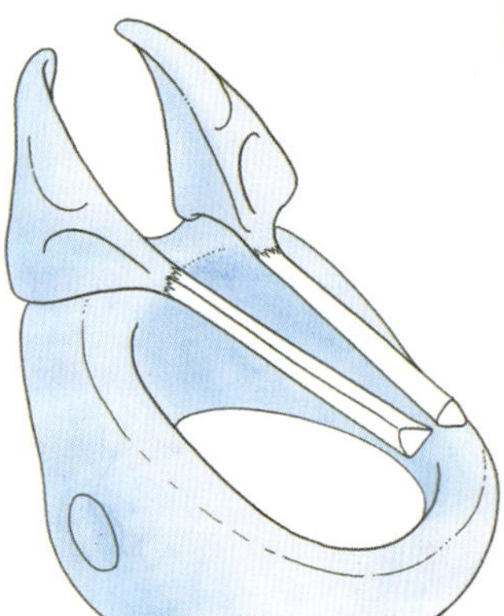

반지의 각 아래쪽 가쪽면에는 방패연골의 작은뿔과 관절로 연결된다(150쪽 참조).

반지연골판의 뒷면에는 *안쪽 모서리*가 있고, 각 옆에는 *오목한 곳*이 있는데, 뒤반지모뿔근이 부착되어 있다(156쪽 참조).

이 반지의 앞쪽 가장자리를 **앞활(반지연골활)** 이라 부른다.
앞 부위는 돌출했다: **반지돌기(윤상돌기 tubercle cricoid)** 이다.
양쪽에는 *반지방패근(cricothyroid musle)*이 부착되어 있다 (160쪽 참조).

위모서리에는 *가쪽반지모뿔근*이 부착되어 있다(161쪽 참조).

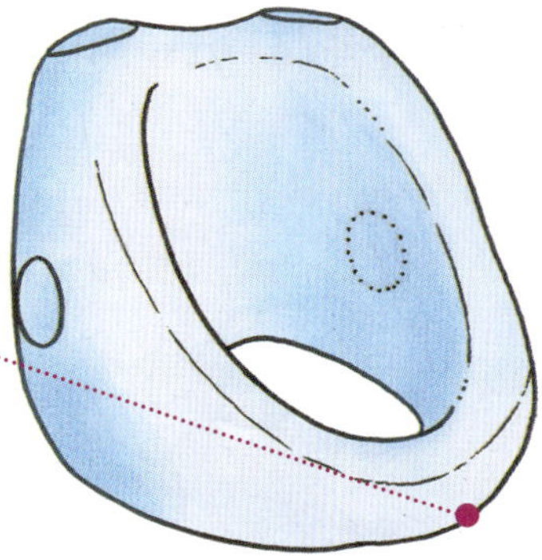

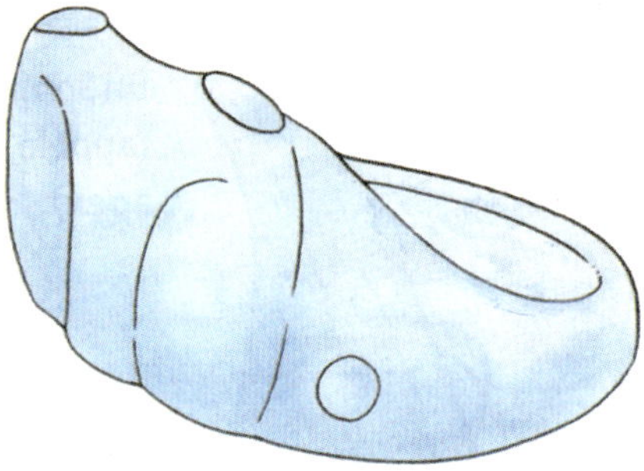

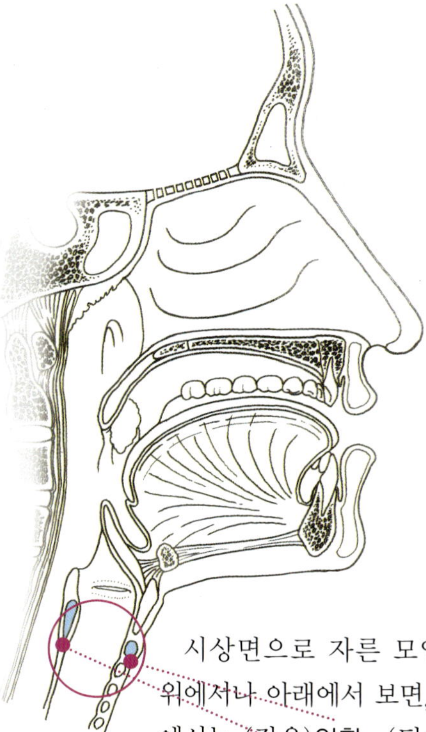

시상면으로 자른 모양을 위에서나 아래에서 보면, 앞에서는 (작은)**앞활**, (뒤에서는) 높고 두꺼운 **반지연골의 보석(반지연골판)**이 있다.

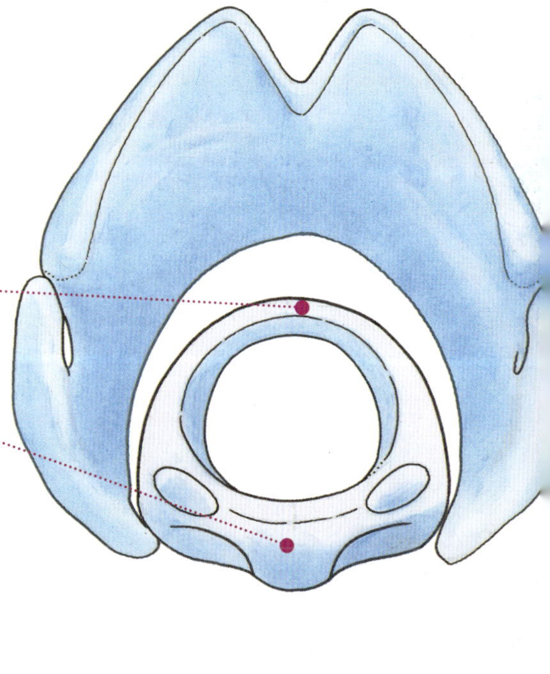

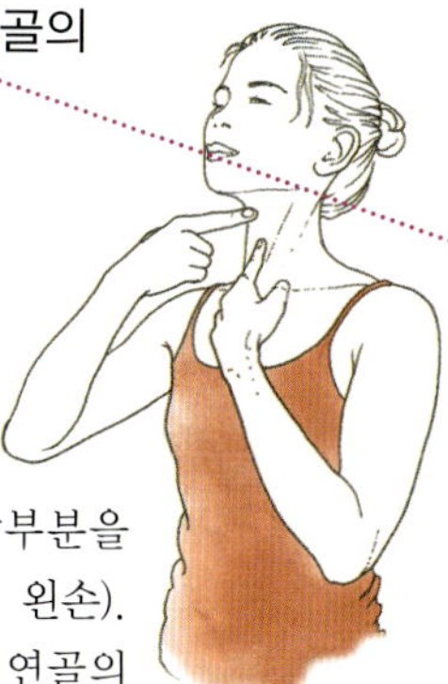

반지연골을 손으로 만져보기

기관꼭대기에서 반지연골의 앞부분을 (조심스럽게) 만질 수 있다(여기서, 왼손). 혹은 방패연골 동맥아래에서 반지연골의 앞 부위를 (조심스럽게)만질 수 있다 (여기서, 오른손).

모뿔연골(arytenoid cartilage, 〈〈작은 피라미드〉〉)

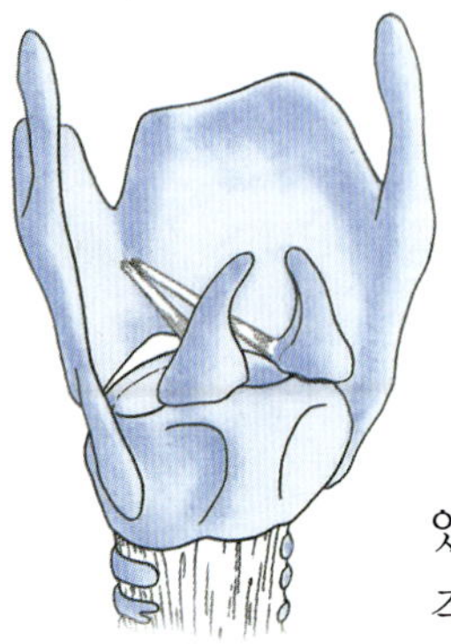

모뿔연골은 반지연골의 보석 위모서리에서 나란히 배치된 작은 조각이다.

주의 점, 이 두 쪽에서는 묘사를 위해 모뿔연골을 크게 그렸다. 실제로, 약 0.5cm의 높이다.

> **물병**
>
> 모뿔은 〈〈물병모양(모자, 역자)〉〉을 의미한다.

각 모뿔연골은 아래에서 설명하고 있는 요소로 (4면이 있는 피라미드) 각뿔모양이다:

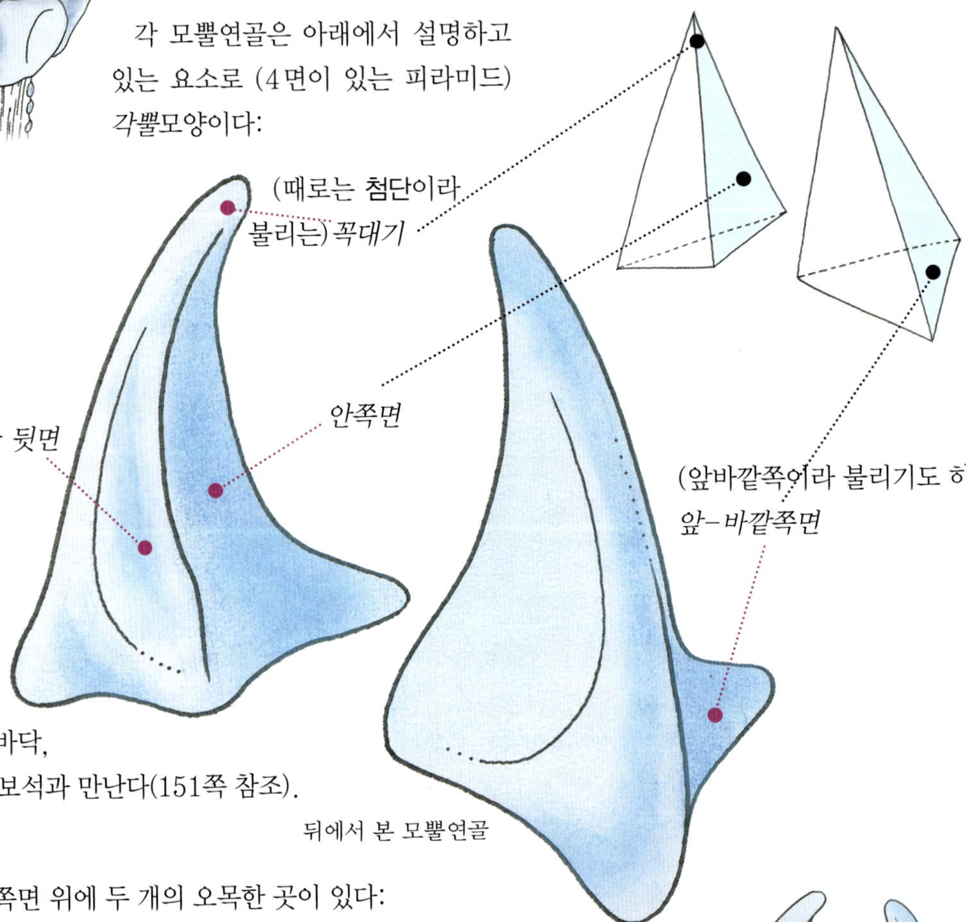

뒤에서 본 모뿔연골

앞-바깥쪽면 위에 두 개의 오목한 곳이 있다:

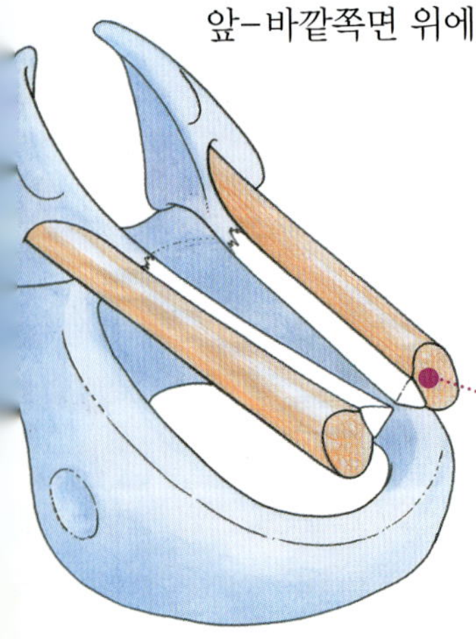

하나는 중간높이에서, *후두안뜰인대(vestibular ligament)*가 부착되어 있고,

다른 하나는, 작은돌기에 의해 경계가 생긴 아래에 바닥 근처: 반구의 작은 구멍. 여기에서 *성대근*이 부착되어 있다 (162쪽 참조).

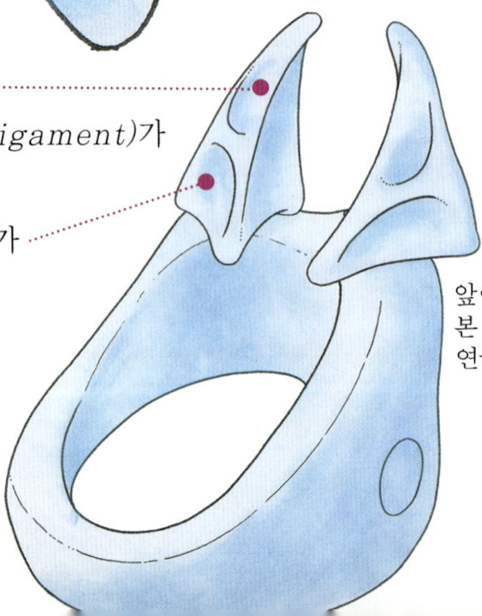

앞에서 본 모뿔연골

모뿔연골의 바닥에서, 특징적인 두 개의 (돌출한) 돌기가 있다.

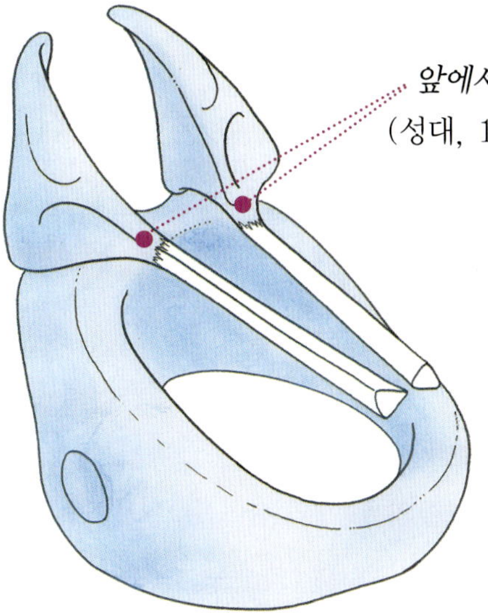

*앞에서: 성대인대*가 부착된 **성대돌기**
(성대, 145쪽 참조);

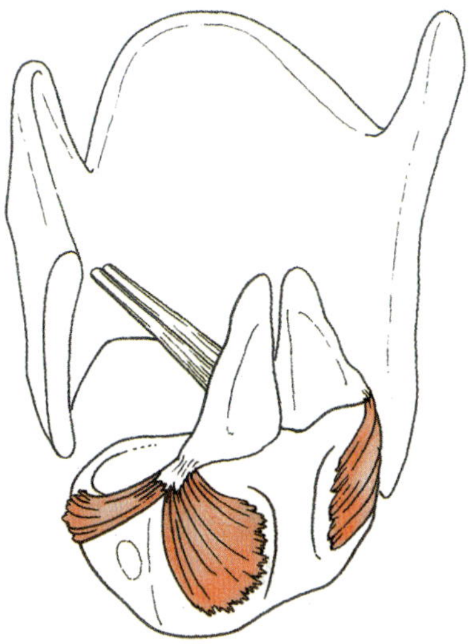

*뒤와 바깥쪽에서: 반지모뿔근*이 부착된 **근육돌기**
(156, 161쪽 참조).

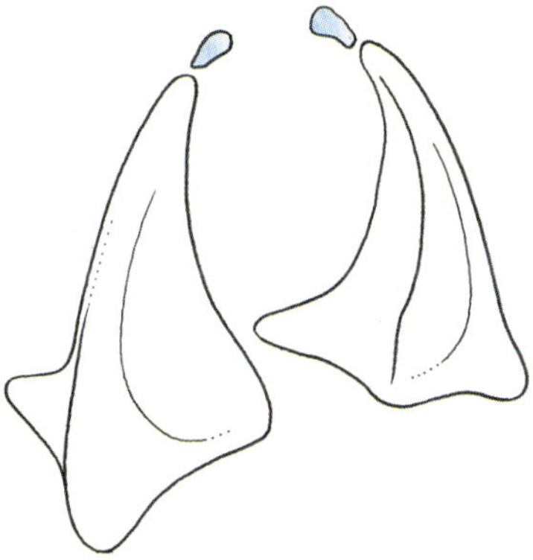

꼭대기는 작은연골과 연결된다:
잔뿔연골

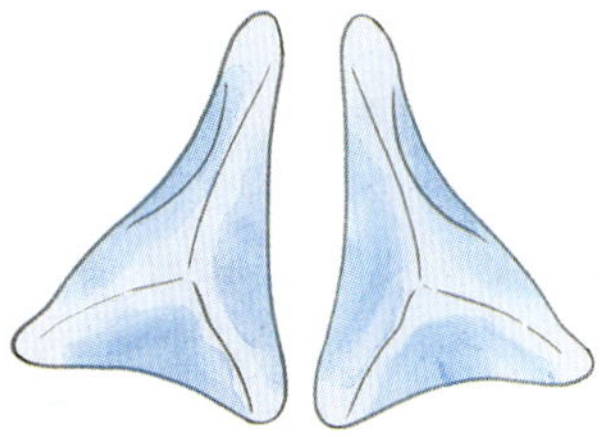

위에서 본 모뿔연골

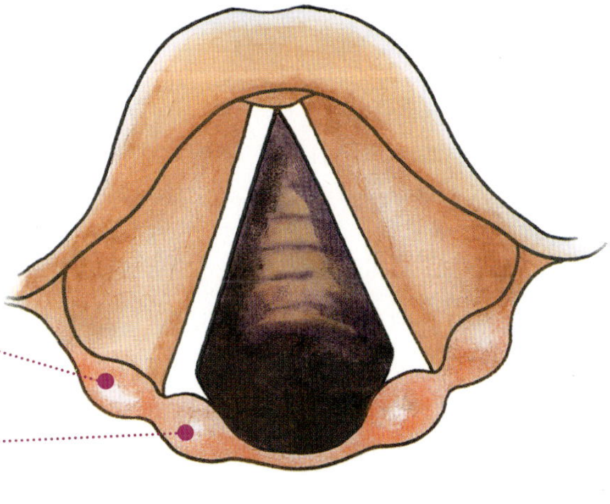

아래에서 후두를 보면,
후두점액이 각 모뿔연골에서 약간
불룩한 모양을 형성한다.

그리고 다른 불룩함, 좀 더 안쪽에서,
후두점액이 각 잔뿔연골에서 약간
불룩한 모양을 형성 한다.

모뿔연골은 *후두에서 가장 움직임이 많*은 연골이다 (154쪽 참조).

방패연골(thyroid cartilage, 《방패》)

후두연골 중에서 가장 부피가 큰 연골이다.
이 연골은 책을 뒤로 편 모양이나 나비 모양이다.

주의 점!

방패연골(thyroid cartilage)은 영어로 같은 이름을 지닌 샘과 혼돈하지 말 것. 갑상샘(thyroid gland)은 더 아래에 있고, 반지연골 앞에 있다.

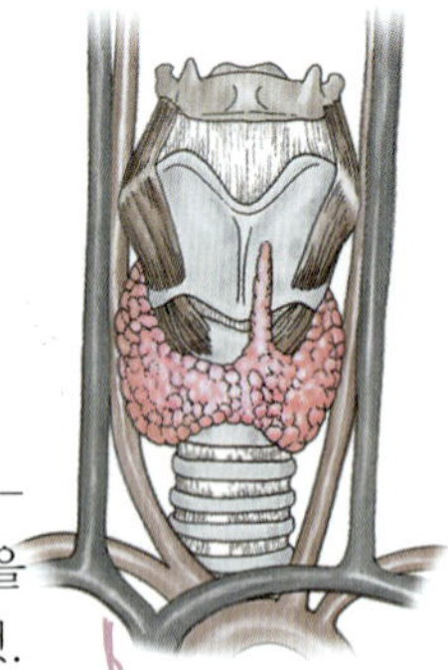

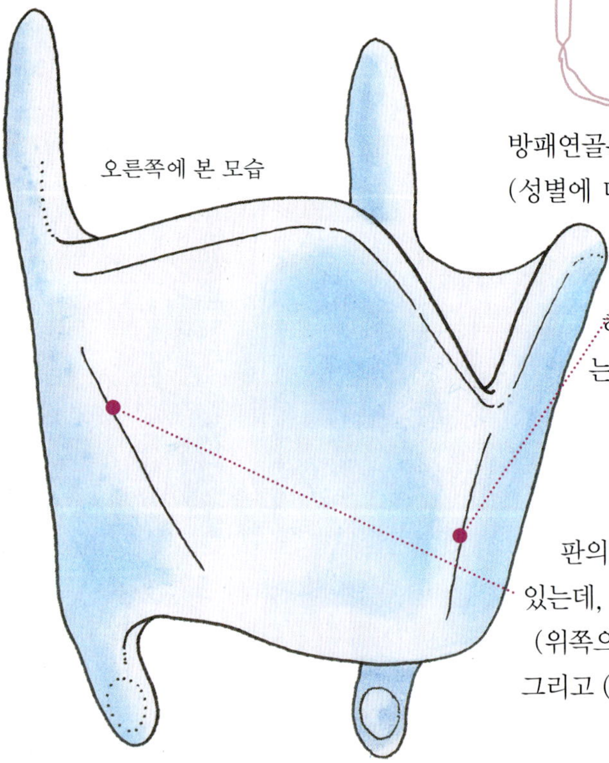

방패연골은 대략 네모꼴의 두 개의 판이 있고, (성별에 따라 변할 수 있다: 남성에게는 90°, 여성에게는 120°)각에 의해 앞에서 만난다.
이 각의 바깥쪽 면은 《아담의 사과》을 형성하고, 남성에게는 쉽게 알 수 있지만, 여성에게는 더 작고 덜 돌출해 있다.

판의 바깥 면은 아래앞으로 비스듬한 돌기가 있는데, 두 개의 근육이 부착되어 있다:
(위쪽으로, 목뿔뼈로 향한) *방패목뿔근*,
그리고 (아래쪽으로, 복장뼈로 향한) *복장방패근*.

방패연골의 크기는 후두와 성대의 일반적인 크기와 관계가 있다.

뒤에서, 각 면은 두 개의 돌출부위로 길어진다:
안쪽면 위에 위치한 작은 관절면으로 인해(150쪽 참조)

- 큰뿔은 위에서, 방패연골을 목뿔뼈와 관절로 연결되게 하고,
- 작은뿔은 아래에서, 방패연골을 반지연골과 관절로 연결되게 한다.

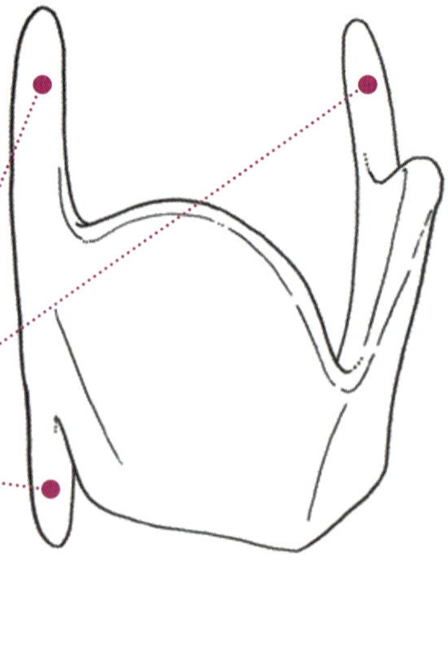

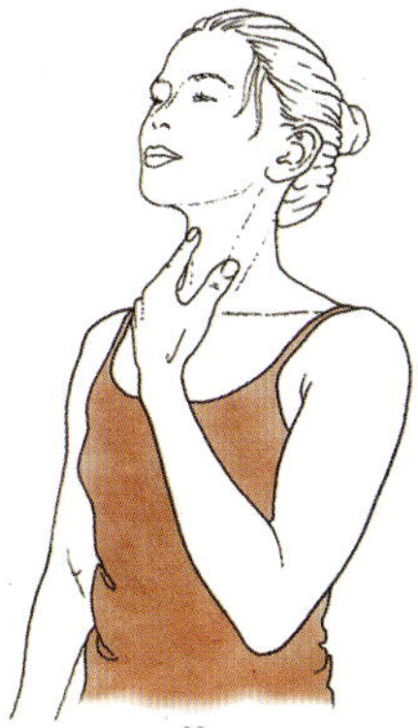

민감한 방패연골

방패연골을 만질 수 있다: *피부 바로 뒤* 목 중간높이에 있다. 남성의 방패연골은 좀 더 잘 볼 수 있다 (각은 더 돌출했고 연골은 좀 더 크다). 피부아래에서(이 각의 양쪽, 약간 뒤에서) 각의 높은 끝 부위, 약간 평편한 면의 방패연골의 각을 느낄 수 있다.

주의 점: 누르지 않고 조심스럽게 만져야 한다.

방패

*방패*는 〈〈방패모양〉〉을 의미하는 그리스어인 *thyreoeides*에서 유래한다.

위모서리는 깊게 패인 부분인데, 때로는 피부아래에서 보인다: **위방패패임.**

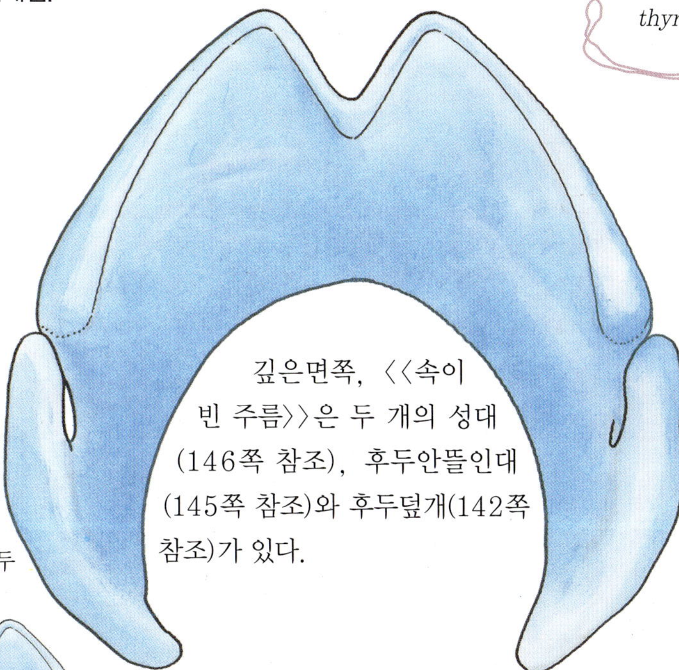

깊은면쪽, 〈〈속이 빈 주름〉〉은 두 개의 성대(146쪽 참조), 후두안뜰인대(145쪽 참조)와 후두덮개(142쪽 참조)가 있다.

위에서 본 후두

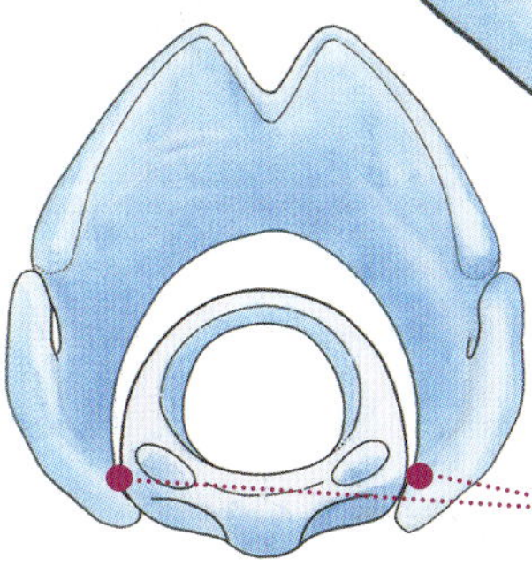

아래에서 본 후두

작은뿔로 인해, 방패연골은 *반지연골*과 관절로 연결된다(136쪽 참조).

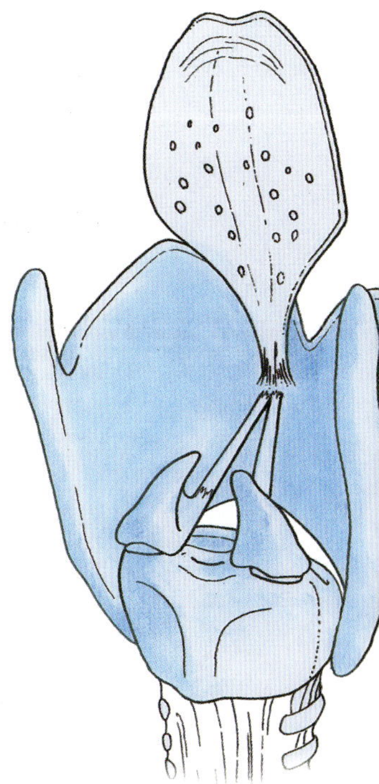

후두덮개(epiglottis, 〈〈뚜껑〉〉)

성대문위에 솟아 있는, 감자 칩이나 페달모양을 한, 타원형 모양의 연골이다.

옆에서 보면, 편평한 S처럼 휘어있다.

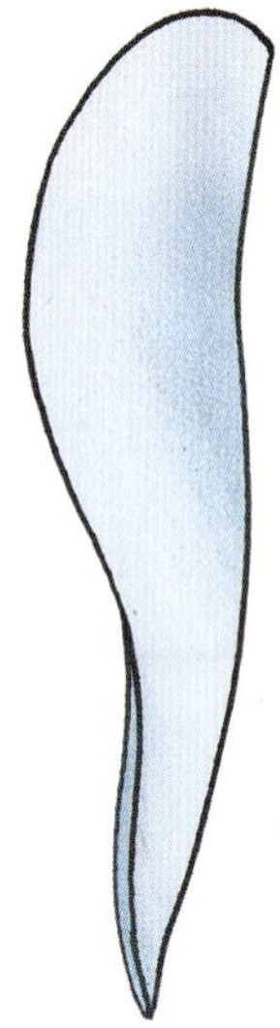

윗부분은 둥글면서 끝이 이중으로 뾰쪽한 모양을 한 모서리가 있다.
이 부위는 움직인다.

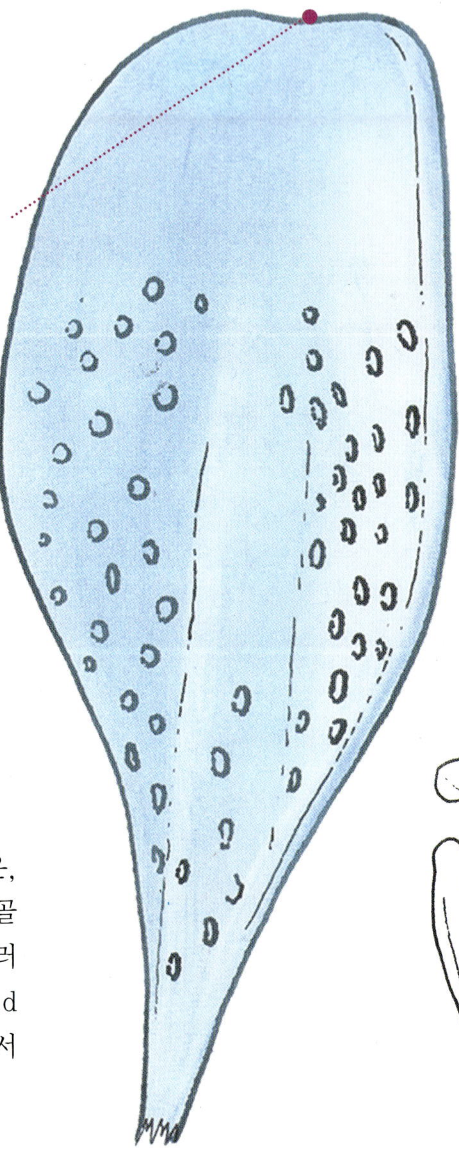

(여기서 묘사한) 뒷부분은 작은 구멍들이 많이 나있다.

후두덮개 가쪽모서리는 *모뿔-후두덮개막(네모막)*이 부착된다.

상당히 좁은, 아랫부분은, 인대 하나에 의해, 방패연골의 움푹한 주름이 있다. 이러한 배치는 후두실밴드(band of ventricle) 바로 위에서 이루어진다(145쪽 참조).

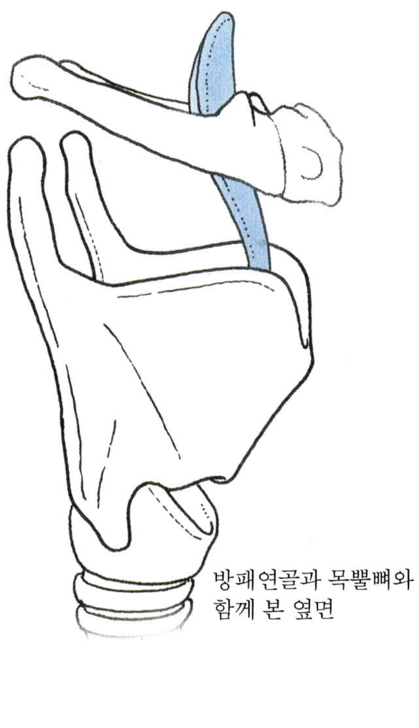

방패연골과 목뿔뼈와 함께 본 옆면

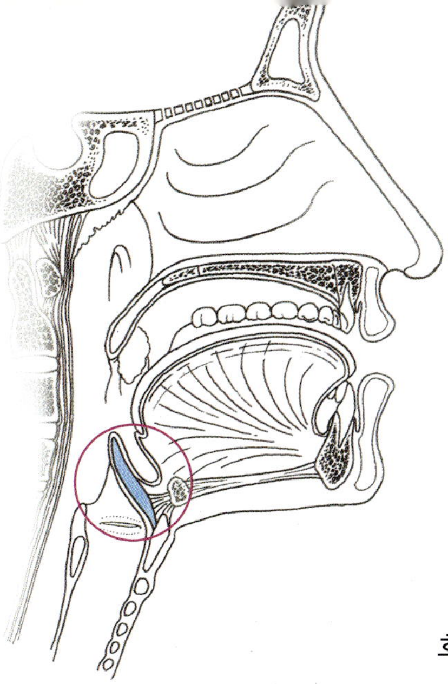

측면으로 자른면을 보면, 후두덮개는 목뿔뼈 뒤에서 가는 판처럼 보인다.

후두덮개와 삼킴

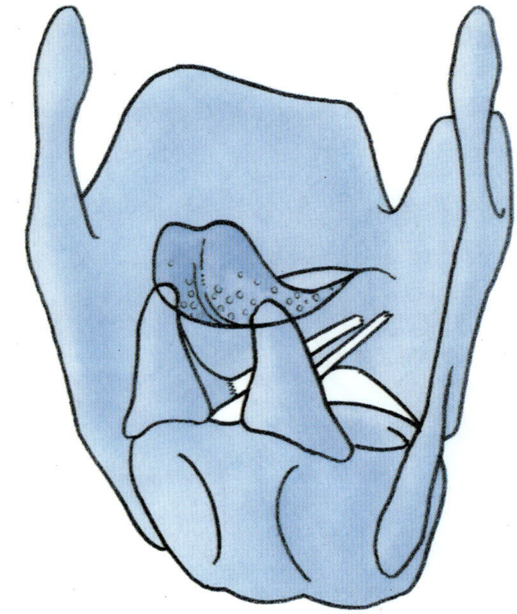

삼킬 때...
(침이나, 물이나, 음식 등을...) 삼킬 때,

- 혀를 *뒤로 가게* 하는데, 특히 혀의 뒷부분을 물러나게 하고,
- 후두는 2-3cm 올라간다.

이 모든 작용은 닫혀 있는 상자의 뚜껑처럼 후두덮개가 후두구멍위로 *수평으로 떨어지게 한다.* 따라서 후두덮개는 *모든 것이 후두로 통과하는 것을 막는데,* 특히 음식물의 통과는 더욱 더 막는다(164쪽 참조).

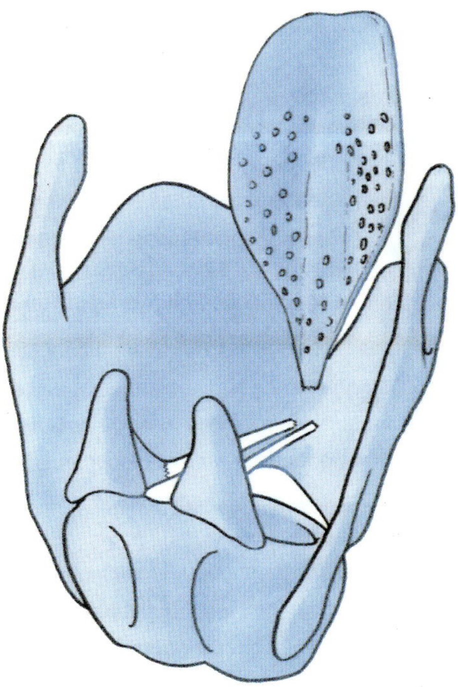

삼키지 않을 때...

- 혀뒤는 좀 더 앞쪽으로 위치하고,
- 후두는 약간 내려가고,

따라서 열려 있는 상자의 뚜껑처럼 후두덮개는 *거의 수직으로* 위치한다.
공기가 통과할 수 있다(주의 점: 음식물; 〈〈잘못된 통로〉〉이다).

후두덮개와 혀, 다음 쪽을 참조.

인대((ligament), 막(membrane)

후두의 연골은 인대와 막에 의해 유지된다.

몇몇 인대와 막은 후두와 이웃한 요소들을 연결한다

허덮개인대(glossoepiglottic ligament)는 후두덮개와 혀 뒷부분 점막을 연결한다.

(여기서 묘사되지 않은) 인두덮개인대(pharyngoepiglottic ligament)는 후두덮개의 가쪽모서리와 인두점막을 연결한다.

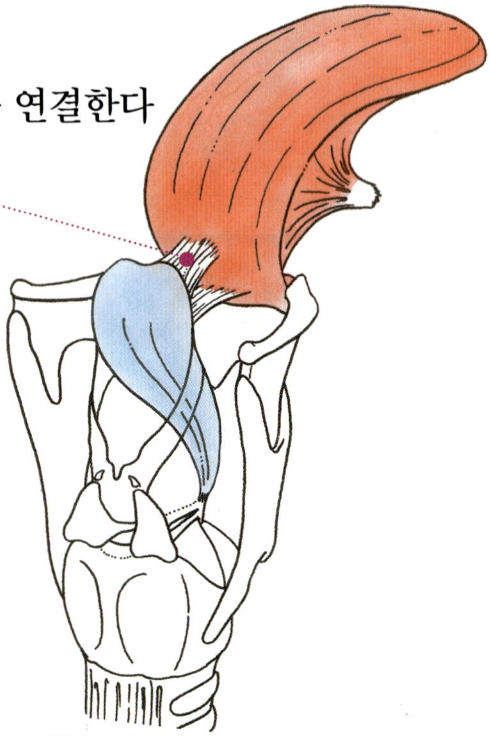

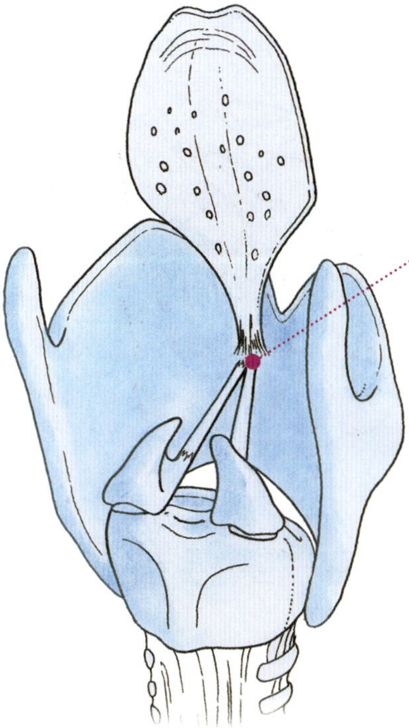

방패덮개인대(thyroepiglottic ligament)는 후두의 바닥과 방패연골의 요각(reentering angle)을 고정시킨다.

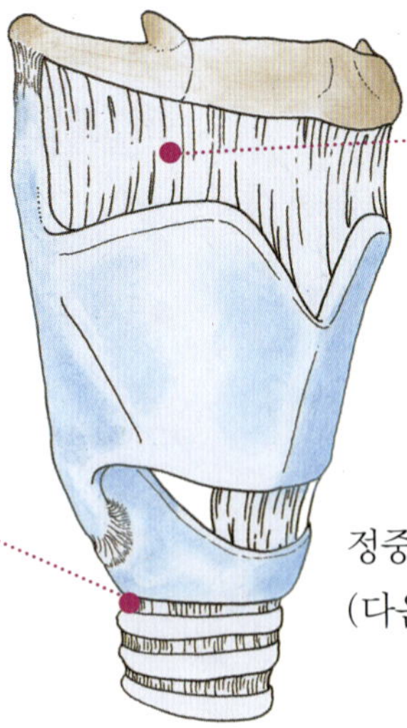

근육섬유막:
방패목뿔막은 방패연골과 목뿔뼈를 연결한다.

근섬유띠는 *반지연골의 아래 모서리*와 기관꼭대기 위에 있는 고리를 결합시킨다.

정중반지방패인대
(다음 쪽에서 묘사)

몇몇 인대와 막은 후두를 구성하는 요소들을 연결한다

근섬유와 탄력성이 있는 막은
후두연골을 덮고 있다.
3곳에서 이 막은 강화되고 두껍다:

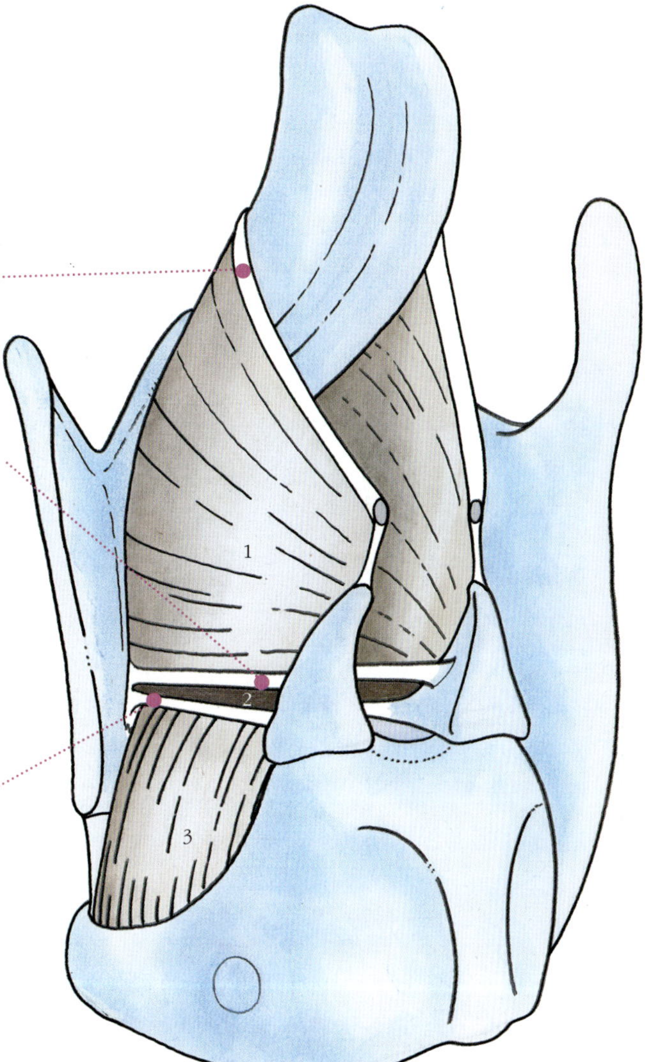

- 후두덮개 가쪽모서리와 모뿔연골 안쪽 모서리 사이에서: **모뿔덮개인대** ;
- 모뿔연골의 반구의 작은 구멍에서 방패연골의 속이 빈 주름까지: **후두안뜰인대**인데, 두꺼운 이 인대는 **후두실밴드** 안으로 이어진다(176쪽 참조).
- 위의 인대 아래에서, 모뿔연골의 성대돌기에서 방패연골의 속이 빈 주름까지: **성대인대**인데, 146-147쪽에서 자세히 설명할 것이다.

이 막은 구역에 따라 명칭이 바뀐다:

- 모뿔덮개인대와 후두안뜰인대 사이에서, **네모막**(quadrangular membrane (1))이라 불린다.
- 후두안뜰인대와 성대인대사이에서, **후두안뜰막**(vestibular membrane (2)) (176쪽 참조);
- 이 막의 아랫부분은 반지연골의 위모서리에서 성대인대까지 연결된다. **반지방패막**(cricothyroid membrane (3))이라 부른다. 이 막은 아래에서는 더 가쪽으로, 위에서는 더 안쪽으로, 사면(oblique plane)으로 되어 **탄력적인 원추** 모양이다(168쪽 참조).

이 막은 반지연골의 위모서리에서 방패연골의 아래모서리까지 연결된다. 이 막은 앞에서는 두껍고, 이 부분은 **안쪽반지방패인대**를 구성한다 (여기서 묘사되지 않았지만 앞쪽 (144쪽)에서는 보인다).

성대는 거의 인대에 가깝다

선입견...

사람들은 매우 종종 성대를
사실과 다르게 상상한다.
그러므로 때로는 성대구조는
수직이거나 혹은 기타줄 같거나,
혹은 성대가 많다고...
생각한다.

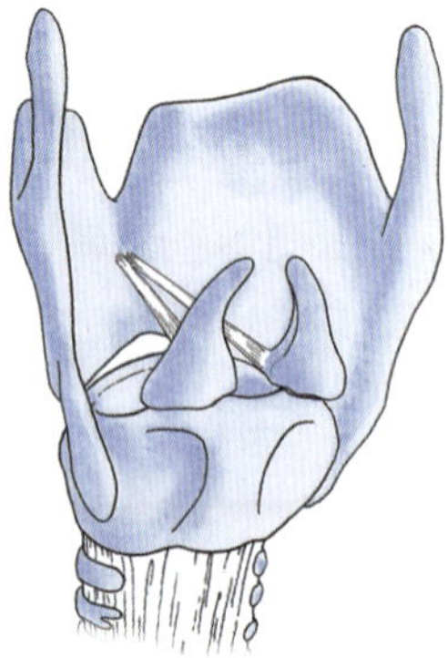

명확성

모뿔연골위에서, 각 성대인대는 성대돌기에 부착된다. 방패연골위에서, 각 성대인대는 중간높이에서, 안으로 들어가는 각에 부착된다. 거기서, 오른쪽과 왼쪽의 두 개의 인대는 연결된다.

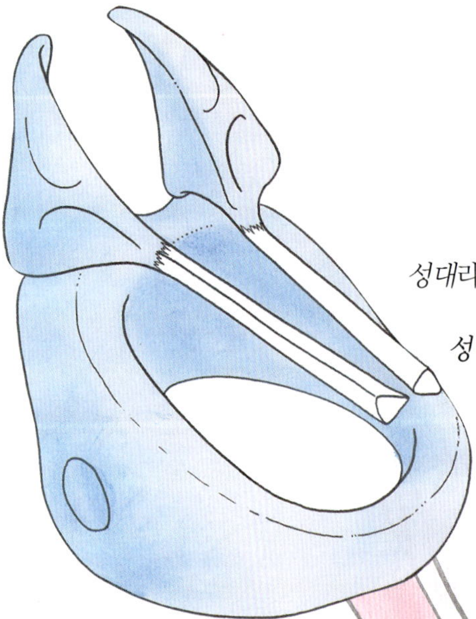

*성대*라고 불리는 것은, 문맥에 따라, 다른 사실을 나타낼 수 있다.

성대인대라고 묘사되기도 하고,
실제로 끈과 비슷한 것:
모뿔연골에서 방패연골까지
팽팽한 희끄무레한 근섬유 줄.

혹은 아래의 모든 것을 포함한 전체를 묘사하기도 하고:

- 성대인대,
- 이 인대를 바깥쪽모서리(안쪽방패모뿔근, 162쪽 참조)를 따라서 뻗어있게 하는 근육,
- 그리고 안쪽모서리에서 이 인대를 덮고 있는 점막(165쪽 참조).

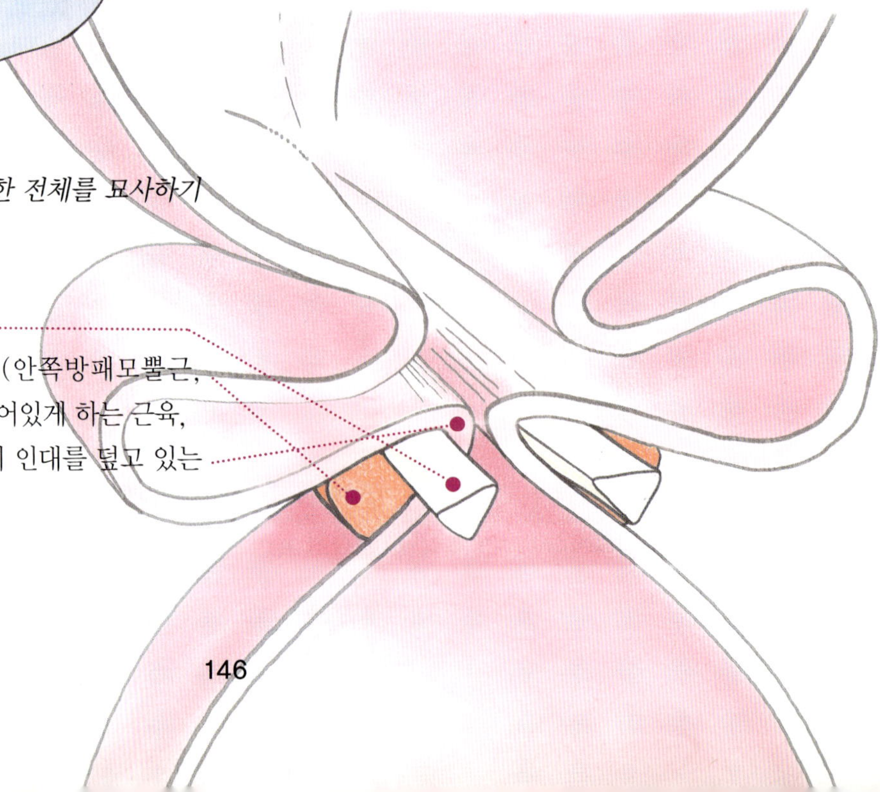

이 성대인대는 세 개의 〈〈층〉〉처럼 세 부분으로 구성된다:

- (점막에 위치한) *가장 안쪽 층*
  약간 탄력성이 있는 섬유를 포함하면서 느슨한 조직으로 구성되고;
- *중간 층*
  특히 탄력성이 있는 섬유로 구성되고;
- (성대근육 근처에 위치한) *가장 바깥쪽 층*
  거의 늘어나지 않는 콜라겐 섬유로 구성된다.

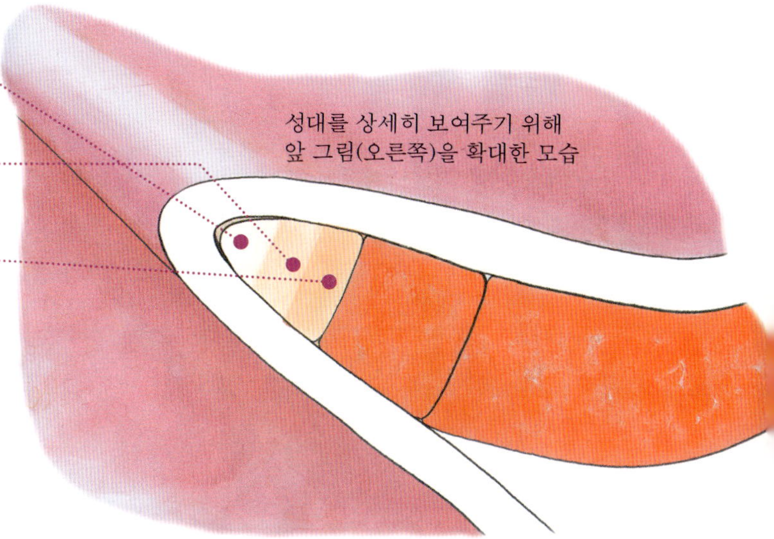

성대근육(1) (안쪽 방패-모뿔)을 제외하면, 바깥쪽방패모뿔근(2)이 있다. 이 근육은 성대 전체에 속하지 않지만 바깥쪽으로 올라가서 후두안뜰벽을 형성한다.

이렇게, 완전하게 묘사한 성대를 보면, 다섯 개의 다른 층을 발견한다.
안쪽에서 바깥쪽으로:
점막,
안쪽, 중간, 바깥쪽 성대인대, 성대근육

저음에서 높은음으로 그리고 반대로

성대인대의 섬유를 유지시키고 훈련시키기 위해, 점진적으로 저음(당겨지지 않는 섬유)에서 높은음(긴장된 섬유)으로, 그리고 높은음에서 저음으로 많이 발성연습을 하는 것이 좋다.

해부학적인 명확성

성대문과 해당되는 점막으로 향하는 성대인대의 가장자리는 성대에서 〈〈자유로운 모서리〉〉라 불린다.

후두경검사에서, 성대인대 옆에 점막이 있는 장소와 일치하는데서 두 개의 흰 띠를 본다.

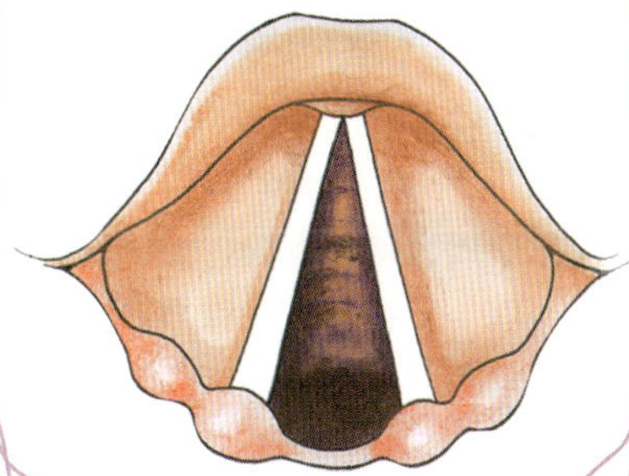

가늘거나 두꺼운 성대
(Les cordes vocales fines ou épaisses)

성대는 두음에서 가늘고(고음역, 152쪽 참조), 낮은음에서 두껍다(저음역, 153쪽 참조).

저음역이거나 고음역에서 매우 강도 높게 노래를 부르는 벨팅창법(belting)에서, 이러한 음역의 조화는 조직적으로 존재하는 것 같지 않다.

성대의 열림/닫힘의 순환(근 탄력성 이론)

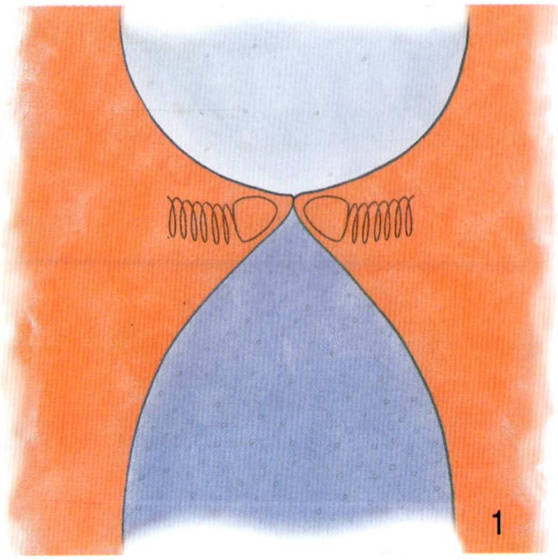

닫힌 성대문...

성대문아래 압력을 성대가 벌어질 수 있을 만큼 충분히 올린다.

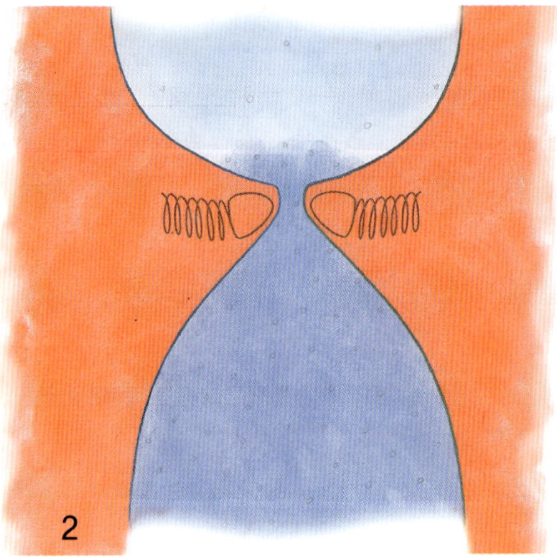

압력으로 인해 성대가 벌어진다.

소리를 발생시키는데 성대의 역할...

음 높이를 통제

발생된 소리 높이는 성대의 열림/닫힘의 순환속도에 의해 결정된다: 성대가 더 빨리 진동하면, 소리는 더 높은음이고, 성대가 늦게 진동하면, 소리는 저음이다.

더 당겨질수록, 더 높은음이다

성대가 당겨질 때, 성대는 더 빨리 진동하는데, 그 이유는 성대는 원래 위치로 돌아가려고 하기 때문이다. 따라서 소리는 더 높은음이다.

강도의 통제

소리의 강도는 근본적으로 성대문아래 압력에 달려있다:
압력이 더 클수록, 소리는 더 강하게 발생된다.

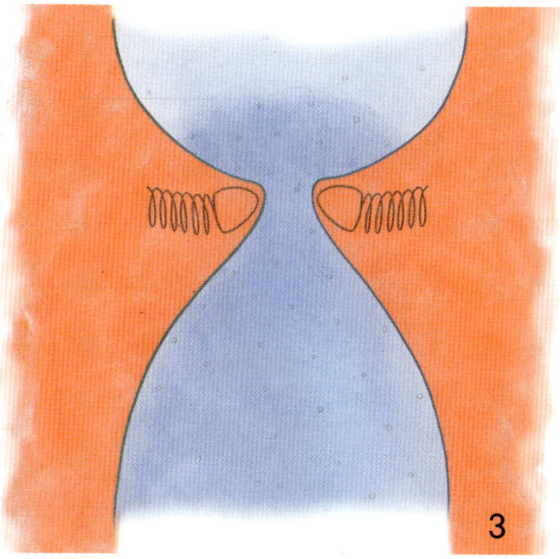

열린 성대문...

성대문아래 위치한 공기의 일부는 성대를 통해 통과한다.

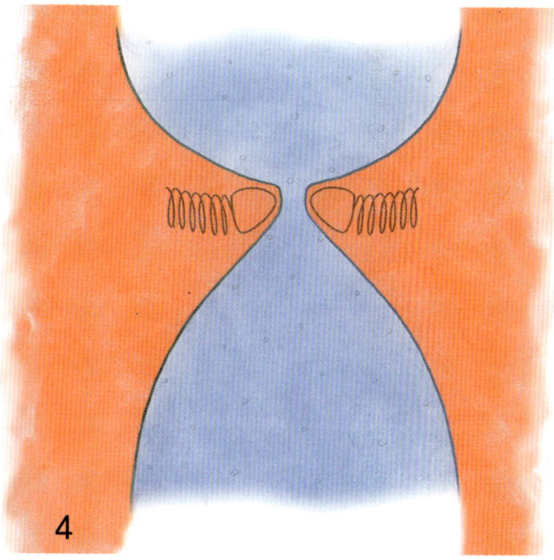

공기가 빠져나감에 따라, 성대문아래 압력은 낮아진다.

성대문이 닫힐 때까지 성대는 붙는다.

주의 점

근탄력성이론이라 불리는, 이 모델은 약한 강도의 높은 음이나 길게 늘인 음이 발생되는 것을 설명하지 못한다. 여기서, 이 가능성을 설명하기 위해 공기역학 *근탄력성이론*(166-167쪽 참조)을 활용해야 한다. 여기서 묘사된 구조는 매우 빠른 방법으로 실행된다(예를 들어, 음폭이 1초에 440번 진동)는 것을 명확하게 이해하는 것은 매우 중요하다.

관절

후두연골은 4개의 관절로 인해 연골 사이에서 움직인다

두 개의 반지방패관절(오른쪽에 하나, 왼쪽에 다른 하나)

각 관절은 서로 마주보고...

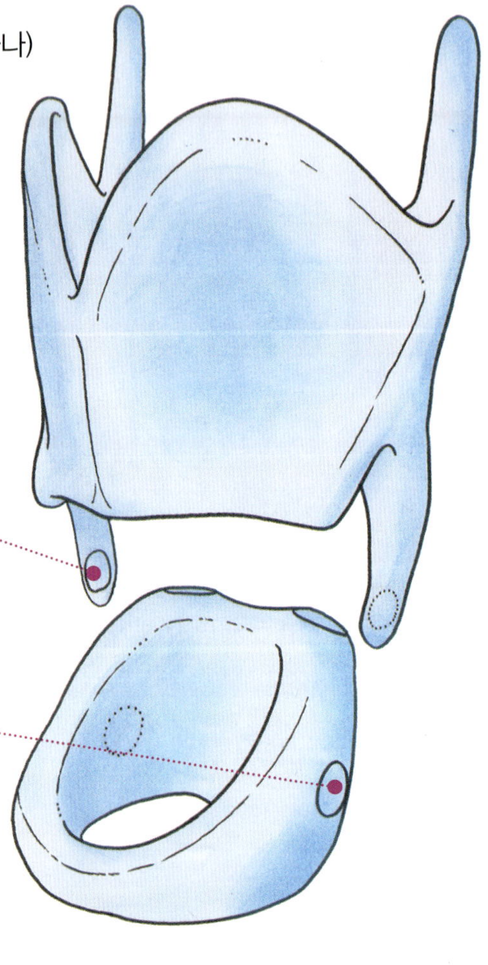

...방패연골 작은뿔 아래 끝 부위에 위치한 면(140쪽 참조),

...반지고리 가쪽면 위에 위치한 면(136쪽 참조).

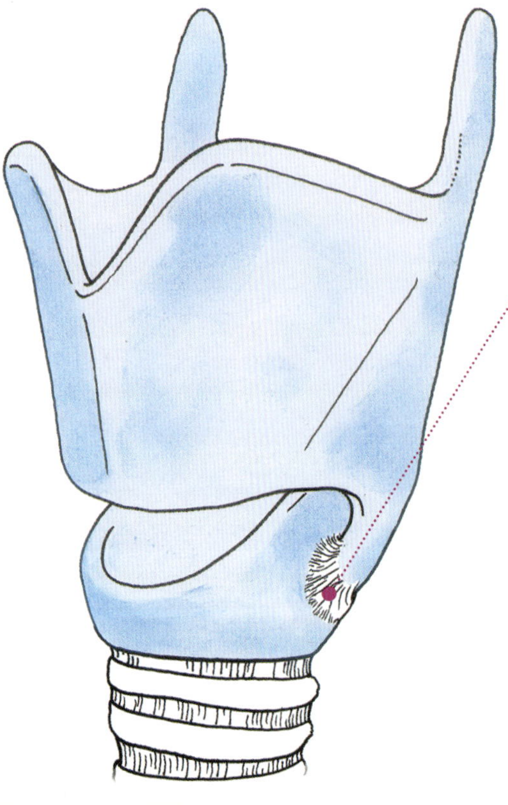

섬유주머니(fibrous capsule, 혹은 윤활 주머니(joint capsule))는 이 면에서 작은 움직임이 일어나도록 하면서, 이 면의 결합을 유지시킨다. 섬유주머니는 두 개의 인대에 의해 강화된다: (묘사되지 않은) 앞, 뒤.

이 관절 주위로 〈〈방패반지의 위아래〉〉 움직임이 일어나고, 이 움직임은 성대를 팽팽하게 하고 방패반지메카니즘에서 높은 음을 발생시키게 한다(152쪽 참조).

두 개의 반지모뿔관절 (오른쪽에 하나, 다른 하나는 왼쪽에)

각 관절은 마주보고...

... 모뿔연골바닥의 아래에 위치한 면(138쪽 참조),

... 반지연골보석 위 가장자리에 위치한 면(136쪽 참조).

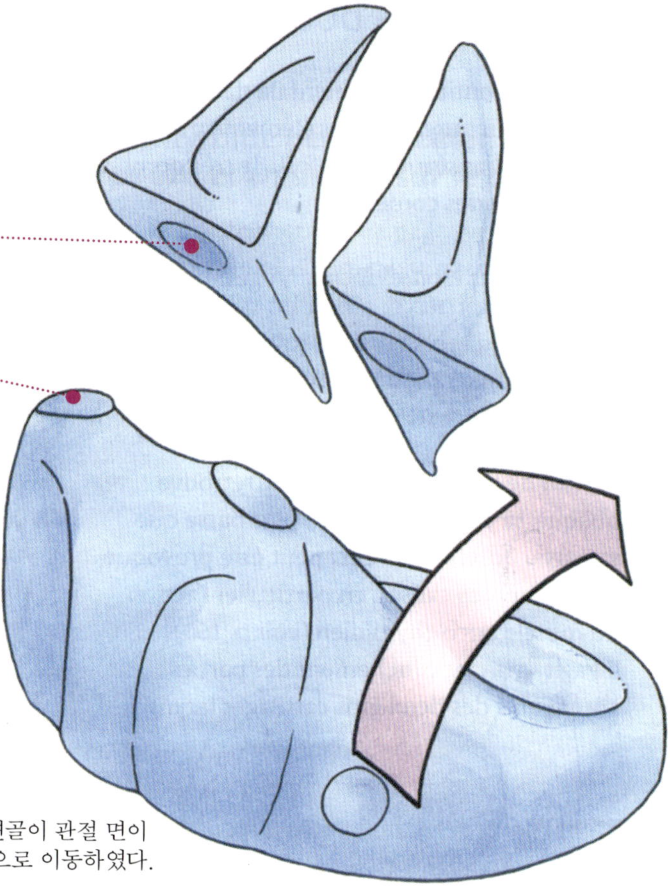

여기서, 섬유주머니(fibrous capsule, 혹은 윤활 주머니(joint capsule))는 모뿔연골에서 작은 움직임이 일어나도록 하면서, 이 면들의 결합을 유지시킨다.

여기서는 모뿔연골이 관절 면이 잘 보이도록 앞으로 이동하였다.

이 관절들 주위로 모뿔연골은 154쪽에서 볼 다양한 위치에서 반지연골 위에서 회전한다.

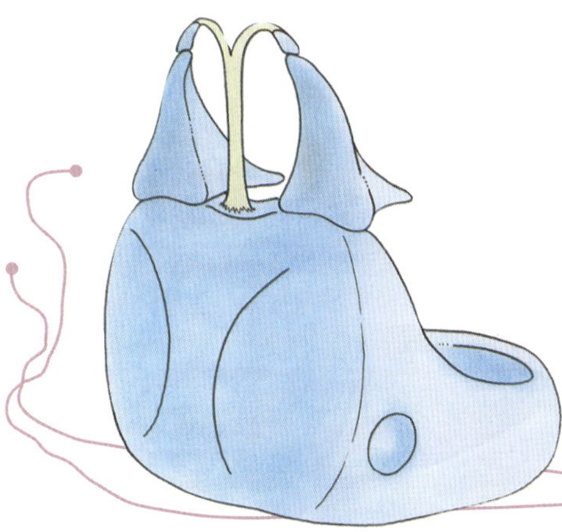

볼인대 (jugal ligament)

여기서, 또한 **볼인대**라 불리는 Y모양의 인대를 언급해야 한다.

이 인대는 두 개의 모뿔연골 꼭대기와 두 개의 잔뿔연골을 연결한다.

이 인대는 모뿔연골의 꼭대기를 안정시킨다.

이 관절로 인해, 모든 후두연골이 서로 움직일 수 있다

후두에게는 필요불가결한 조건이다: 후두는 단지 출구만이 아니라 후두를 구성하는 요소는 서로 움직일 수 있다.

이 움직임은, 동시에, 매우 다양한 방법으로 이 요소를 변화시킬 수 있다:

- 성대의 *위치*,
- 성대의 *팽팽함*,
- 성대사이 *공간의 형태*.

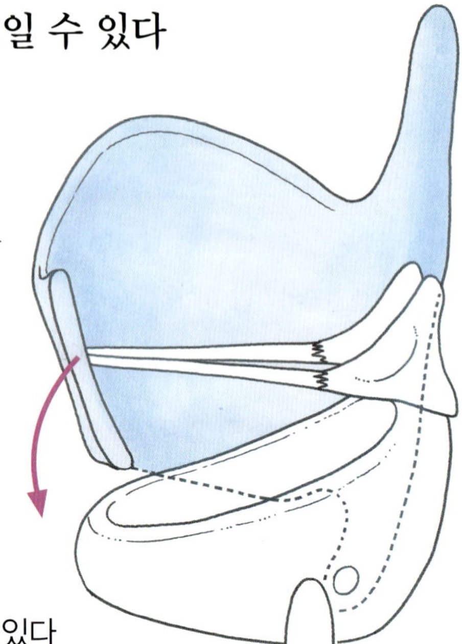

방패연골은 반지연골위에서 *아래와 앞으로* 움직일 수 있다

방패연골은 수평으로 위치하지 않고, 사선으로 위치하고, 앞부분은 뒷부분보다 더 낮다. 이 구조는 다양한 이유에서 발생할 수 있는데, 특히 반지방패근육의 작용(160쪽 참조)에 의해 발생할 수 있다. 두 개의 큰 후두연골의 앞부분이 가까워지는 것과 관계된다.

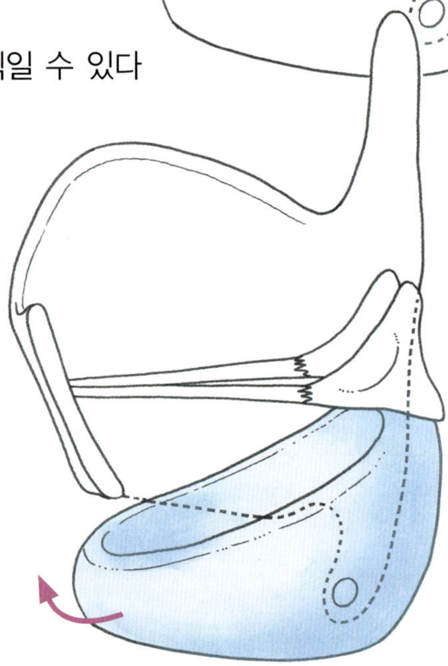

반지연골은 방패연골 아래에서 *위와 뒤로* 움직일 수 있다

반지연골은 수평으로 있는 대신에, 사선으로 있고, 앞 부위는 약간 위로 올라간다.

또한 두 개의 큰 후두연골의 앞부분들이 가까워지기 때문이지만, 이러한 가까워짐은 후두연골 〈〈바닥에서부터〉〉 작용한다.

위의 두 경우가 성대에 미치는 결과는 동일하다.

성대는 팽팽해진다: 진동하는 성대덩이는 덜 두꺼워지고, 다른 쪽 성대에서 접근하는 모서리는 얇아진다. 이는 〈〈고음〉〉 혹은 〈〈두성(머리소리)〉〉메커니즘 높은음을 낼 때 작용할 수 있다.

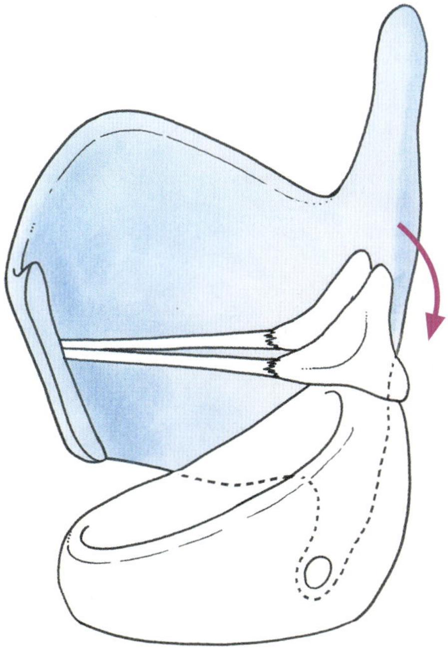

방패연골은 반지연골위에서 *아래로 뒤로* 움직일 수 있다

앞쪽에서 보았던 사선으로 있는 대신에, 방패연골은 더 수직으로 되고, 뒷부분에 비해 앞부분은 더 올라간다. 두 개의 큰 후두연골의 뒷부분이 가까워지는 것과 관계된다.

반지연골은 방패연골 아래에서 *아래와 앞으로* 움직일 수 있다

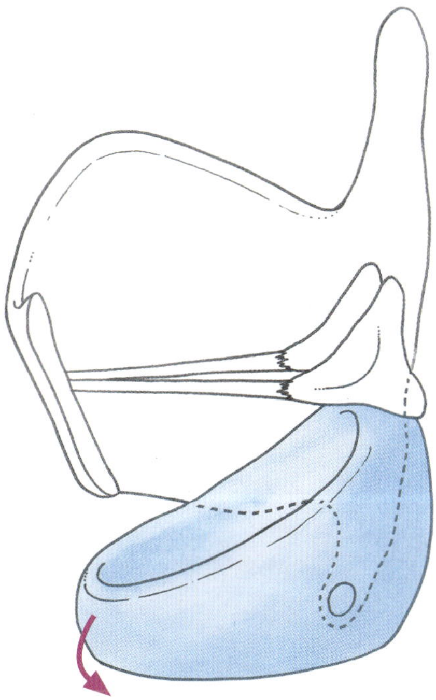

수평으로 있는 대신에, 반지연골은 사선으로 있고, 앞부분은 뒷부분보다 더 낮다.

또한 두 개의 큰 후두연골의 뒷부분이 가까워지는 것과 관계가 있지만, 후두연골《바닥에서부터》 작용한다.

위의 두 경우가 성대에 미치는 결과는 동일하다.

성대는 더 이상 팽팽해지지 않는다: 진동하는 성대덩이는 앞의 경우보다 더 두꺼워지고, 다른 쪽 성대에서 접근하는 모서리는 두꺼워진다. 이는 《저음》 혹은 《최저음》메커니즘에서 저음을 낼 때 작용할 수 있다.

모뿔연골의 움직임

모뿔연골은 서로 가까워지고/멀어질 수 있다

모뿔연골이 서로 가까워질 때, 이 움직임을 **모음(adduction)**이라 부른다. 이 두 개의 모뿔연골의 움직임은 반드시 대칭적이지 않는다. 또한 두 개의 성대 뒷부분이 서로 접근한다: **성대모음(cord adduction)**이라 부른다. 이 움직임에서, 성대는 어느 정도 *조여질* 수 있다: 이러한 조여짐은 이 작용을 발생시키는 모뿔연골 사이의 근육수축의 강도에 달려 있다(158쪽 참조).

반대로, 이 두 연골은 서로 서로 벌어질 수 있다. 이 움직임에서, 또한 성대의 뒷부분은 벌어진다.

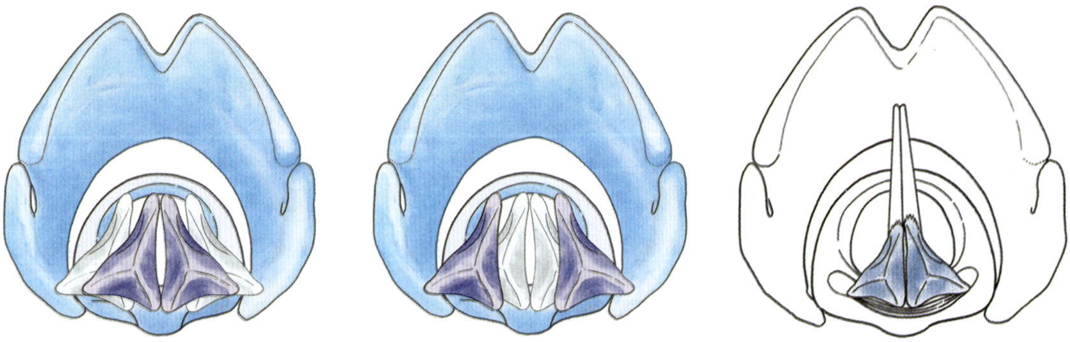

모뿔연골은 스스로 돌아갈 수 있다

이 움직임은 세로축 주위로 일어난다.

성대돌기(139쪽 참조)는 안쪽으로 돌 수 있다:

이 움직임은 성대의 중간부분을 접근시킨다.

성대돌기는 바깥쪽으로 돌 수 있다:

이 움직임은 성대의 뒷부분을 벌린다.

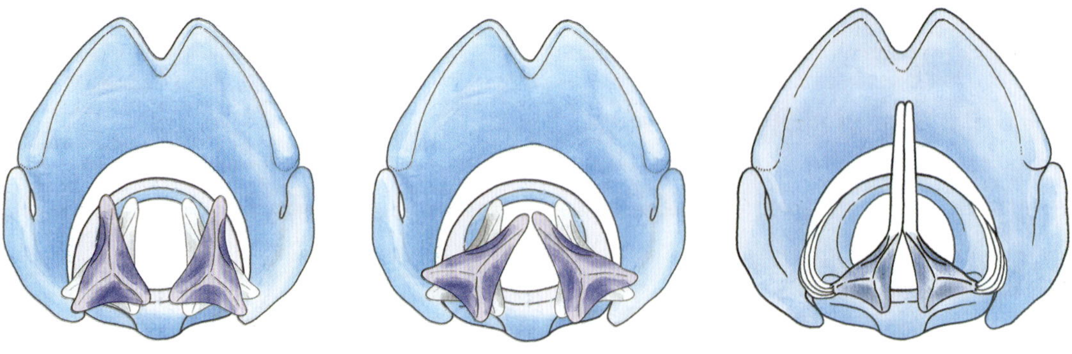

후두의 내재근

후두연골은 여러 유형의 힘에 의해 움직인다.
특히, *근육수축*으로 인해 움직이며, 두 종류로 분류한다:

- 어떤 근육은 연골사이에 있으며, 후두에만 부착된다.
  이 근육은 후두연골 사이에서만 움직이며,
  이 근육을 *내재근*이라 부르며, 매우 *작은 근육*이다.

- 어떤 근육은 후두연골에서 주위부분에 닿는다:
두개골 바닥, 아래턱뼈, 복장뼈, 빗장뼈, 어깨뼈.
이 근육은 위에서 언급한 뼈의 윗부분 혹은
아랫부분에서부터 후두연골을 움직인다.
이 근육을 *외재근*이라 부르며, 내재근보다
더 *긴 근육*이다.

이 모든 근육은 오른쪽과 왼쪽에 있다.
다음 쪽에서, 이 근육의 양쪽을 묘사한 모양을 볼 수 있다.

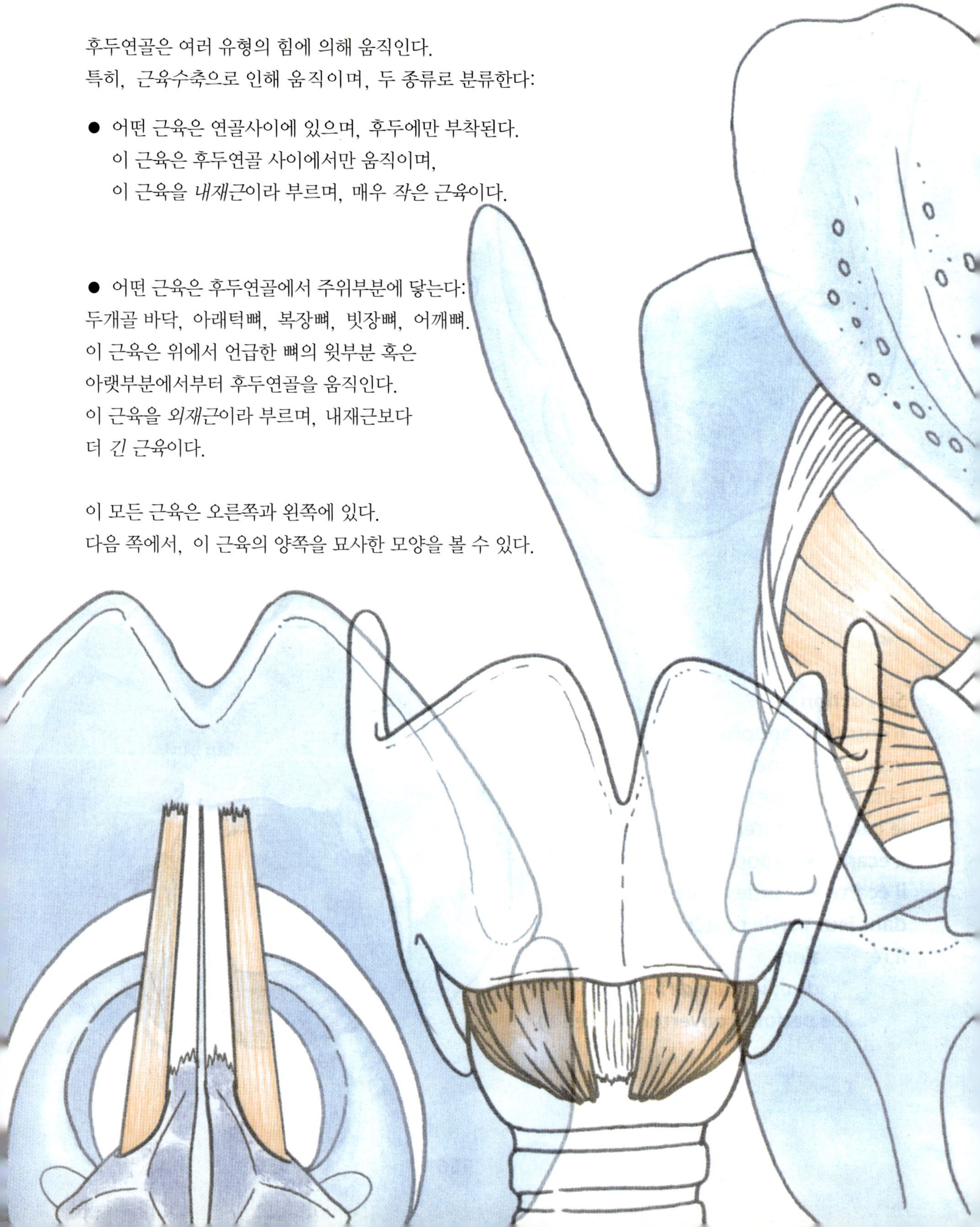

성대문을 열 수 있는 근육: 뒤반지모뿔근

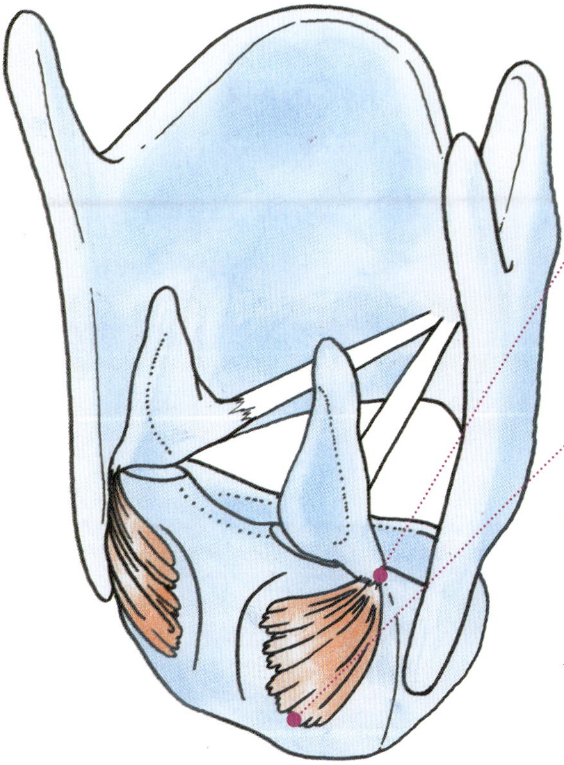

이 작은 근육은

위에서
모뿔연골의 뒤에서,
근육돌기위에(139쪽 참조),

아래에서
반지연골의 뒷면에,
반지에 얹은 보석위에(중앙능선은 제외)서 일어난다.

이 근육은 중앙으로 내려가면서 나팔모양으로 벌어지는 작은 부채모양을 한다.

작용
이 근육은, 성대돌기를 벌려 모뿔연골을 회전시키고, 근육돌기를 정중선으로 이끈다: 이 근육은 성대의 뒷부분을 벌어지게 한다. 따라서 *성대문을 크게 연다*(때로는 《과도한 열기》라 부른다).

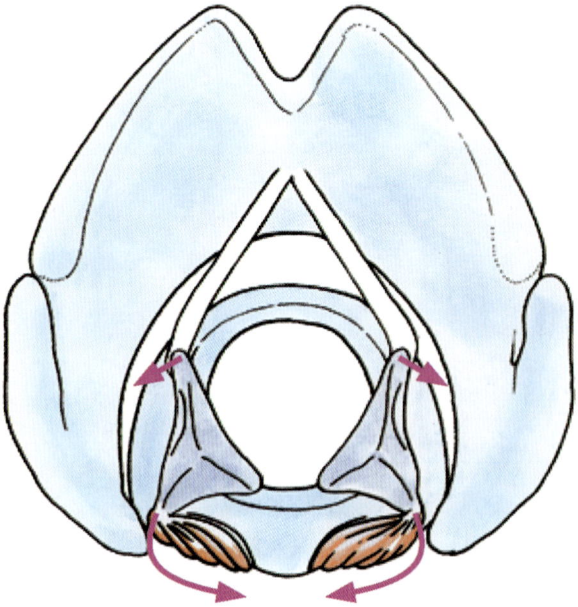

이 근육의 작용을 특히 *날숨이나* 혹은 *들숨* 시에 알 수 있다.

성대문이 휴식상태가 되면, 성대문이 닫히지 않고, *약간* 열린다.
호흡 시 공기는 성대문벽을 *마찰하고,* 마찰되는 가벼운 *소리*를 발생시킨다.

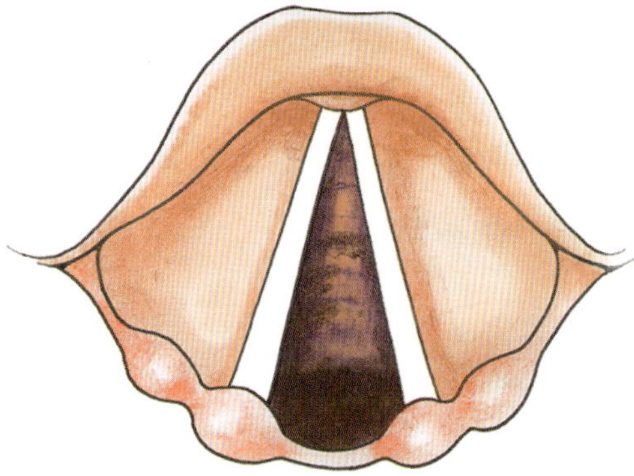

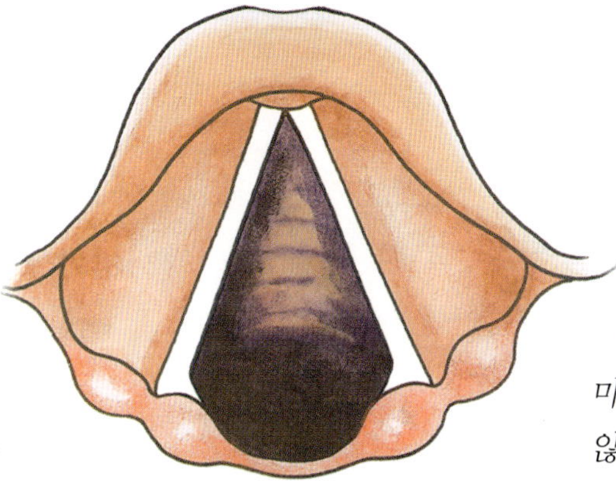

반지모뿔근이 수축하면, 성대문은 열리고, 공기는 성대문벽을 *마찰하지 않고* 순환한다: 공기가 흐르는 동안 *소리가 들리지 않는다.*

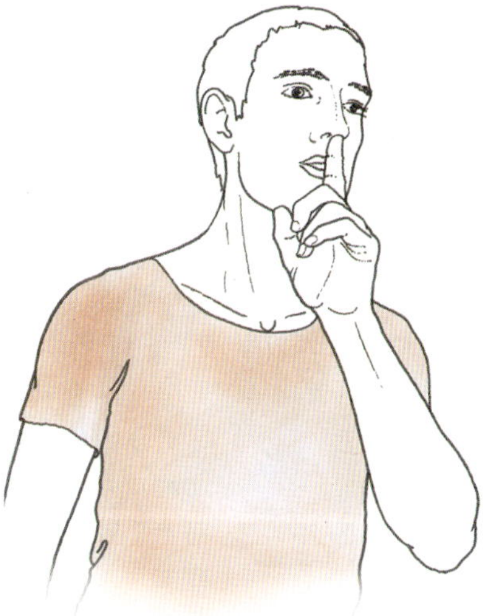

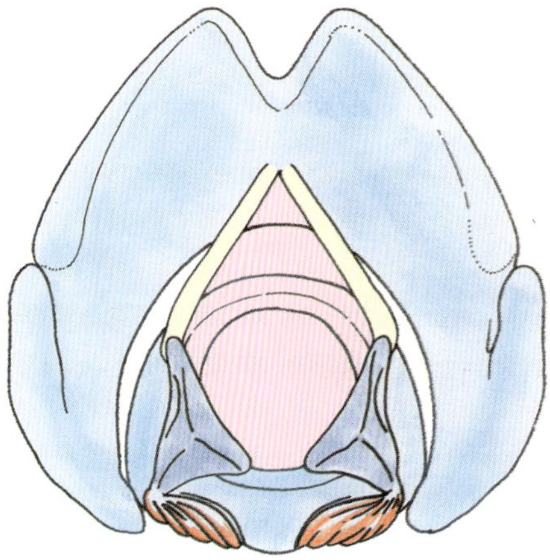

성대문은 5각형의 모양이다.

조용함을 듣는다

목소리를 길게 내는 모든 상황에서, *공기를 조용히 들이마시는 것*을 배우는 것은 매우 유용하다. 즉, 소리를 내는 동안 조용히 공기를 들이 마신다. 이는 점막을 마르게 하지 않고 성대주름을 최상의 상태를 유지하는데 도움이 된다. 어떤 사람이 말을 하거나 노래를 부를 때 공기를 조용히 들어 마시는지 혹은 소리를 내면서 마시는지를 듣는 연습을 할 수 있다.

성대를 접근시키는 근육: 모뿔사이근(빗사이근 및 가로모뿔근)

이 매우 작은 근육은 세 개의 묶음으로, 모뿔연골 뒤에서 서로 겹쳐져 있다:

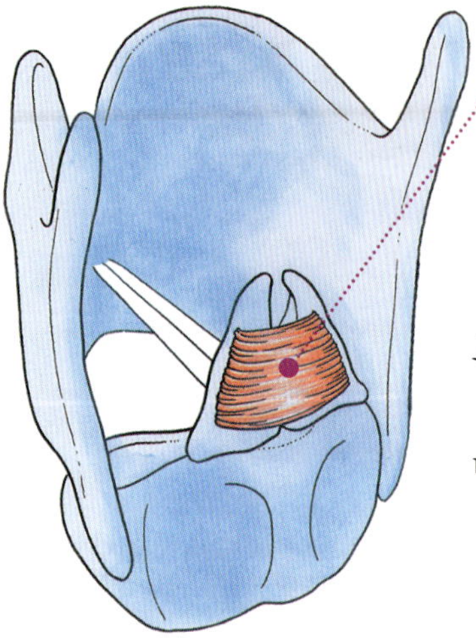

가로 묶음은 두 개의 모뿔연골 뒷면 사이에서 팽팽한 사각형의 판 모양이고;

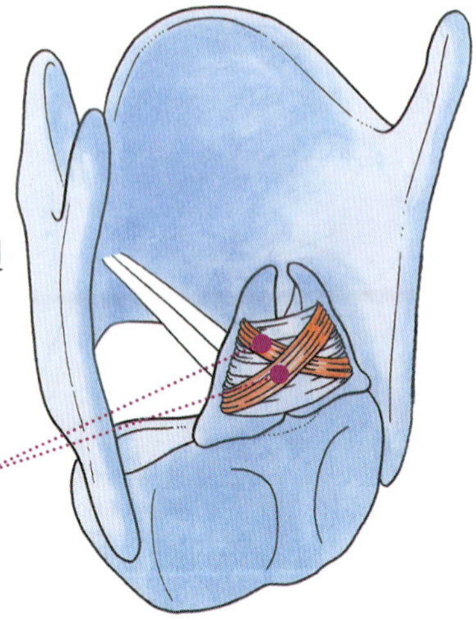

*빗(oblique)*묶음은 좀 더 뒤에서, *교차하는* 두 개의 띠를 형성한다.

각 띠는 모뿔연골의 근육돌기에서 대칭되는 모뿔연골 꼭대기에 닿는다.

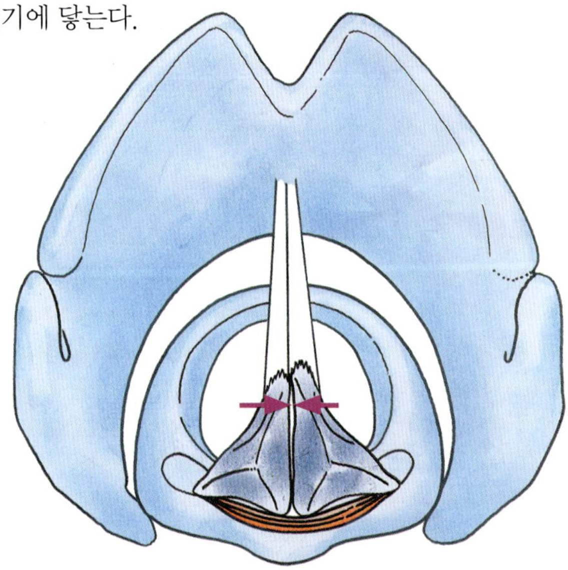

작용

이 근육은 두 개의 모뿔연골을 가깝게 접근시키고 따라서 성대를 접근시킨다.

이 근육은 *성대문 수축근*이다.

공기를 들이 마실 때 소리를...

일반적으로 이 근육이 지나치게 긴장되면 성대문이 어느 정도의 접근을 유지한다. 어떤 사람들은 말을 하거나 노래를 부르면서 공기를 들이 마실 때 모뿔근을 긴장시키는데, 이때 (공기가 들어가는 소리를) 들린다. 호흡에서 공기가 통과될 때 마찰된다(휴식 시 성대문의 위치보다 더 중요하다. 174쪽 참조). 이는 성대주름을 마르게 하는 요인 중 하나일 수 있는데, 특히 (코로 공기를 들이 마시는 경우와 반대로, 거의 습기가 없는 공기)입으로 공기를 들이 마시고 그리고 주위 공기가 건조한 경우에는 더욱 성대주름을 마르게 한다.

성대와 발음의 접근

빗 및 가로모뿔근의 작용은 발성이 나는 위치가 되도록 성대를 접근시킨다. 또한 이 작용을 **성대모음**이라 부른다.

만약 이 위치에서 성대의 진동이 동반되면, **유성음**이 발음된다(후두진동이 동반될 때 유성음이라 한다).

그러므로 이 근육의 작용은 모음을 발음하는데 우선 필수적이다(하지만, 또한 완전하게 성대모음이 없이 모음을 속삭일 수 있다).

이 근육의 작용은 또한 **탁음**을 발음할 수 있다(또한 **유성자음**이라 불린다).

무성자음에서 유성자음으로 바뀔 때 성대모음과 후두의 진동을 잘 느끼는데, 예를 들어,

〈〈fffff〉〉에서
〈〈vvvvvv〉〉로,

〈〈sssss〉〉에서
〈〈zzzzz〉〉로,

〈〈chchchchch〉〉에서
〈〈jjjjjjjjjj〉〉로
바뀔 때이다.

ujjaï의 입김

성대문의 마찰로 소리를 내면서 숨을 쉬는, 요가의 반다(bandas)에서 ujjaï 기술을 사용할 때 이 근육은 작용한다.

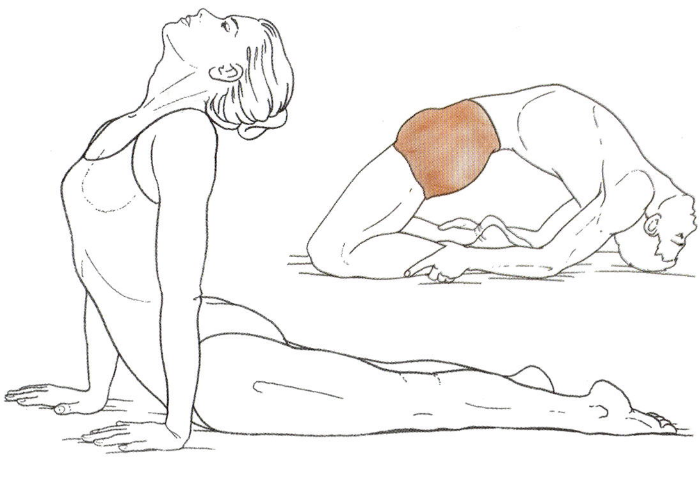

〈〈높은음근〉〉: 반지방패근

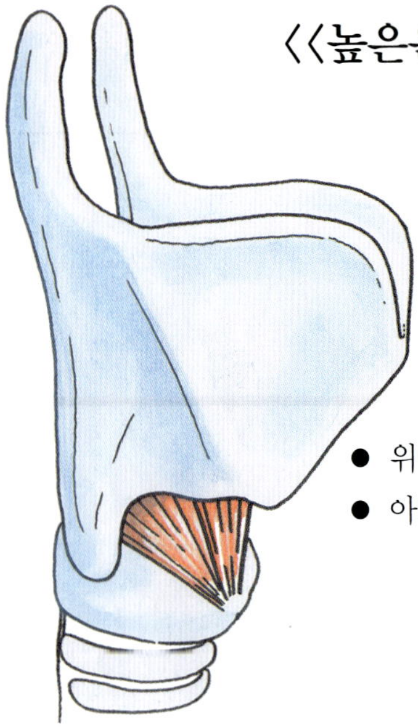

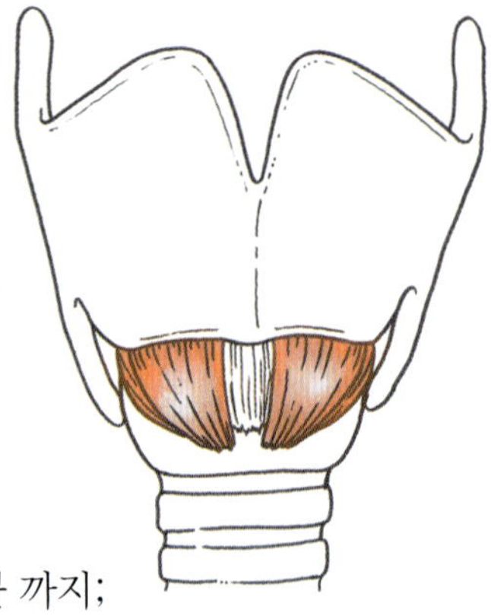

이 근육은 위로 올라가면서 작은 부채모양을 한다.

- 위에서, 방패연골의 아래모서리에서 작은 뿔 까지;
- 아래에서, 반지연골의 앞쪽에 닿는다.

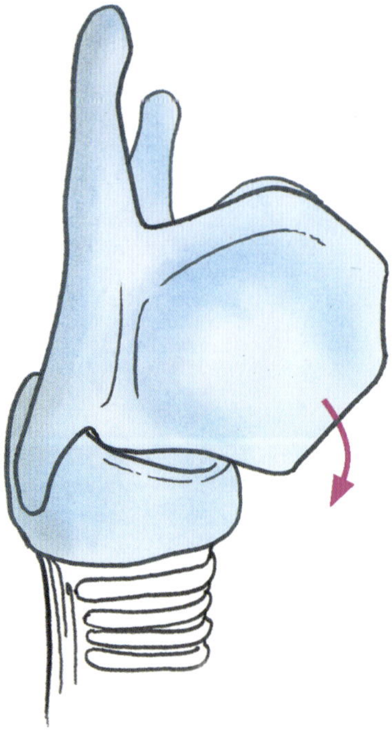

작용

이 근육은 방패연골을 앞으로 *아래로 움직이게 한다.*

이 근육은 반지연골의 앞부분을 *뒤와 위로 움직이게 한다.*

목소리에 대한 작용

이 두 작용은 동시에 존재할 수 있다. 이 작용은 동일한 결과를 발생시킨다. *성대는 팽팽해진다:* 성대는 늘어*나고*, 진동하는 덩이는 덜 *두껍고*, 진동이 없는 모서리는 얇다.

이는 〈〈고음〉〉 〈〈두성〉〉 라고 불리는 메커니즘에서 *높은음이 발생할 때* 작용한다(152쪽 참조).

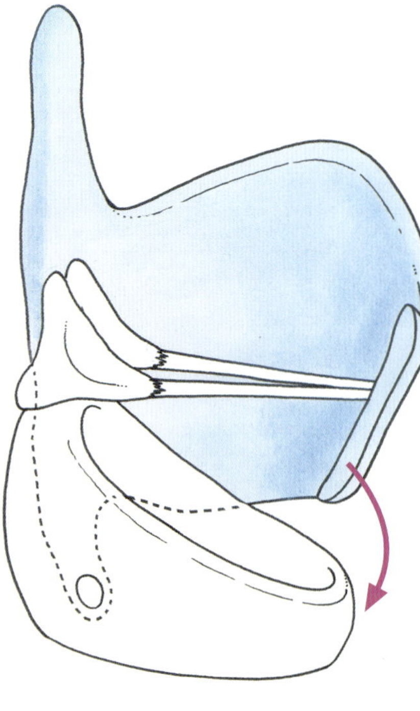

명확성

이 작용은 작은 이동을 동반하는데

- 혹은 반지연골 위에서, 방패연골이 뒤로 이동하거나,
- 혹은 방패연골 아래에서, 반지연골이 앞으로 이동한다.

성대문을 닫는 근: 가쪽반지모뿔근

이 근육은 모뿔연골의 근육돌기에서 일어난다.
이 근육은 바깥쪽과 아래로 내려가서 반지연골활의 가쪽부분에 닿는다.

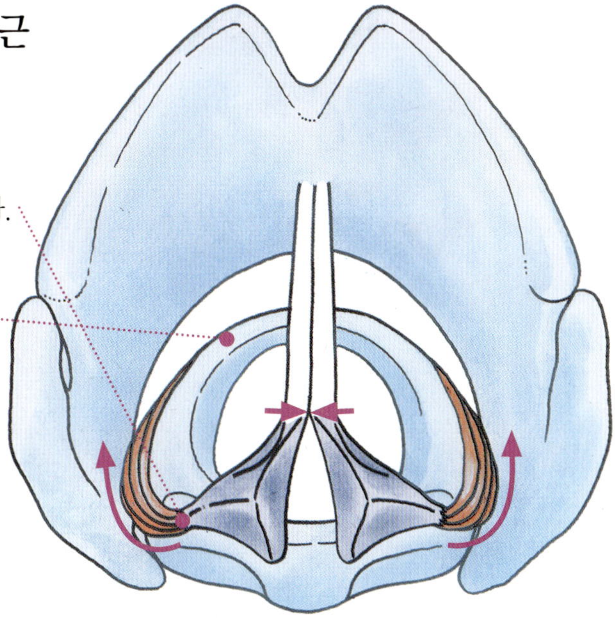

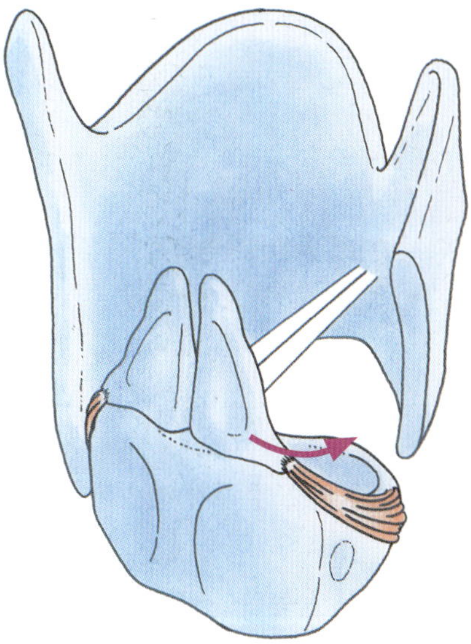

작용

이 근육은 근육돌기를 앞쪽과 바깥쪽으로 움직인다.

이 작용은 *성대돌기를* 정중선으로 *강하게 접근시키는* 방법으로 모뿔연골을 회전시킨다.

성대문 수축근이다.

이 근육은 특히 성대문의 1/3(뒷부분)을 닫는다.

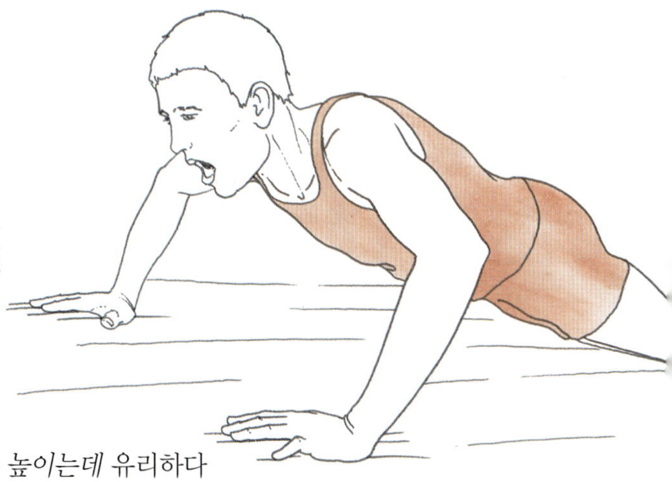

이 작용이 빗 및 가로모뿔근의 작용과 동반될 때, 성대문은 강하게 닫힌다: 〈〈성대문 파열음〉〉 위치인데, 특히 팔굽혀펴기를 하는 동작에서처럼, 때로는 숨을 멈추는 강도 높은 힘을 쓸 때 나타난다.

이 근육은 성대의 진동부분을 줄이고, 이는 *음계를 높이는데* 유리하다 (이 현상을 damping이라 부른다).

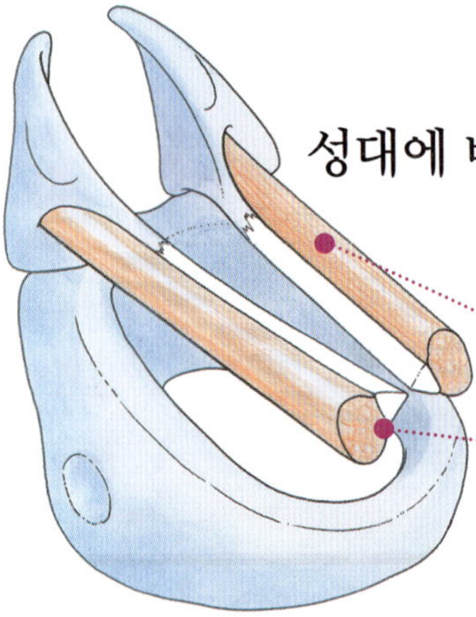

성대에 배치된, 성대근

각 발성(성대)인대는 바깥쪽모서리 전체길이에서, 성대와 평행해 있는 매우 작은 근육에 의해 이중으로 되어 있다: **안쪽방패모뿔근**인데, **발성근** 혹은 **성대근**이라 부른다.

이 근육은 *성대의 바깥쪽모서리에 붙어있고*, 성대와 함께 *하나가 된다* (붙어있다).

작용

이 근육에 닿아있는 연골들을 거의 움직이지 않는다(이 연골들은 종종 다른 작은 근육들에 의해 고정되어 있다).

따라서 이 근육은 가장 자주 *정적인* 방법으로 수축하거나-혹은 등축성의 방법으로, 즉 길이의 변화가 없이 수축한다. 이 작용은 이 근육을 딱딱하게 하면서 근육이 스스로 근육을 수축시키게 한다.

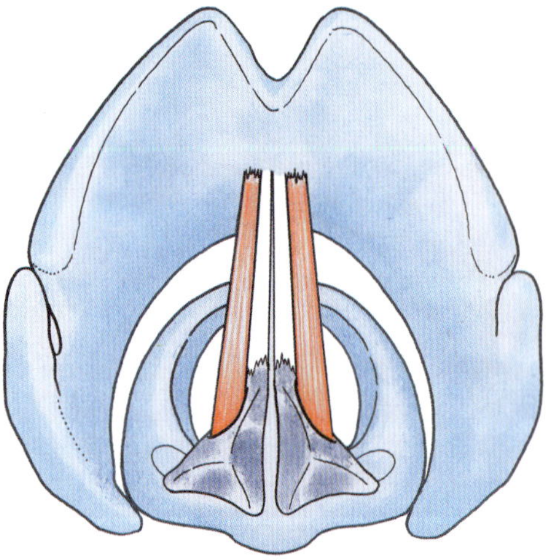

소리를 발생시키는데 성대근의 역할

성대근이 수축하면, *성대를 딱딱하게 하고*, 이는 *음계를 높인다* (이는 소리가 올라간다).

반지방패근과는 반대로, 이 근육은 성대의 두께를 변화시키지 않고, 따라서 느슨해진 점막이 압력에 의해 물결치도록 한다(Venturi 결과 166쪽 참조).

이러한 이유로, 이 근육은 *최저음 메커니즘*이라 불리는, *저음메커니즘*에서 음높이를 조절하는 중요한 역할을 한다.

성대는 공기압력에 적응한다...

혼합양식의 들보라고 부르는 후두의 층에서, 속성이 다른 두 개의 물질의 특성들을 합쳐서 하나의 특성을 형성한다. 여기서 당겨지는 것에 대한 성대의 저항(수동적 저항)은 스스로 수축하는 더 능동적인 저항을 하는 성대근육의 수축성과 결합한다. 이러한 두 속성의 결합은 공기압에 대해 성대가 *다양한 형태로 적응할* 수 있게 한다.

후두실밴드근

가쪽에서, 성대근(*안쪽방패모뿔근*)은 **바깥쪽방패모뿔근**에 의해 길게 연장된다. 성대근은, 후두덮개의 가쪽모서리까지 올라가 부채모양의 수직면을 형성하기 전에, 옆쪽에서 약간 펼쳐진다.

이 수직면은 얇은 **모뿔덮개근**에 의해 뒤에서 경계를 이룬다.

이 모든 근육들은 가쪽에서 성대에서 후두덮개까지 모서리를 따라 뻗어 있다.

이 모든 근육들과 연관된 후두부분은 입구모양을 형성한다.

이 근육 한 부위는 부분적으로 **후두실밴드**를 구성한다.

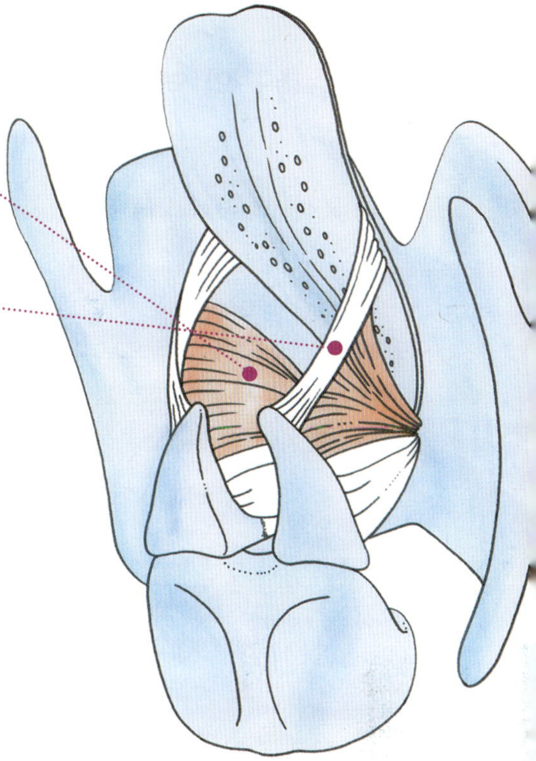

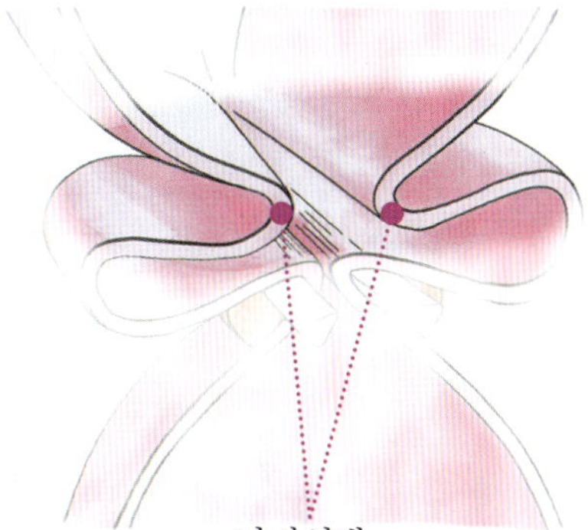

거짓성대

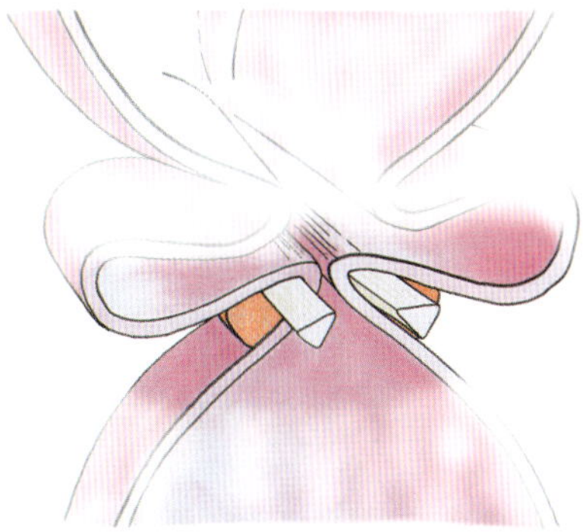

성대와 성대근

후두실밴드는 성대문아래층에서 (176쪽 참조) 성대 위에 위치한 주름이다(146쪽 참조).

이 후두실밴드를 *거짓성대*라고도 부른다. 오른쪽과 왼쪽에 실밴드가 있다.

이 밴드는 *점막주름*뿐만 아니라, 섬유막(145쪽)으로 구성되고, 바깥쪽방패모뿔근의 두께에 의해 깊은 곳에서 양쪽을 연결한다.

그러므로 이 근육의 수축 정도에 따라 *모양을 능동적으로 변화시킬 수 있고*, 어느 정도 *두꺼워지고*, 어느 정도 *접근시킬 수 있다*.

이렇게 후두실밴드는 후두수축근의 역할을 도와준다(다음 쪽 참조).

실밴드에 관한 좀 더 상세한 내용은 176쪽 참조.

하지만 또한 이 근육의 작용에 의해, 후두실은 모양을 바꿀 수 있고, 더 *움푹 들어갈* 수도 있고 반대로 *편평해질* 수 있다. 후두실은 성대위에서 (목소리의) *공명을 내는 첫 번째 실*이고 이 변화는 목소리의 *음색*을 변화 시킬 수 있다.

후두수축근의 역할(Le rôle sphinct.rien du larynx)

우선, 목소리를 내는 것이 후두의 주된 역할이 아니다: 고전적이고 매우 중요한, 후두의 첫 번째 역할은 *호흡을 하기위해 공기를 통과시키는* 것이다. 이 역할을 위해 연골 기둥이 있고, 이 기둥으로 인해 연골이 휴식상태에 있을 때 숨을 쉴 수 있도록 어느 정도 후두가 열린 상태를 유지한다.

역시 매우 중요한 후두의 두 번째 역할은 공기 외에 어떠한 다른 물질(액체, 음식)이 들어 올 수 없도록 *공기관의 입구를 간헐적으로 닫는데 있다.* 이 역할을 세 부위에서 연속적으로 닫는 역할을 담당하는데, *후두수축근의 역할**이라 부른다. 이 세 부위는 독립적으로 작용할 수 있다. 하지만 종종 이 세 부위가 동시에 닫힌다:

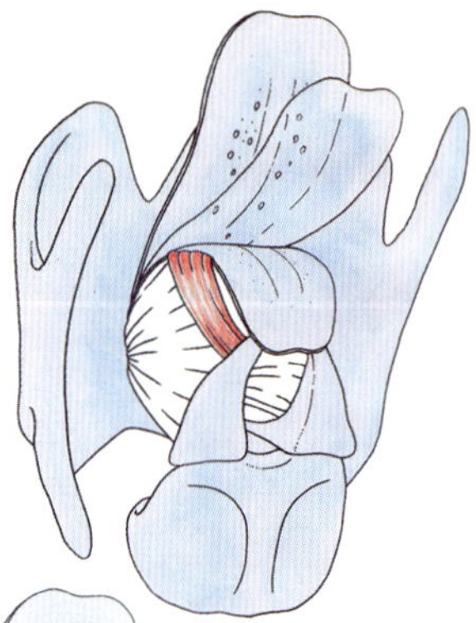

후두덮개는

경첩이 딸린 뚜껑처럼 *성대문위에서 닫힌다.* 음식물을 삼킬 때, 이 움직임은 혀가 뒤로 물러나기 때문에 발생한다. 또한 모뿔-덮개근에 의해 움직임이 발생한다.

혀를 잡아당기고 음식물을 삼킨다

혀가 뒤로 물러가는 것을 방해하면, 예를 들어, 음식물을 삼키려고 할 때 혀를 부드럽게 당긴 상태로 두면, 후두덮개가 아래로 내려가는 것이 더 어려워진다: 이 현상은 후두덮개를 아래로 내리는 모뿔덮개근이 작용하기 때문이다. 이러한 작용은 이 부위의 근육강도를 발달시키는데 유용할 수 있다.

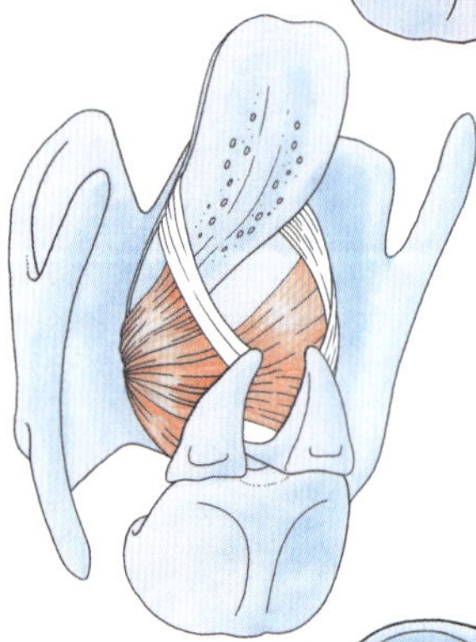

*후두실밴드*는 두꺼워지면서 *서로 서로 접근한다.* 이 움직임은 매우 종종 비대칭적으로 발생한다.

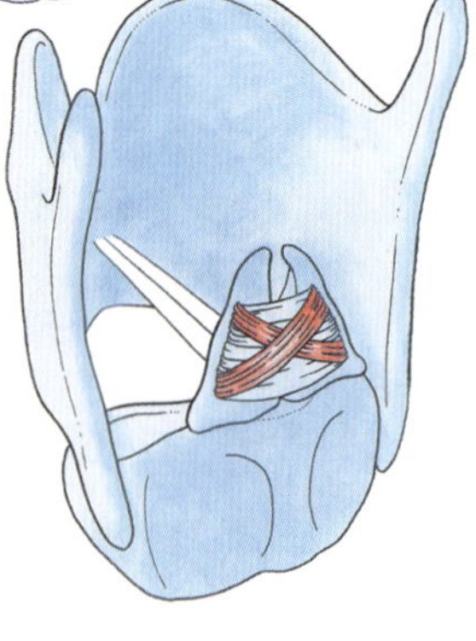

성대는 서로 접근하고 붙는다.

닫히는 이 세 부위사이에서, 이 단계는 종종 가장 강하지 않게 작용한다.

후두전체가 닫히는 것은 특히, 입 뒤에서 후두인대(hypopharynx)로 음식물이 넘어가는 순간인, *음식물을 삼킬* 때 발생한다.

* 수축근이란 단어는 유추해서 사용한다. 하나의 수축근은 이 물질들이 통과하지 못하도록, 수축하면서, 이 근육을 둘러싸고 있는 구멍이나 관을 좁히는 둥근 근육이다. 따라서 후두는 엄밀한 의미에서 수축근이 아니지만, 앞의 2쪽에서 설명한 세 부위가 닫히기 때문에 수축근의 역할을 할 수 있다.

후두점막(La muqueuse du larynx)

인대와 근육으로 연결된 반지연골과 방패연골은 포개진 *실린더* 모양이다. 실린더 안쪽은 **점막**이 연골을 완전히 덮고 있다. 이렇게, 단순한 골격처럼, 이 연골 사이에서 구멍이 난 공간은 더 이상 없다. 연골을 단지 부분적으로만 알 수 있다.

145쪽에서 보았던 막처럼, 점막은 후두 안쪽은 *주름과 공동(pit)*을 연속적으로 형성하면서 몇몇 연골모양과 연골주위를 결합한다.

점막의 주름 하나에 의해 덮여 있는 *후두안뜰인대*는 **후두실밴드**라고 불리는 주름이 된다.

이 점막은 위에서 후두와 혀의 점막에 의해 이어진다...

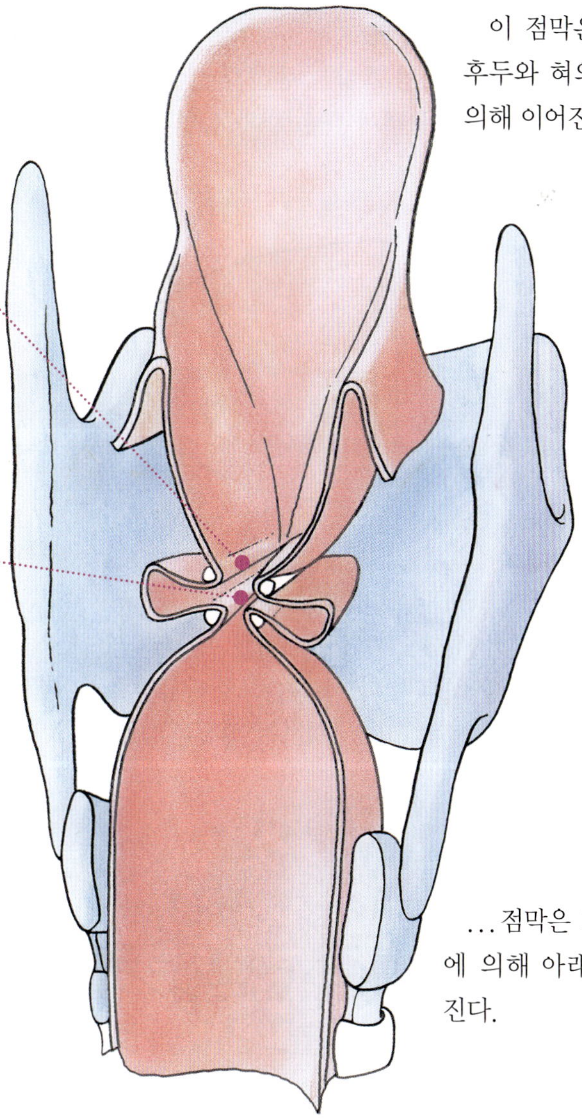

이렇게 이 점막에 의해 덮여 있는 *성대*는 점막에 의해 성대가 더 이상 보이지 않는 **성대주름***이다.

성대인대 위에 점막이 있는 장소에서, 이 부위는 진주모빛의 흰색을 띤 얇은 띠 모양을 한다: 때로는 성대라 부르는데, 특히 후두경으로 볼 때 그러하다.

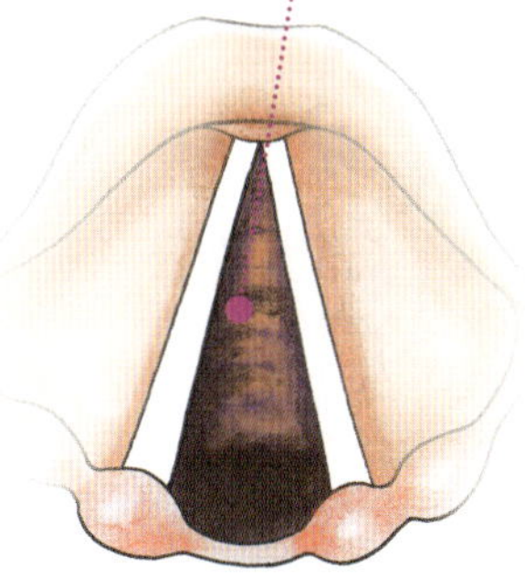

...점막은 기관점막에 의해 아래로 이어진다.

* 그러므로 논리적으로 ⟨⟨성대주름⟩⟩이라 말해야 한다. 하지만, 일상적으로 *성대*라고 부른다.

목소리를 발생시키는데 점막의 역할

벤튜리 효과(Venturi effect) (혹은 Bernoulli 효과)
〔L′effet Venturi (ou effet Bernoulli)〕

다양한 구간의 관안에서 유체가 흐를 때 관찰할 수 있는 현상이다. 이 현상을 다음과 같은 방법으로 설명할 수 있다.

관이 좁을수록 속도는 더 빠르다...

배출이 이루어지는 동안 유량은 변하지 않는다(유량보존법칙)라고 생각할 수 있다. 그런데, 유량의 배출속도와 그 구간을 곱하여 나온 값과 동일하다: S*V. 따라서 구간이 좁아지면 속도가 증가하고, 구간이 넓어지면 속도는 낮아진다.

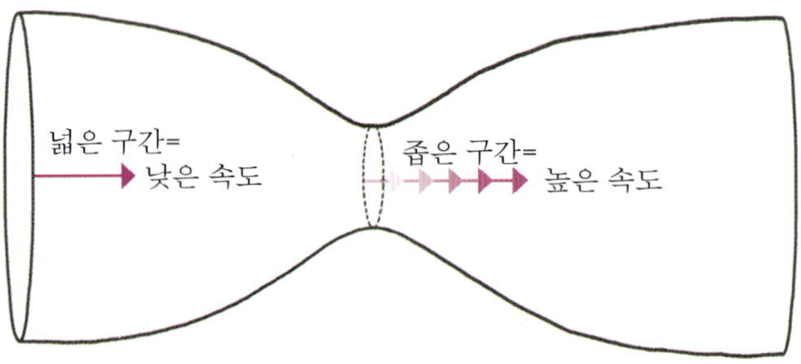

더 빠를수록, 압력이 더 낮아진다...

유체를 움직이기 위한 필요한 에너지는 배출의 모든 부위에서 동일하다. 그런데, 이 에너지는 원칙적으로 두가지 요인에 기인한다: 배출속도와 배출압력. 따라서 속도가 증가하면, 배출압력은 낮고 속도가 감소하면 배출압력은 높다고 유추할 수 있다.

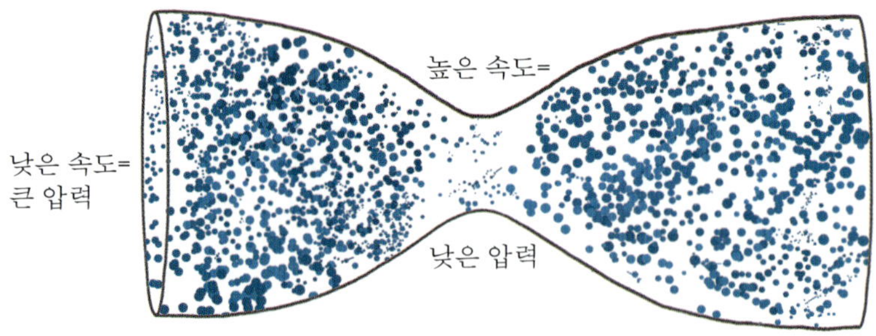

... 그러므로 배출부위가 좁을수록, 더 빠르고 압력은 낮다.

유체가 점점 더 좁은 관으로 흐르면, 압력은 낮아지는데 속도는 증가한다: Venturi 효과이다.

발성에서 점막의 역할
〔점막파동이론/근탄력-공기역학이론(myoelastic-aerodynamic theory)〕

1. 성대는 서로 붙지 않고 가깝게 접근한다. 성대문아래 압력이 증가하여 얇고 가는 공기가 성대를 통과한다.

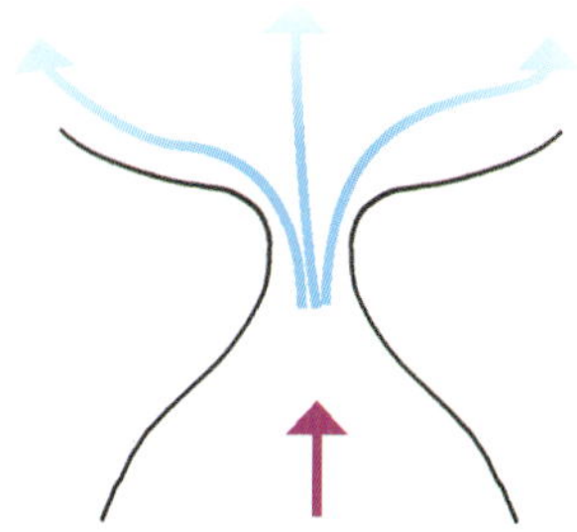

2. 성대사이의 좁은 공간(Venturi 효과에 의해)에서 공기흐름이 저기압이 된다. 이 저기압은 점막의 흡입을 발생시키고, 성대를 서로 붙게 한다.

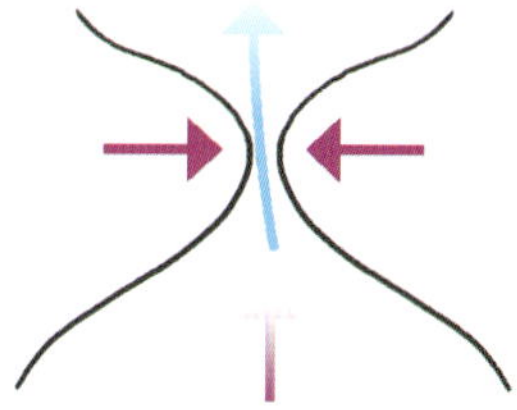

3. 성대는 완전히 서로 붙고, 이는 공기흐름을 차단한다. 성대문아래 압력이 증가하는 동안 Venturi 효과와 연관된 공기흡입력은 멈춘다.

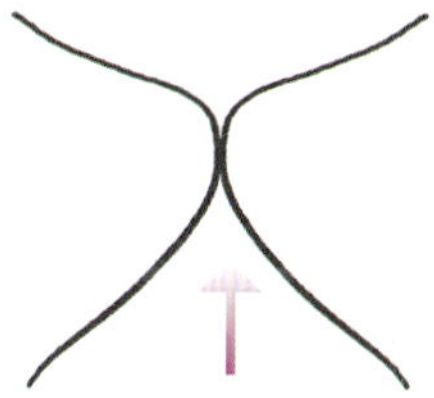

4. 성대문아래 압력의 결과로 성대는 점진적으로 열린다. 성대는 1번 위치로 돌아온다.

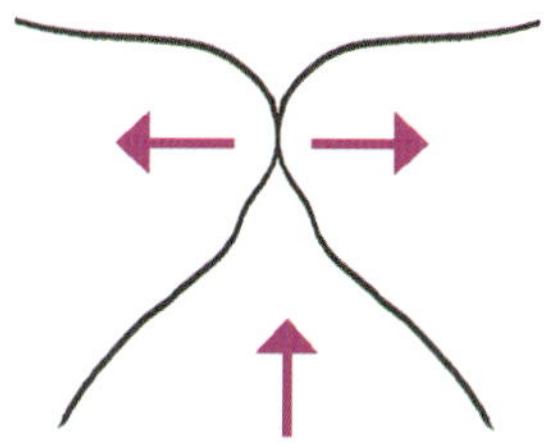

점막의 파동 현상은 특히 사람이 왜 저강도에서 높은음을 내는지를 설명한다. 사실, 팽팽해진 성대와 낮아진 압력(저강도)에서, 극단적인 경우에는 성대를 붙인 상태에서, 소리(높은음)를 내는 것은 가능하다.

후두에서 세 개의 층

만약 후두를 관상단면으로 보면, 수직에서 연속적으로 *세 부위*로 구별한다. 각 부위는 소리를 내는데 중요한 특징을 지닌다. *날숨*에서 세 개의 층을 볼 수 있으며, 연속적으로 세 개의 층을 묘사하였다. 성대문 아래층, 성대문 층, 성대문 위층.

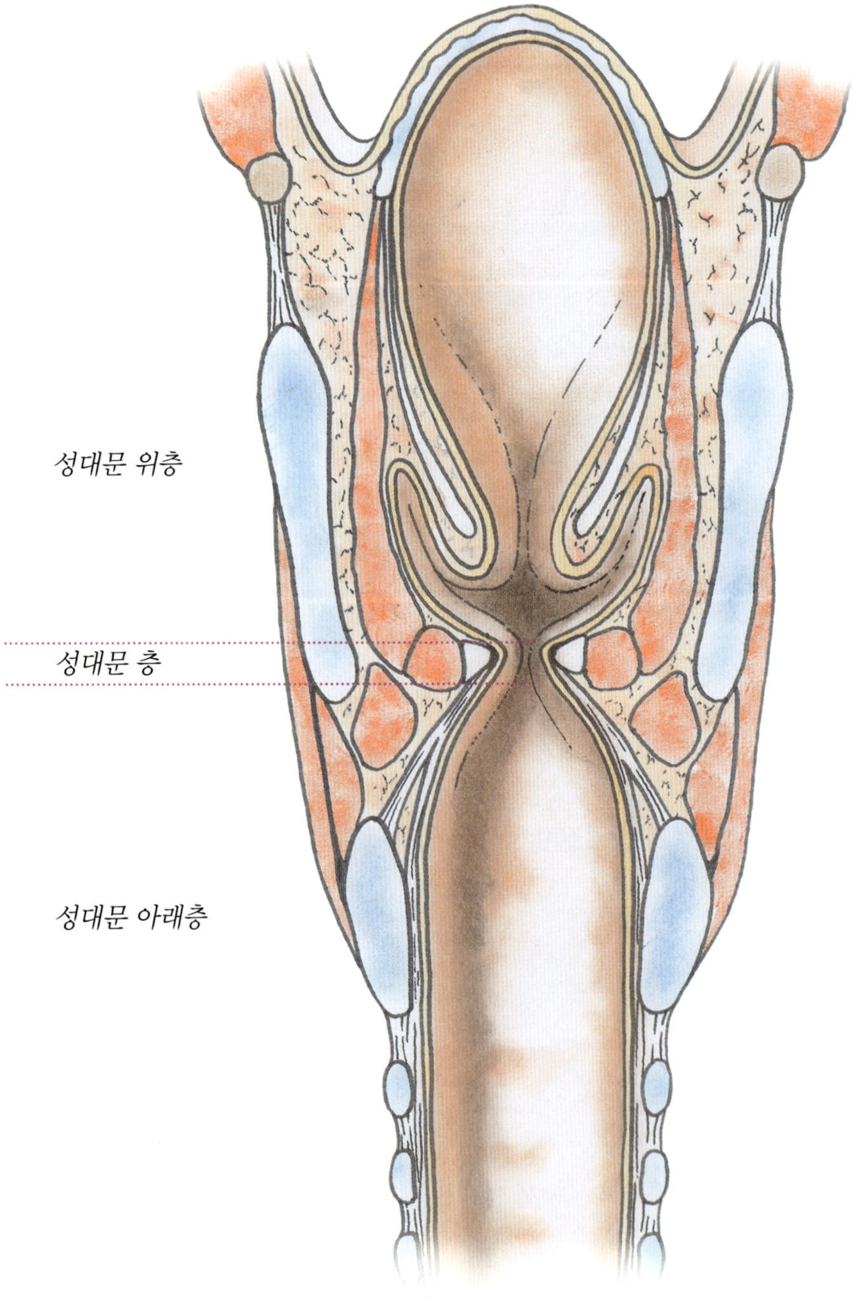

성대문 아래층

기관에서 가장 위에 위치한 부위로 성대 바로 아래까지 연결된다. 이 부위에서 점막은 기관 벽에서부터 성대 안쪽모서리로 이어진다. 안쪽에서 보면, 이 부위는 위로 가늘어진다: 이 부위를 **탄력원뿔**(elastic conus)이라 부른다.

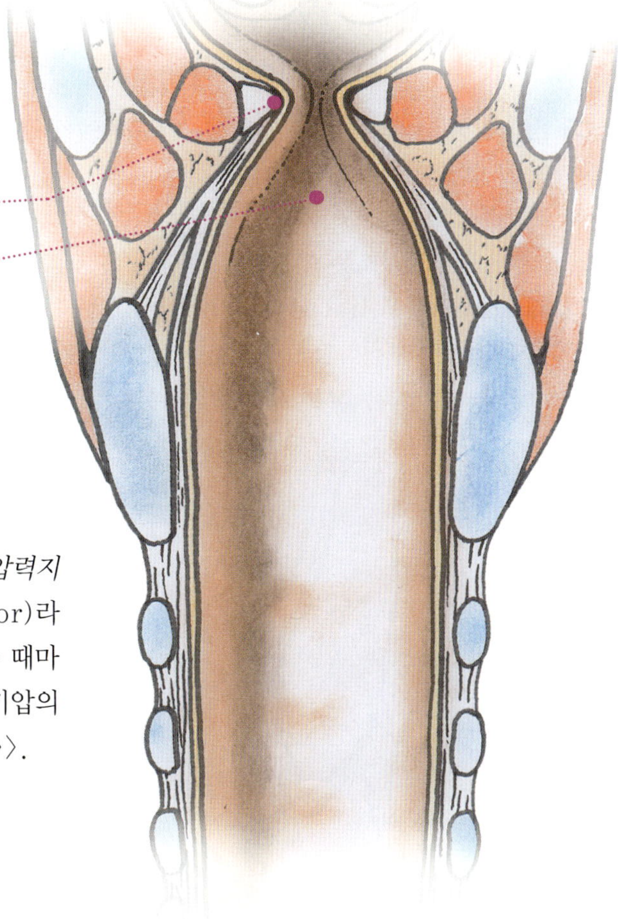

이 장소에서, 두꺼운 점막 안에 매우 많은 *압력지각신경수용기*가 있다(압수용기(baroreceptor)라고 부른다). 이 수용기는 압력의 변화가 있을 때마다 자극을 받는다. 그러므로 숨을 내쉴 때 공기압의 변화는 신경계에 의해 감각적으로 《구별한다》.

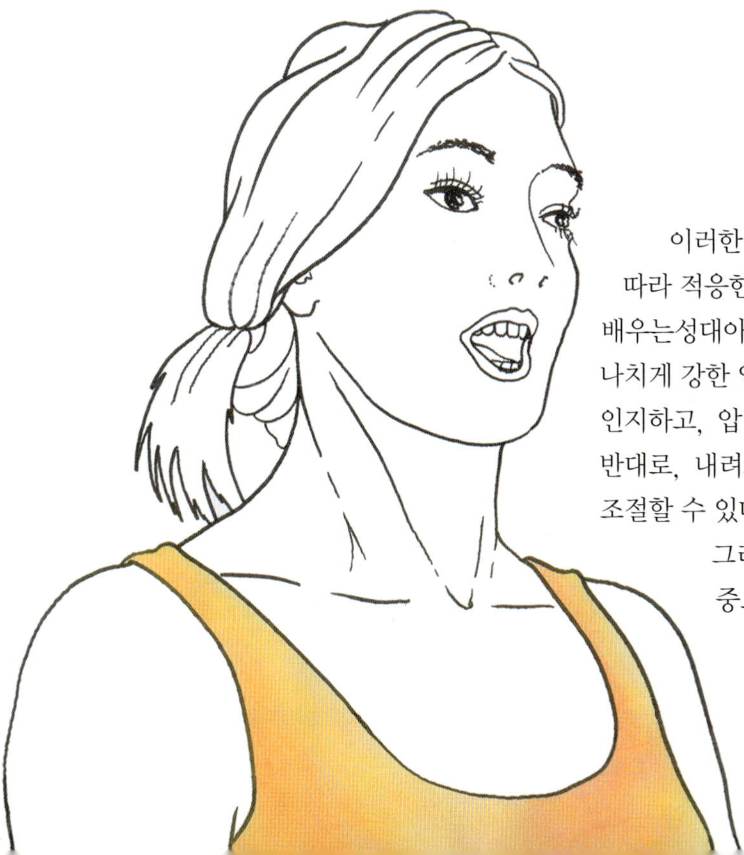

이러한 구별을 통해, 주어진 압력에 성대가 상황에 따라 적응한다. 바로 이 장소에서 가수나 훈련받은 배우는성대아래에서 (그들이 내려고 하는 소리에 비해)지나치게 강한 압력을 받는지 혹은 너무 압력이 없는지를 인지하고, 압력에 따라 성대작용을 조절할 수 있고-혹은, 반대로, 내려고 하는 소리에 따라 성대문아래 압력을 조절할 수 있다.

그러므로 이 탄력원뿔은 *압력/후두 조절*에 매우 중요한 부위이다.

성대문 층

성대(146쪽 참조)와 점막부위 층인데, 이 부위에서 정확하게 성대주름이 형성된다.
두 가지 특징이 있다:

- 이 부위의 점막구조는 기관지의 점막 같은, 섬모가 있는 호흡유형의 (거짓중층섬모상피(pseudostratified ciliated epithelium))점막인, 성대문아래 점막구조와 다르다. 반대로, 성대주름점막은 입의 점막과 같은 유형이다: *중층편평상피(stratified squamous epithelium).*

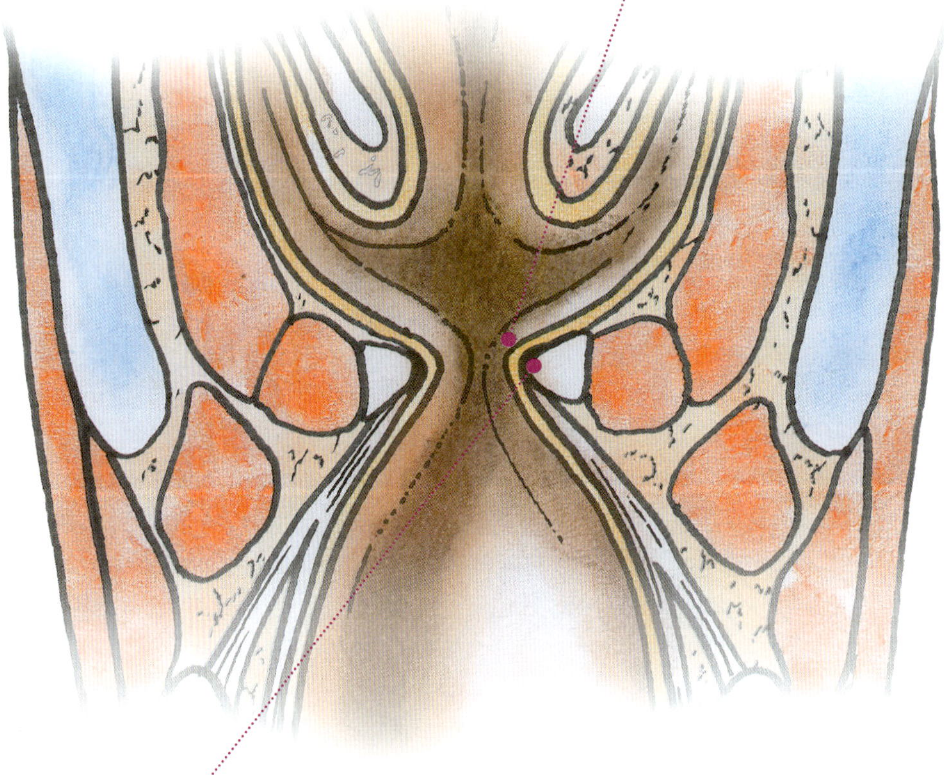

- 성대주름이 있는 장소에서, 점막은 *점막 밑에 있는 조직에 달라붙지 않는다.* 성대인대와 점막사이에, Reinke 공간이라 불리는 잠재적인 공간이 있다: 점막은 결을 따라 쪼갤 수 있고, 이는 아주 약간 인대와 떨어질 수 있고, 인대위에서 미끄러질 수 있다는 것을 의미한다. 이는 몇몇 발성메커니즘(167쪽 참조)에서 점막이 *파동*을 일으키는 것을 가능하게 한다. 이 공간에는 혈관이 없거나 거의 없다. 이 공간은 병이 발생하는 주요부위가 될 수 있는데, 특히 부종(부풀음)은 파동이 발생하는 것을 어렵게 하고 후두진동이 올바르게 일어나지 않게 한다.

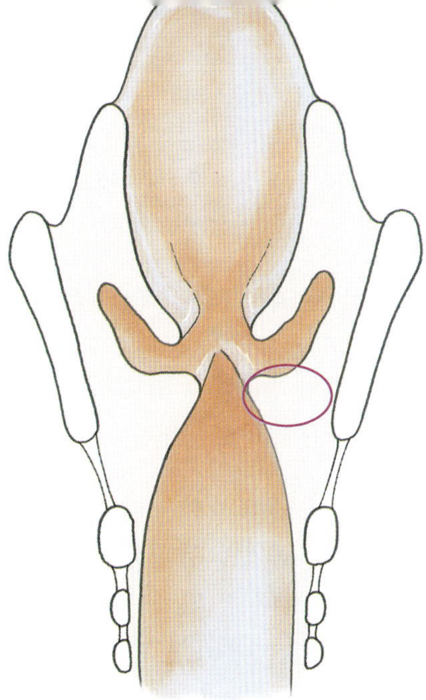

성대문 층

성대문은 공간이다

사람들은 종종 성대문은 기관(organ)이라 믿는다.
사실, 성대주름의 경계사이를 포함한 성대문은 *공간*이다.
성대문모양은 변한다.
이는, 소리와 독립적이다.
하지만 이 모양은 직접적으로 발성작용에 영향을 미친다.

성대문 층

성대문은 닫힐 수 있다

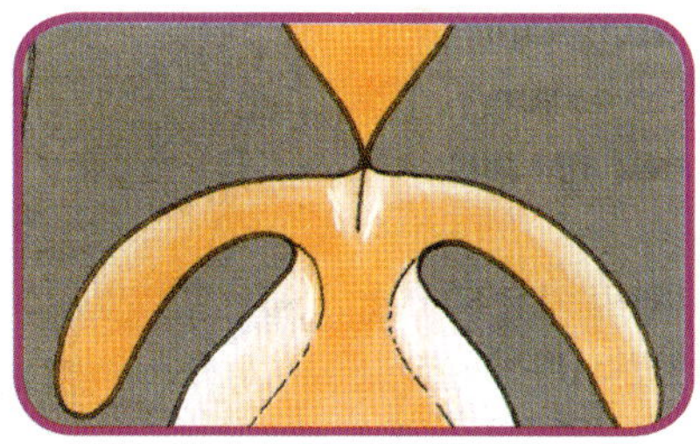

성대문이 〈〈닫힐 때〉〉, 성대주름은 서로 접촉할 정도로 접근한다. 성대 혹은 성대주름 **모음**(adduction)이나, **성대문모음** 혹은 **줄모음***이라 말한다.

선험적으로, 성대문 공간이 없으면, 공기, 액체, 고체가 통과하지 못한다.

성대문이 닫힌 위치는 성대문 휴식의 위치가 아니라, 어느 정도 강도가 있는 근육작용과 연관있다(다음 쪽 참조).

〈〈매듭...〉〉

때로는, 원하지 않거나, 심지어는 의식하지 않거나 의지적이지 않는데 성대문이 닫힌다: 〈〈목구멍 안에 매듭이 있다〉〉고 말한다.

발성 성대문

목소리에 관해서는, *성대주름의 접근은 모든 발성이 일어나기 전 단계 위치이다.* 하지만, 성대문이 반드시 *완전히* 닫히지 않는다. 관상단면에서 보면, 심지어는 종종 성대주름은 성대문 틈 방향으로 약간 오목하다. 그래서 Bernouilli 효과(166쪽 참조)로 인해 공기가 통과할 때 각각의 성대주름을 서로 당긴다.

* *모음(adduction)*용어는 관상면에서 이루어지는 움직임을 나타낸다(10쪽 참조). 이 움직임은 몸이 몸의 정중앙으로 향하여 움직인다. 여기서, 모음은 움직임이 일어난 동안 각 성대 *뒤*가 성대문 정중선으로 향하는 것을 나타낸다.

다양한 목소리를 내는 것과 연결되어, 성대문이 다양하게 닫히는 것을 관찰 할 수 있다.

바로 모여진 (혹은 〈〈바로 닫힌〉〉) 성대문

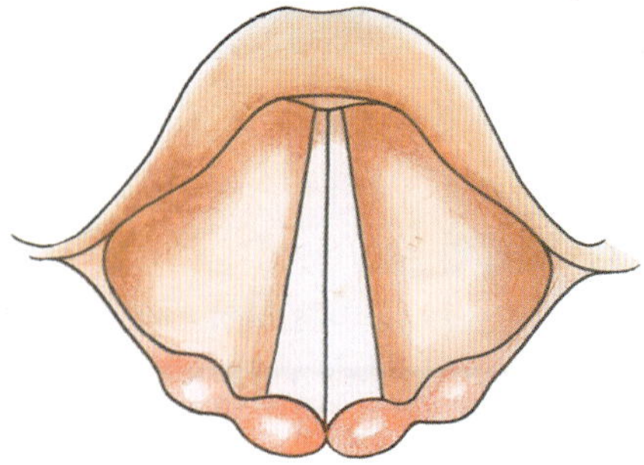

성대가 접근할 수 있도록, 모뿔사이근이 수축하면, 성대주름은 바로 닫힌다.

공기는 통과하지 못하고, 혹은 성대아래에서 압력이 부과될 때만 공기가 통과하는데, 이 때 음파가 발생한다(88, 148, 284쪽 참조).

허파-발성의 일치

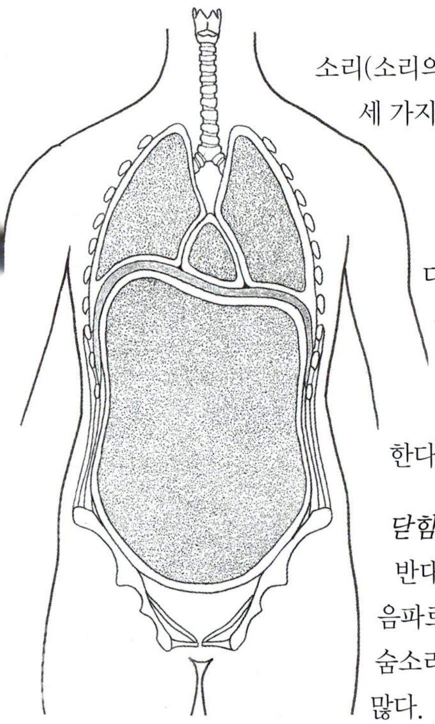

소리(소리의 *시작* 혹은 onset vocal)가 처음 발생 할 때, 성대가 서로 닫히는 위치는 세 가지 방법으로 이루어 질 수 있다.

닫힘은 성대의 진동이 발생하기 전에 이루어 질 수 있든지,

이 경우, 먼저 빠져나가는 공기를 차단하는 수축근처럼 성대문은 작용한다. *진동이 일어나기 전에* 성대문아래 압력이 발생한다. 이 경우, 성대가 진동하기 시작할 때, 소리가 시작될 때, 작은 *폭발*이 발생하는 것처럼 급격한 소리를 낸다. 이를 때로는 귀에 거슬리는 소리의 시작이라 부른다. 때로는 *거슬리*는 소리의 시작이라 불린다. 기침을 할 때 이 소리가 가장 크게 발생한다.

닫힘은 날숨 도중에 점진적으로 이루어 질 수 있든지,

반대로 발생한다: 닫힘은 빠져나가는 공기를 차단하는 동시에 공기의 흐름을 음파로 바꾼다. 하지만 이 두 작용이 동시에 공존한다. 따라서 소리가 시작될 때 숨소리를 듣는다. 이를 때로는 *마찰음*의 시작이라 부른다. 손실되는 공기의 량이 많다.

혹은 닫힘은 진동과 함께 정확하게 동시에 일어날 수 있다.

이 경우, 공기는 통과할 때 즉시 음파로 변한다. 발성의 *균형 잡힌* 시작이라 말한다.

성대문이 닫히는 모든 위치에서, 성대 그리고/혹은 후두실밴드는 반드시 대칭적이지는 않고, 성대문 틈새도 더 이상 대칭적이지 않다.

정중앙 압착으로 닫힌 성대문

성대문구멍은 닫히고, 모뿔간근은 앞에서 설명한 것처럼 수축한다.

이러한 닫힘에 뒤반지모뿔근 수축이 추가로 발생한다. 뒤반지모뿔근은 성대돌기가 매우 강하게 조일 수 있도록 모뿔연골을 회전시킨다. 이러한 결과를 *정중앙 압착*이라 명명한다. 이렇게, 모뿔연골의 길이전체에서 조여진다. 성대의 진동 부분이 줄어들고, 이는 매우 높은 고음을 낼 수 있게 한다.

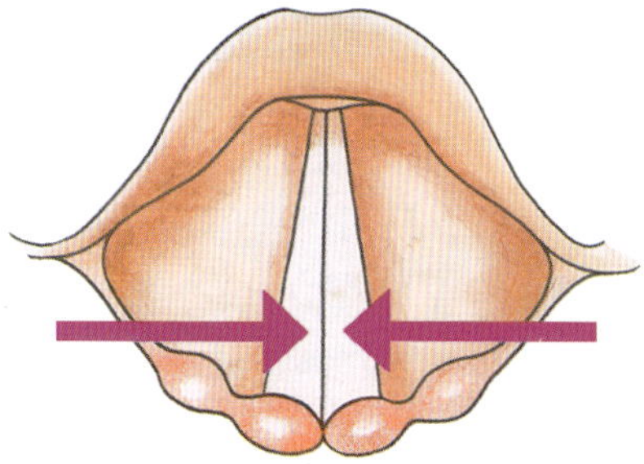

매우 강하게 닫힌 성대문

모뿔간근과 뒤반지모뿔근이 매우 강도 높게 수축한다. 성대문아래 압력이 높을 때, 성대문이 강하게 닫혀야 한다.

- 강렬한 소리를 낼 때;
- 고음에서 목소리를 더 높게 올릴 때, 성대는 길어지고, 가늘어지고 힘들게 붙는다. 따라서 성대문이 충분히 닫히지 않지만, 발성을 하는 동안 공기의 유출이 거의 없다;
- 기침을 할 때.

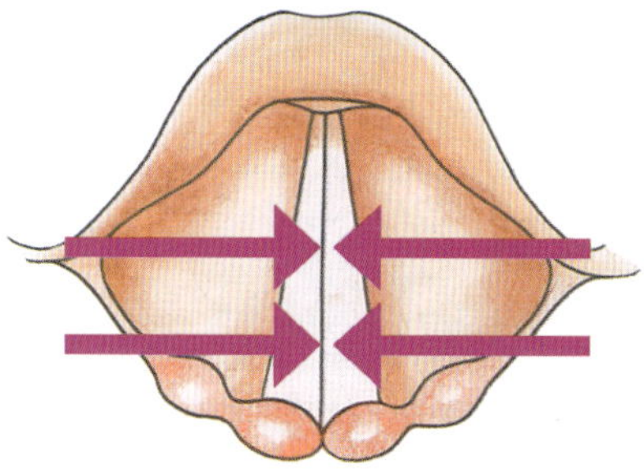

실밴드의 닫힘과 함께 강하게 닫히는 성대문

모뿔간근과 뒤반지모뿔근이 매우 강도 높게 수축한다. 매우 강하게 조여지는 성대주름과 함께 성대문의 구멍은 닫힌다. 공기는 통과하지 못한다. 성대문아래 매우 높은 압력이 발생한다 하더라도, 공기는 성대문 앞쪽 2/3에서, 성대문 뒤쪽 1/3에서도, 가장 자주 통과하지 못한다.

위에서 후두를 보면, 서로 접촉한 실밴드 두 개의 주름에 가려져 성대는 보이지 않는다.

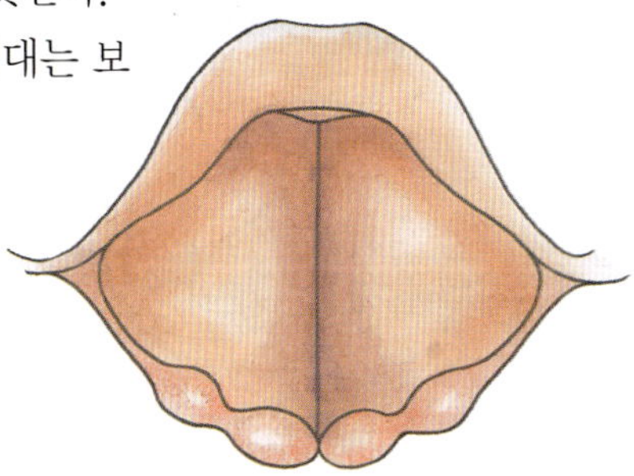

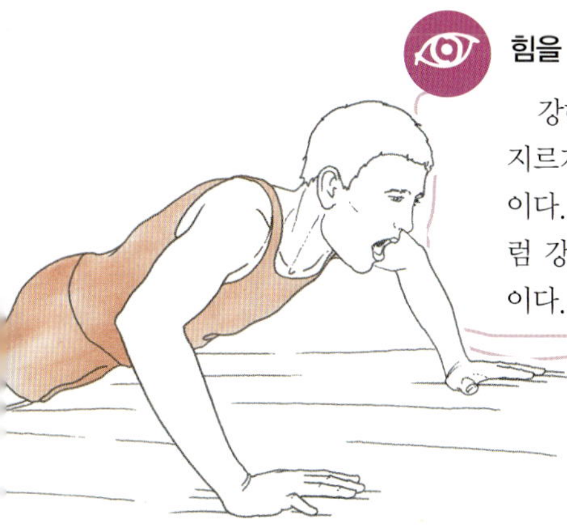

힘을 주는 자세

강하게 기침을 하거나 혹은 소리를 지르거나 딸꾹질을 할 때 취하는 자세이다. 혹은 호흡을 멈추기를 원할 때처럼 강도 높은 힘을 쓸 때 취하는 자세이다.

성대문은 열릴 수 있다

*두 가지 중요한 위치*를 관찰할 수 있는데, 이 위치들 사이에서 모든 중간 위치들과 함께.

약간 열린 성대문
후두의 모든 내재근은 *이완*된다.
성대는 *붙지 않고*, 약간 떨어진다.
약간의 마찰음과 함께, 공기는 통과한다.

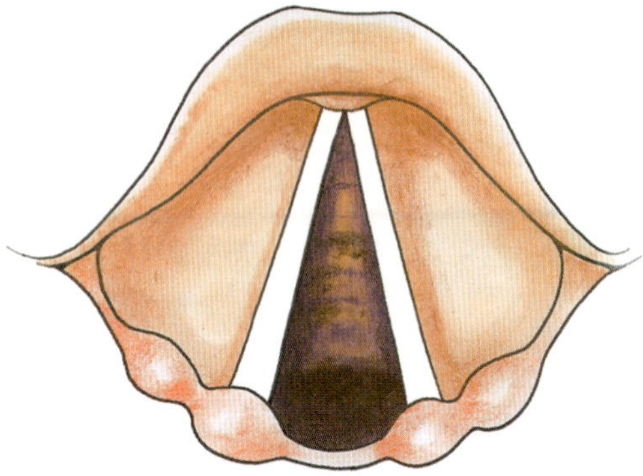

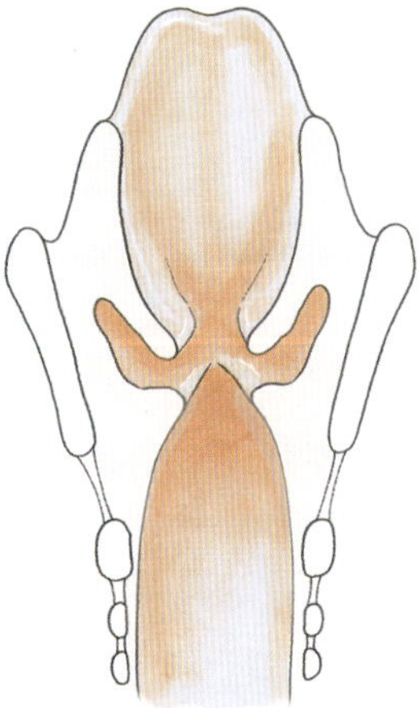

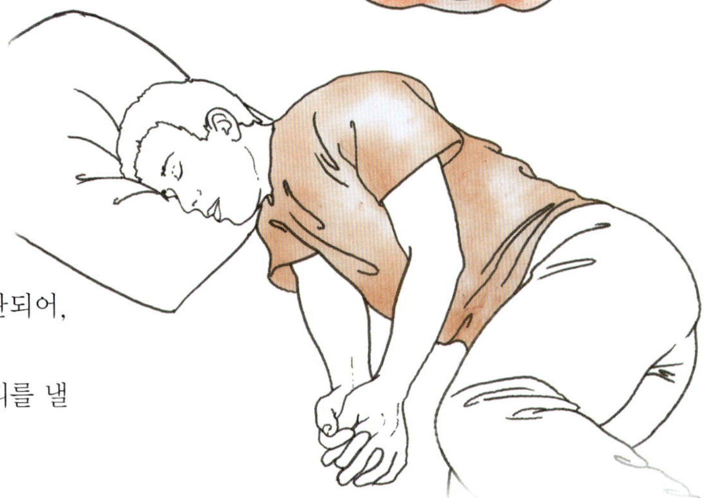

일반적으로 종종 휴식상태와 연관되어, 성대문이 *휴식*하는 위치다:

전형적으로, 누가 잠을 자면서 소리를 낼 때, 들리는 소리이다.

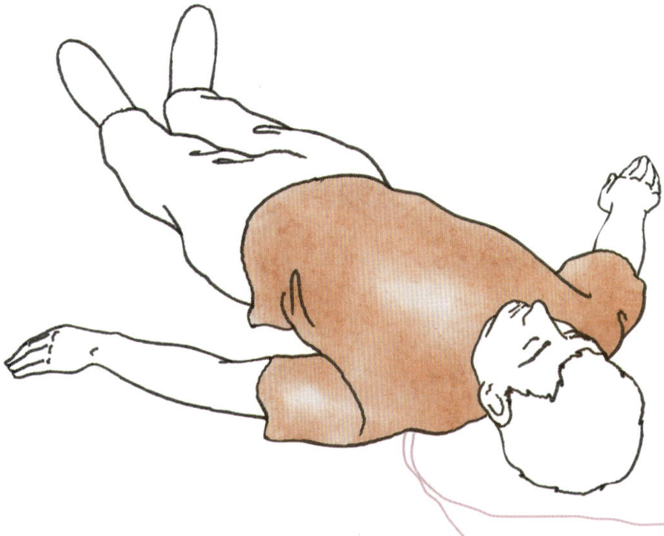

몸의 긴장이 이완되는 표시

가벼운 마찰음은 이완운동(가장 빈번하게 누운 자세 혹은 몸의 휴식상태)에서 몸의 긴장의 상태를 검사하기 위한 지침으로 이용될 수 있다.

또한 발성행위를 할 때 취하는 자세에서, 성대문의 이완을 검사하기 위해 이용될 수 있다.

크게 열린 성대문(또한 강제로 열림이라 부른다)

사이모뿔근(158쪽 참조)은 *이완*된다 (성대의 모음-접근이 아니다). 가쪽반지모뿔근(156쪽 참조)은 *수축*하고 또한 모뿔연골을 *회전시킨다.*

성대는 벌어진다.

성대문구멍은 *5각형*의 형태가 된다.

*성대문 마찰소리가 없이** 공기는 통과한다.

어떠한 소리도, 들숨과 날숨소리도, 심지어는 마이크에서도 소리가 들리지 않는다.

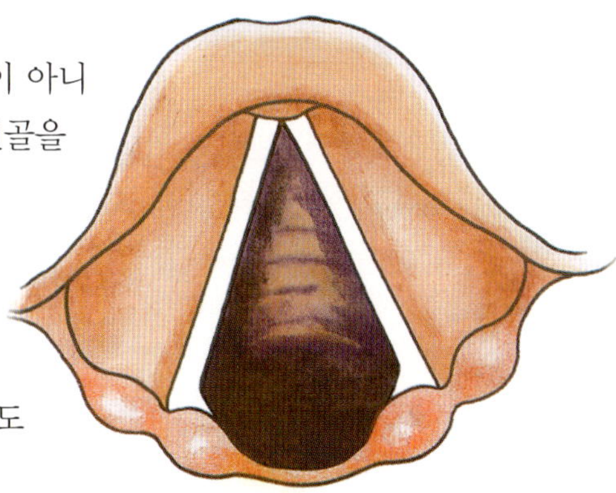

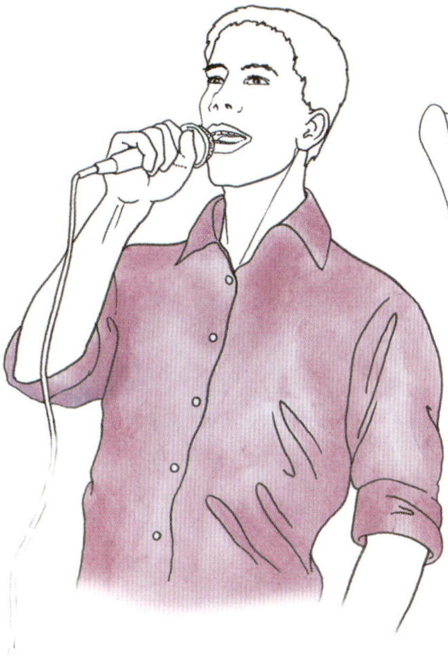

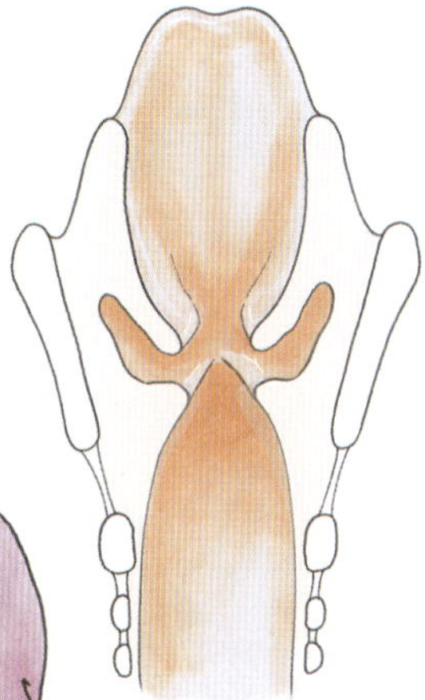

명확한 작은 작용

이 두 가지 위치의 차이점을 알아차리는 연습을 할 수 있는데, 특히 마이크를 가지고 연습할 수 있다: 약간의 마찰소리를 내면서, 이완된 자세에서 시작한다. 그 후, 더 이상 소리를 내지 않도록 하고 조용히 숨을 쉬면서 이 움직임이 진행되고 있는 것을 관찰한다. 141쪽에서 만진 부위인, 후두부위에서 매우 명확한 작은 작용이 진행되고 있는 것을 느낀다.

* 주의 점: 성대관의 다른 부위에서 마찰음이 발생할 수 있다 (6장 참조).

열린 성대문과 발성

성대문이 열리면 모음을 소곤소곤 속삭일 수 있는 상황이 만들어 진다.

이 열림은, 유성이지 않는 자음이라 불리는, 무성자음을 발음할 수 있다.

유성자음에서 무성자음으로 바뀔 때 성대문이 열리는 것을 느낀다: 예를 들어,

〈〈vvvvvv〉〉에서 〈〈ffffff〉〉로

〈〈zzzzzz〉〉에서 〈〈ssssss〉〉로

〈〈jjjjjj〉〉에서 〈〈chchchchchch〉〉로.

성대문 위층

성대문 위층에 **후두실밴드**가 있다: 후두실밴드는 성대문 위층에서 성대 위에 위치한 주름이다. 이 주름을 또한 **거짓성대주름**이라고도 부른다. 이 주름은 오른쪽과 왼쪽에 하나씩 있다.

양쪽에서, 후두실밴드와 성대사이, 두꺼운 점막 안에서 성대는 안으로 패여 있다: **후두실** 혹은 Mogagni실이라 한다.

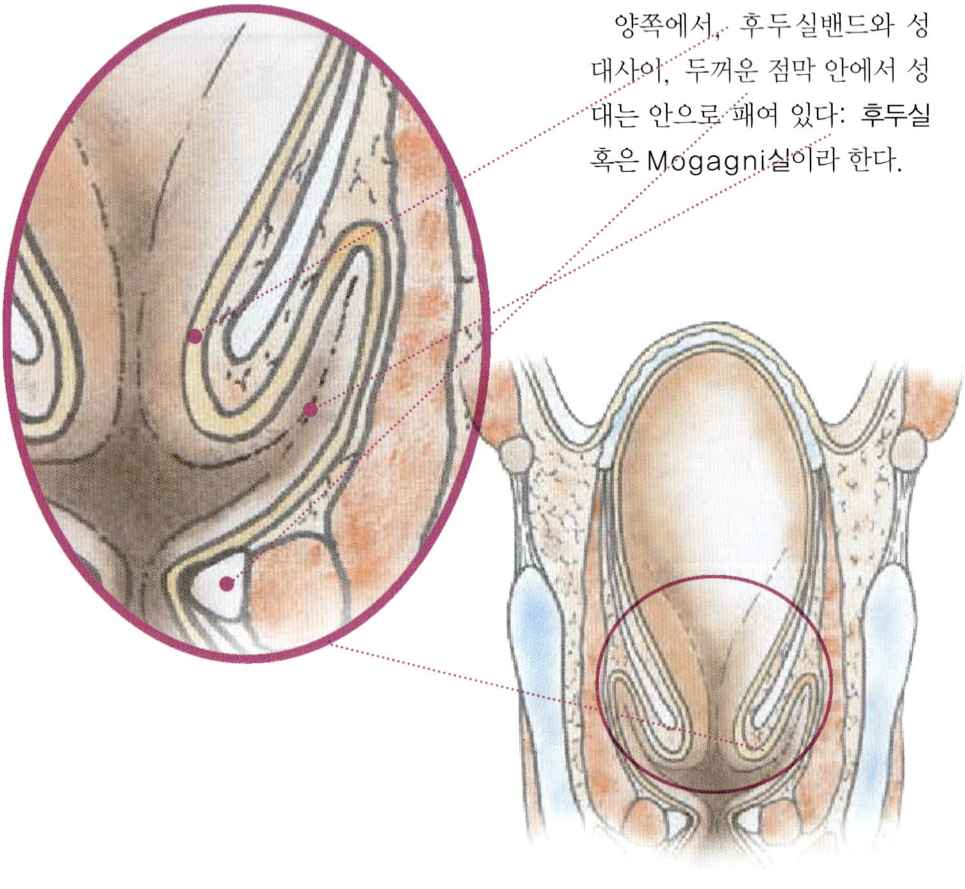

후두실밴드는 (종종 묘사되었던 것처럼) 점막의 주름뿐만 아니라, *가쪽 혹은 바깥쪽방패모뿔근의 두께에 의해 깊은 곳에서 양쪽에 연결된다.* 따라서 후두실밴드는 이 근육수축에 따라 모양을 능동적으로 바꿀 수 있다. 이렇게, 후두실밴드는 무기력한 부위가 아니라, 어느 정도 *두꺼워* 질 수 있고, 어느 정도 *가까워질* 수 있다. 따라서 후두실밴드는 후두수축근 역할을 한다(164쪽 참조). 하지만 또한, 이 근육작용으로, 후두실은 모양을 바꿀 수 있고, 더 움푹해질 수 있거나 반대로 평편해 질 수 있다. 후두실밴드는 성대위에서 공명이 발생하는 첫 번째 실이고 이러한 변화는 소리음색을 변화시킬 수 있다.

후두실밴드와 고음에서 후두의 음색

안쪽방패모뿔근과 바깥쪽방패모뿔근 사이에 《공통점》이 있다.
성대문이 강하게 닫힐 때, 안쪽방패모뿔근은 강하게 수축하고, 주변에 위치한 바깥쪽방패모뿔근은 안쪽방패모뿔근 수축에 따라 수축하는 경향이 있다. 목소리가 고음으로 올라가는, 본능적인 소리를 낼 때 발생한다: 성대문 아래에서 압력이 올라가고, 성대는 갈수록 팽팽해지고, 안쪽방패모뿔근은 성대가 팽팽해지도록 수축한다. 바깥쪽방패모뿔근은 안쪽방패모뿔근의 수축을 따라 같이 수축한다. 이러한 결과는 음이 올라가는 것과 동시에 실밴드는 서로 접근한다: 후두 위 첫 번째 공간이 줄어들고, 이는 음색을 변화시킨다. 고전성악에서, 음색을 동일하게 유지하기 위해 이러한 차이를 제거하려고 한다: 고음으로 올라가면서, 성대근이 수축되는데 비해 후두실밴드근은 수축되지 않으려고 한다.

습관적인 접근

음색의 변화를 추구하거나 혹은 음색의 변화를 피하려고 하는 스타일과는 독립적으로, 후두실밴드의 접근은 후두에게는 나쁘지 않다는 것을 알아야 한다: 하루 동안 문제없이 이러한 후두실밴드의 접근이 굉장히 많이 이루어진다.

실밴드의 진동(La vibration des bandes ventriculaires)

후두실밴드는 진동할 수 있지만, 진성대주름보다는 훨씬 덜 빠르게 진동한다: 발생하는 소리는 훨씬 더 저음이다. 물렁입천장점막이 진동하는 방법과 좀 유사하게 바로 점막이 진동한다. 때로는, 이 진동은 성대진동과 같이 합쳐진다. 반면에, 후두실밴드의 진동으로 인해 가성(남성의 고음(머리음))이 발생한다는 것은 사실이 아닌 것처럼. 때로는 후두실밴드소리는 고음이 아니라 반대로 저음이다 말하는 것도 사실이 아니다.

모뿔덮개공간, 팅(twang)하는 소리를 내는 장소

후두실밴드 아래에, 후두덮개 아래에도 공간이 있지만, 이 공간은 아직 진정한 인두는 아니다.

이 공간은 다음과 같은 것들에 의해 경계를 이룬다:

- 위에서, 후두덮개,
- 아래에서, 후두실밴드,
- 옆과 위에서, 두 개의 모뿔덮개근,
- 옆과 아래에서, 두 개의 바깥쪽방패모뿔근.

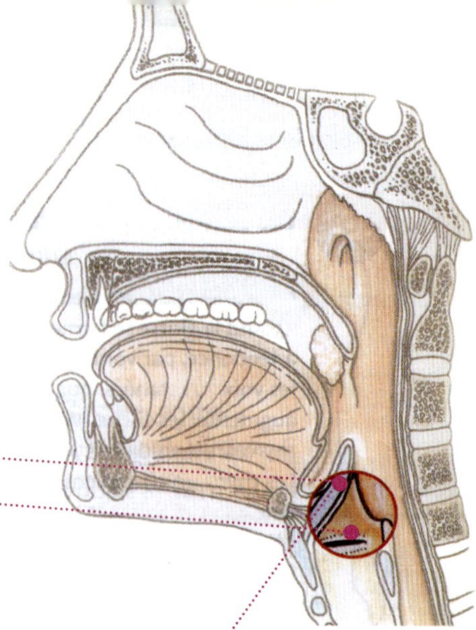

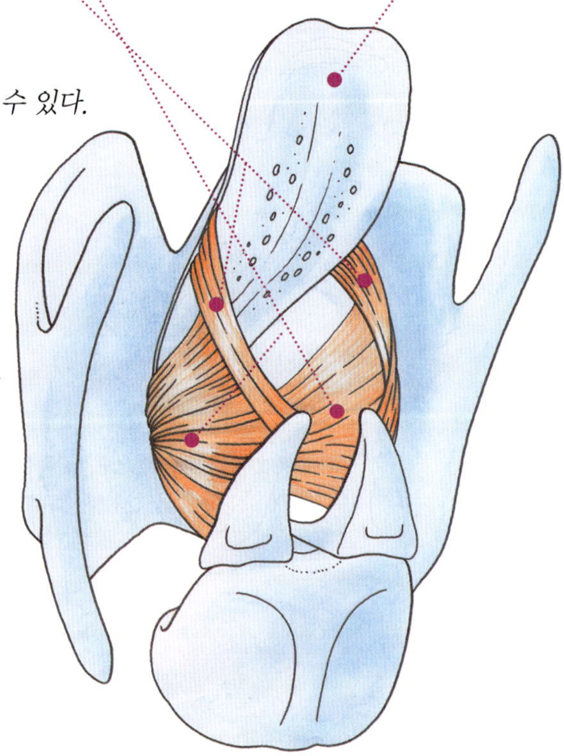

이 장소는 두가지 방법으로 모양을 바꿀 수 있다.

가쪽근육 수축은 이 공간을 더 *좁게* 만들 수 있다.

하지만 또한, 모뿔덮개근의 수축은 후두덮개를 *아래로 내려오게 한다.* (음식물을 삼키는 것처럼) 혀가 뒤로 물러나는 것과 관계없이 후두덮개가 아래로 내려가는 것이다

이 공간이 줄어들면, 어떤 고음의 화성음을 내는데 유리하다. 고음의 화성음을 만드는 것을 TWANG이라 부른다.

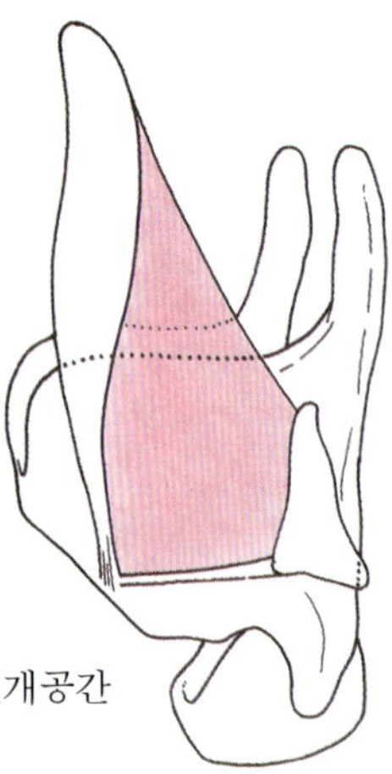

올라간 후두덮개
크게 열린 모뿔덮개공간

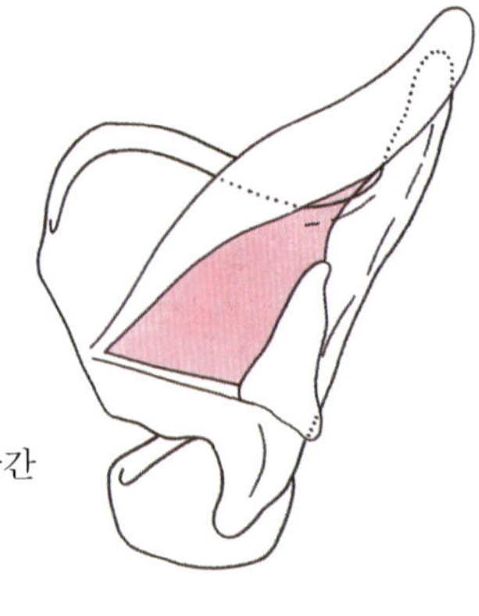

올라간 후두덮개
줄어든 모뿔덮개공간

후두경검사와 코내시경조직검사로 본 후두

여러 유형의 검사를 통해 위에서 후두를 볼 수 있다. 여기서는, 검사 방법에 따른 *영상방향*과 이 영상을 통해 *후두를 어떻게 알아보는지*를 이해하기 위해 언급만 할 것이다(영상은 인터넷에서 쉽게 관찰할 수 있다).

거울로 검사된 간접적인 후두경검사

막대기 끝에 달린 거울을 목 안쪽으로 넣는다(가장 오래된 방법으로, 아직까지 사용된다) 그래서 관찰자는 거울에 *반사된* 모양을 본다. 그러므로 거울에는 검사받는 사람이 반대로 보이는 영상을 보고 있다는 것을 이해해야 한다.

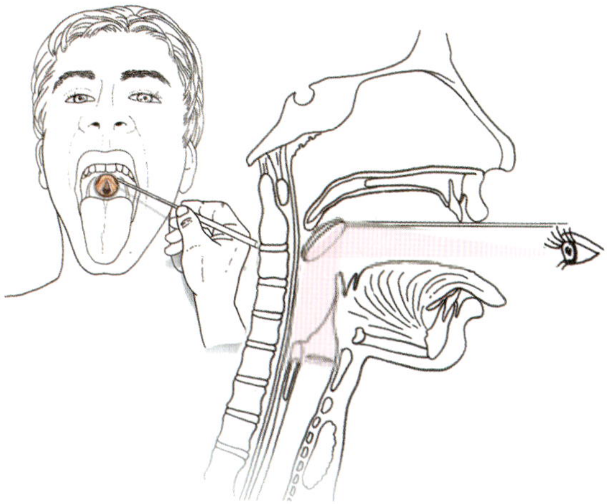

영상의 위에서 후두덮개를 본다. *성대*는 2개의 희끄무레한 선처럼 보인다. 만약 성대문이 열리면, 성대는 시르콩플렉스 악상(^)같은 모양이다. 성대를 벗어나면, *후두실밴드*가 보인다. 고리 같다고 추정할 수 있는 *기관*이 나타난다. 만약 성대문이 열렸으면 성대문 *공간*이 보인다.

*모뿔연골*은 영상아래에 있고, 두 개의 둥글면서 불룩하게 나온 것 같은 모양을 한다.

*잔뿔연골*에 의해서 정중앙은 더 불룩하게 나온다.

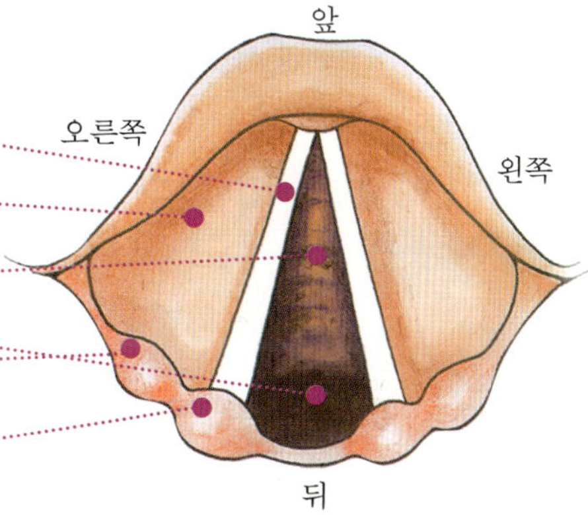

입안에 삽입한 딱딱한 내시경 검사로 행해진 후두경검사

여기서 위에서 같은 위치를 측정하지만, 다른 방향으로 측정한다. 모뿔연골은 영상위쪽에 있고, 후두덮개는 영상아래쪽에 있다.

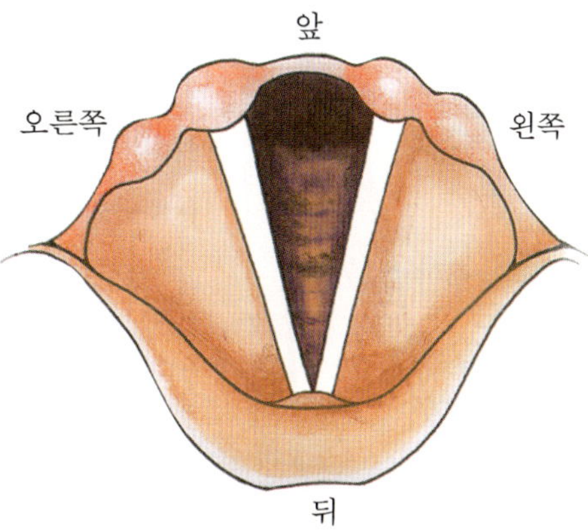

코내시경검사에서, 렌즈와 카메라에 연결된, 유연한 관은 코를 통해 후두까지 삽입된다. 영상은 반대로 보이지 않는다; 모뿔연골은 영상에서 위쪽에 있고 후두덮개는 영상에서 아래쪽에 있다.

후두의 외재근

앞쪽에서 살펴보았던 후두근은 후두연골 사이에 있다. 이 근육을 **내재근**이라 부른다.

후두는 또한 이웃한 부위와 연결된 근육들에 의해 움직이고 안정된다...

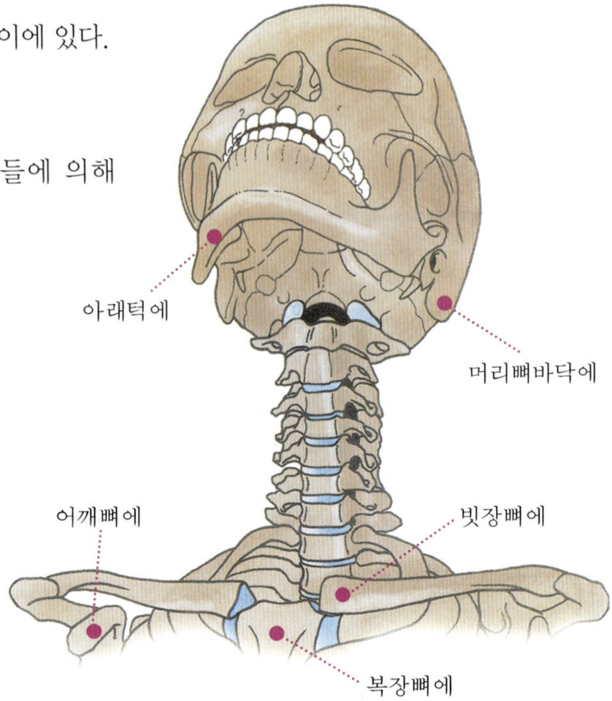

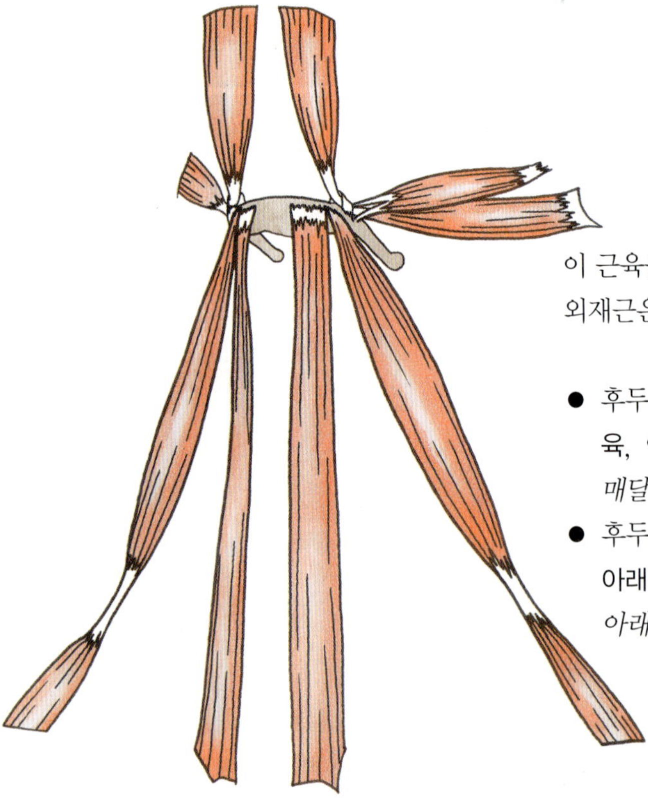

이 근육을 **후두의 외재근**이라 부른다.
외재근은 2종류가 있다:

- 후두 윗부위에서 후두를 연결하는 근육: **목뿔위육**, 이 근육은 〈〈멜빵〉〉처럼 후두를 *위로 매달려있게 한다.*
- 후두 아래 부위에서 후두를 연결하는 근육: **목뿔아래근육**, 이 근육들은 〈〈가죽띠〉〉처럼 후두를 *아래로 고정시킨다.*

목뿔위근

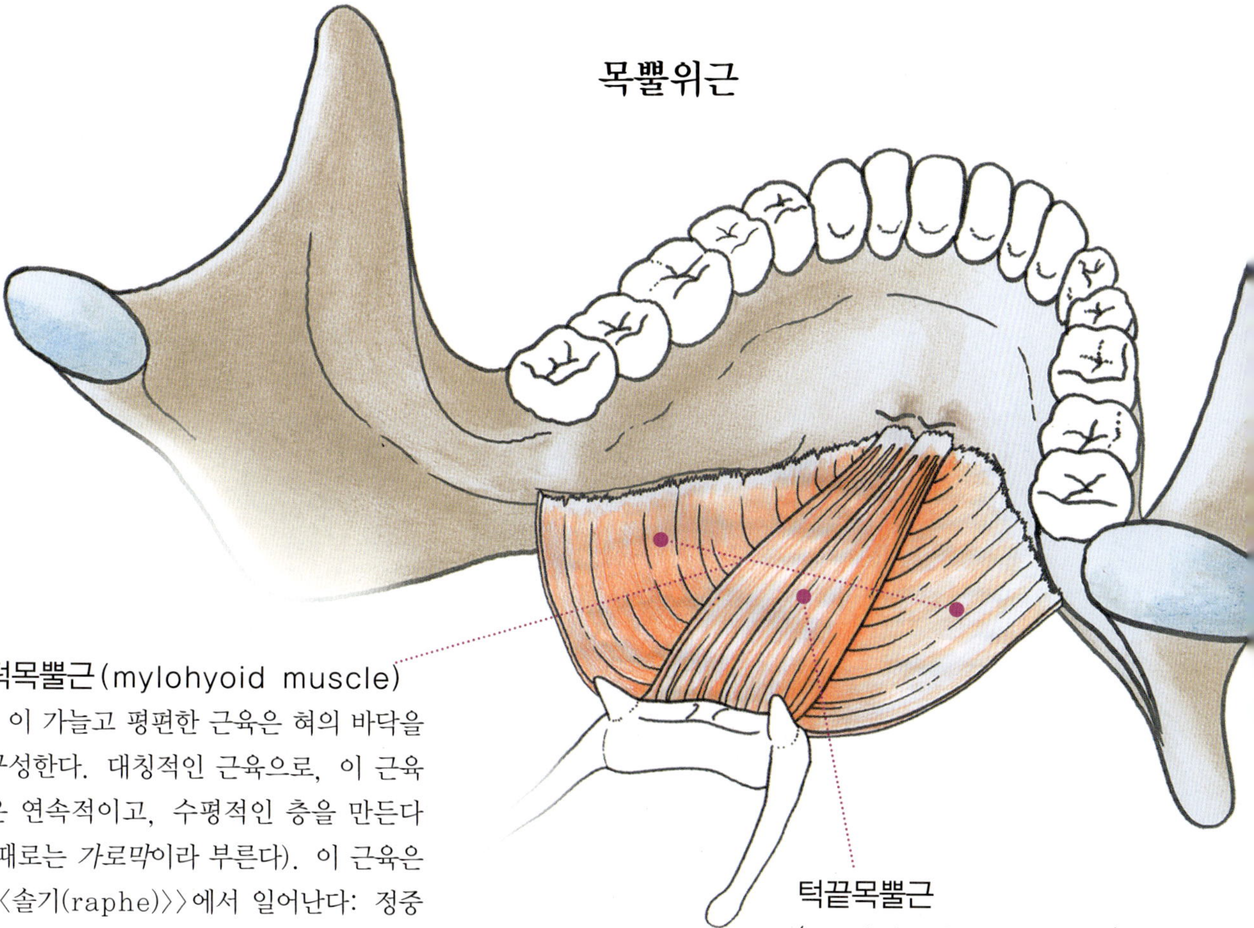

털목뿔근(mylohyoid muscle)

이 가늘고 평편한 근육은 혀의 바닥을 구성한다. 대칭적인 근육으로, 이 근육은 연속적이고, 수평적인 층을 만든다(때로는 *가로막*이라 부른다). 이 근육은 《솔기(raphe)》에서 일어난다: 정중부위에서, 근섬유가 결합하고 교차하는 부위이다.

여기서, 근섬유는 바깥쪽으로 향한다. 이 근육은 턱목뿔근선(74쪽 참조)과 목뿔뼈에 붙는다.

턱끝목뿔근

(geniohyoid musclee)

이 작은 근육은 턱끝가시(74쪽 참조)에서 일어나 목뿔뼈에 붙는다. 이 근육은 턱목뿔근 바로 위에 위치한다.

이 근육의 작용

이 근육이 수축하면, 더 평편해진다. 이 근육은 *혀덩이를 지탱한다.* 이 근육은 목뿔뼈을 위로 올리고 앞으로 당긴다. 아래턱을 아래로 내린다.

혀를 차기 전에

단단입천장으로 혀를 올리기 위해 이 근육을 긴장시킨다. 예를 들어, 혀를 단단입천장에 차기 바로 전 상황이다.

두힘살근(digastric)

이 근육은 2개의 〈〈묶음〉〉 혹은 〈〈불룩한 부분〉〉으로 구성되어 있기에 이 명칭을 사용한다.

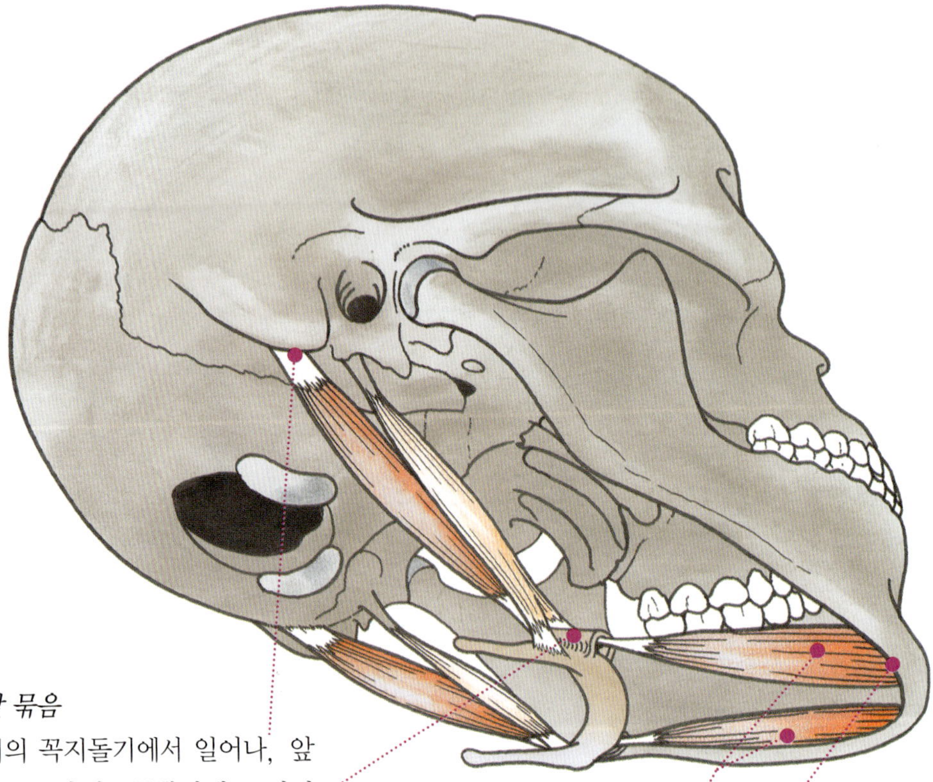

뒤힘살 묶음

관자뼈의 꼭지돌기에서 일어나, 앞과 안쪽으로 향해, 목뿔뼈에 고정된 근섬유의 홈 밑으로 지나가(이 단계에서, 이 근육은 더 이상 근육묶음이 아니라 힘줄이다)...

앞힘살 묶음

... 그 후 이 근육은 다시 근육묶음으로 되고 두 번째 묶음(〈〈불룩한 부분(힘살)〉〉)이 되어, 앞과 위로 향해 턱끝돌기아래, **두힘살근오목**(digastric fossa)위, 아래턱뼈 뒷면에 닿는다(74쪽 참조).

붓목뿔근(stylohyoid)

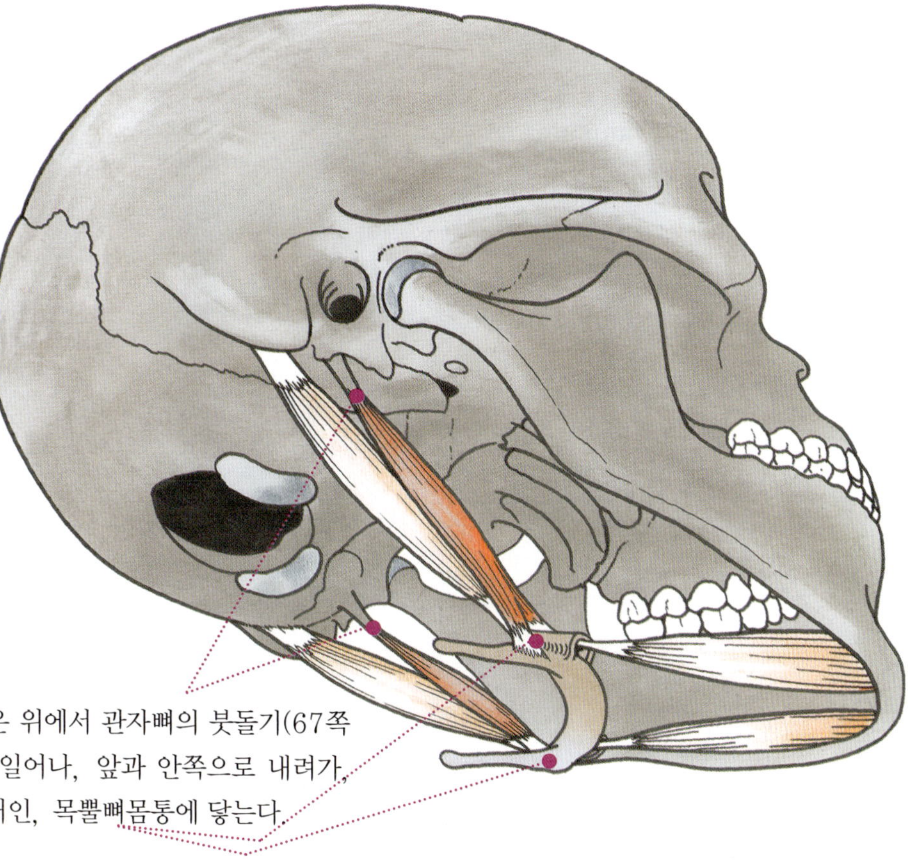

이 근육은 위에서 관자뼈의 붓돌기(67쪽 참조)에서 일어나, 앞과 안쪽으로 내려가, 작은뿔 근처인, 목뿔뼈몸통에 닿는다.

두힘살근과 붓목뿔근의 작용

두 개의 근육은 목뿔뼈를 위로 올린다. 또한 음식물을 삼킬 때 혀뿌리를 올린다. 만약 근육 하나만 작용할 때, 이 근육은 목뿔뼈를 근육이 있는 방향으로 당긴다. 두힘살근 수평부분은 앞쪽에서 보았던 턱목뿔근과 턱끝목뿔근과 함께 혀근육 바닥을 형성한다.

머리, 목, 후두

뒤로 혹은 옆으로 머리의 움직임은 두힘살근이나 붓목뿔근의 어떤 묶음을 수축시키고, 이 수축은 직접적으로 위로 혹은 옆으로 목뿔뼈를 올린다.

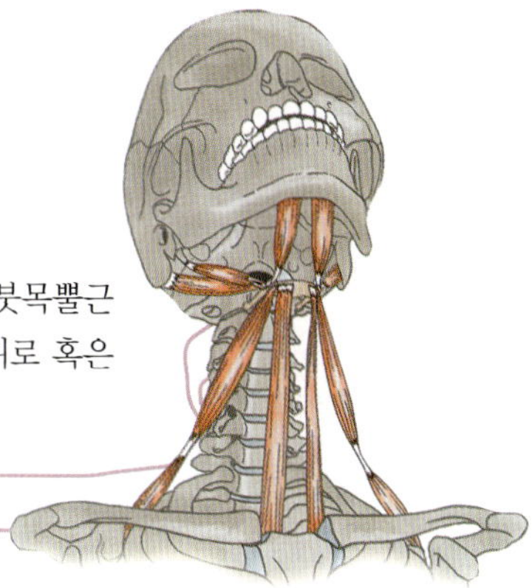

목뿔아래근육(inprahyoid muscles)

두개의 근육이 더 깊이 있고, 두 층으로 배열된다.

- 복장방패근(sternothyroid muscle)
- 방패목뿔근(thyrohyoid muscle)

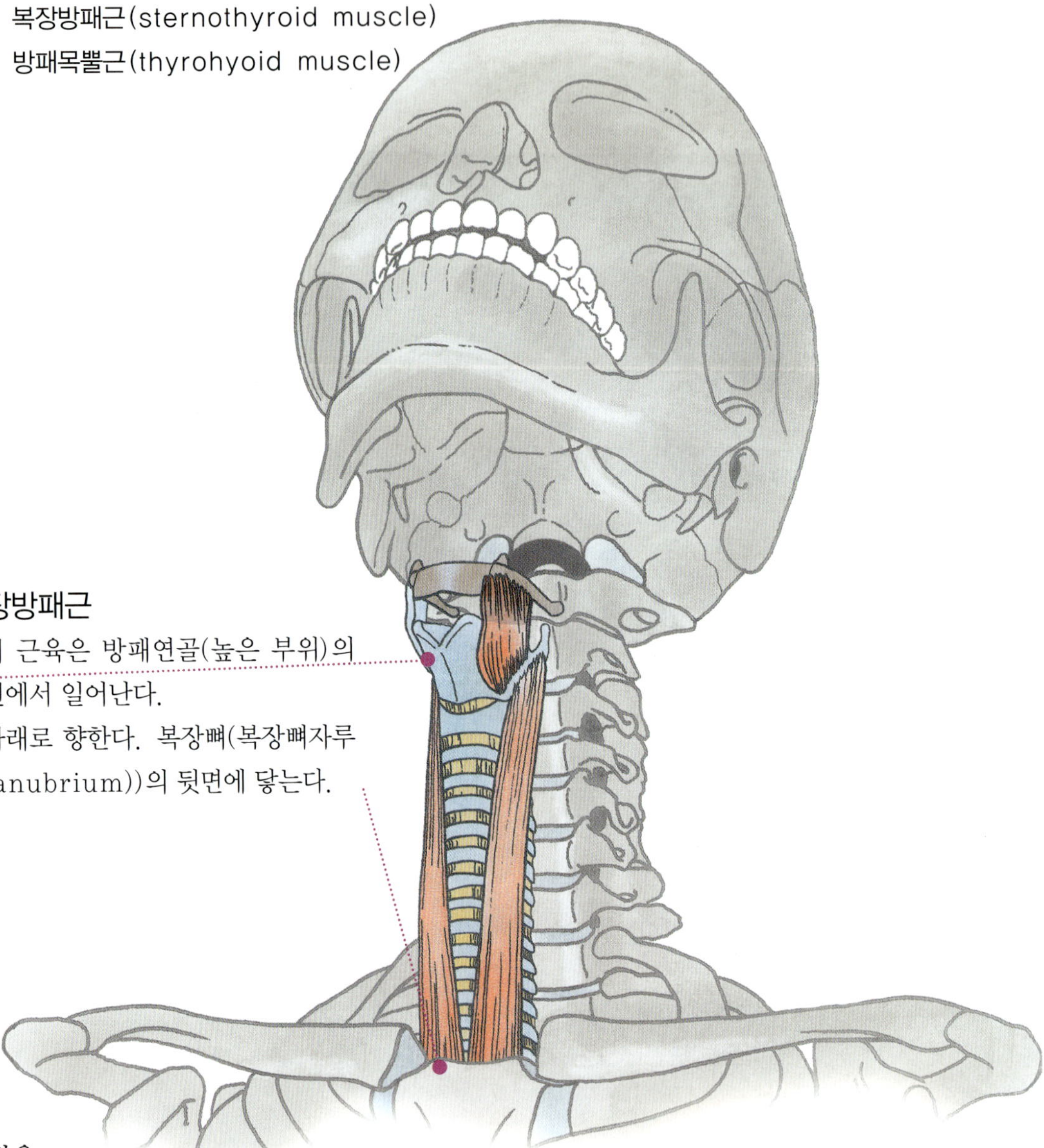

복장방패근

이 근육은 방패연골(높은 부위)의 앞면에서 일어난다.

아래로 향한다. 복장뼈(복장뼈자루(manubrium))의 뒷면에 닿는다.

작용

방패연골을 아래로 내린다.

만약 방패연골 한쪽에 더 작용을 하면, 작용하는 쪽을 다른 쪽보다 더 많이 내려가게 간다.

발성적용

후두를 내리는 데 작용하는 근육 중 하나이다.

방패목뿔근
(thyrohyoid muscle)

이 근육은 목뿔뼈 큰뿔에서(목뿔뼈몸통을 약간 지나 앞에서) 일어난다. 아래로 향한다. 방패연골의 앞면에 닿는다(윗부분).

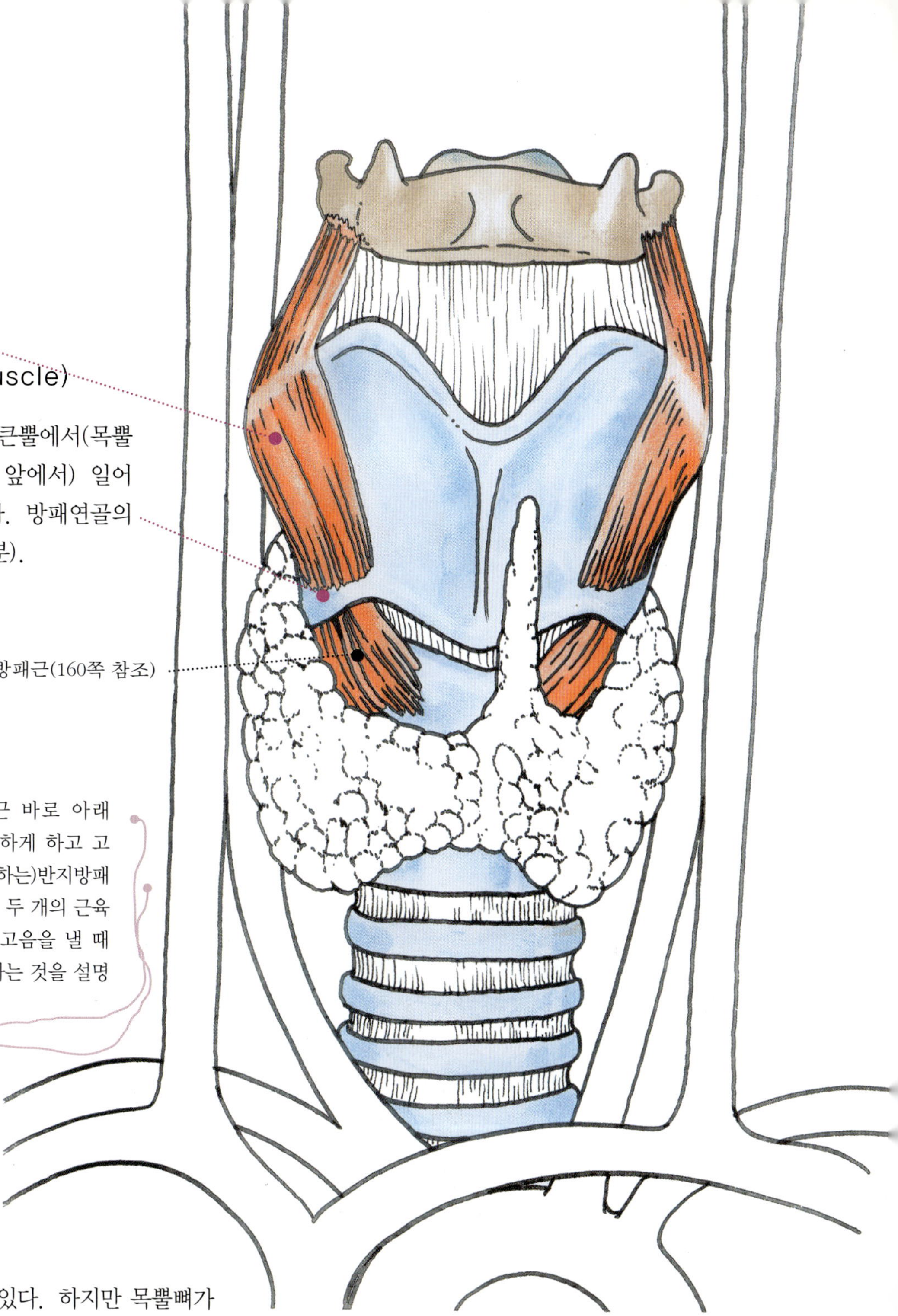

정확성

방패목뿔근 바로 아래(성대를 팽팽하게 하고 고음을 내도록 하는)반지방패근이 있다. 이 두 개의 근육의 인접성은 고음을 낼 때 후두가 올라가는 것을 설명할 수 있다).

작용

목뿔뼈를 내릴 수 있다. 하지만 목뿔뼈가 고정되어 있으면, 방패연골을 올릴 수 있다. 능동적으로 후두를 목뿔뼈에 매달리게 한다.

두 개의 근육은 좀 더 표면에 있다:

- 복장목뿔근(sternohyoid muscle)
- 어깨목뿔근(omohyoid muscle)

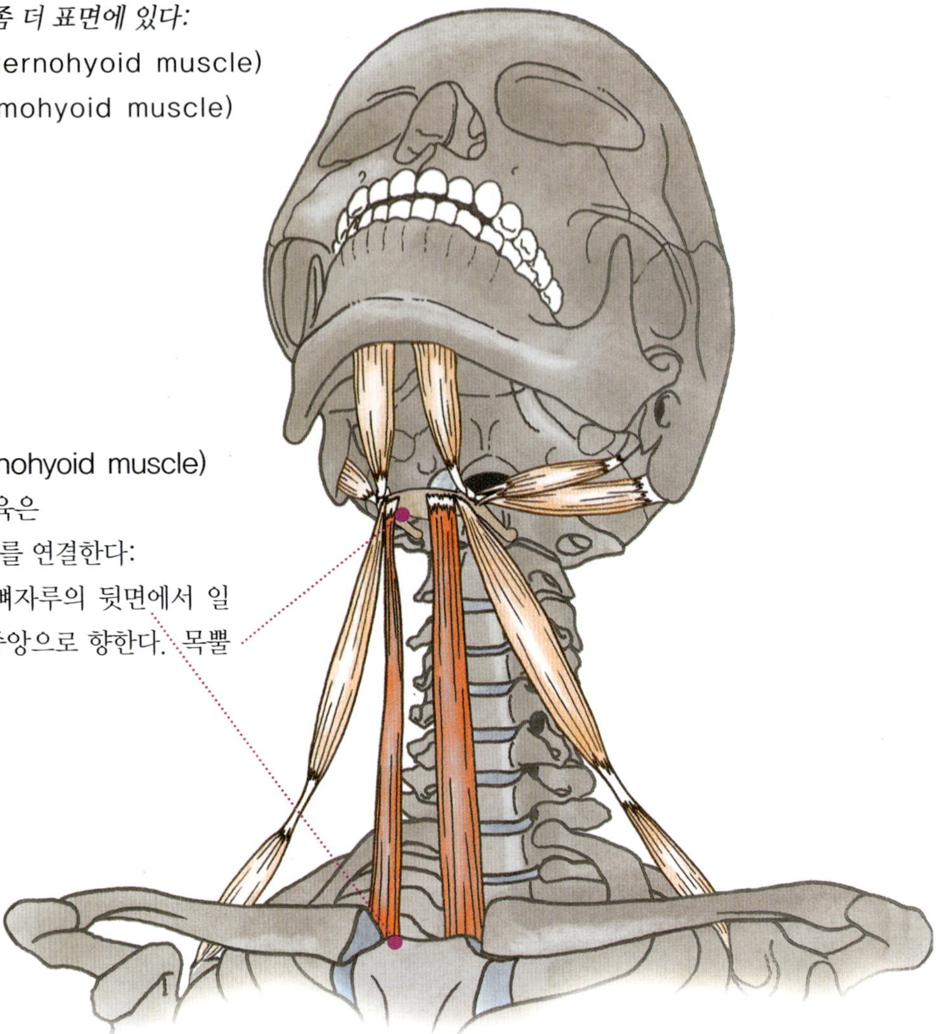

복장목뿔근(sternohyoid muscle)

가늘고 긴 이 근육은 복장뼈와 목뿔뼈를 연결한다:

이 근육은 복장뼈자루의 뒷면에서 일어나, 위와 약간 중앙으로 향한다. 목뿔뼈 앞면에 닿는다.

작용

목뿔뼈를 내린다. 목뿔뼈 한쪽에 더 작용을 하면, 작용하는 쪽을 다른 쪽 보다 더 많이 내려가게 한다.

가슴우리, 복장뼈와 목뿔뼈

복장뼈와 가슴우리가 내려가는 움직임은 복장목뿔근을 수축시키고 목뿔뼈를 수동적으로 아래로 당긴다.

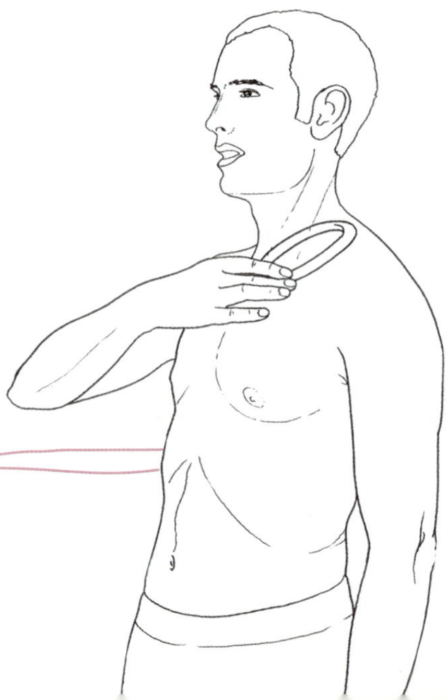

어깨목뿔근 (omohyoid muscle)

가늘고 긴 이 근육은 어깨뼈와 목뿔뼈를 연결한다:

이 근육은 목뿔뼈 앞면에서 일어나, 아래와 바깥쪽으로 향한다.

이 근육은 힘줄 부위에 의해 두 근육체로 나뉜다.

어깨뼈 위모서리에 닿는다.

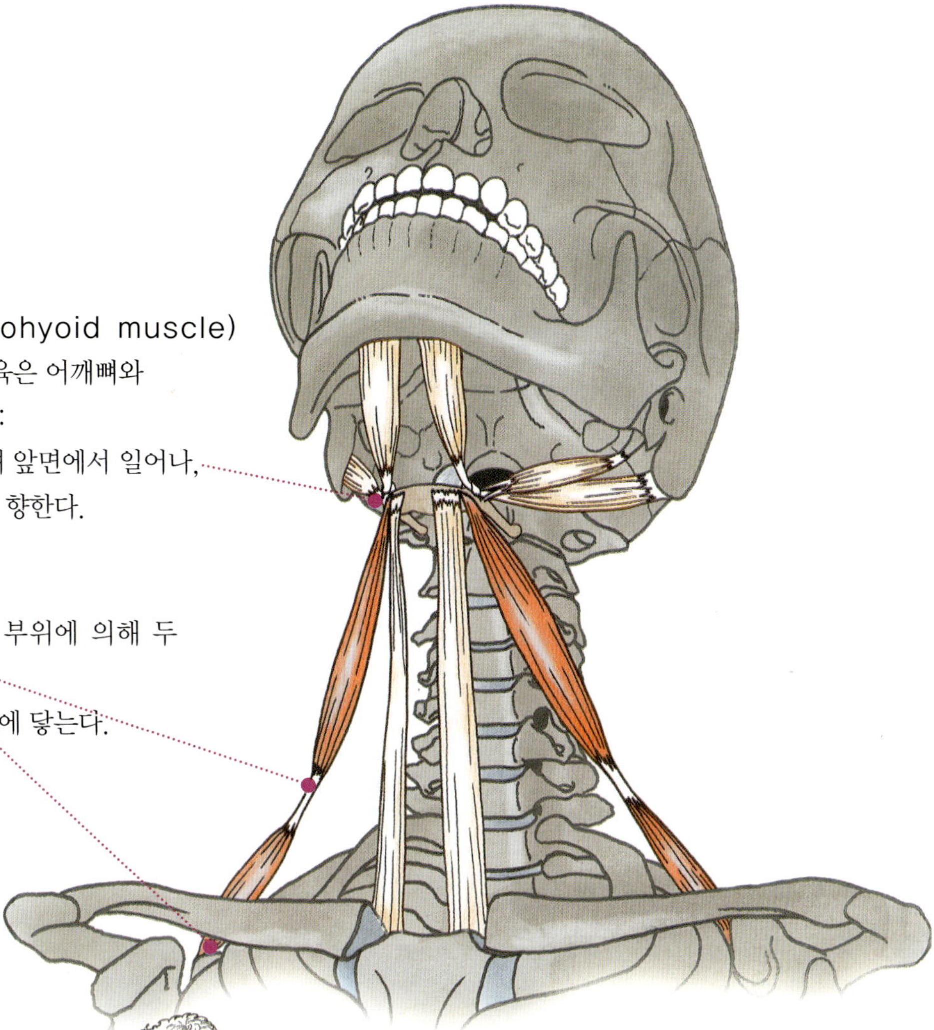

작용

목뿔뼈를 내린다. 목뿔뼈 한쪽에 더 작용을 하면, 작용하는 쪽을 다른 쪽 보다 더 많이 내려가게 한다.

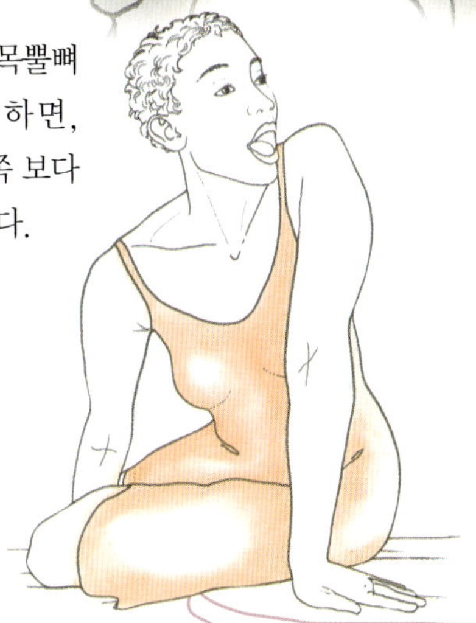

어깨뼈와 목뿔뼈

어깨뼈(여기서, 오른쪽 어깨뼈)를 내려가게 하고 뒤로 후퇴시키는 움직임은 어깨목뿔근을 수축시키고 목뿔뼈를 수동적으로 아래로 당긴다.

후두는 위로 당겨질 수 있다

후두는 다음과 같은 작용에 의해 위로 당겨질 수 있다.

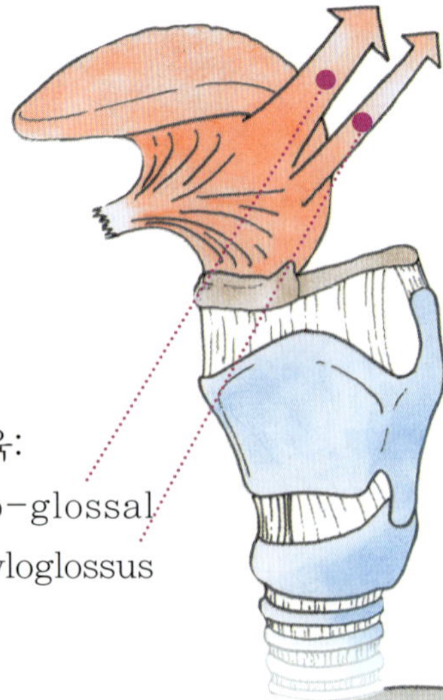

- 혀를 올리는 근육: 입천장혀근(palato-glossal muscle)과 붓혀근(styloglossus muscle);

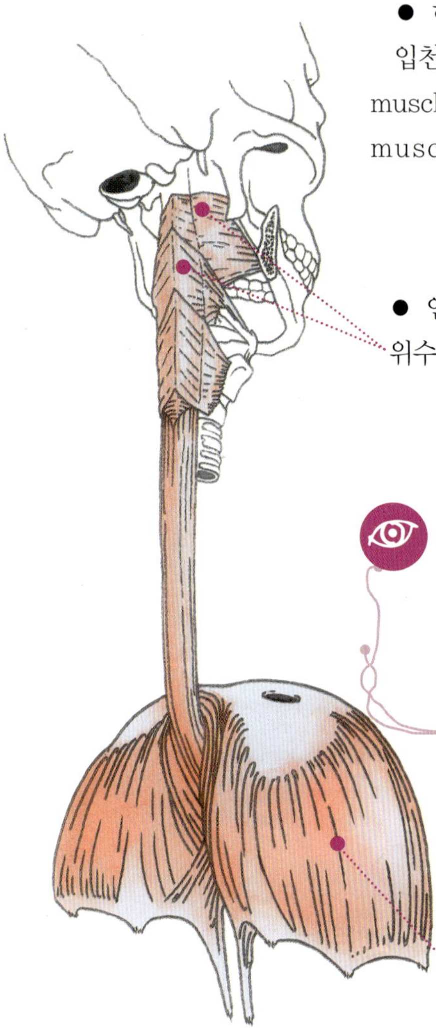

- 인두를 올리는 근육: 위수축근과 중간수축근;

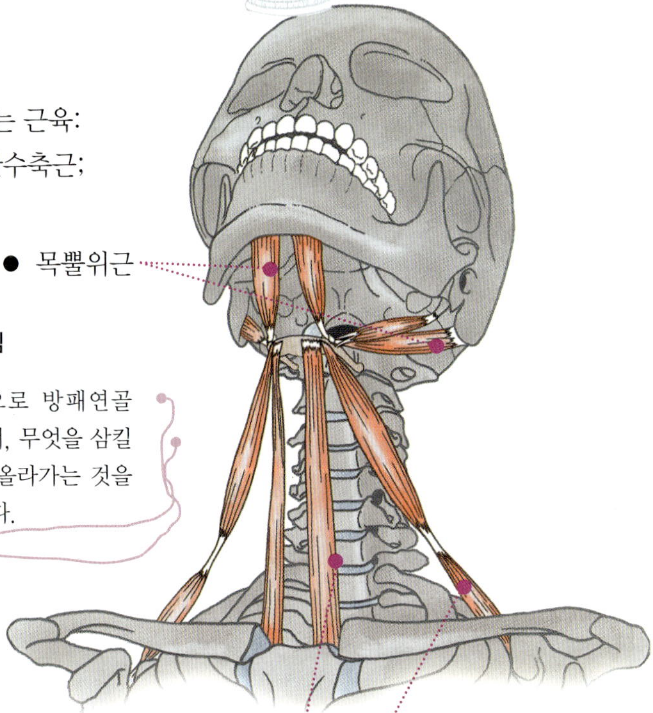

- 목뿔위근

후두와 삼킴

손가락으로 방패연골을 만지면서, 무엇을 삼킬 때 후두가 올라가는 것을 느낄 수 있다.

혀와 후두

혀 뒤쪽에 손가락을 대고 공기를 들이마신다: 혀가 약간 내려가는 것을 느낄 수 있다. 왜냐하면 혀는 후두와 밀접한 관계가 있고, 후두는 가로막에 의해 당겨지기 때문이다.

후두는 아래로 당겨질 수 있다

후두는 다음과 같은 작용에 의해 아래로 당겨질 수 있다.

- 목뿔아래근
- 가로막(자세한 내용은 117쪽 참조)

후두를 안정시킨다(Stabiliser le larynx)

고음의 〈〈생성〉〉은 성대에서 일어난다: 음의 높이(287쪽 참조)를 결정하는 것은 진동수이다. 고음을 내는 것을 이해하기 위해 후두를 해부하거나, 후두를 기계적으로 분해할 필요가 없다.

그리고 하지만, 많은 사람들이 자발적으로 후두를 해부하고, 후두를 해부하는 것이 곤란하다는 것을 느낀다. 왜 그러한가?

안쪽방패모뿔근과 바깥쪽방패모뿔근 사이에서, 177쪽에서 설명한 자연스러운 연합운동(synkinesis)*이 있거나, 혹은 185쪽에서 살펴본 반지방패근과 방패목뿔근 사이에서 자연스러운 연합운동(synkinesis)*이 있다.

또한 운동신경의 초점을 맞춘다: 고음으로 노래를 부를 때, 고음높이를 어느 정도로 정할 것인지를 생각하면서 노래를 시작한다, 많은 사람들의 뇌는 (〈〈높이 올리려고 하는〉〉 음)을 실행하기 위한 계획과 후두전체를 올리려고 하는 행위 사이에서, 연합운동이 이루어지게 하려고 하는 경향이 있다. 후두의 이러한 상승은 목뿔뼈(목뿔위근)를 올리거나 혹은 혀, 인두, 입천장을 올리는 근육에 의해 이루어질 수 있다. 후두를 올리는 행위는 습관이 될 수 있고, 반복에 의해, 운동신경의 자동화가 이루어진다. 또한 두려움에 대한 감정적인 기억을 통제하는 뇌 부위가 작동하면서, 고음에서 노래를 부르는 것에 대한 두려움과 연관될 수 있다.

이러한 점들에 대해, 후두에서 안정적인 높이를 유지하는 방법을 아는 것은 유익하다. 특히, 고음으로 노래를 부르는 경우는 더욱 그러하다. 하지만 고음에서 후두의 안정성을 유지하기 위해 후두를 낮추지 않도록 주의해야 한다. 이는 인두의 길이를 늘이고 공명을 변하게 한다(의도적으로 하는 경우는 제외한다).

또한 후두주위 근육의 수축이 일어나지 않도록 주의해야 하는데, 이 수축은 내재근의 수축을 유발할 수 있다. 후두 높이의 안전성은 후두를 아래로 내리려고 하는 힘과 후두를 올리려고 하는 힘 사이의 균형에 의해 이루어진다: 수축된 후두부위보다 이완된 후두부위가 되도록 점진적인 연습을 통해서 후두의 안정성을 획득된다.

또한 같은 현상은 다른 방향에서도 이루어진다: 저음으로 노래를 부를 때 후두를 자동적으로 내리려고 하는 경향이 있다. 또한, 후두를 올리는 근육을 뒤로 밀면서, 어느 정도 후두의 안정성을 유지하는 것을 연습하는 것은 유익하다. 이 작용은 후두를 수축시키지 않고, 후두를 정확하게 안정시키기 위해 균형을 유지해야 한다.

* 연합운동: 한 작용과 결합된 움직임이고, 이 움직임은 이 작용에 필요한 것은 아니다.

발성관 5

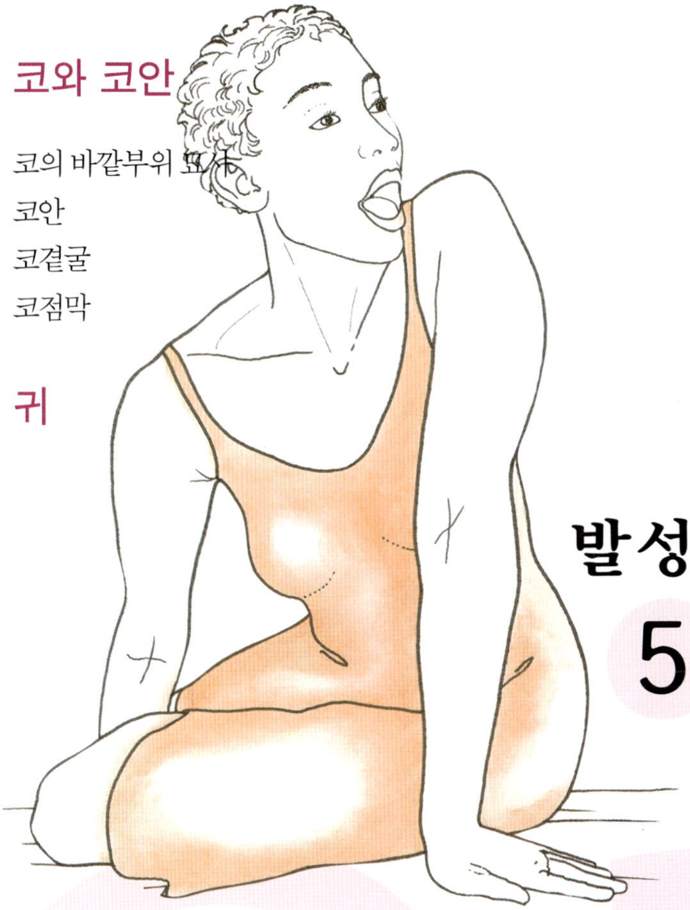

발성관 혹은 성도

해부학에서, 속이 빈 파이프 형태의 기관 안을 관이라 부른다. 발성관은 성대 위에서 공기가 통과하는 모든 부위를 지칭한다.

발성관은 다음과 같은 부위를

- 성대문 위에서
- 입술 혹은 코까지 포함한다.

발성관을 때로는
인두-입-코 공간이라 부른다.

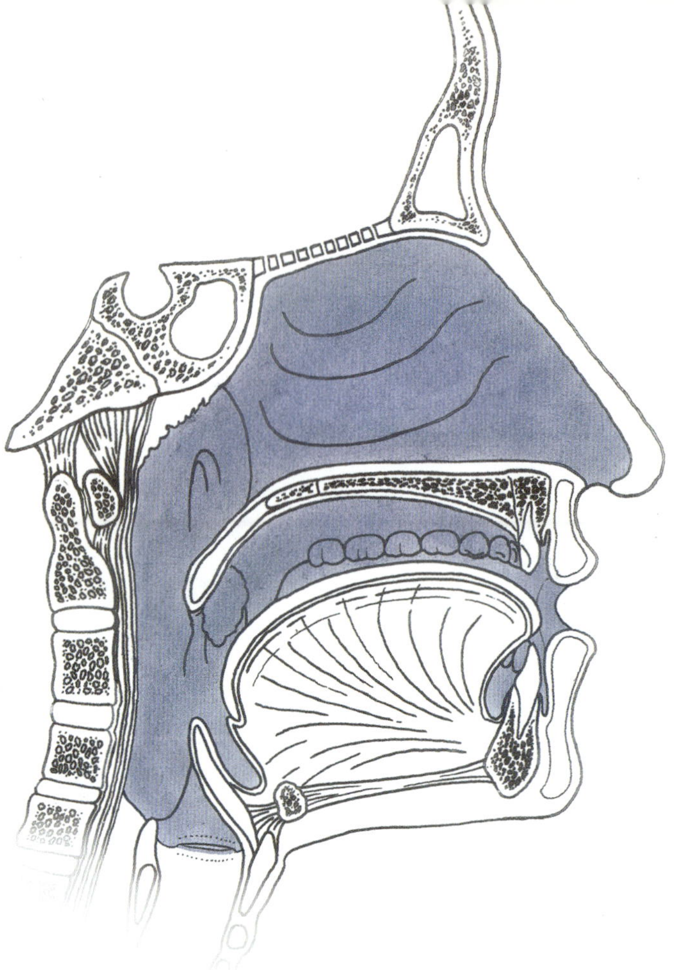

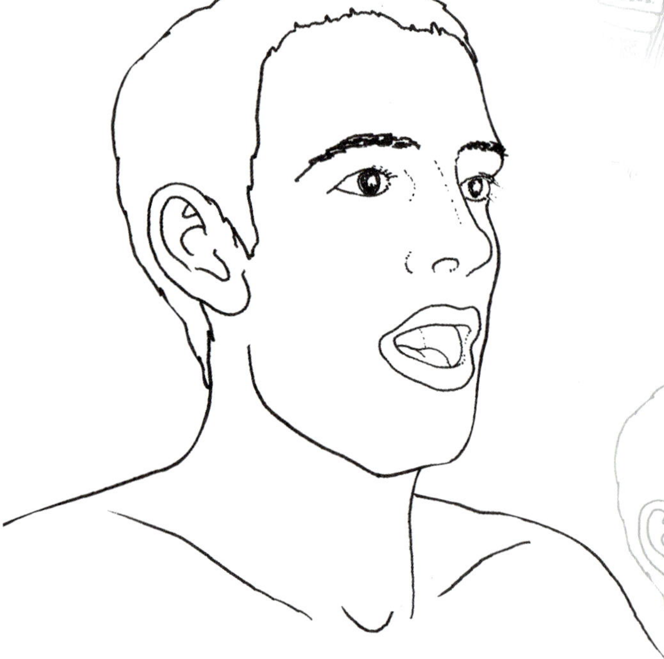

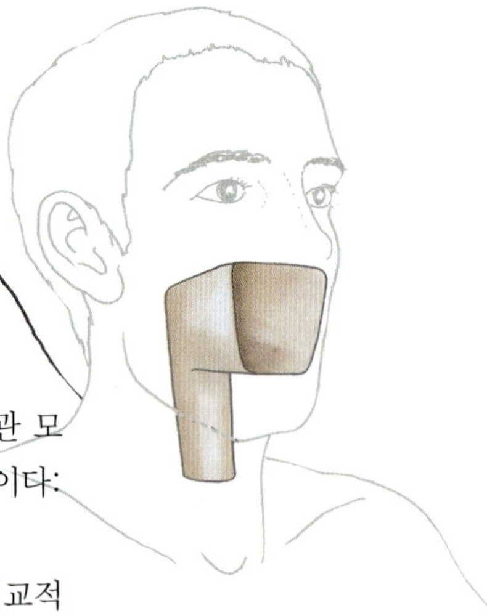

실질적으로 이 공간은 불규칙적인 굴곡의 관 모양이지만, 특히 *팔꿈치모양처럼* 굽은 관 모양이다:

- 인두부분은 수직적이고,
- 서 있는 사람에게는 입이나 코부분은 비교적 수평적이다.

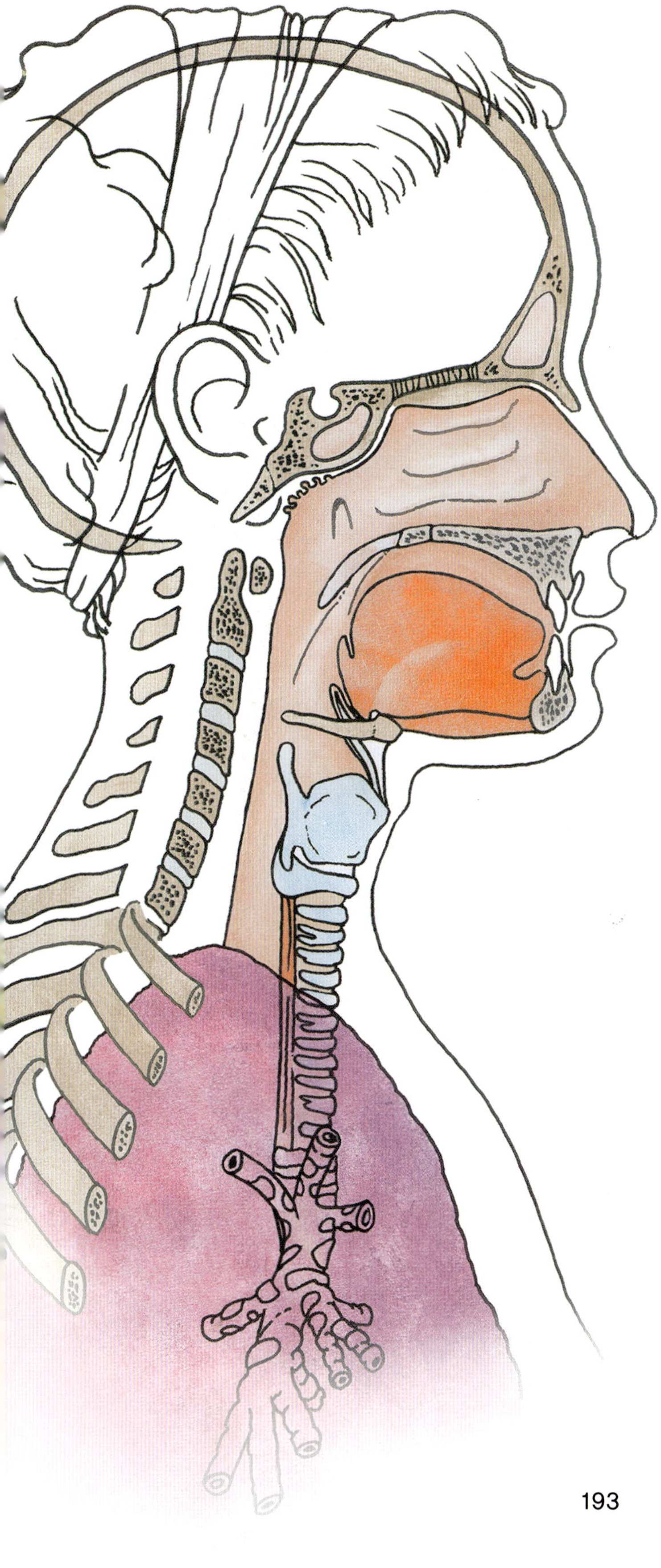

발성관에서 어느 정도 알려진 이름을 지닌 부위들을 알 수 있다.

성대문 위에서,

코와 함께:
코곁굴,
코안,

입과 함께:
혀,
이틀활,
입술,

물렁입천장

인두

모뿔덮개공간 (178쪽에서 후두와 함께 살펴본).

이 장에서, 날숨 때 공기가 연속적으로 통과하는 순서대로 묘사 된, 이 모든 부위들을 살펴볼 것이다. 이 장에서 필요한 *골격부분*을 자세히 설명하는데, 특히 *머리뼈*와 근육을 정확하게 설명할 것이다.

발성관은 뼈대에 의해 구성된다

발성관 뼈대를 구성하고 있는 뼈를 여기서는 언급만 하였다. 이 뼈는 다른 영역에서 다시 상세하게 설명할 것이다.

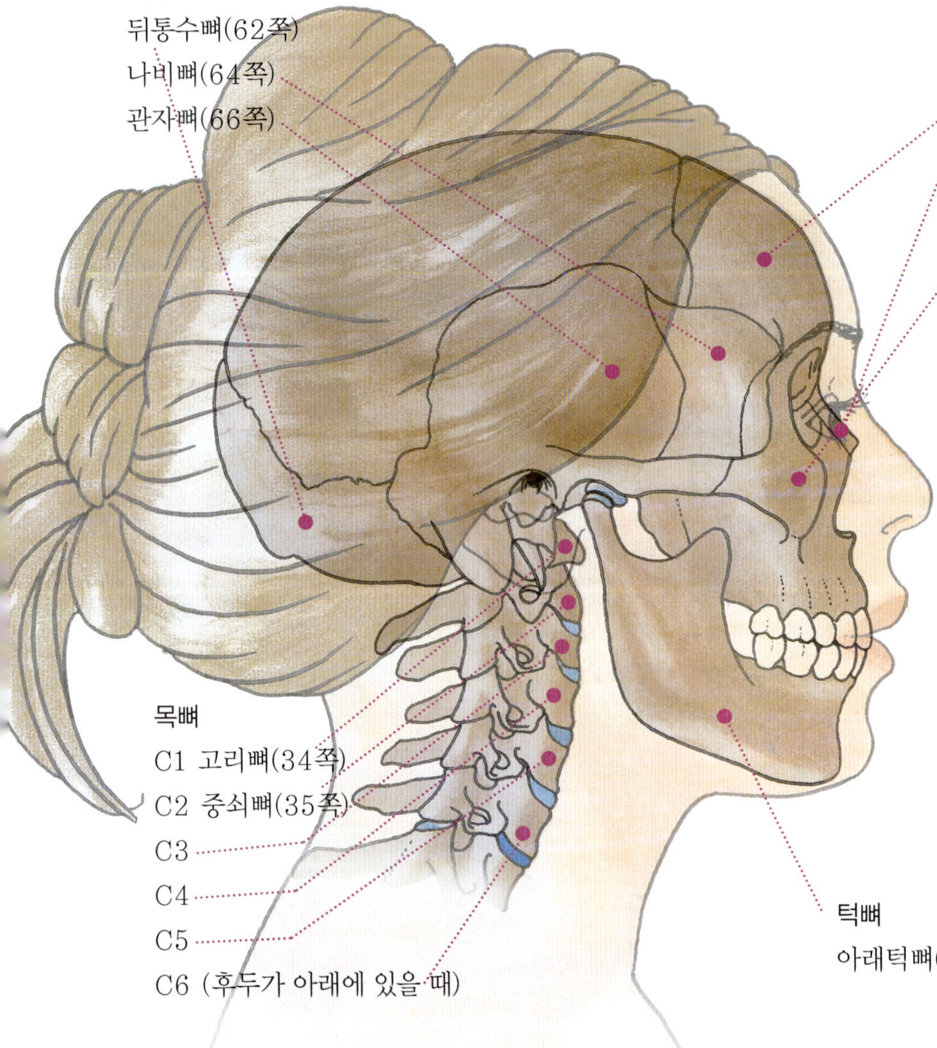

뼈대는 발성관이 *팔꿈치*모양처럼 굽은 관 모양인 것을 보여준다.:

- 목뼈는 어느 정도 *수직적인* 구조이고*,
- 입과 코는 2개의 *수평적인* 구조이다.

* 서 있는 사람에게 해당된다.

뼈는 *관절로 이어지고* 이는 중요한 몇몇 부위에서 발성관의 모양을 변하게 할 수 있다:

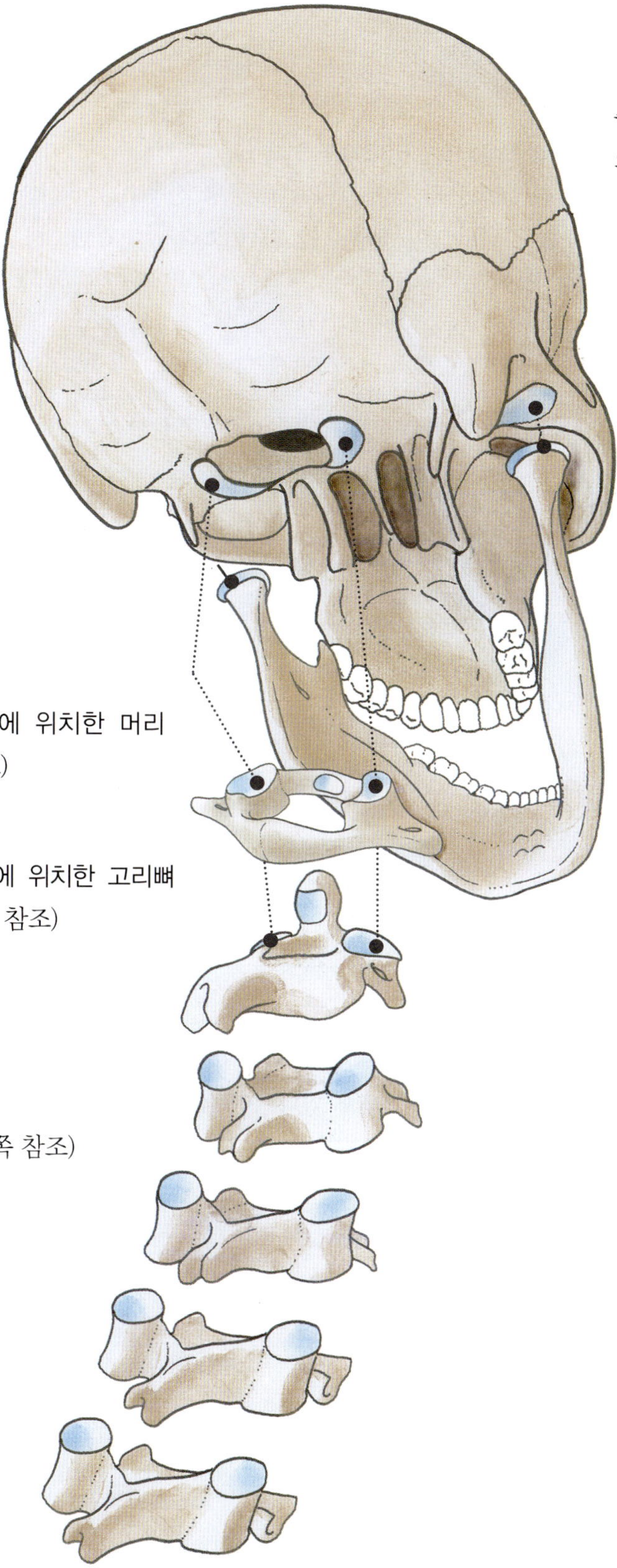

공명시에 입과 인두의 역할

공명기란 무엇인가?(Quést-ce qu′un résonateur?)

모든 구멍은 공명기이다. 공명기는 〈〈고유의 음계〉〉(혹은〈〈공명 진동수〉〉)라 불리는 독특한 여기진동수(excitation frequency)를 지닌다. 이 진동수를 지닌 소리가 퍼지면, 공명으로 되돌아오고 증폭된다.

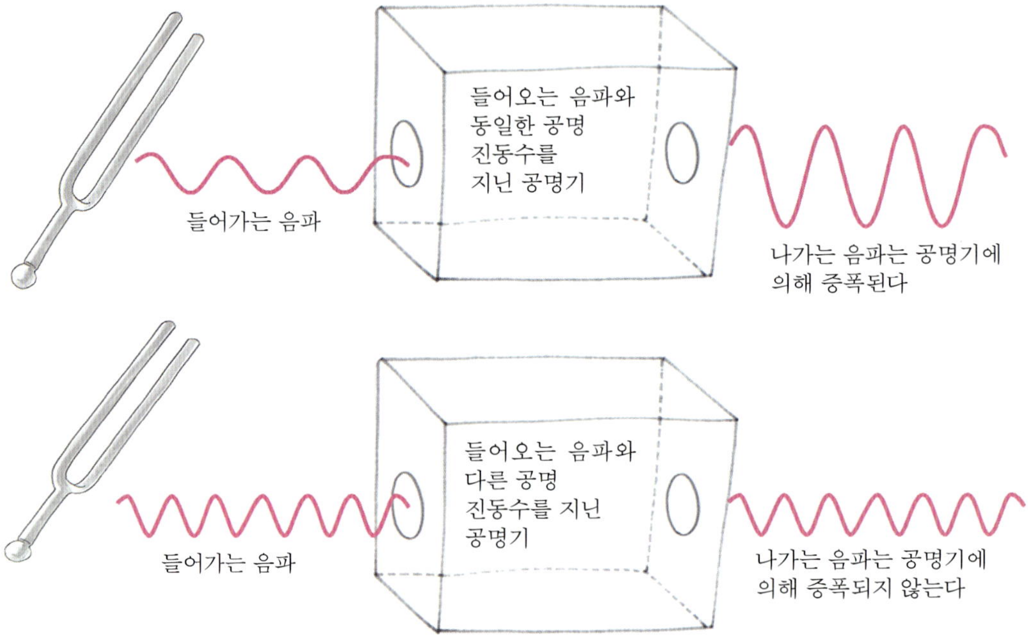

공명된 진동수는 직접적으로 구멍의 크기에 관련되어 있다(진동수는 구멍이 클수록, 더 저음이고, 구멍이 작을수록, 진동수는 더 고음이다).

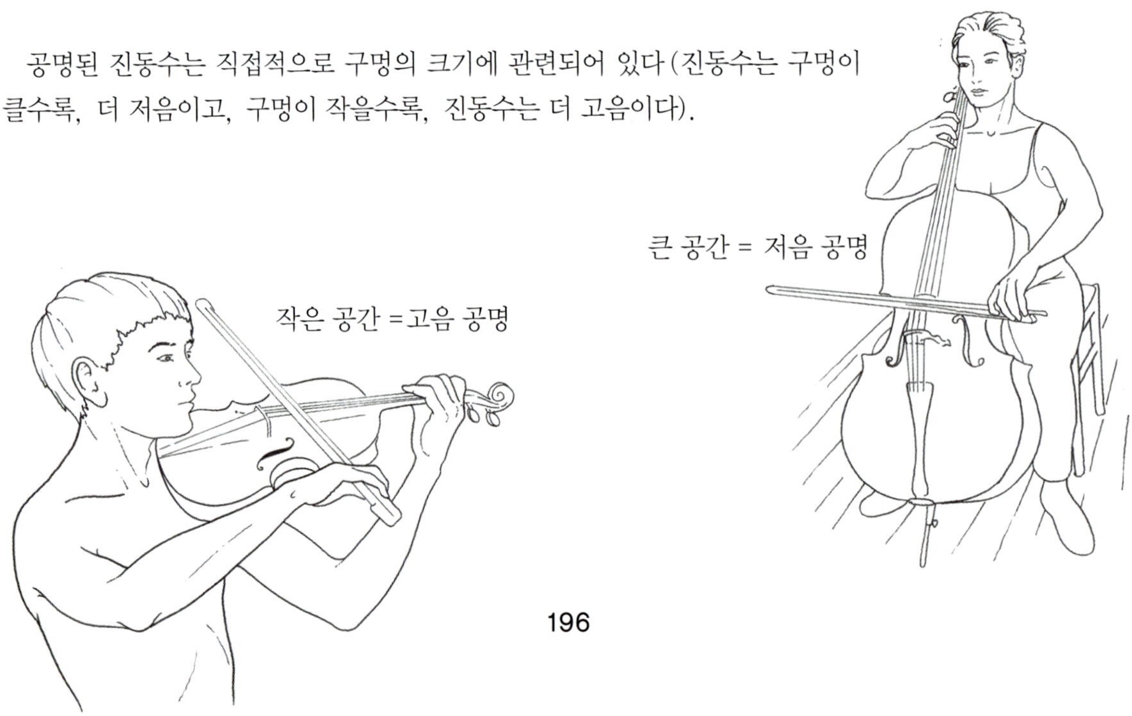

인두와 입은 유연하며 움직이는 벽을 가진 공간에 비유할 수 있다. 그러므로 입과 인두는 후두에서 발생된 소리의 일부분을 증폭시키는 공명진동수폭을 지닌다. 인두는 저음(250-500Hz)을, 입은 고음(700-2500Hz)을 증폭시킨다.

모음 (Les voyelles)

각 모음은 진동수강화를 위해 《어휘 형성소》라 부르는 두 개의 부위(F1과 F2)로 구성된다.

F1은 인두와 연결되고,

F2는 입과 연결된다.

F1과 F2의 진동수는 각각의 공명기의 크기에 달려있다.

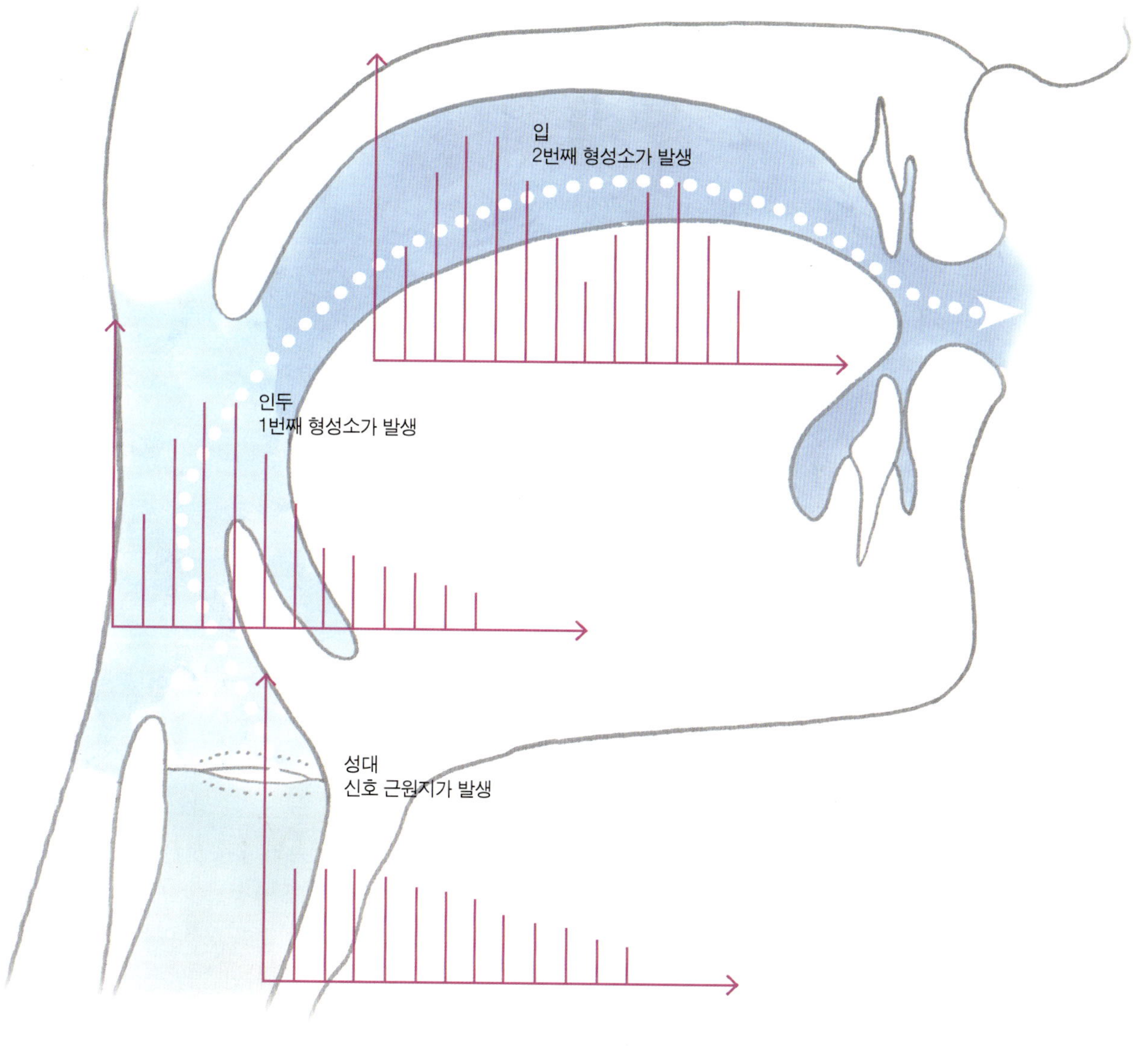

목에서 발성관의 부분

발성관의 수직부분은 목에 위치하는데, 좀 더 정확하게 목의 2/3에 해당하는 윗부분이다.

목에서 이 부위는 목의 윗부분과 머리와 혼동된다(정면에서 사람을 바라보면 머리아래가 목의 윗부분을 가린다):

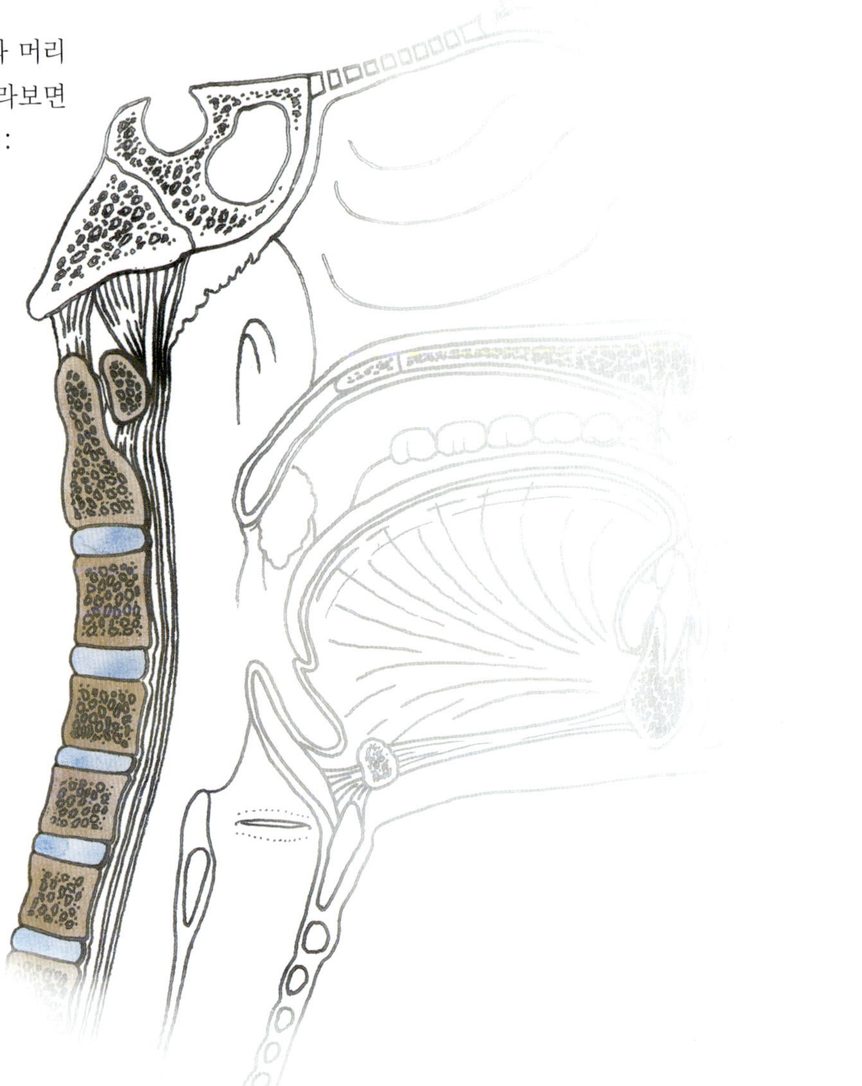

고리뼈는 코 뒤에 있고,
중쇠뼈는 입 뒤에 있다.

C3는 혀덩이 높이에 있다.

C4, C5 그리고 때로는 C6은 후두 뒤에 있다(후두가 올라가고 내려갈 수 있기 때문에 이 측정부위는 움직일 수 있다).

때로는 몸을 움직일 때 목소리가 발생할 수 있다. 심지어는 수동적으로 목을 움직이는데, 예를 들어, 누운 자세에서, 머리를 옆으로 돌리면서 목소리가 나는 경우이다.
하지만 가장 자주, 서 있는 자세에서 목소리를 낸다. 이 경우, 발성관의 뼈대처럼 목 부위는 매우 자극을 받는다. 목 부위는 매우 유동적인데, 목근육의 불균형적인 긴장으로 인해, 종종 뻣뻣해지는 부위가 된다.

발성작용에서, 목의 유동성은 어떤 순간에는 매우 유익한데, 목의 안정성은 또한 다른 순간에서도 필요하다. 목 관절을 움직이는 연습과, 동시에 목자세근의 강화연습을 통해 이 두 가지 특징을 갖출 필요가 있다.

몸이 수직일 때

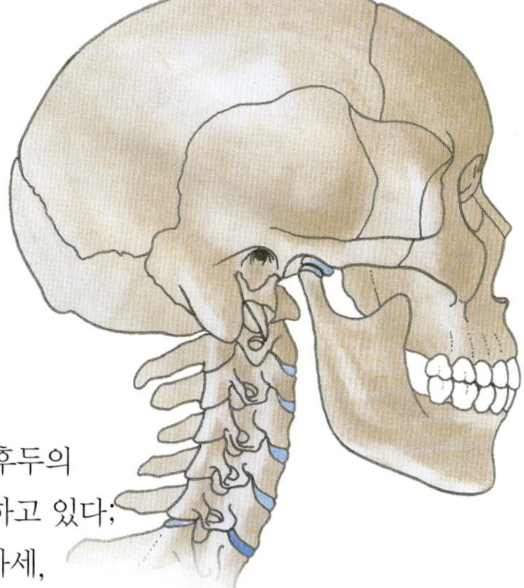

목은 발성을 할 때, 매우 자극을 받는다.
목은 동시에:

- *머리를 지탱하고,* 목뼈위에서 머리균형을 유지한다.

머리균형이 문제인데, 뒷장에서 다룰 것이다;

- 혀처럼, 머리에 매달린 *인두와 후두를 지탱하고,* 인두와 후두의 작용을 안정시키거나 혹은 고정시킬 수 있는 *돛대*를 구성하고 있다;
- *스스로 지탱하고,* 즉 목 아래가 굽혀지기 전의 극단적인 자세, 혹은 반대로 과신전의 극단적인 자세 사이에서, 각각의 목뼈는 서로 서로 균형을 잡는다.

상황에 따라, 이 기능은 차례로 유연한 목이 되도록 동원을 하거나, 혹은 반대로 *강하게 목을 고정시킬* 수 있는 능력을 지니는 것이 필요하다. 능동적인 동원과 목의 안정성은 목 근육의 여러 움직임에 의해 이루어진다:

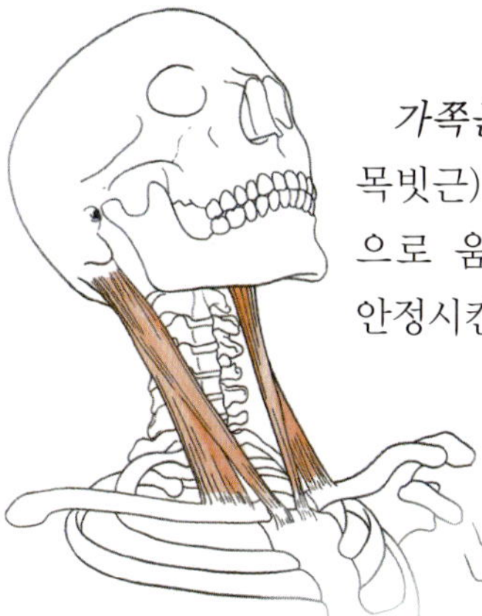

가쪽근육(갈비근, 목빗근), 목을 가쪽으로 움직이게하고 안정시킨다.

뒷근육, 튼튼하고 많이 있다. 목 위에 머리를 세우고(머리균형을 참조) 동시에 몸통위에서 목 전체를 세운다.

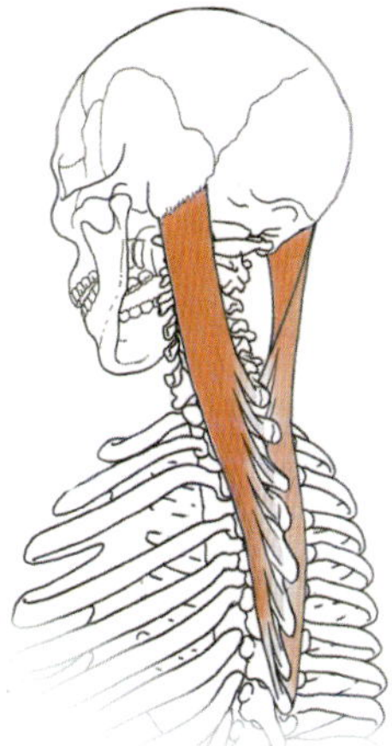

*척주 바로 앞에 위치한 근육*은 목뼈를 일직선으로 정렬시킨다.

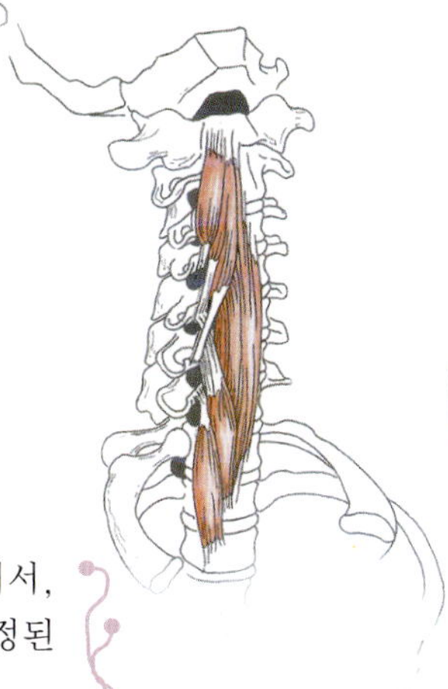

belting의 목

어떤 형태의 목소리에서, belting처럼, 강하고 안정된 목이 필요하다.

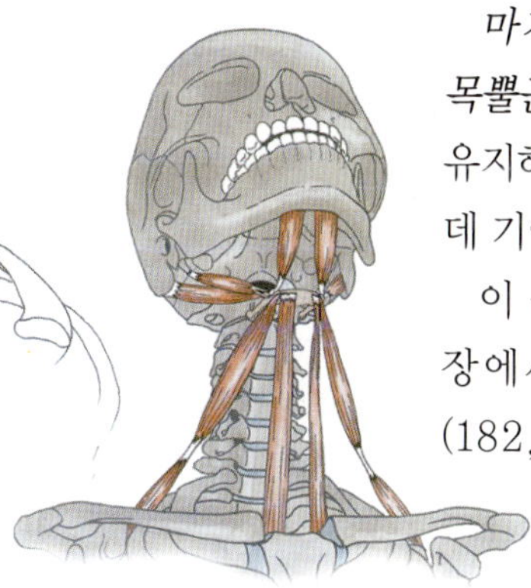

마지막으로, 목 앞에는 목뿔근이 있어 후두 균형을 유지하지만, 목을 움직이는 데 기여한다.

이 근육은 후두를 다루는 장에서 이미 살펴보았다 (182, 187쪽).

머리균형

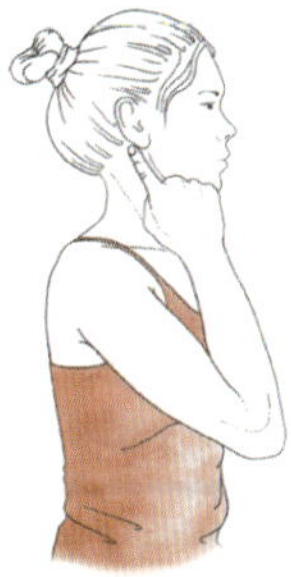

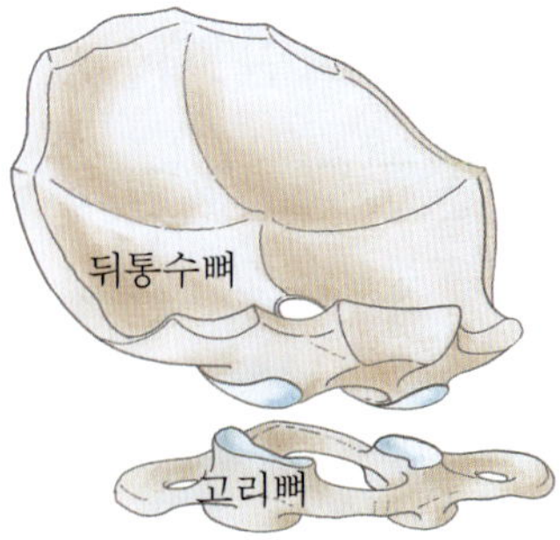

머리는 36쪽에서 살펴보았듯이, **고리뼈 가쪽덩**이 위에 있는 면과, 이 면에 관절로 연결된 **뒤통수뼈돌기**에 의해 목과 결합된다.

이 관절은 *꼭지돌기*(mastoid process) 바로 앞에 있고, 귀 밑과 뒤에서 만질 수 있다.

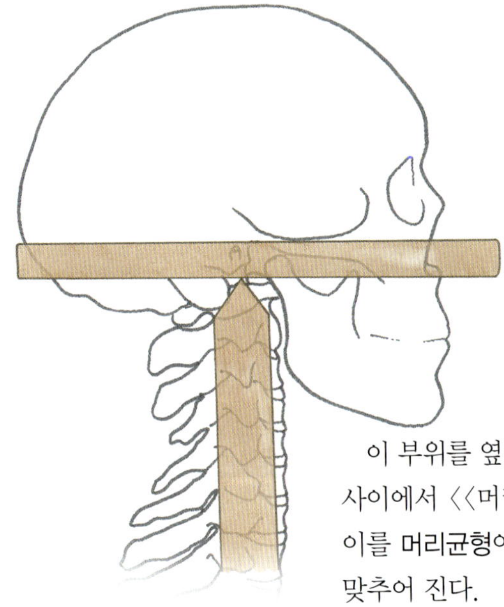

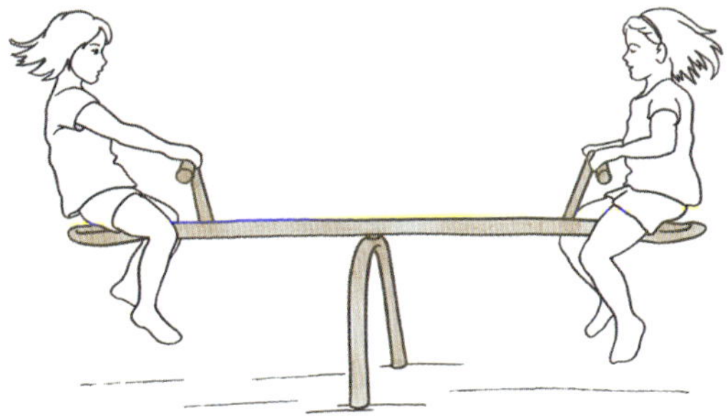

이 부위를 옆에서 보면, 목이 수직이고, 고리뼈 앞과 뒤에 위치한 부분들 사이에서 〈〈머리통〉〉*은 *평형봉*의 균형과 비교될 수 있는 균형을 이룬다. 이를 **머리균형**이라 부른다. 종종, 이 균형은 위턱뼈가 거의 *수평이* 되도록 맞추어 진다.

잘 알려져 있지 않는 정확성:
머리〈〈통〉〉*의 무게중심은 관절 *위에* 있지 않다. 무게중심은 뒤통수뼈 돌기 *앞쪽에* 있고 따라서 고리뼈 *앞쪽에* 있다.

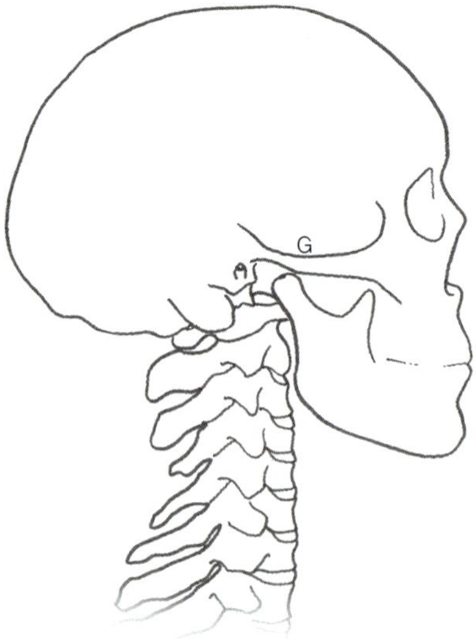

무게중심

어떤 물체에 부과될 수 있는 모든 역점(力點)이 전체적으로 적용될 수 있는 점이다.

* 머리 〈〈통〉〉는 두개골, 아래턱뼈, 골격 그리고 이부위에 있는 모든 유연한 부분을 포함한다.

무게중심의 위치에 의해, 목이 수직이 될 때, 머리는 앞으로 기울어지는 경향이 있다(몸보다 더 아래쪽으로, 이렇게 머리가 앞쪽으로 떨어지는 것은 목 윗부위에서 시작하여 목 아래부위로 내려가 목 굽힘이 이루어진다).

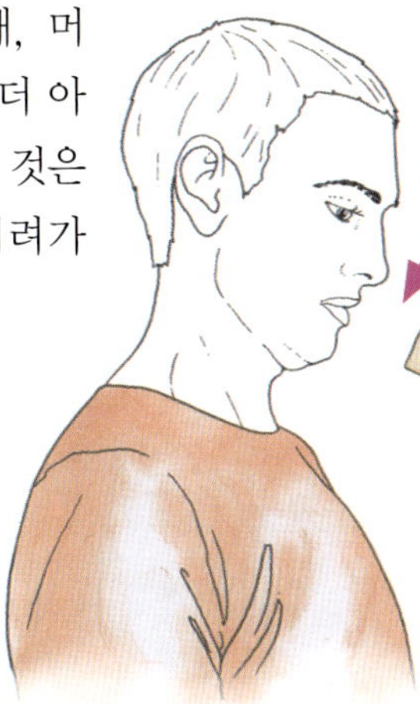

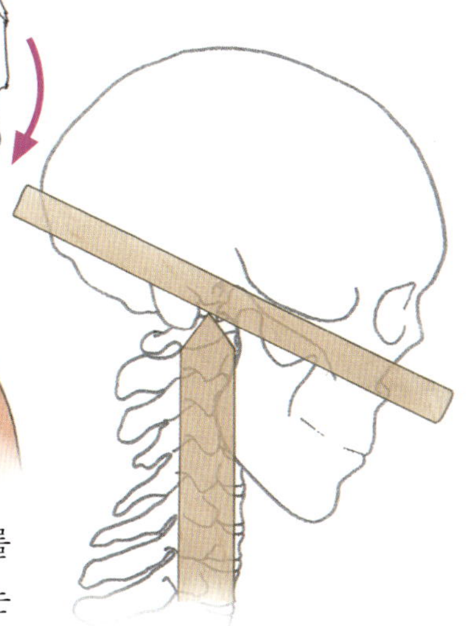

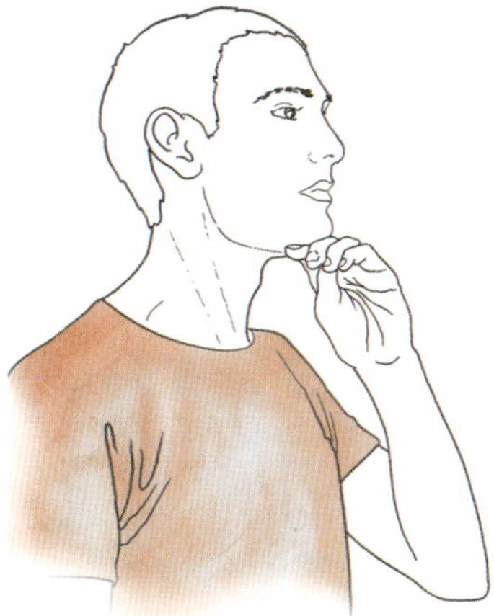

턱 아래에 손을 대고 머리의 무게를 지탱하면, 머리가 앞으로 떨어지는 경향이 있음을 느낀다: 머리무게를 느끼게 된다.

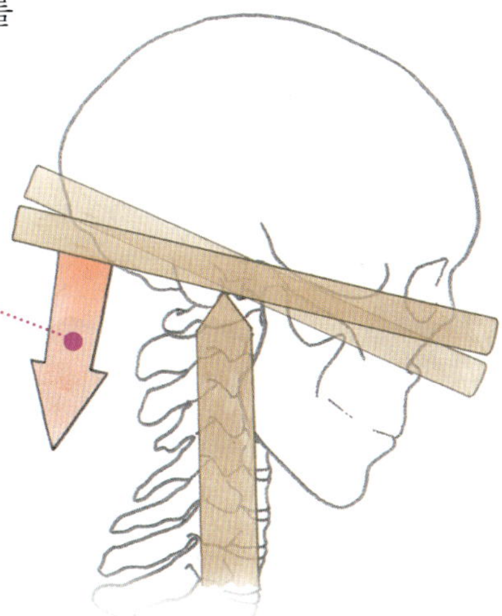

〈〈머리통〉〉을 다시 균형 잡기 위해, *머리통을 뒤로 가게 하는 힘이 필요하다.* 이 힘은 *목 뒤에 위치한 근육*을 수축한다.

여러 가지 유형의 근육이 있다:

작은 근육은 머리/목 단계에서 조절하고,

그리고 더 길고 더 강한 근육은 목뼈 뒤에 펼쳐져 있고, 때로는 가슴까지 펼쳐져 있다. 이 근육은 머리가 앞쪽으로 떨어질 때 목이 앞쪽으로 떨어지는 것을 제어한다.

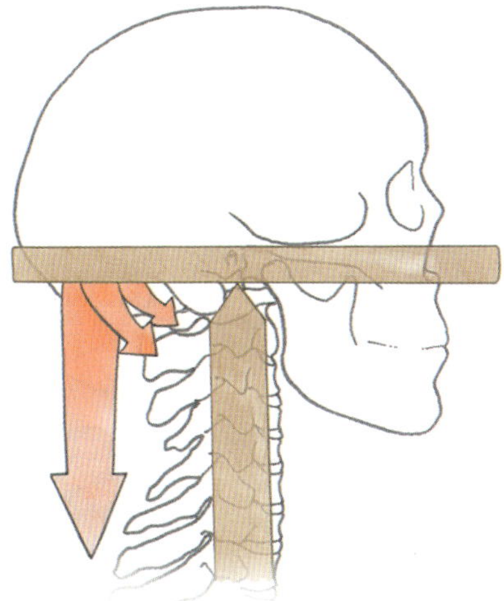

서 있을 때, 이 근육은 지속적으로 작용한다. 즉, 종종 일어나서 누울 때 까지 이 근육이 작용한다: *운동계 근육 중에 가장 많이 작용하는 근육에 속한다.*

종종 이 근육은 혹사당하고 조직이 파괴되기도 한다.

이 근육을 알면 목에서 어느 부위에 많은 힘을 혹은 아주 적은 힘을 주어야 할지 이해할 수 있다. 연주를 시작하기 위해, *머리/목의 균형은 〈〈뒤쪽에서〉〉 작용한다는 것*을 이해하여야 한다.

목 부위에서 중요한 근육

뒤통수아래근육군

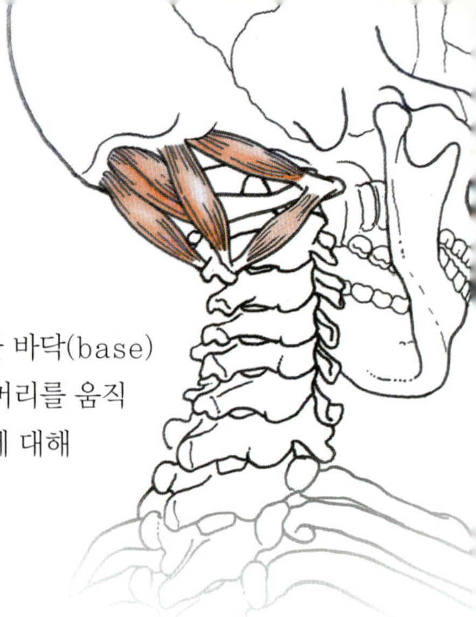

이 작은 근육은 *목 깊은 곳*인 머리뼈 근처에 있다. 이 근육은 발성두개골 바닥(base)의 방향과 유동성에 매우 중요하다. 이러한 근육움직임으로 머리는 새가 머리를 움직이는 능력과 비교될 수 있다. 발성작용에서, 항상 이 근육의 경직된 상태에 대해 자문할 수 있다.

이 근육이 지나치게 경직되면, 목의 윗부위와 머리부위를 움직이지 않게 되고, 이는 목소리를 부드럽게 내는데 방해가 된다.

만약, *반대로, 이 근육이 거의 수축이 되지 않거나, 정렬이 잘못되면,* 뒤통수 아래근육군보다 더 표면적이고, 더 길고 덜 정확한 근육에 의해 머리/목이 유지되는데, 때로는 후두작용을 방해할 수 있다. 따라서 목소리를 내는 것이나 혹은 별도로 이 근육의 작용을 이해하는 것이 매우 중요하다.

작은뒤머리곧은근

(rectus capitis posteriori minor muscle)

이 작은 근육은, 위에서, 뒤통수뼈, 정중선 근처에서 일어난다(뒤통수아래 근곡선, 64쪽 참조). 수직으로 내려와 고리뼈 뒤고리에 닿는다.

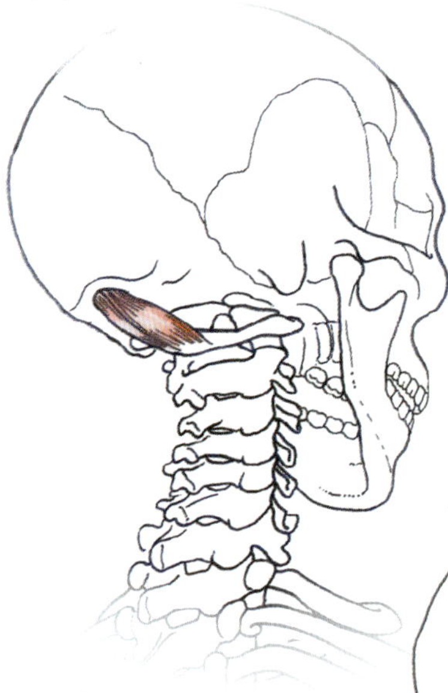

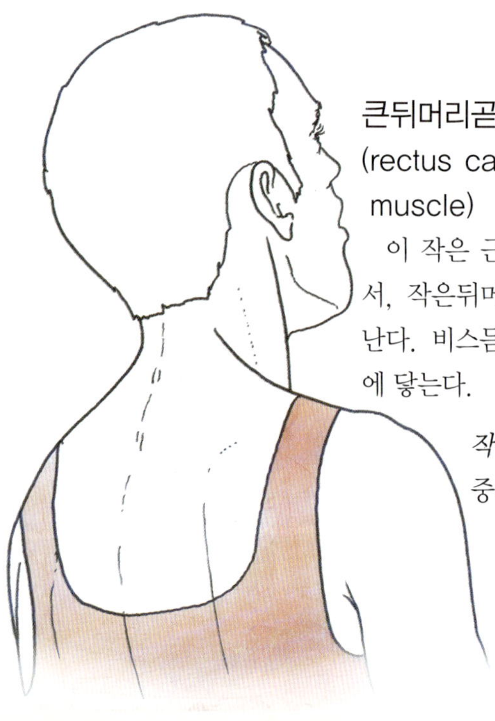

큰뒤머리곧은근

(rectus capitis posteriori major muscle)

이 작은 근육은, 위에서, 뒤통수뼈에서, 작은뒤머리곧은근 바로 옆에서 일어난다. 비스듬히 내려와 중쇠뼈 가시돌기에 닿는다.

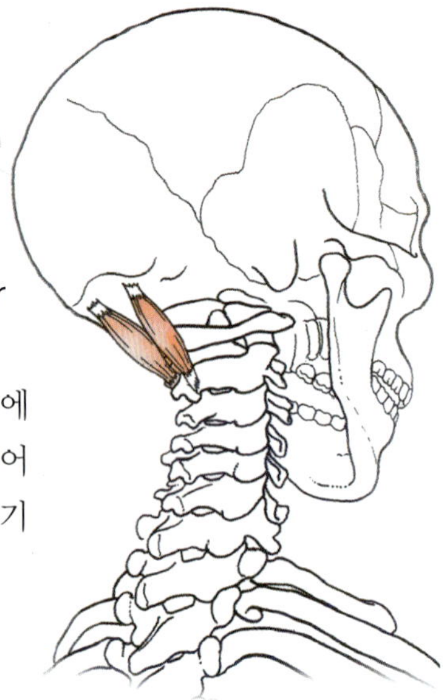

작용

중쇠뼈 위에서 머리를 편다.

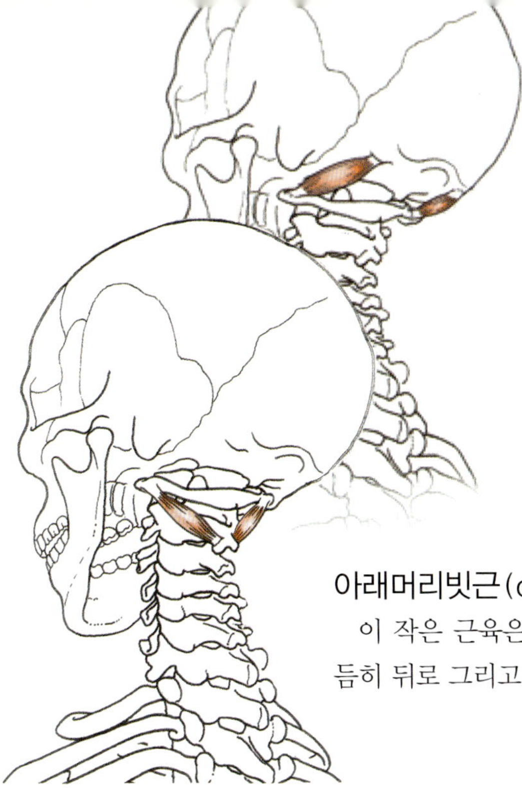

위머리빗근(obliqus capitis superior muscle)

이 작은 근육은, 위에서, 뒤통수뼈에 부착되어, 큰 뒤머리곧은근 바로 바깥쪽에서 일어난다. 비스듬히 앞으로 내려와 고리뼈 가로돌기에 닿는다.

아래머리빗근(obliqus capitis inferior muscle)

이 작은 근육은, 위에서, 고리뼈 가로돌기에서 일어난다. 비스듬히 뒤로 그리고 정중선으로 내려와 중쇠뼈 가시돌기에 닿는다.

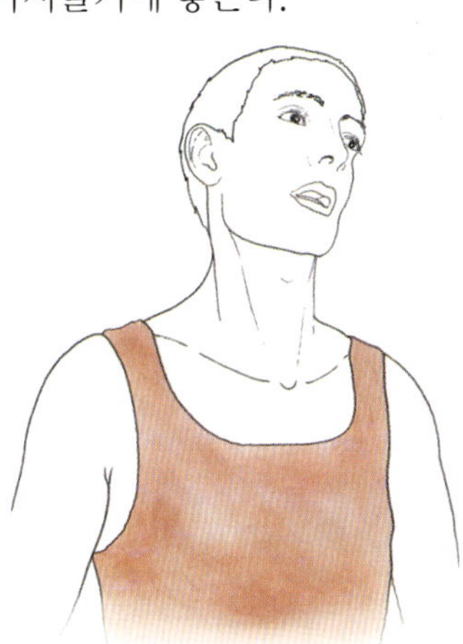

작용

머리빗근 한쪽이 수축하면, 머리를 고리뼈 가쪽으로 기울게 하고, 반대쪽으로 머리를 회전시킨다.

이 근육은 턱근육의 기능과 다르다 할지라도 턱근육과 가깝다는 것을 알아야 한다. 이러한 인접성은 이 두 부위의 근육 사이에서 쉽게 연합운동(작용에 필요하지 않은 수축)이 일어난다. 뒤통수뼈 아래 근육과 목뿔뼈 위 근육의 인접성에서도 같은 움직임을 관찰을 할 수 있다: 예를 들어, 고음으로 올라갈 때, 뒤통수뼈 아래 근육이 수축하면 동시에 목뿔뼈 위 근육이 수축한다. 이러한 수축은 발성에 이롭지 않고, 때로는 발성을 방해한다.

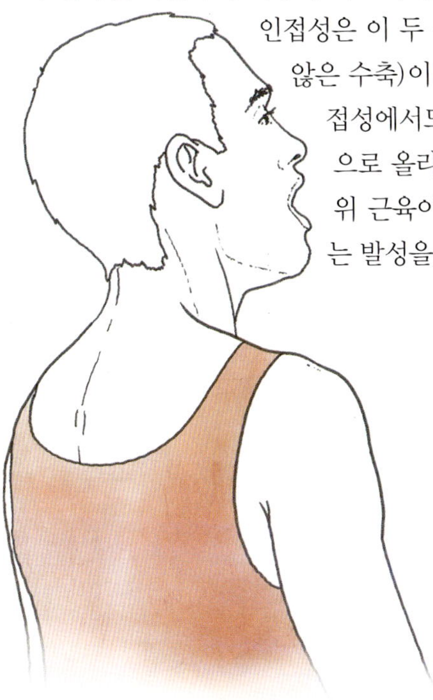

관찰

뒤통수뼈 아래 근육은 눈의 움직임에 의해 쉽게 영향을 받는다(209쪽 참조).

목 부위에서 중요한 근육

복합근

뒤통수뼈 아래근육보다 훨씬 더 큰 이 근육은 머리와 *목뼈전체*를 연결한다,

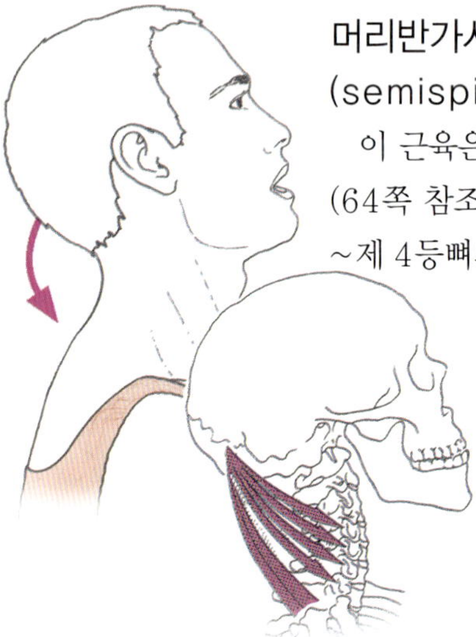

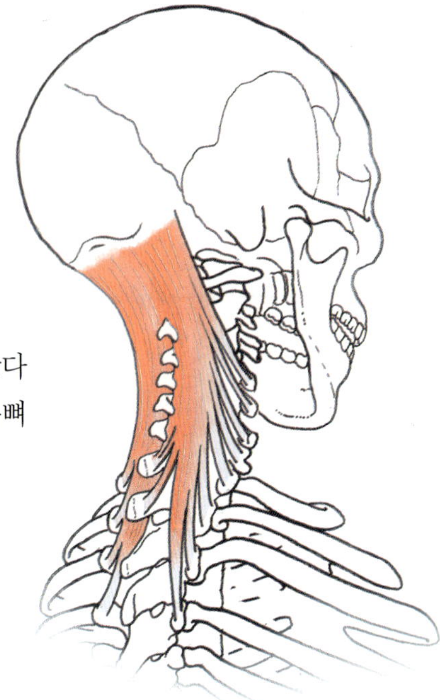

머리반가시근 (semispinalis capitis muscle)

이 근육은 위에서, 뒤통수뼈에서 일어난다 (64쪽 참조). 목을 따라 내려와서 제 4목뼈~제 4등뼈의 가로돌기에 닿는다.

작용

목 위의 머리를 펴고 목 자체를 편다.

주의 점!

만약 머리가 고정되어 있으면, 이 작용은 목뼈에서 이루어진다: 목뼈 앞굽이를 세우면서 목뼈를 뒤로 물러나게 한다. 이 작용은 척추를 수동적으로 견인하는 머리반가시근의 단순한 수축만으로 가능하다(예를 들어, 턱을 안으로 당기는 경우). 하지만 목을 세우는 이 방법은 턱을 안으로 들어가게 하지만, 목뿔뼈위 공간과 후두 주위의 공간을 많이 축소시킨다: 발성을 자유롭게 하는데 유익하지 않다. 그러므로 목을 늘여 목을 세우는 것이 유리하다(208쪽 참조).

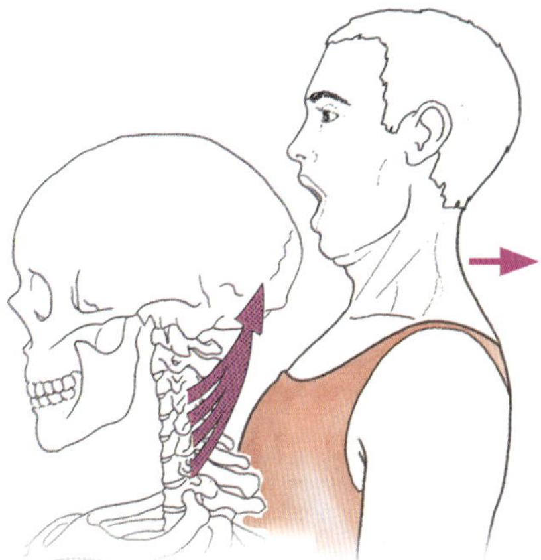

머리널판근 (semispinalis capitis muscle)

(묘사되지 않은) 이 근육은 위에서 꼭지돌기(mastoid process)에서 일어난다(66쪽 참조). 목을 따라 내려와서 제 3~제 4목뼈의 가로돌기에 닿는다.

작용

양쪽이 동시에 수축하면, 목 위에서 머리를 펴고 목의 1/2인 윗부분이 펴진다. 한쪽만 수축을 한다면 머리와 목의 윗부위이 가쪽으로 굽혀지고, 같은 방향으로 회전하게 된다.

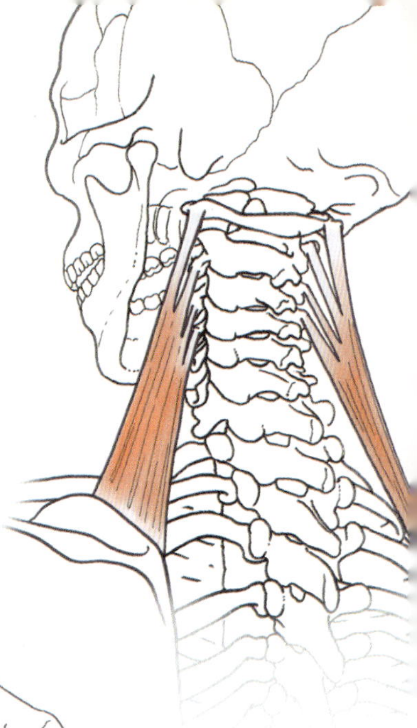

어깨올림근(levator scapulae muscle)

이 근육은 위에서 제 1~4 목뼈(가로돌기)에서 일어난다. 아래로 내려가 어깨뼈 위와 중간 각에 닿는다.

목에서의 작용

어깨뼈로부터 목을 세운다.

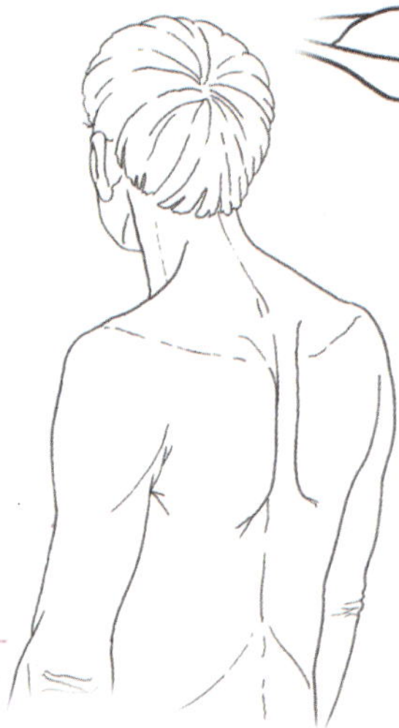

관찰

목의 윗부위가 후만(cyphose)인 경향이 있고 목 아래가 앞으로 기울어지는 경향이 있을 때, 이 근육이 과도하게 긴장하게 되는 것을 종종 본다. 따라서 이러한 사람은 어깨뼈를 서로 접근시키면서 위로 올려 몸을 세운다. 이 동작은 무게중심을 뒤로 이동시키는 것은 효율적이지만 목을 바로 세우기에는 매우 효율적이지 않다.

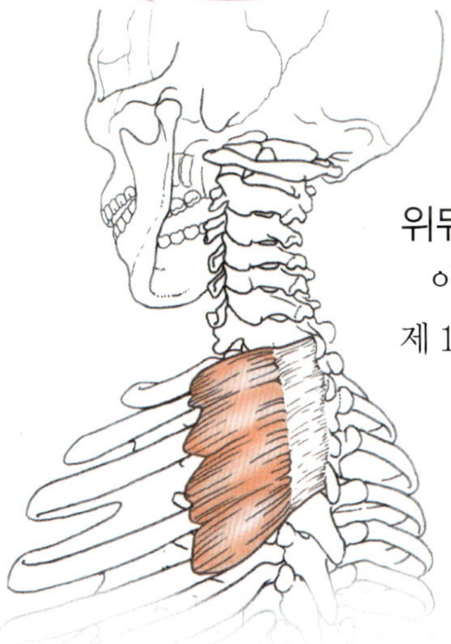

위뒤톱니근(serratus posterior superior muscle)

이 근육은 위에서 제 6(혹은 7) 목뼈~제 2 등뼈에서 일어난다. 제 1~4 갈비뼈에 닿는다.

목에 대한 작용

제 1~4 갈비뼈부터 목 아래부위를 세운다. 목 아래부위가 앞으로 기우는 것을 교정하는데 중요한 작용을 한다.

톱니근의 작용을 이해하기 위해, 등을 수평으로 두는 것이 유리하다. 이 자세에서, *목 아래부위를 아래로 〈〈내려가도록〉〉* 내버려둔다. 그 후, 톱니근부위에서 톱니근이 작용하도록 하면서 몸통을 정렬하여 자세를 바르게 한다.

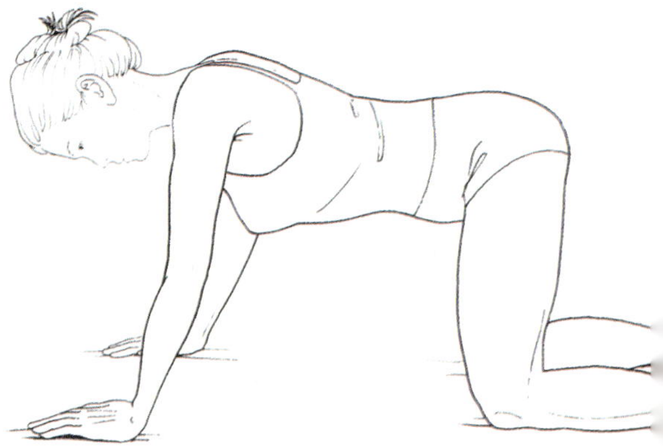

목 부위에서 중요한 근육

널판근(splenius muscle)

이 근육은 복합근처럼, 뒤통수뼈 아래근육보다 더 크고 목에서 비스듬히 위치한다.

이 근육은 뒤통수뼈 꼭지돌기부위와 목-등 부위를 연결한다.

머리널판근 (spinenius capitis muscle)

이 근육은 위에서 꼭지돌기와 뒤통수뼈의 가까운 부분에서 일어난다. 목을 따라 내려와서 제 C6~T7 목뼈가시돌기에 닿는다.

작용

양쪽 근육이 동시에 수축하면, 목 위에 있는 머리와 목의 1/2인 윗부위를 편다. 만약 한쪽만 수축한다면, 수축하는 쪽의 머리와 목을 가쪽으로 굽히고 회전시킨다.

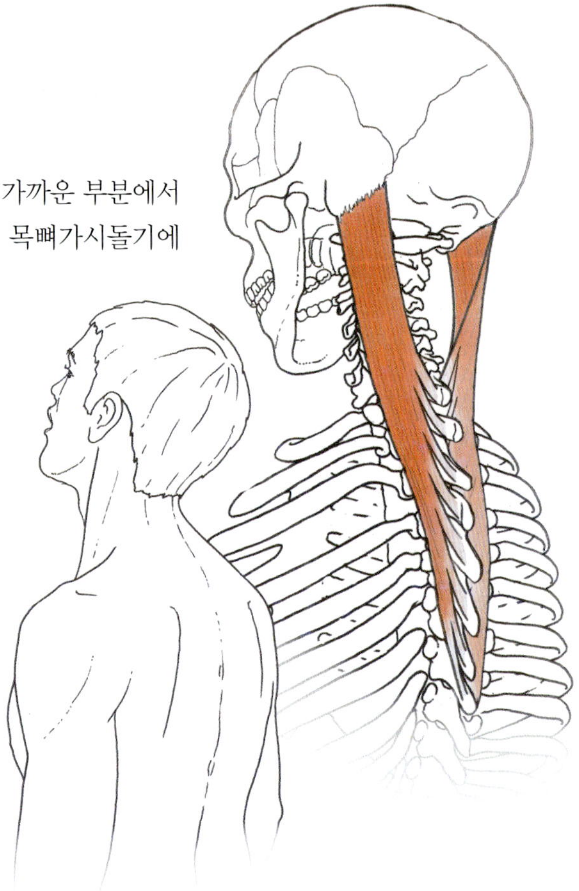

목널판근(spinenius cervicis muscle)

(묘사되지 않은) 이 근육은 위에서 제 C1~C3 목뼈 가시돌기에서 일어난다. 목뼈를 따라 내려가서 제 T1~T3 등뼈 가로돌기에 닿는다.

작용

목널판근 양쪽 근육이 동시에 수축하면, 목과 가슴 윗부위를 편다. 만약 한쪽만 수축되면, 목뼈아래부위를 가쪽으로 굽히게 된다.

등세모근(trapezius muscle)

몸에서 가장 큰 근육 중 하나이다. 위에서 뒤통수뼈(64쪽 참조), 목뼈 가시돌기와 등뼈 가시돌기에서 일어난다. 거기에서 근섬유는 바깥쪽으로 부채모양으로 펼쳐져 빗장뼈 바깥쪽 1/3과 어깨뼈 가시에 닿는다.

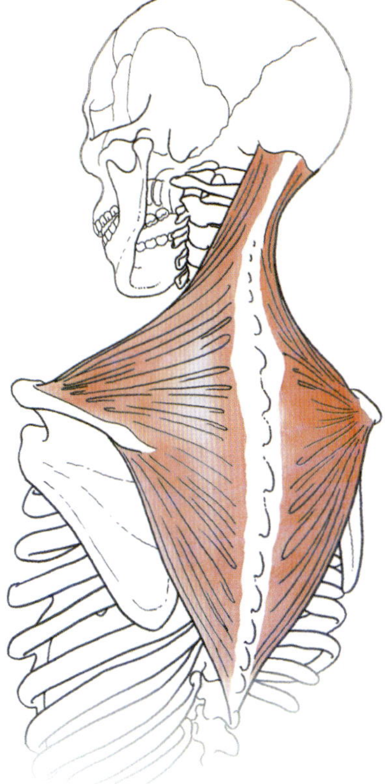

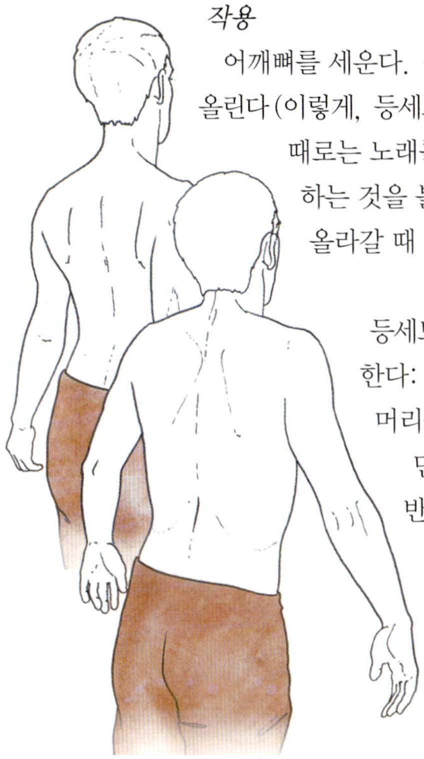

작용

어깨뼈를 세운다. 등세모근 윗부분은 어깨뼈를 올린다(이렇게, 등세모근은 어깨를 《올리고 좁힌다》. 때로는 노래를 부르는 사람이 이러한 몸짓을 하는 것을 볼 수 있는데, 특히 고음으로 올라갈 때 그렇다–189쪽 참조).

등세모근 윗부분은 목에 중요한 작용을 한다: 양쪽에서 동시에 수축하면, 목과 머리를 편다.

만약 한쪽만 수축하면, 수축하는 반대쪽으로 목뼈을 가쪽으로 굽히게 하고 목과 머리를 회전시킨다.

등세모근 윗부분은 종종 강하게 수축된다

목을 세우기 위해 목의 깊은 근육이 잘 조정이 되지 않을수록 등세모근 윗부분이 종종 강하게 수축된다: 이러한 경우, 등세모근 윗부분이 머리/목/몸통의 안정성을 유지한다. 하지만 척추와 척추사이에 어떠한 작용도 하지 않으므로, 목빗근(210쪽 참조)처럼 목을 접혀지게 하는 경향이 있고, 때로는 필요 이상으로 어깨를 접근시키는 경향이 있다.

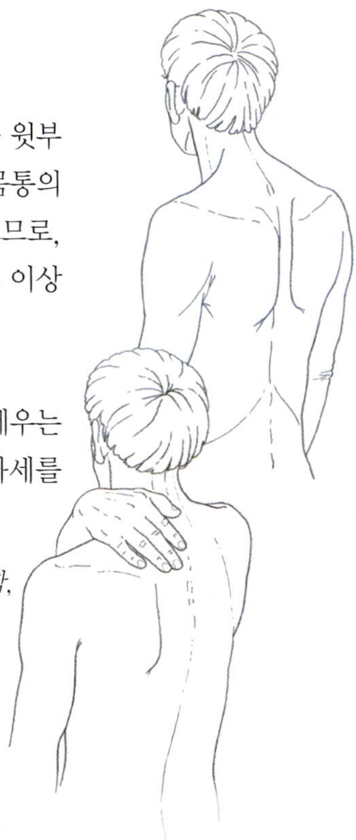

등세모근을 이완시키기 위해서, 물론 마사지를 할 수 있지만, 목을 세우는 깊은근육이 이 역할을 하도록 하면서 목과 머리를 수직자세로 세워 자세를 바르게 잡는 것이 좋다.

목근육에 대한 좀 더 상세한 설명은 Balandine Calais–Germain의 *움직임의 해부학*, 76~87쪽 참조 할 것 할 것.

목 부위에서 중요한 근육

앞목근

이 근육은 목의 *앞부위에* 있기 때문에 《앞목근》이라 부른다. 그런데, 목뼈가 앞굽이인 것처럼 (앞으로 볼록한 곡선, 뒤로는 오목한 곡선), 이 근육은, 목뼈 앞에서 수축하여 *목뼈를 평편하게 하여*, 특히 목뼈를 세우는 역할을 한다.

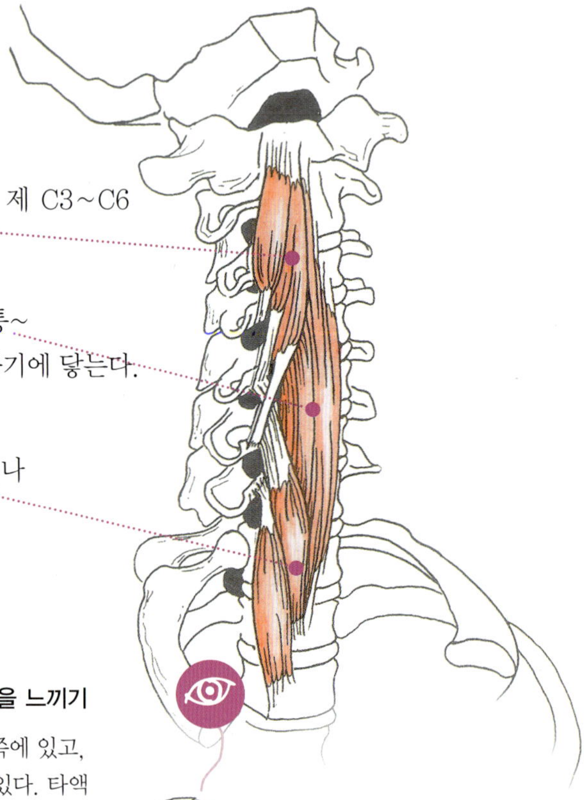

목긴근(longus colli muscle)

이 근육은 세 묶음으로 되어 있다.

위비스듬(빗)묶음은 고리뼈 앞고리에서 일어나 제 C3~C6 목뼈 가로돌기에 닿는다.

어느 정도 중앙에 있는 세로묶음은 제 C2목뼈몸통~제 T2등뼈몸통에서 일어나 제 C4~T7등뼈 가로돌기에 닿는다.

아래비스듬묶음은 제 T1~T3등뼈몸통에서 일어나 제 C5~T7허리뼈 가로돌기에 닿는다.

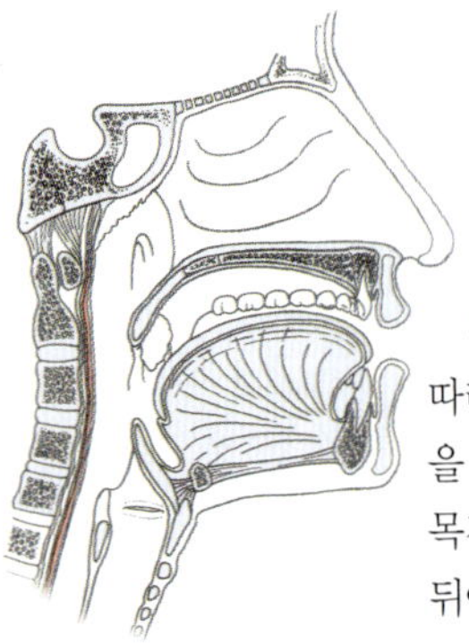

목긴근을 느끼기

목긴근은 목뼈몸통 바로 앞쪽에 있고, 따라서 인두수축근 바로 뒤에 있다. 타액을 삼키면 수축근이 작용을 느낄 수 있고, 목긴근은 이러한 감각을 느끼는 곳 바로 뒤에 있다고 상상할 수 있다.

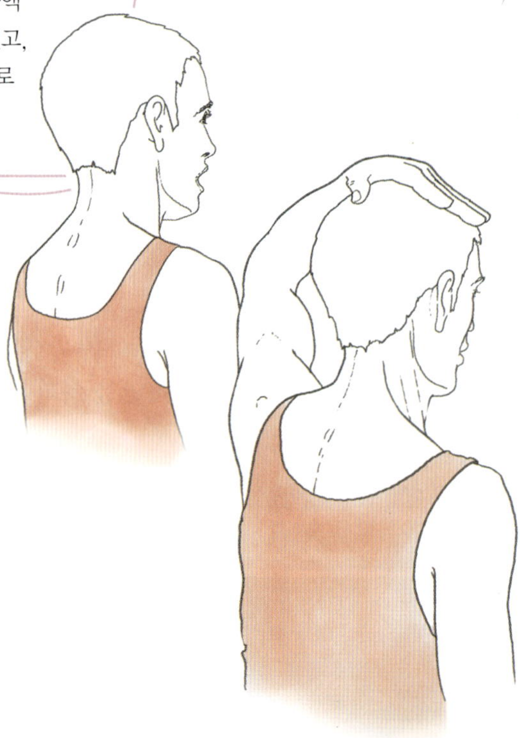

작용

이 근육은 스스로 목뼈의 앞굽이를 편다. 자세히 알아야 할 중요한 사실: 이 작용은 *머리에 영향을 주지 않고* 행해진다. 204쪽 머리반가시근의 작용에서 보았듯이, 턱을 안으로 넣지 않고 목을 수직으로 세우면서 통제할 수 있다. 목긴근을 강화하기 위한 전형적인 행위는 머리를 위로 미는 것이다. 경우에 따라서는 무게나 손으로 미는 힘에 저항한다.

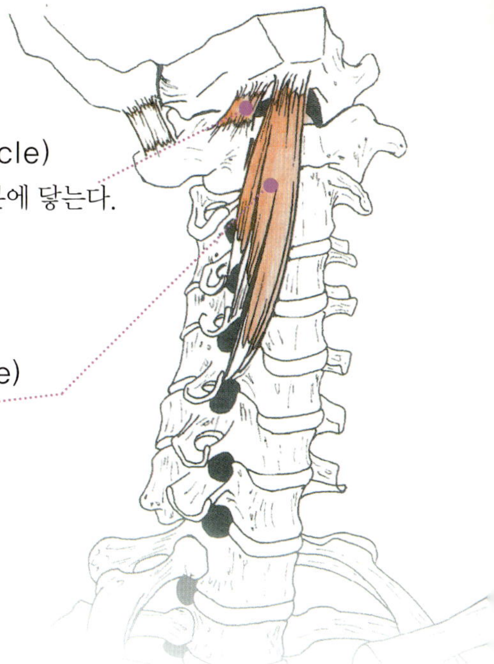

작은앞머리곧은근 (rectus capitis anterior minor muscle)

이 근육은 뒤통수뼈 큰구멍앞점(basion)에서 일어나 고리뼈 앞부분에 닿는다.

작용: 뒤통수뼈를 고리뼈로 굽히게 한다.

큰앞머리곧은근 (rectus capitis anterior major muscle)

이 근육은 뒤통수뼈 큰구멍앞점(basion)에서 일어나 제 C3~C6목뼈 가로돌기까지 닿는다.

작용: 뒤통수뼈를 고리뼈로 굽히게 하고, 이 작용이 제 C6목뼈까지 이루어진다.

이 두 개의 근육은 202, 203쪽에서 보았던 뒤통수아래근육의 길항근이다. 즉, 이 근육은 뒤통수아래근육에 대해 (아주 작은)반대 작용을 하고, 따라서 뒤통수아래근육의 균형을 유지시킨다.

결론

앞목근과 뒤통수아래근, 이 모든 근육들은 목에서 머리가 균형을 유지시키도록 한다. 소리를 내는 기술에서, 특히 전통노래에서 빠른 소리를 내기위해, 머리/목 모든 부위에서 *매우 정밀한 조정*이나 안정성이 필요로 하는데, 인두, 물렁입천장, 혀뒷부위에서 정교한 작용이 일어나야 한다. 따라서 이 근육들은 소리를 내는데 중요하다.

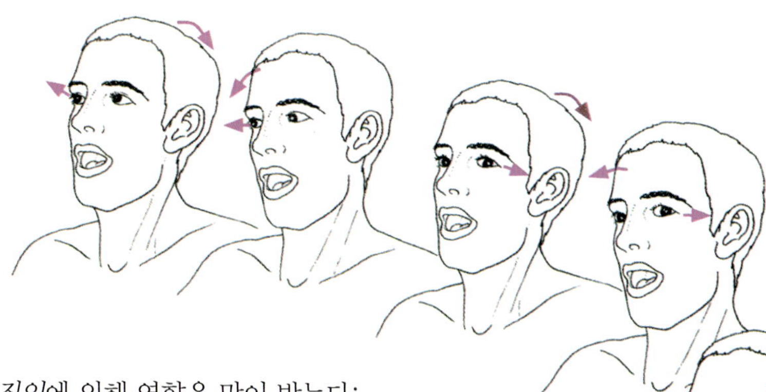

앞목근과 뒤통수아래근은 *눈의 움직임*에 의해 영향을 많이 받는다: 다양한 방향으로 눈을 움직이면서 이 근육들을 조정하는 것이 유리하다. 단체(합창, 단체수업)로 노래를 부르는 상황에서, 사람들이 지속적으로 눈을 같은 방향으로(예를 들어, 피아니스트나 혹은 지위자를 보거나) 돌리지 않도록 신경을 쓰는 것이 좋다. 왜냐하면, 이러한 움직임은 발성관 전체에서와 같이 이 근육의 조정을 제한할 수 있기 때문이다.

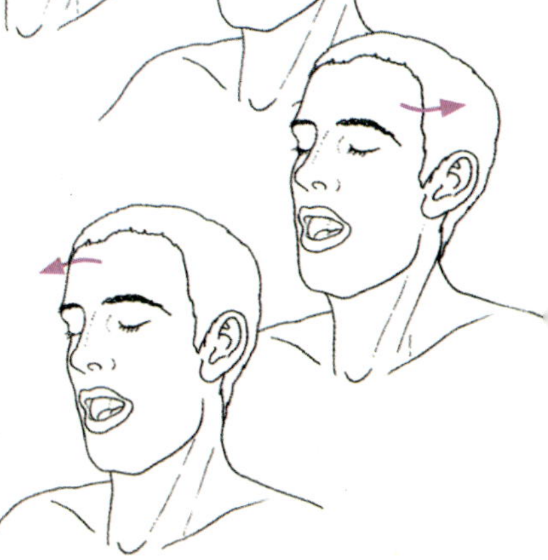

목 부위에서 중요한 근육

목빗근

*목빗근*은 125쪽 〈〈송풍〉〉장에서 들숨시에 하는 역할이 무엇인지 살펴보았다. 여기서, 목이 수직자세를 취할 때 목빗근의 역할을 관찰할 것이다.

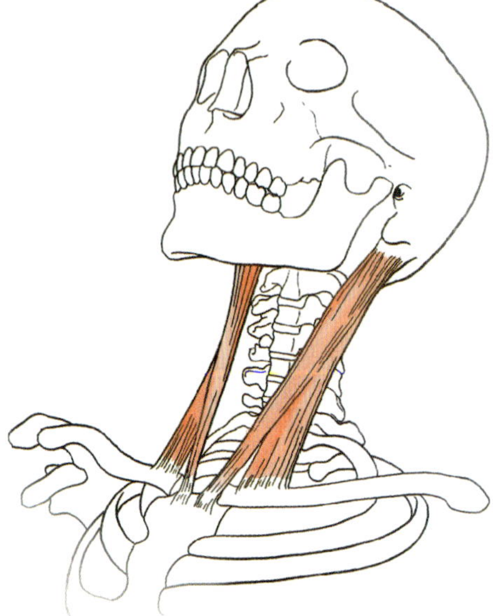

위에서 보면 이 근육은 머리에서 일어난다:

꼭지돌기(68쪽)와 뒤통수뼈에서.

그 후, 목빗근은 목의 앞과 정중으로 향해 아래로 내려가 복장뼈와 빗장뼈 안쪽 부위에 닿는다. *이 근육은 이는 곳과 닿는 곳 사이에서 어떤 골격과도 연결되지 않는다.*

작용

목에서 목빗근의 작용은, 비록 이 근육이 강하다 하더라도, 척추의 정렬자세를 〈〈포개지게 하면서〉〉 붕괴시킨다는 사실이다. 이렇게 목빗근은 목뒤통수뼈를 당기는 경향이 있다:

- *앞으로 이동하면서;* 머리〈〈통〉〉은 더 이상 가슴우리 위에 있지 않고 앞에 있다.
- *뒤로 펴지면서*(뒤통수아래 뒷근육의 작용을 유발시킬 수 있다).

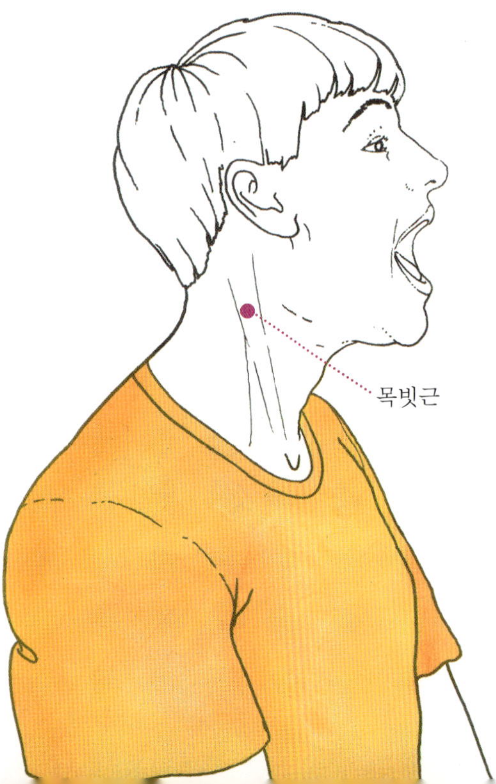

목빗근이 수직이 될 때...

발성행위동안 목빗근이 목 부위에서 지배적인 작용을 하는 것을 종종 볼 수 있다. 만약 목의 깊은 앞근육 작용으로 인해 이 작용이 균형적으로 이루어지지 않으면, 이 작용은 고리뼈와 머리를 강하게 앞으로 숙이게 하고, 이는 후두를 올바르게 매달리게 하지 않게 한다(180쪽 참조): 따라서 이 경우 옆에서 목빗근을 보면 *비스듬하지 않고 수직선*으로 되어 있다.

목 부위에서 중요한 근육

목갈비근(scalenus, scaleni 라고도 불림)

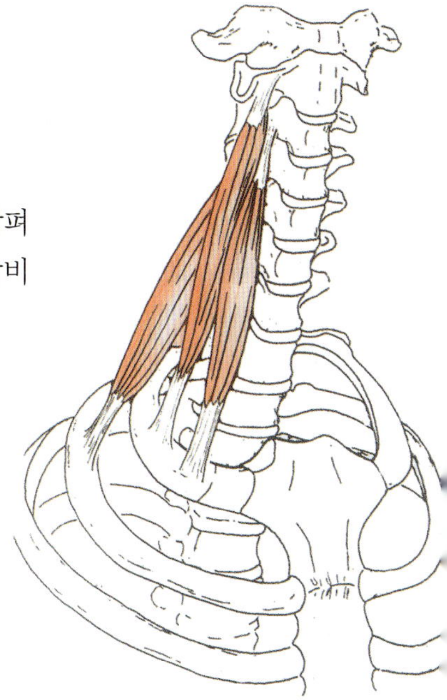

이 세 개의 근육은 또한 《송풍》장에서 들숨에서 하는 역할이 무엇인지 살펴보았다. 이 근육은 목빗근 바로 뒤에 있다. 여기서, 목이 수직자세일 때 목갈비근이 하는 역할을 관찰할 것이다.

위에서 일어나는 부위는 목빗근이 일어나는 부위보다 조금 아래에 있다: 중쇠뼈~제 7목뼈 가로돌기에서 일어난다. 따라서 머리에 부착되어 있지 않다. 그 후 앞으로 향해 비스듬히 내려가 제 1 혹은 제 2 갈비뼈에 닿는다.

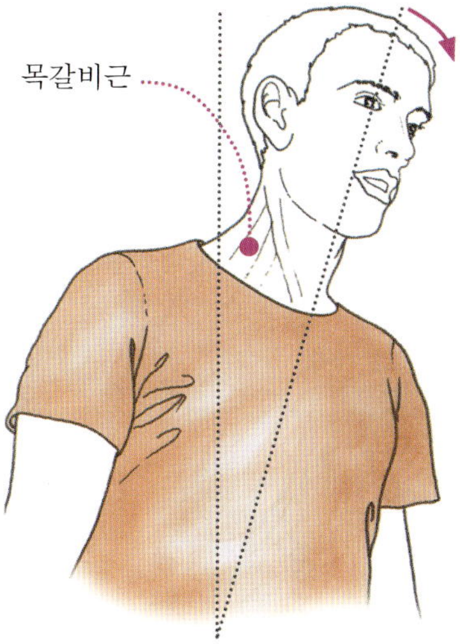

작용

목의 가쪽에 위치한 목갈비근은 목을 가쪽으로 안정시키는데, 몸을 가쪽으로 굽힐 때 보고 느낄 수 있다.

127쪽에서 보았듯이, 목갈비근의 작용은 목뼈를 앞쪽으로 이끌 수 있다.

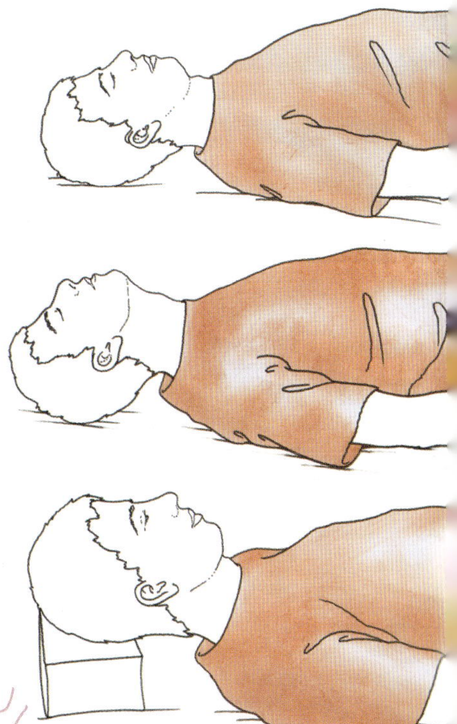

목뼈와 머리의 정렬을 간단하게 검사

목빗근과 목갈비근이 지나치게 강하면서 짧으면, 목과 머리를 수직으로 정렬시키기가 힘들다(의자에 앉아 머리지지대에 머리를 기대는 것은 불가능하거나 힘들다).

베개가 없이 등을 바닥에 대고 누워 검사할 수 있다: 갈비뼈를 지면에 대고, 어떤 사람들은 머리를 지면에 대기가 힘들고 혹은 지면에 댈 수 있지만, 목의 윗부위에서 강하게 앞굽이(lordosis)를 행해야 가능하고, 눈은 뒤쪽을 보는 것 같다.

이 검사를 통해 위에서 본 자세가 되면, 머리와 목을 《있는 힘을 다해서》 다시 정렬하기 전에, 위에서 행한 검사와 같은 정렬자세를 연습하여 이 부위에 *수동적인 재정렬*을 하는데 시간을 가지는 것이 좋다. 하지만 처음에는 목 받침대를 머리 밑에 두고 시작하는데, 점진적으로 목 받침대의 두께를 줄인다.

인두(pharynx)

인두는 길이가 12cm이고, 앞뒤의 폭이 약 2cm정도인 유연한 관이다. 인두는 *목뼈 앞쪽에* 위치한다. 식도에 의해 아래로 연장된다.

앞면은 *연결되어 있는데,* 순서대로 위에서 아래로, 코안의 뒤, 입의 뒤, 후두의 윗부위와 식도를 연결한다.

이렇게 인두는 이 부위들을 *연결*시킨다.

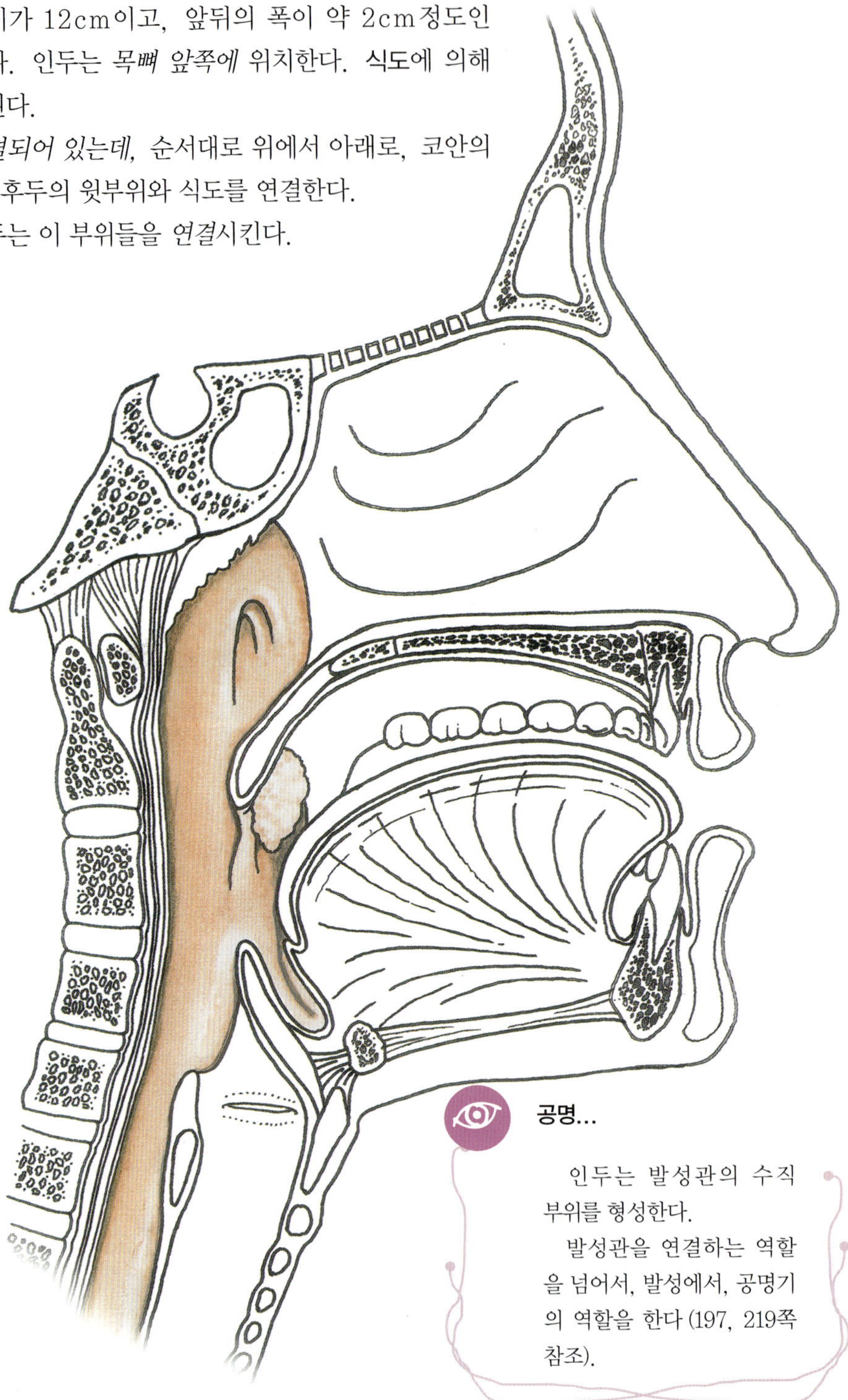

공명...

인두는 발성관의 수직 부위를 형성한다.

발성관을 연결하는 역할을 넘어서, 발성에서, 공명기의 역할을 한다(197, 219쪽 참조).

위에서 아래로(공기를 들이 마시는 방향으로),

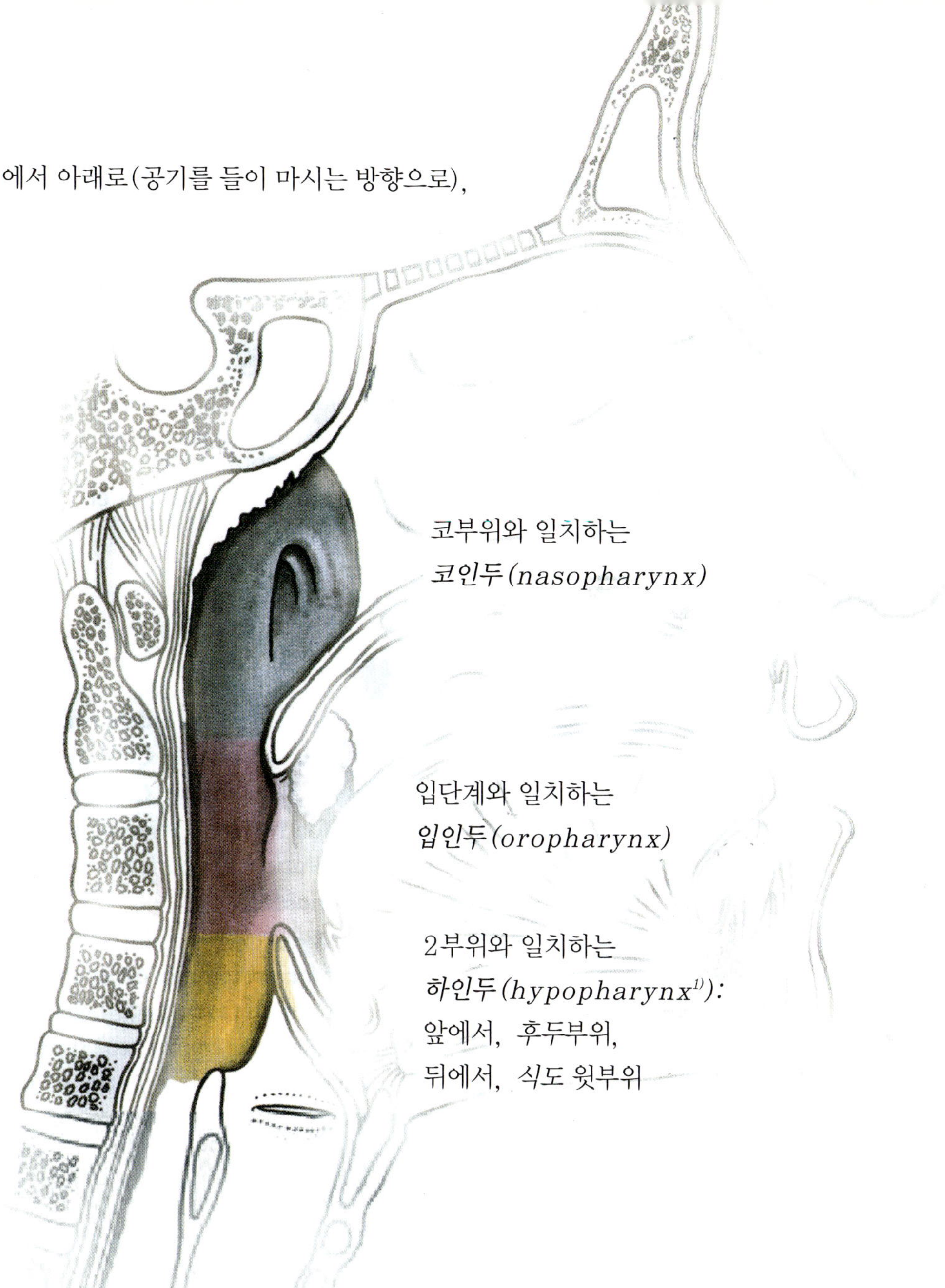

인두의 두께는 세 개의 피막으로 이루어진다:

- **점막**은 안쪽부위이다. 이 점막은 인두와 통하는 코점막, 입점막, 후두점막, 식도점막 등의 모든 부위의 점막에 의해 이루어진다.
- **근육막**은 인두수축근(216~217쪽 참조)이라 부르는 세 개의 연속적인 근육으로 형성된다;
- **섬유막**.

인두의 지지물은 섬유층이며 근육막은 없다: **인두결절근막**(pharyngobasilar fascia)에 의해 인두는 뒤통수뼈 큰구멍앞점에, **인두결절**(62쪽 참조)이라 부르는 돌출부에 매달려 있다.

1) 후두인두(larygealpharynx)라고 한다. 역자

코인두(nasopharynx)

코인두 혹은 **코안**(cavum)이라 불리는데, **코안** 뒤와 일치하는 인두부분이다. 폭은 약 5cm이다. 전체적으로 입방체의 모양을 하고, 인두점막으로 전체가 덮여있는, 육〈〈면〉〉으로 묘사할 수 있다.

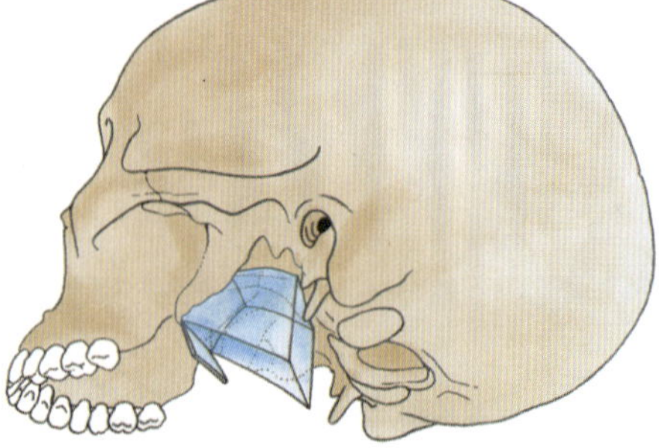

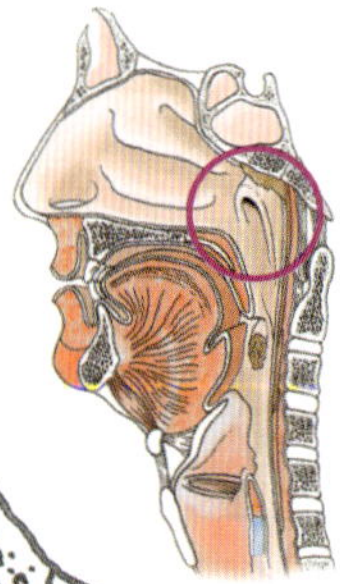

윗면 혹은 코인두의 천장은 **뒤통수뼈 큰구멍앞점**과 **나비뼈몸통** 밑에 의해 이루어진다(〈〈나비뼈바닥결합〉〉 65쪽 참조).

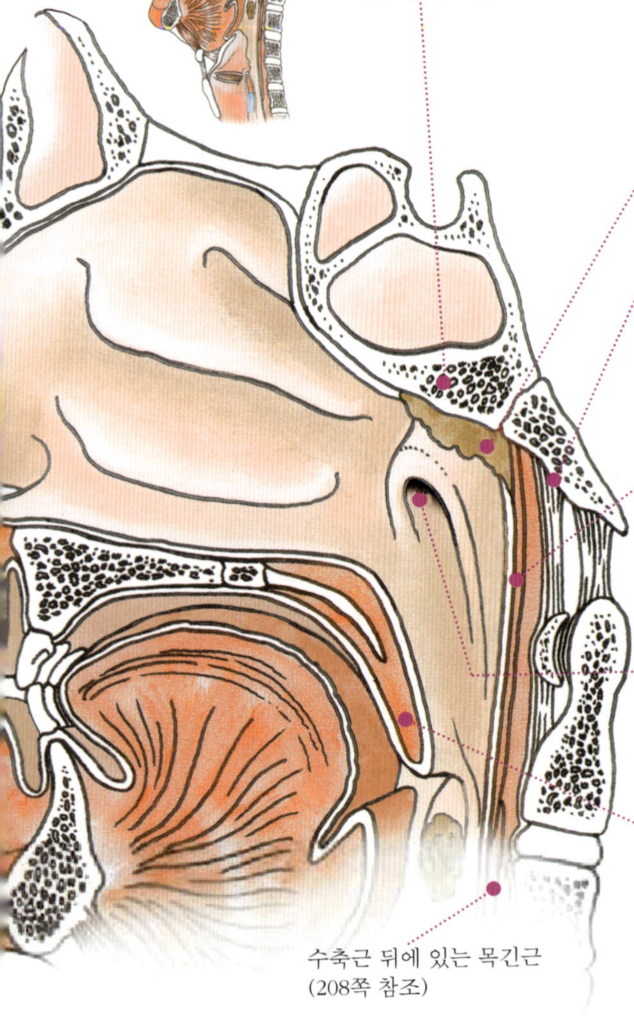

여기에 림프조직인 **인두편도**(pharyngeal tonsil)가 있다. 성인의 인두편도는 작다. 어린이는 때로는 인두편도가 비대해질 수 있고, 이는 호흡을 방해할 수 있다. 따라서 **선양증식**(**아데노이드증식**, adenoid vegetation)이라 한다.

뒷면

위에서 **인두결절근막**과 가쪽면에서 이어지는 인두의 *위인두수축근*으로 되어 있다.

가쪽면(여기서 오른쪽 가쪽면을 본다)

수축근 안에서, 단단입천장*의 장근과 올림근이 자리잡고, 이 근육사이에 **귀관**(auditory tube)(277쪽 참조)의 아래끝 부위가 닿는다.

아래면

다양한 형태로 **물렁입천장**으로 되어 있다(230쪽 참조).

수축근 뒤에 있는 목긴근
(208쪽 참조)

* 점막에 의해 덮여있어 보이지 않는다.

입인두(oropharynx)

바로 〈〈목〉〉이다: 입안 뒤에 있는 인두부위이다. 약 4cm의 크기이다.

목은 입의 뒤쪽이 좁아지면서 입안과 경계를 이룬다: **물렁입천장활**(oral arch[1])(231쪽 참조)에 의해 형성된 **목구멍**(isthmus of throat), 물렁입천장활 사이에 **목구멍편도**(palatine tonsil)가 있다.

거울을 통해 스스로를 관찰하거나 혹은 제 3자를 통해 관찰할 수 있는 인두 부위이다.

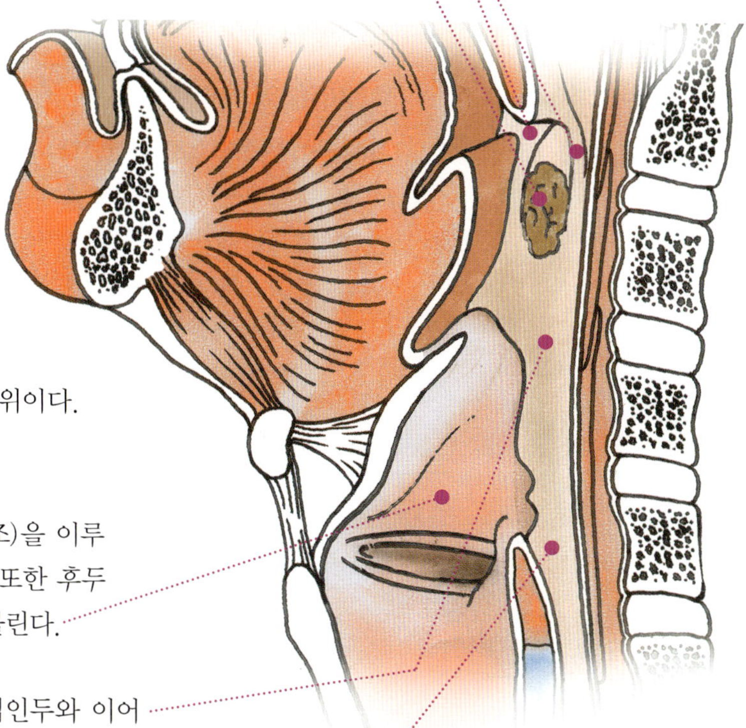

하인두(hypopharynx)

인두에서 가장 아래에 위치한 부위이다. 두 부위를 포함한다: 앞과 뒤

앞에서, **모뿔덮개공간**(178쪽 참조)을 이루는 인두는 윗부분인두다. 이 부위는 또한 후두인두*(laryngopharynx)*라고도 불린다.

뒤에서, 윗부분(2cm 크기)은 입인두와 이어진다. 아랫부분은 좀 더 좁고 **식도** 윗부분과 연결된다.

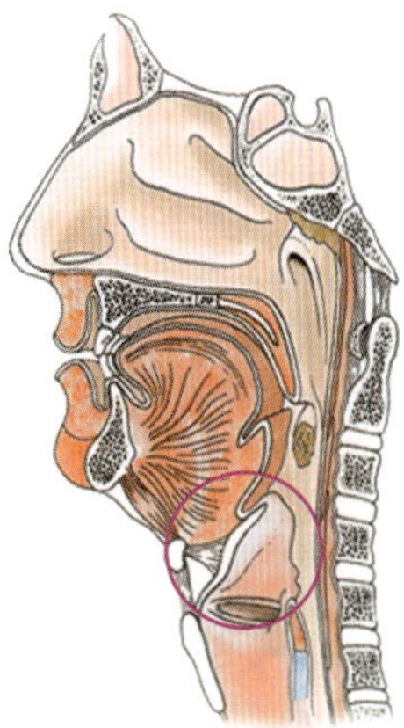

1) 일반적으로 입천장혀활(palatoglossal arch)와 입천장인두활(palatopharyngeal arch)로 구분하여 쓰지만, 저자의 뜻을 살려 물렁입천장활 용어를 사용하였다. 역자

인두의 근육

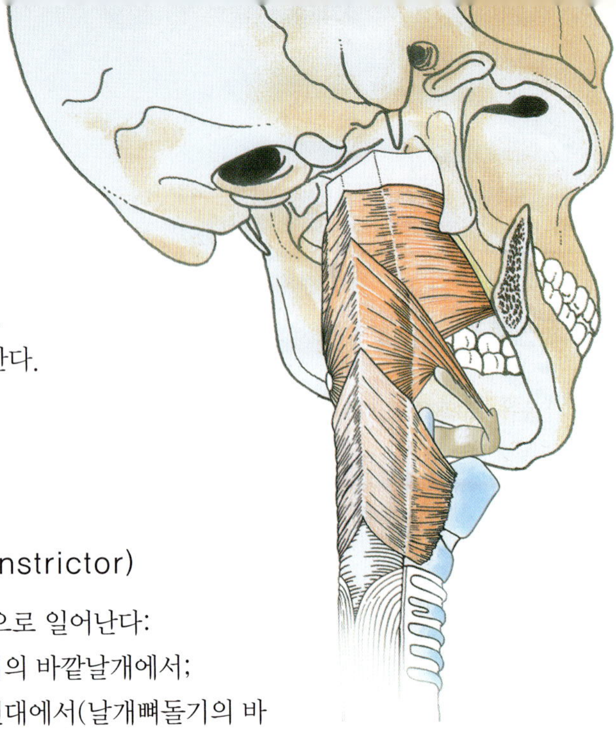

위에서 아래로 연속되는 세 개의 **인두수축근**이다.
인두수축근은 발성관의 가쪽면과 뒷면을 형성한다.
근섬유는 비스듬하고 정중선 뒤에서 만난다.

위인두수축근(superior pharyngeal constrictor)

이 근육은 앞에서 다음과 같은 부위에서 연속적으로 일어난다:

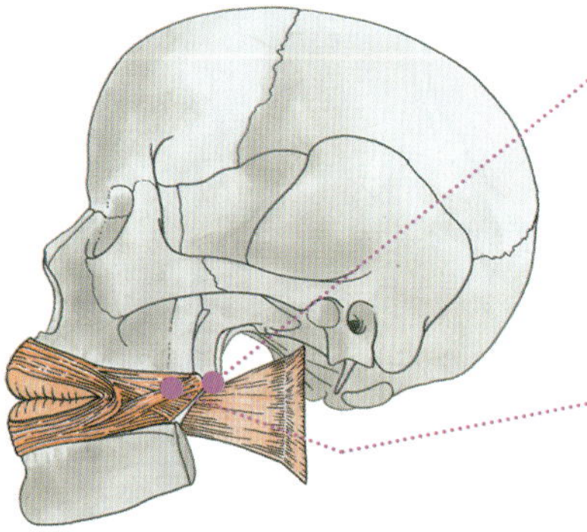

- 날개뼈돌기의 바깥날개에서;
- 날개위턱인대에서(날개뼈돌기의 바깥쪽날개갈고리에서 턱목뿔선의 뒤끝까지 가는 인대-74쪽 참조) 여기에서, 이 근육은 볼근(buccinator muscle, 263쪽 참조)과 연결된다.
- 이 근육은, 혀인두근(glosso-pharyngeal muscle)을 구성하면서, 또한 턱끝혀근(genioglossus muscle)의 가쪽부분과 뒷부분에 닿는다(250쪽 참조).

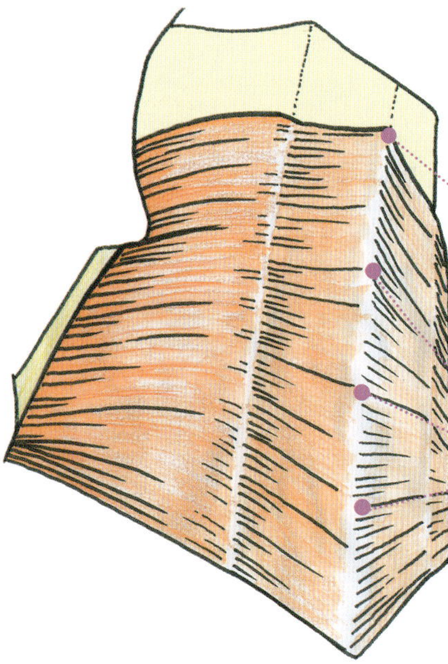

인두의 가쪽내벽을 형성하면서 근섬유는 뒤로 향하고, 그 후 정중선으로 향하면서 뒷내벽을 형성한다. 이 부위에서:

- 윗근섬유는 위로 향하고 인두결절에 닿고(뒤통수뼈 큰 **구멍앞점**의 아래 면에 위치한 돌출, 64쪽 참조),
- 중간근섬유는 수평으로 향하고, 점점 더 아래로 내려간다.

이 모든 뒷근섬유는 솔기(raphe, 오른쪽섬유와 왼쪽섬유의 교차)을 형성하면서 닿는다.

중간인두수축근(middle pharyngeal constrictor)

이 근육은, 위인두수축근아래, *입 뒤*에 있다. 앞에서 목뿔뼈 큰뿔에서 일어난다. 거기서부터, 근섬유는 뒤로 향하고 부채모양으로 펼쳐지고, 그 후 계속 펼쳐지면서 정중선으로 향한다.

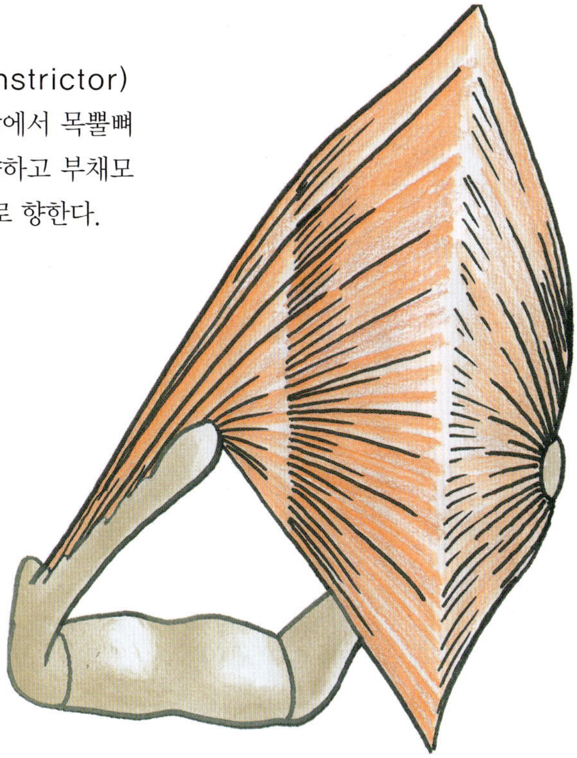

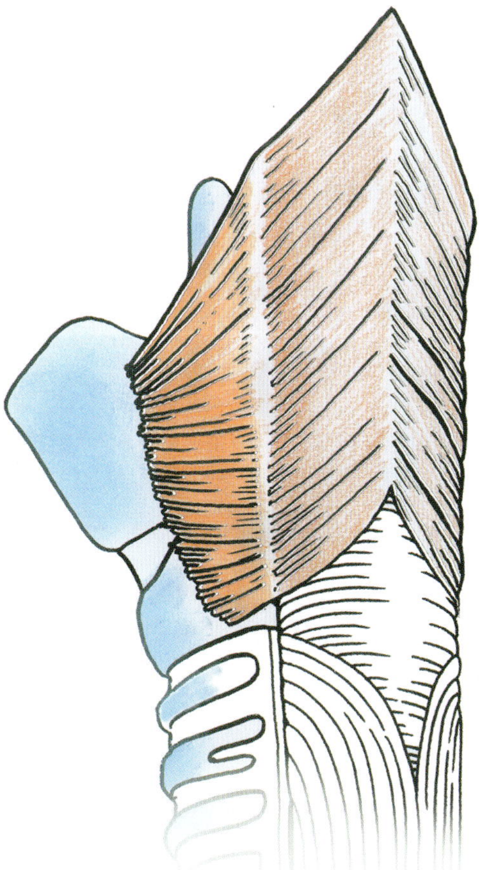

아래인두수축근
(inferior pharyngeal constrictor)

이 근육은 *후두 뒤*에 있다. 앞에서 반지연골의 가쪽, 방패연골의 가쪽면의 뒤와 이 두 부위를 결합하는 인대에서 일어난다. 거기서부터, 근섬유는 우선 뒤로 향하고, 부채모양으로 펼쳐지고, 그 후 이 근육이 서로 교차되는 뒤정중선으로 향하면서 올라간다.

가장 아래에 있는 근섬유는 식도의 경계선을 형성하고, 이 근섬유는 식도를 따라 이어진다.

인두수축근은 서로 겹친다

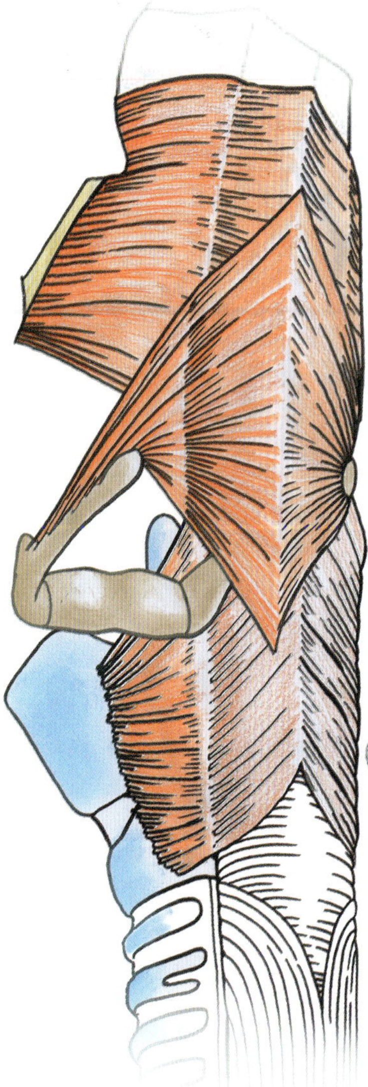

중간인두수축근은, 뒤에서, 위인두수축근의 아래를 덮는다.
아래인두수축근은, 뒤에서, 중간인두수축근의 아래를 덮는다.

각 인두수축근의 수축은, 각 인두수측근에서, *인두관을 조인다.*

위인두수축근과 중간인두수축근은 후두를 위로 당긴다: 음식을 삼킬 때, 후두가 올라가는 것을 느낀다.

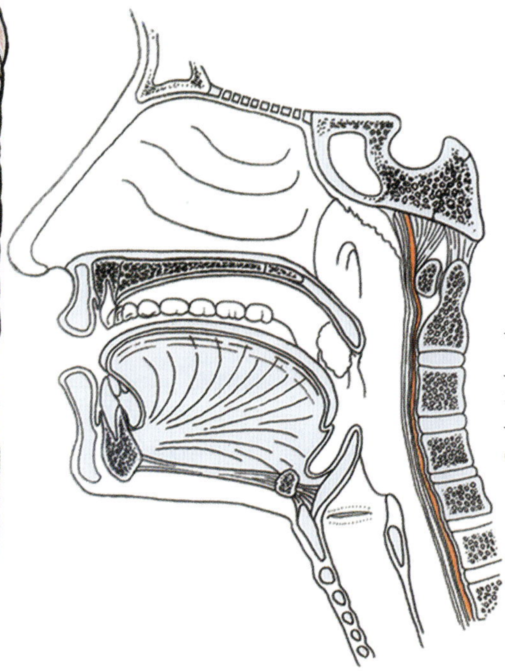

발성관을 시상으로 자른 면을 보면, 수축근은 척주 앞에서 겹쳐진 모양이다. 수축근은 목긴근과 구별된다 (208쪽 참조).

무엇을 삼킬 때 인두단계에서, 수축근은 위에서 아래로 차례차례로 수축한다. 이러한 작용은 음식물이나 액체가 입안의 뒤에서 식도로 내려가도록 한다.

이러한 일련의 수축은 자율신경반사작용(무의식적이고 무의지적인)에 의해 조절된다. 혀에 의해 이루어지는 *입안의 시간*이라 불리는, 자율신경반사작용이 발생하기 전의 시간은 의지적인작용(비록 종종 빈번하게 주의를 기울이지 않더라도-하지만 주의하면 조절할 수 있다)에 의해 조절된다.

먹거나 *마실 때* 이 작용이 이루어지지만, 아주 빈번하게, *타액*을 삼킬 때 이 작용이 이루어진다 (하루 1500번~2000번).

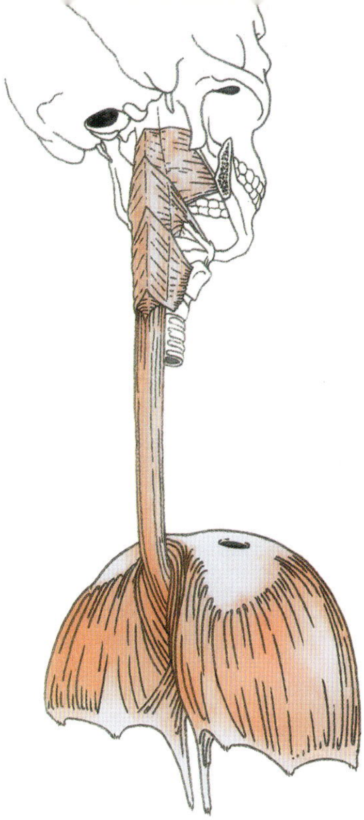

인두, 조음, 공명 (Pharynx, articulation, résonance)

조음

인두와 혀뒤(매우 뒤에서《R》)를 접근시키면서 소리를 낼 수 있다. 이와 같이, 이 장소에서 혹은 물렁입천장과 인두사이에서 진동을 만들면서 *귀 멍멍한 소리를 낼 수 있다.*

공명

예를 들어, 가로막에 의해(115쪽 참조) 후두가 내려가면 인두관이 길어지고 저음의 배음을 높이면서 공명을 변화시킨다.

인두근육의 주음상태는, 인두관의 직경을 변하게 하면서, 공명을 변화시킨다.

인두근육은 인접해있는 후두근육과 함께 동시에 수축할 수 있는데, 예를 들어,

- 높은 강도로 소리를 낼 때,
- 혹은 고음에서.

이는 인두관을 좁히고, 소리를 내는데 항상 바람직하지 않다.

인두근육을 이완할 줄 아는 것이 중요하고, 특히 이 이완을 인지하는 것이 중요하다 (이 근육의 이완으로부터 이 근육을 수축하는 것이 좋지만 선별적인 방법으로 수축하는 것이 좋다).

인두근육을 이완시킨다

여러 가지 연습을 통해 인두근육을 이완시킬 수 있다.

- **코인두 단계에서,** 코 안쪽을 팽창시키면서 가벼우면서 깊은 들숨과 함께, 향수냄새를 맡는 것처럼 숨을 들이마신다. 그 후 날숨 때와, 발성 때 코 안쪽이 확장된 상태를 지속시키도록 노력한다.
- **입인두 단계에서,** 입술을 닫고 목뒤를 최대한 열려고 하면서 (따라서 깨물근(masseter muscle)/관자뼈를 지나치게 수축시키지 않으면서) 10회 정도 우물우물 씹는 것은, 목뒤에 있는 수축근을 이완시키는데 도움이 된다. 게다가 타액을 삼켜 인두/후두를 적시면서, 소리를 내는 것은 좋은 준비 방법이다.
- **인두전체에서,** *하품*을 하는 것이다.

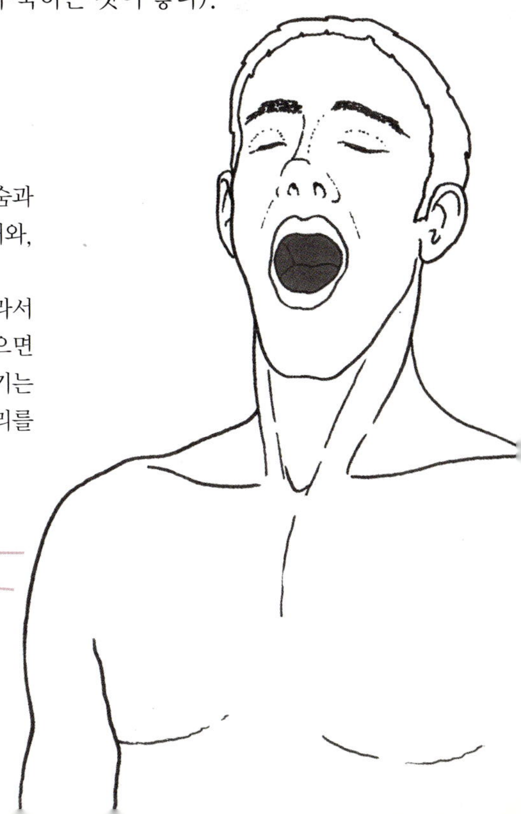

입

입은 발성의 공기가 인두를 통과한 후 통과하는 중요한 공간이다. 입은 매우 다양한 기능을 한다: 호흡에서 공기가 흐르는 관들 중 하나이고, 소화관의 입구이고, 미각기관이다.

목소리에 관해서는, *음성의 조음과 공명*에서 가장 중요한 장소이다.

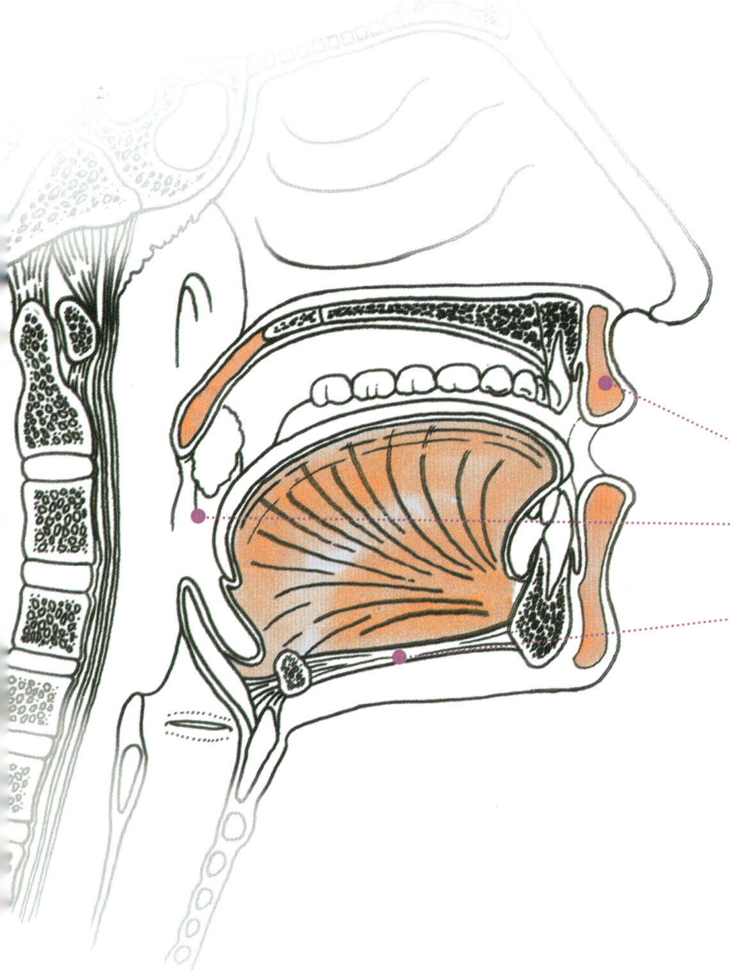

날숨에서 공기가 나아가는 방향에서, 여기서 묘사 된 입의 경계는 다음과 같다:

- 앞쪽에서, *입술*,
- 뒤쪽에서, **목구멍**,
- 가쪽에서, *볼*(볼 수 없는)
- 아래에서, *턱끝목뿔근과 턱목뿔근*.

입안에서,
돌출한, **이틀활**이 큰 두 부위를 경계 짓는다:

- 앞쪽에서 이틀활과 뒤쪽에서 *입술*, **입안뜰** (oral vestibule);
- 이틀활 뒤쪽과 안쪽에서, **입안 혹은 구강**.

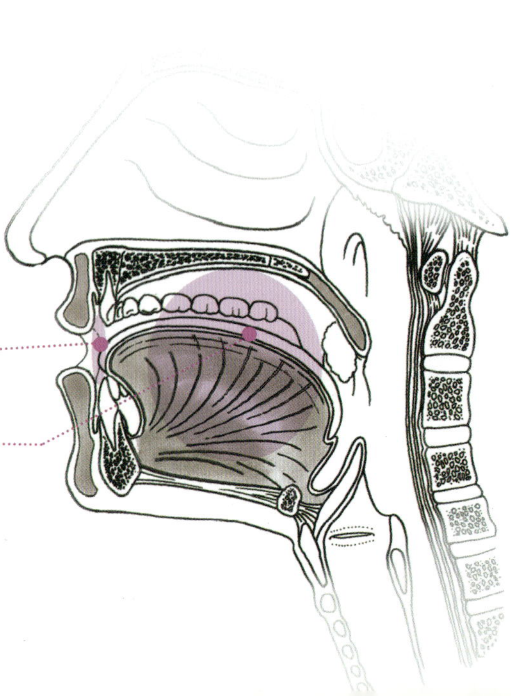

이 장에서 잘 알아볼 수 있는 입의 여러 부위들의 역할을 묘사할 것이다.

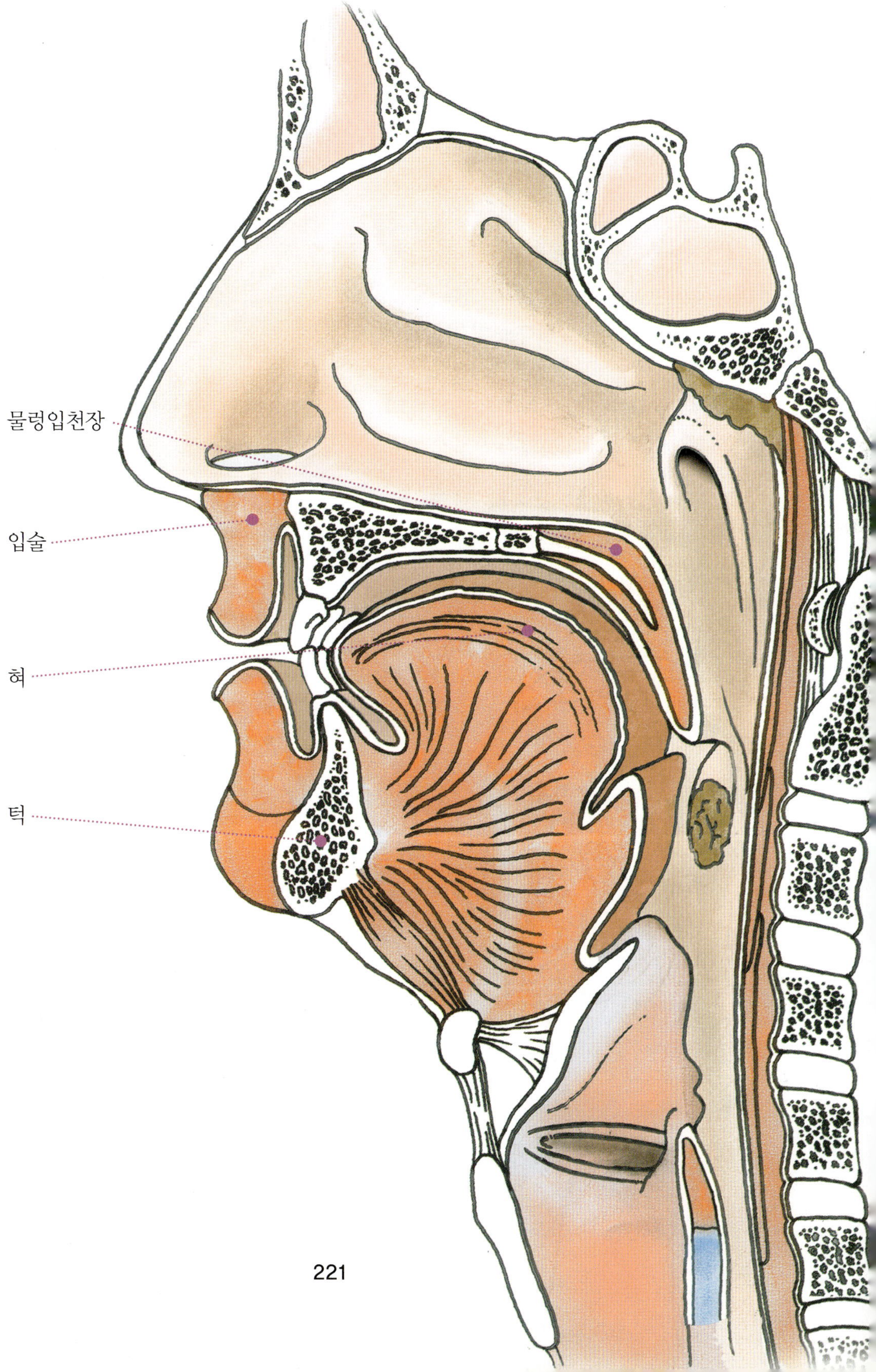

입을 벌린다/닫는다: 아래턱근육

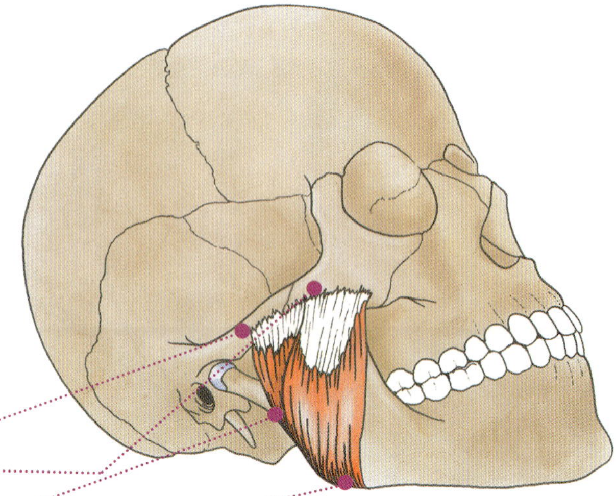

깨물근 (masseter muscle)

귀 앞에 위치한 턱근육이다. 매우 두껍고, 이 층으로 되어있다: 얕은 부분과 깊은 부분

깊은 층에서 광대활에서 일어나고, 얕은 층에서 광대뼈 광대돌기에서 일어난다. 근육은 뒤로 내려가서 턱뼈각(하악각)과 위로 올라간 턱뼈가지와 턱뼈몸통 뒤에서 바깥 면에 위치한 비스듬한 돌기까지 닿는다.

작용

아래턱뼈를 올리고, 입을 닫고 턱을 약간 앞쪽으로 당긴다.

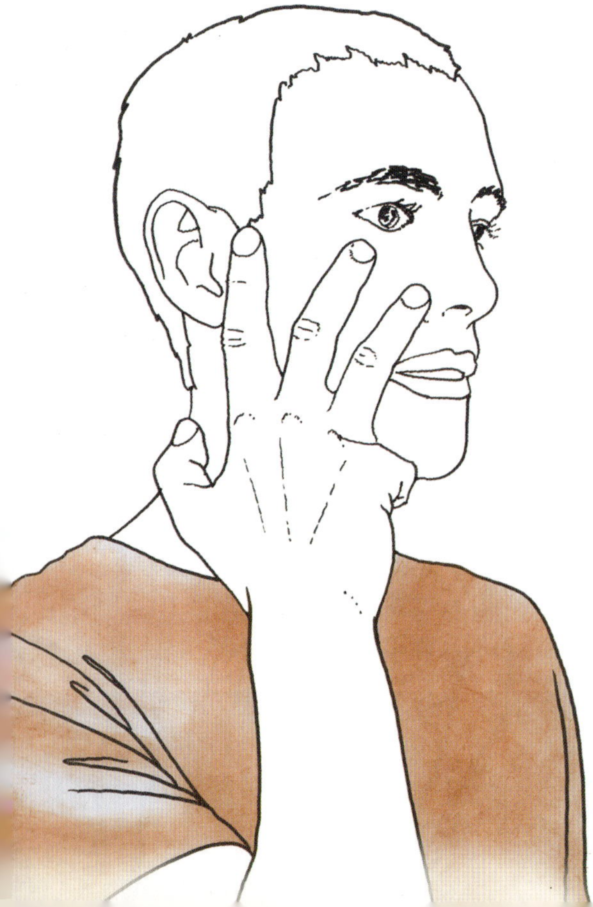

광대뼈에 집중

아래턱근육은 **광대뼈**나 **광대활**에서 일어난다. 볼 위에서 세 개의 손가락을 대면, 광대뼈에서 바깥귀길(*ear canal*)까지 가는 *광대활*을 쉽게 만질 수 있다. 광대뼈는 *세 개의 다른 뼈*에 속하는 세 영역으로 나뉜다.

- *위턱뼈*, 앞에서(앞쪽 〈〈뿌리〉〉), 72쪽 참조;
- *광대뼈*, 67쪽 참조;
- 관자뼈의 *광대활*, 뒤에서(뒤쪽〈〈뿌리〉〉, 69쪽 참조).

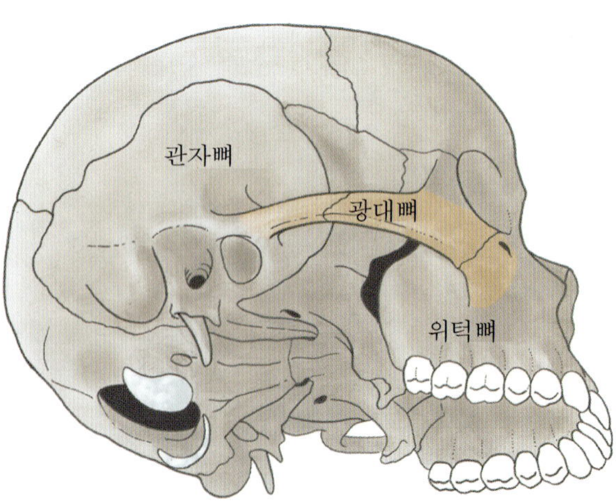

관자근(temporalis muscle)

이 근육은, 위에서, 관자놀이(temple) 주위에서 일어나 네 개의 뼈에 펼쳐진다: 마루뼈(parietal born), 이마뼈, 나비뼈, 관자뼈.

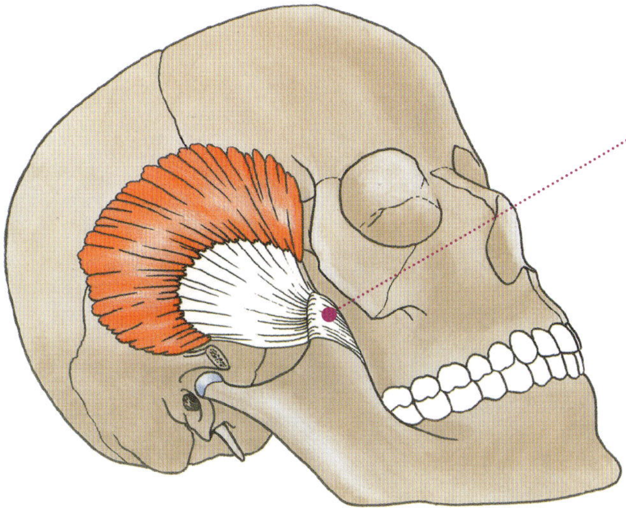

위에서 부채모양으로 펼쳐진, 근섬유는 모여서 광대활 안으로 통과한다. 근육돌기(coronoid process)의 강력한 인대에 닿는다(근육돌기의 끝, 앞모서리와 바깥 면에).

근육을 보기위해 광대활을 제거했다.

작용

입을 다물게 하면서 아래턱뼈를 위로 올린다.
아래턱을 어느 정도 뒤로 당긴다.

관자뼈에 집중

관자뼈는 이마뼈융기 뒤에 위치한 움푹 파인 부위이다. *네 개의 뼈*로 구성된다:

- *나비뼈* 큰날개,
- *이마뼈* 아래가쪽 부분,
- *마루뼈* 아래가쪽 부분,
- *관자뼈* 비늘부분의 앞 부분.

깨물근이 수축하면, 관자뼈가 움푹 파이는 대신에, 이 뼈가 부풀어진다.

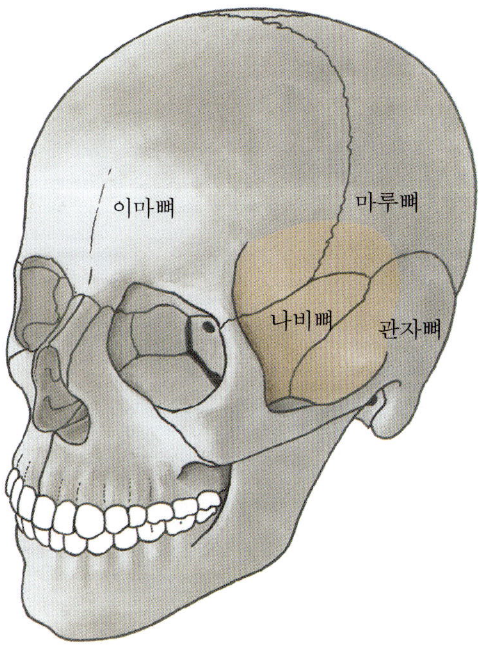

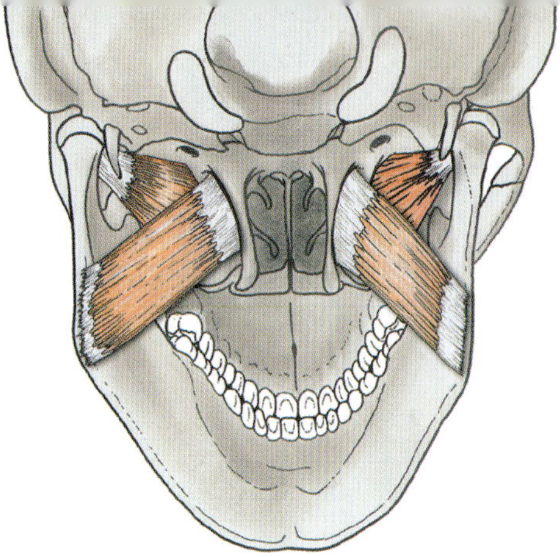

날개근(pterygoid muscle)

이 근육은 *날개돌기*에서 부분적으로 일어나기 때문에 날개근이라 부른다. **날개아래턱구멍**(66쪽 참조)이라 불리는 부위에서, 아래턱에서 위로 올라간 턱뼈가지 바로 안쪽, 입 깊숙한 곳에 위치한다.

중앙 혹은 안쪽날개근 (medial pterygoid muscle)

이 근육은 아래턱 깊은 부분에서는 (222쪽에서 살펴본) 깨물근과 같다.

날개돌기의 바깥쪽과 안쪽날개에 의해 형성된 각에서 일어난다. 근섬유는 바깥쪽과 뒤쪽으로 가서 턱뼈각의 깊은 면에 닿는다.

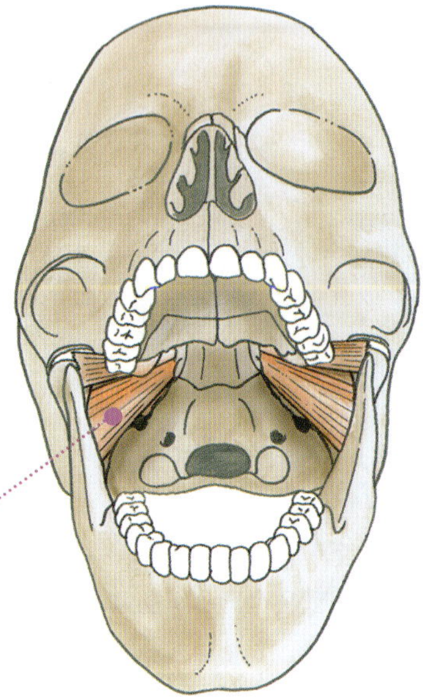

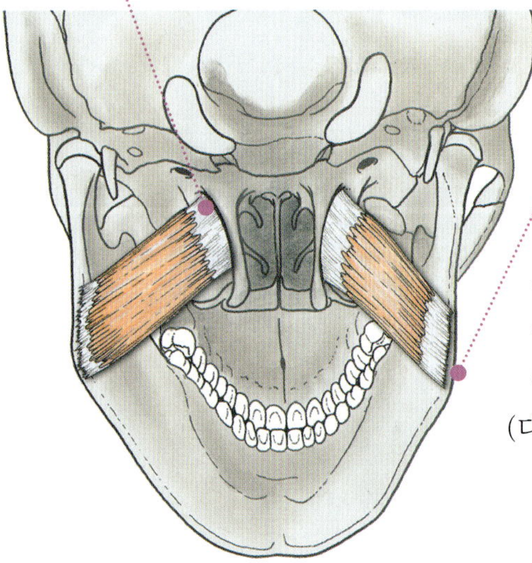

작용

아래턱을 위로 올린다.

아래턱을 안쪽으로 당기고 그리고 또한 앞으로 내민다 (다음 쪽에서 《날개근의 공동작용》을 참조).

종종 통증을 유발하는 근육

안쪽날개근은 물렁입천장앞활(입천장혀활, 역자) 바로 바깥쪽, 입의 깊은 곳에서 마지막 어금니사이에서 수직으로 된 덩이이다. 이 부위를 종종 만지는 것은 이 근육이 경직되고 통증이 있다는 것을 보여준다 (234쪽 참조).

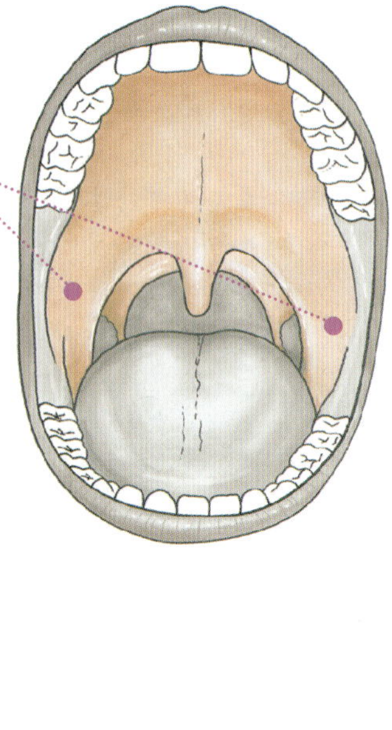

바깥쪽 혹은 가쪽날개근

(extern or lateral pterygoid muscle)

이 근육은 두 개의 묶음으로 되어 있다: 위와 아래.
이 근육은 날개돌기 바깥쪽 날개에서 일어난다(바깥 면).
좀 더 위에서 일어난, 위근섬유는 수평으로 뒤로 간다.
아래근섬유는 뒤로 올라간다.
이 모든 근섬유는 *아래턱뼈 융기* 목의 깊은 면에 부착된 인대에 닿는다.

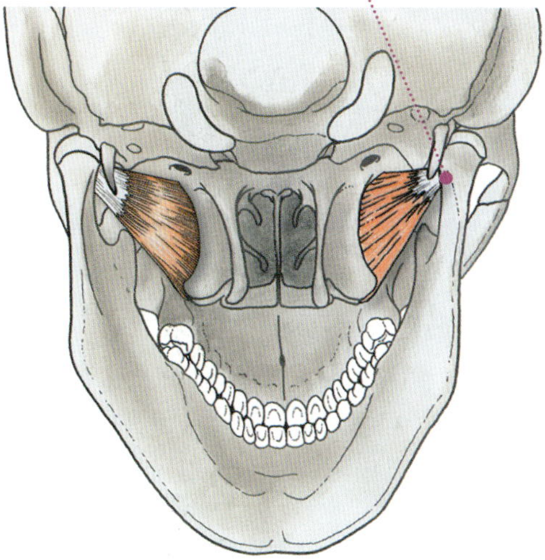

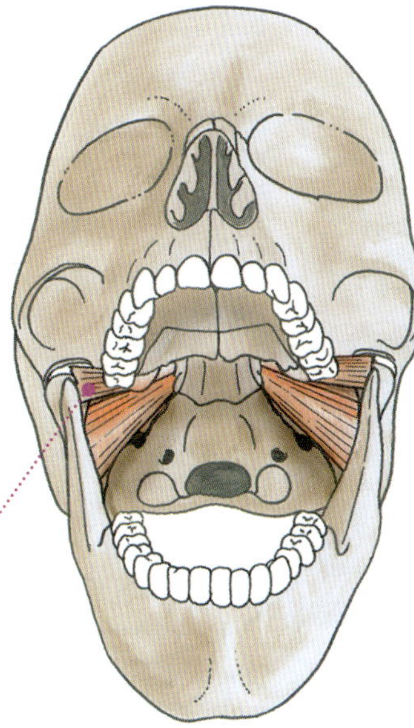

작용

날개근은 아래턱을 앞쪽으로 이끈다 (돌진).

날개근의 공통 작용

이 근육은 한쪽 근육이 수축하면 가쪽으로 턱이 움직인다. *수축하는 근육의 반대쪽으로 턱이 움직인다*(예를 들어, 날개근이 오른쪽에서 수축하면, 턱은 왼쪽으로 움직인다). 날개근은 가장 종종 씹는데 작용하는데, 날개근이 위에서 아래로(아래턱이 내려가거나 올라간다) 움직일 뿐만 아니라 또한 가쪽으로 움직인다.

턱을 이완한다

발성기술을 배우는 수업에서 아래턱을 올리는 근육을 이완시키기 위해 종종 듣는 지시사항이다(깨물근, 관자근, 날개근). 사실, 이 근육들은 지속적으로 입을 닫은 상태를 유지하도록 한다. 그리고 이러한 사실에서, 근육들을 이완하는 것은 어렵다(어떤 사람들은, 잠자는 동안에도 이 근육들의 수축을 유지한다). 과도한 수축은 물렁입천장근, 인두근 혹은 혀근처럼 종종 근육 근처에 위치한 근육까지 수축하게 하고, 이는 근육들의 작은 움직임을 방해한다. 하지만, 서 있는 자세에서는, 근육들이 완전히 이완이 된다면, 입을 크게 벌리게 된다(다음 쪽을 참조). 그러므로 위의 지시사항은 한정 된 의미에서 이해해야 하고, 하지만 이는 다음의 의미를 표현한다! : 《《과도하게 수축하지 마시오》》, 《《단지 필요한 수축만 하시오》》. 또한 근육들을 완전히 이완시키기 위해서(때로는 발성 전에 필요한 연습이다), 서 있는 자세는 적합하지 않다는 것을 이해해야 한다 : 누워야 한다, 옆으로 눕는 것이 더 좋고, 심지어는 예를 들어, 한손으로 아래턱을 지지해야 한다.

무게는 부분적으로 입의 움직임을 유발한다

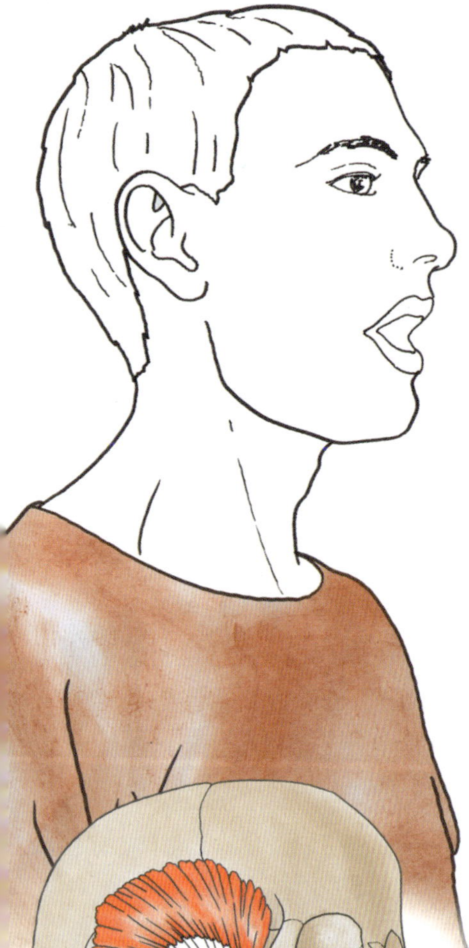

서 있는 자세에서, 턱은 무게로 인해 아래로 내려간다.

혀의 무게는 아래턱뼈 무게에 더해지지만, 또한 혀의 무게는 턱에 걸려있는 모든 것의 무게에도 더해진다: 목뿔뼈과 후두, 기관.

수직인 자세에서, 따라서 입은 지속적으로 닫힌 상태를 유지해야 한다. 이러한 닫힘은 모든 올림근에 의해 이루어진다.

발성행위를 할 때, 입에서 발음이 잘 나오기 위해, 종종 《털을 이완하라고》 요구한다. 그런데, 아래턱의 완전한 이완은 입을 크게 벌리게 한다. 실제로는 종종 매우(지나치게) 수축된 올림근의 긴장을 조정한다.

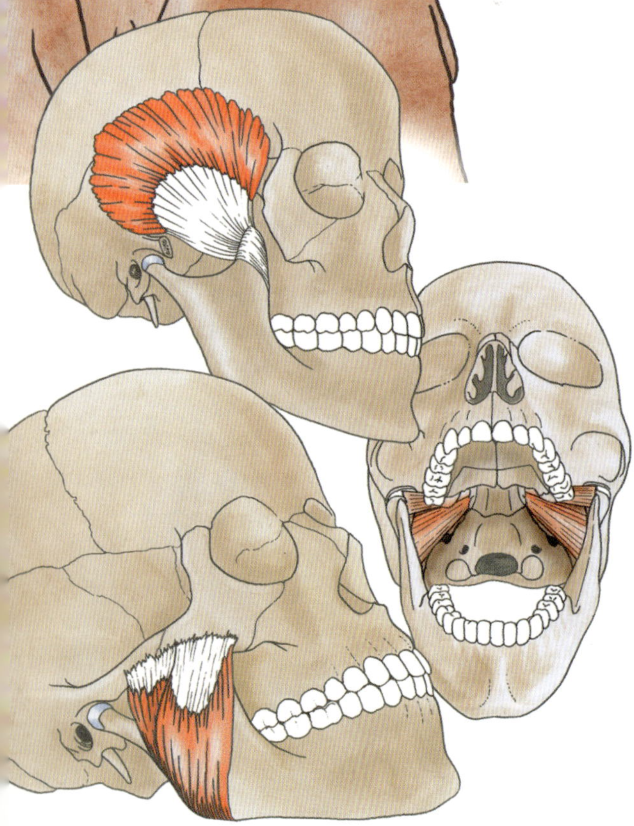

올림근을 교대로 동원하는 것이 유리하다:

날개근에 의해 입의 닫은 상태를 유지하고(감각은 입안에 있다),

관자근에 의해 입의 닫은 상태를 유지하고(감각은 관자놀이에 있다),

깨물근에 의해 입의 닫은 상태를 유지한다(감각은 특히 턱 주위에 있다).

머리와 목의 자세는 아래턱의 열림/닫힘을 유발한다

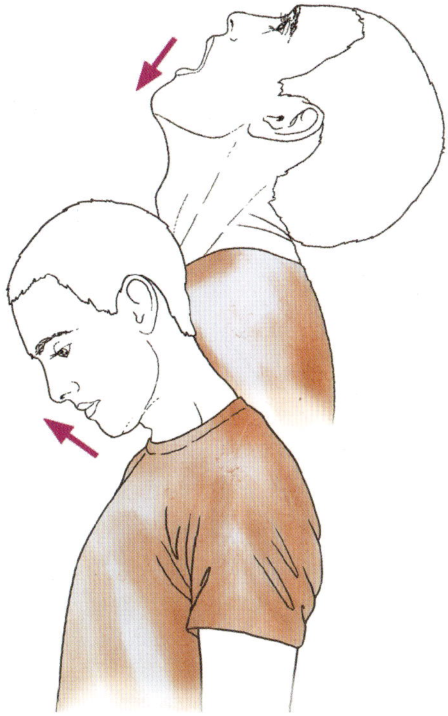

게다가, 머리를 펼 때, 이러한 열림은 머리를 뒤로 젖이면서 이루어진다.

머리를 굽힐 때, 어느 정도 크기의 움직임의 폭부터, 무게로 인해 턱이 올라가는 것이 발생한다.

고리뼈위에서 머리자세는, 발성위치에서, 어느 정도 펴지고, 어느 정도 대칭적이고, 턱의 위치를 미리 정하는데 영향을 준다.

머리와 목의 자세는 아래턱의 이동을 유발한다.

입을 닫은 상태를 유지하고, 치아를 벌리고, 목을 움직이면, 아래턱이 마치 위턱아래에서 *서랍*처럼 움직이는 것을 관찰할 수 있다.

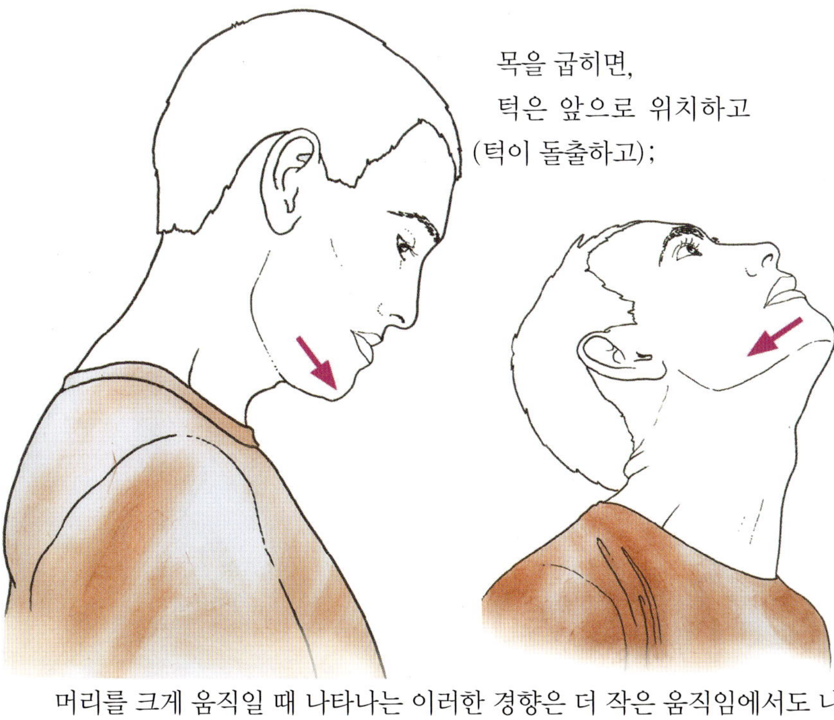

목을 굽히면,
턱은 앞으로 위치하고
(턱이 돌출하고);

목을 펴면,
턱은 뒤로 위치한다
(턱이 들어간다).

머리를 크게 움직일 때 나타나는 이러한 경향은 더 작은 움직임에서도 나타난다.

아래턱, 조음, 공명

아래턱과 모음의 조음

분절이라 부르기도 하는데, 입을 벌리는 정도에 따라(아래턱이 내려감) 모음이 변한다. 여기서 *i*, *ou*, *a* 모음을 관찰한다.

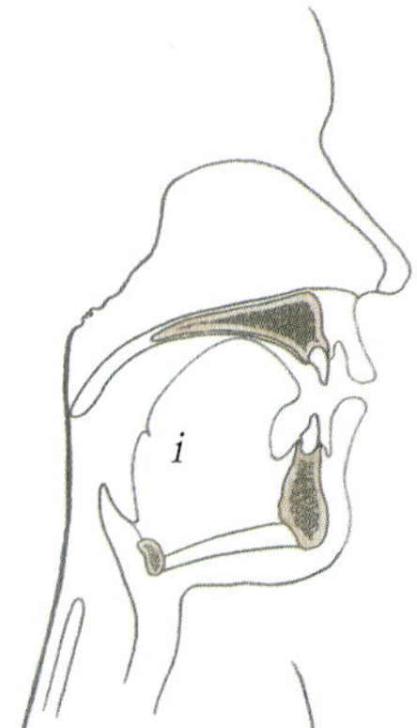

모음 *i*는, 입을 거의 벌리지 않는다.
턱은 접근된다.
아래턱은 깨물근, 관자근, 날개근의 작용에 의해 올라간 상태가 유지된다.

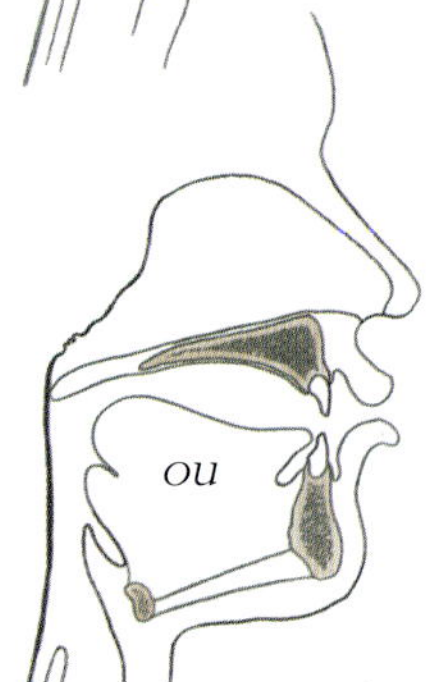

모음 *ou*는, 입을 거의 완전히 닫는다.
턱은 매우 가깝게 접근된다.
아래턱은 깨물근, 관자근, 날개근의 작용에 의해 올라간 상태가 유지된다.

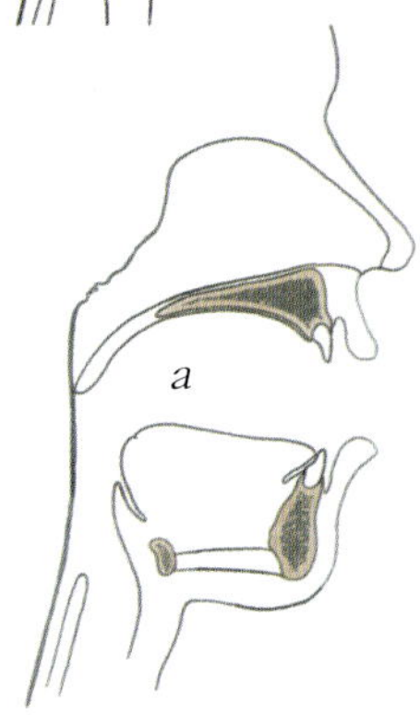

모음 *a*는, 입을 벌린다.
턱은 벌어진다.
무게로 인해 턱이 아래로 내려가면서, 올림근은 덜 수축한다. 여기에서, 아래턱이 능동적으로 내려가기 위해 목뿔근의 작용이 더해진다.

점진적으로 아래턱이 내려가는 것을 느끼기 위해, 단계적으로 *i*, *é*, *è*, *a* 모음을 발음한다.

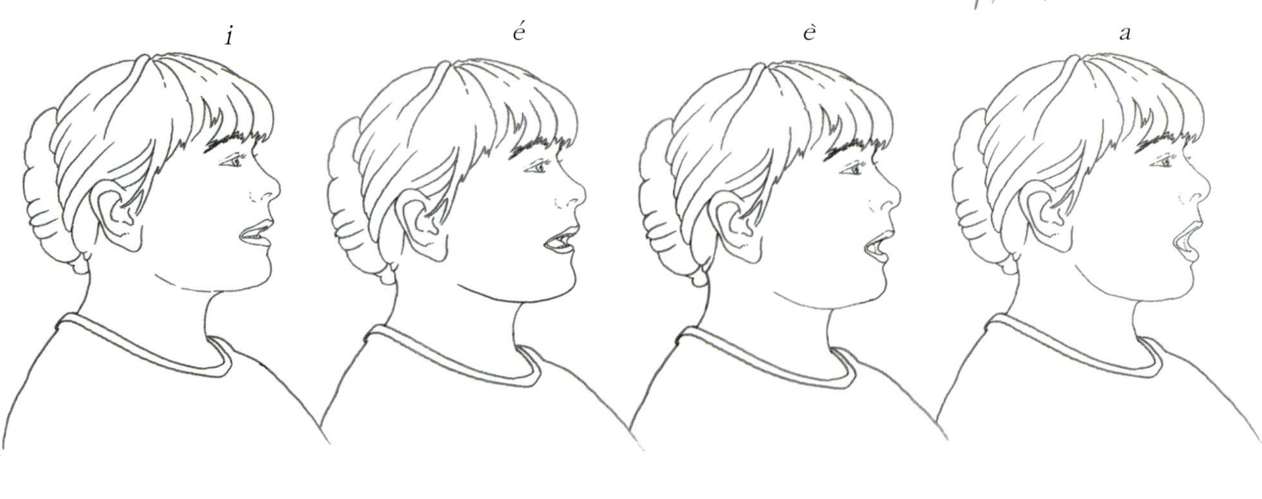

아래턱과 자음의 조음

아래턱의 움직임은 몇몇 자음을 조음할 때 일어난다.

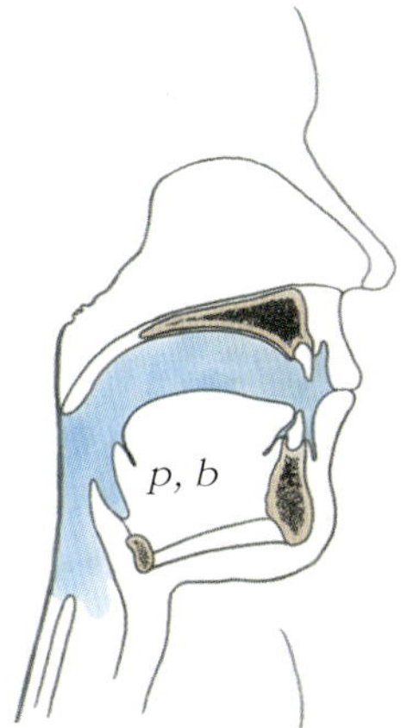

파열음 (p, b, t, d, k, g)은
아래턱의 연속적인 2 움직임으로 행해진다:

- (발성기관의) 폐쇄 (occlusion, 입술, 혀/치아, 혀/물렁입천장)가 일어나기위해 아래턱이 올라가는데, 올림근에 의해 이 작용이 이루어진다: 깨물근, 관자근, 날개근;
- 그 후 압력과 파열이 방출되는 단계에서 아래턱은 급격하게 내려간다. 또한 내림근의 수축이 발생할 수 있다.

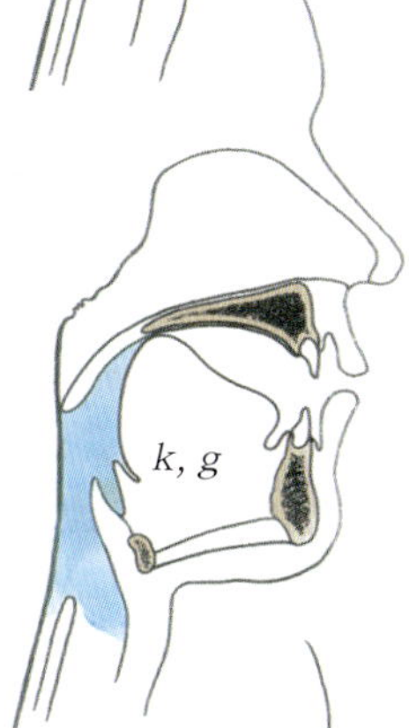

*마찰음 (예를 들어, f, s)*은
아래턱이 올라간 상태가 유지되면서 발생한다.
올림근에 의해 이 작용이 이루어진다: 깨물근, 관자근, 날개근.

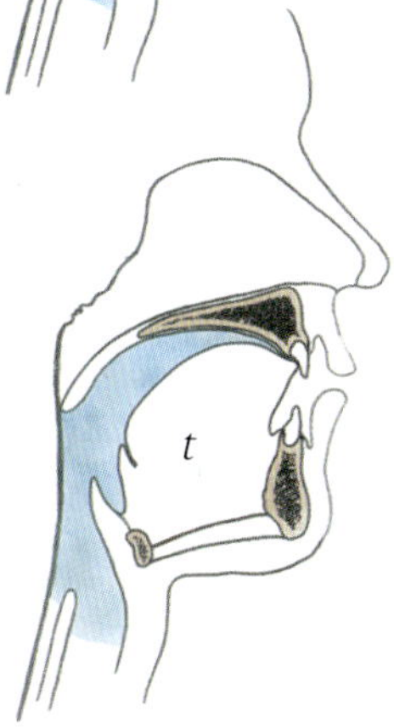

턱은 목소리 공명에 관여한다

소리분야에서, 입 뒤쪽(입인두(oropharynx))보다 앞쪽(입술이나 아래턱 단계에서)을 더 크게 벌려 소리가 전달될 때, 《개음》이라 한다. 최대로 입을 벌리면, 매우 큰 개음 《억양이 없는 목소리》이 될 수 있는데 즉, 음색이 없는 소리가 된다.

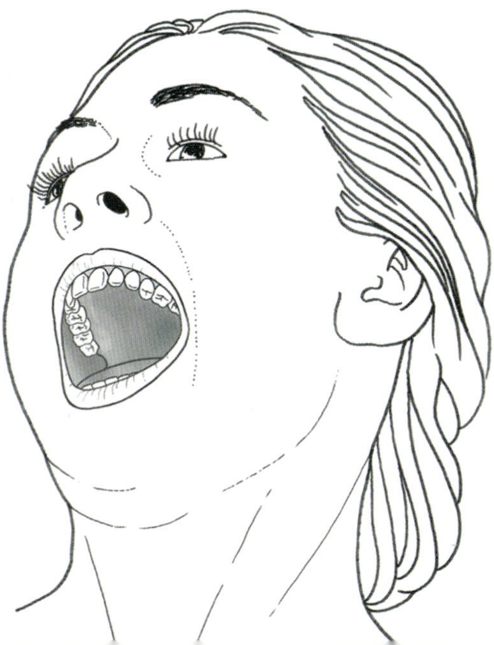

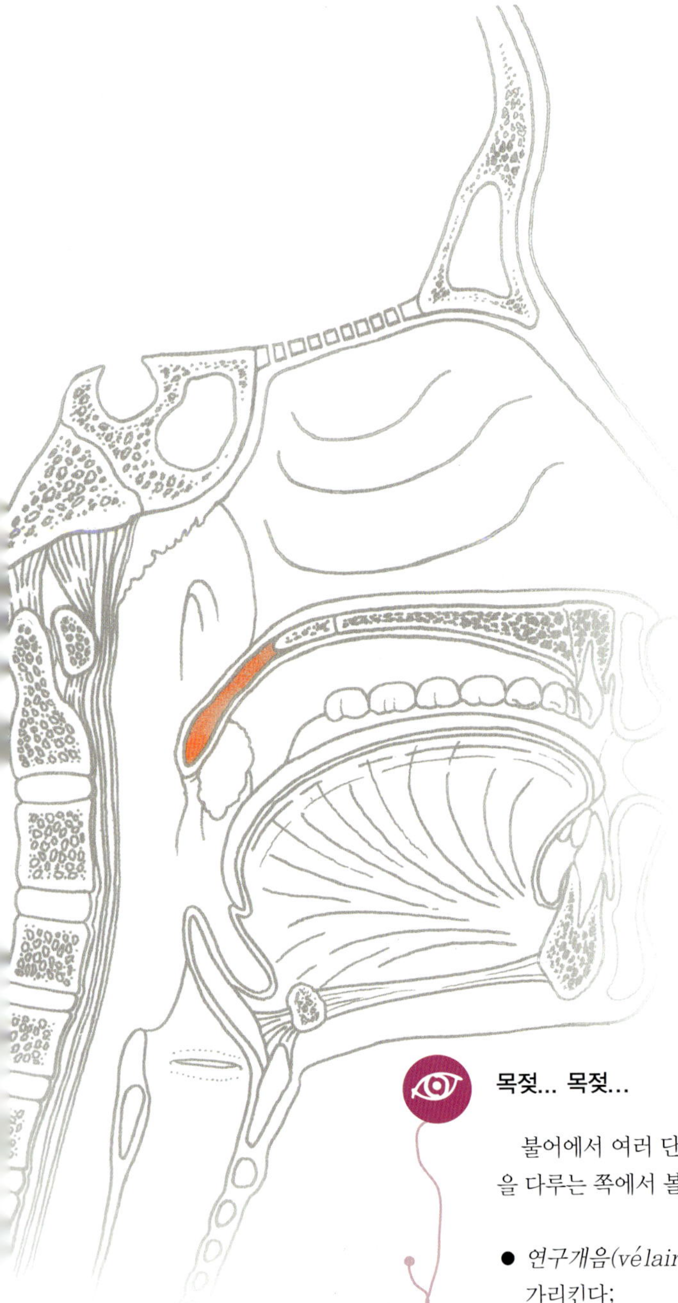

물렁입천장

물렁입천장은 보이지 않고, 입천장에 대한 감각을 지속적으로 느낄 수 없다. 왜냐하면 물렁입천장은 입 안쪽에 위치해 있기 때문이다. 하지만, **물렁입천장**은 발성기관의 우두머리이다. 단단입천장과 이어져, 물렁입천장은 코안(물렁입천장 위)과 입뒤(물렁입천장 아래)에 위치한 *섬유와 근육격막*이다.

일상생활에서, 물렁입천장은 특히 무엇을 삼킬 때, 음식물, 그리고 특히 액체, 뒤로 통해 코로 넘어가는 것을 방지한다. 또한, 이완되었을 때는 *코고는 소리의* 중심부이다. 인두와 중이를 연결시키면서, 귀관이 열리는데 영향을 줄 수 있는 장소이다.

소리에서, 물렁입천장은 어떤 자음과 모음을 조음하는데 필수적이다(239쪽 참조). 하지만 이 움직임은 음성의 *공명*을 매우 풍부하게 만들 수 있으면서, 이 움직임은 또한 후두위에서 *음색을 만드는* 중요한 요인들 중 하나이다.

목젖... 목젖...

불어에서 여러 단어들은 물렁입천장과 관련되고 아래 내용을 다루는 쪽에서 볼 수 있다 :

- *연구개음(vélaire)* 혹은 접두사 *vélo-* 는 *장막(voile)*을 가리킨다;
- *입천장뼈(palatin)* 혹은 접두사 *palato-* 는 *입천장(palais)*을 가리킨다;
- *목젖(staphylin)* 혹은 접두사 *staphylo*는 *목젖(luette)*을 가리킨다(어원학에서, staphylin는 그리스어로 《포도송이》를 의미하고, 고대 그리스어에서는 목젖 그 자체를 묘사하는 것과 일치한다...).

물렁입천장 묘사

물렁입천장은 약 4~5cm²의 거의 사각형의 식탁보 모양으로,
두께가 약 1/2cm이며,
입천장뼈로 연장된다.
윗면은 코안바닥으로 연장된다.
아랫면은 위치에 따라 어느 정도 앞과 아래로 향한다.

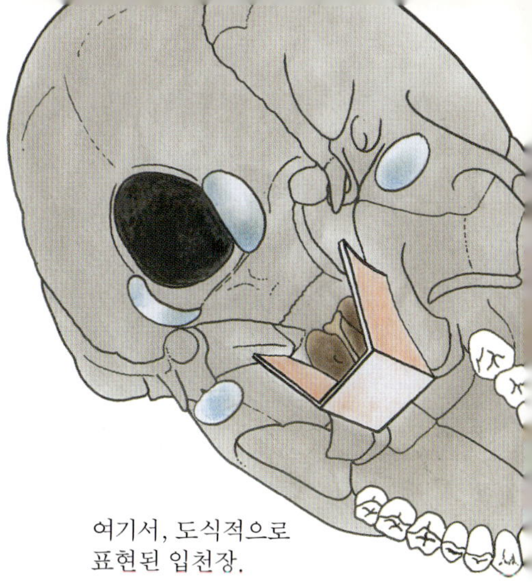

여기서, 도식적으로 표현된 입천장.

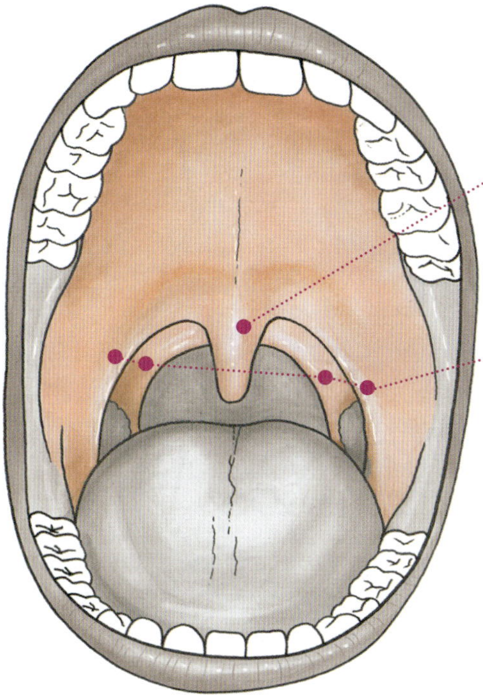

뒤쪽의 끝은, 혹은 뒷모서리, 매달린 중앙부위에 의해 이어진다:
목젖(uvula), 혹은 **구개수**.
입에서부터 보면,
목젖의 양쪽에서,
이 가장자리는 2개의 주름에 의해 아래로 연장된다:
입천장 활.
오른쪽과 왼쪽에서
앞활(입천장혀활, 역자 주)과 **뒤활**(입천장인두활, 역자 주)이 있다.

혀뿌리와 물렁입천장과 함께, 앞활과 뒤활은 **목구멍**과 경계를 이룬다.
이 목구멍은 입(앞쪽)과 인두(뒤쪽) 사이의 경계이다.

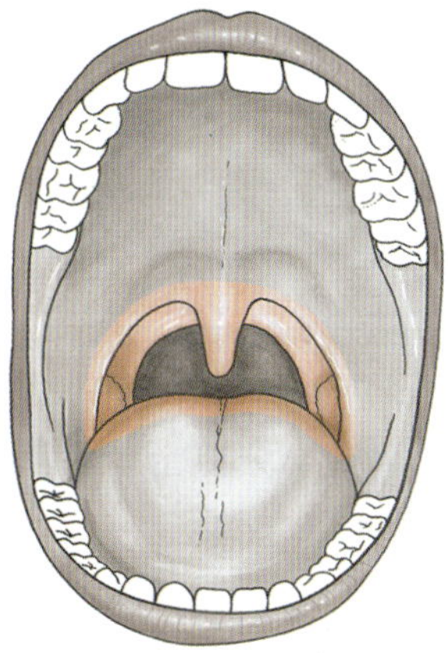

당기는 활

활에 의해 물렁입천장이 *받혀지고 있다고* 상상하게 만드는, 활이란 단어는 잘못된 이미지이다. 반대로 활은 물렁입천장을 *아래로 당긴다.*

물렁입천장널힘줄

물렁입천장은 근섬유 구조 주위로 형성된다:

입천장널힘줄(palatine aponeurosis)

여기서, 이해를 돕기 위해, 널힘줄을 직사각형 판처럼 그렸다: 도식화했다.

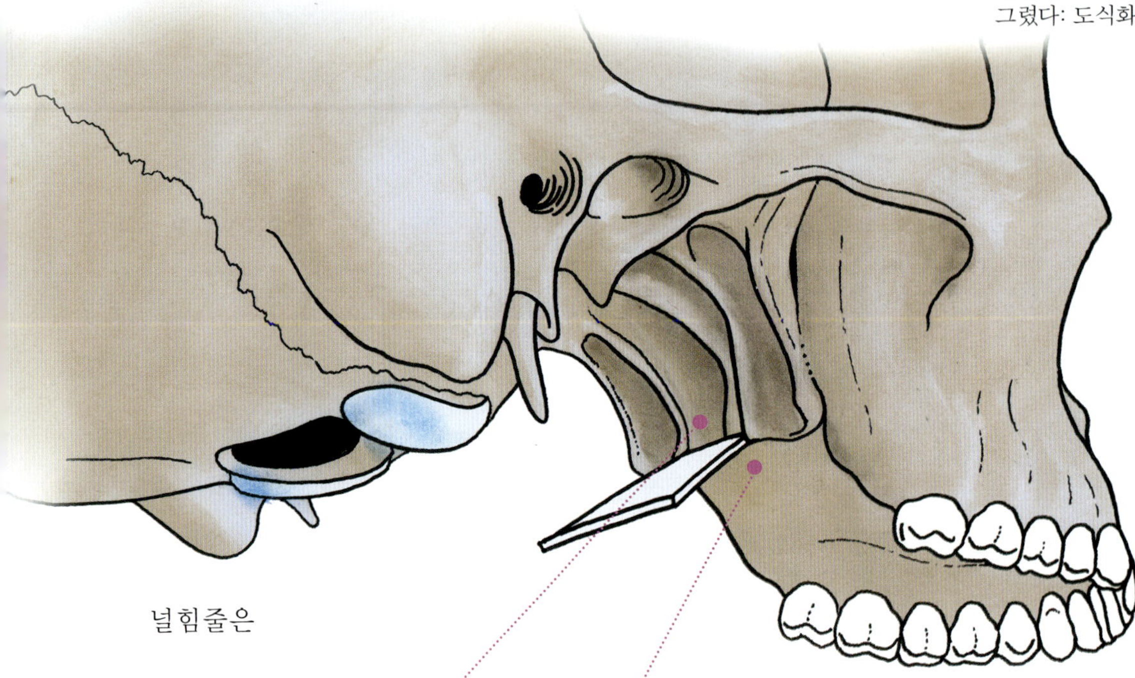

널힘줄은

- 날개돌기의 안쪽날개에서(《갈고리》에서),
- 단단입천장 뒤모서리 입천장뼈에서 일어난다.

이 널힘줄위에서 입천장을 *올리*는 근육이 일어나고,

또한 내림근: *목젖인두근*.

아래에서 다른 내림근이 일어난다

혀목젖근.

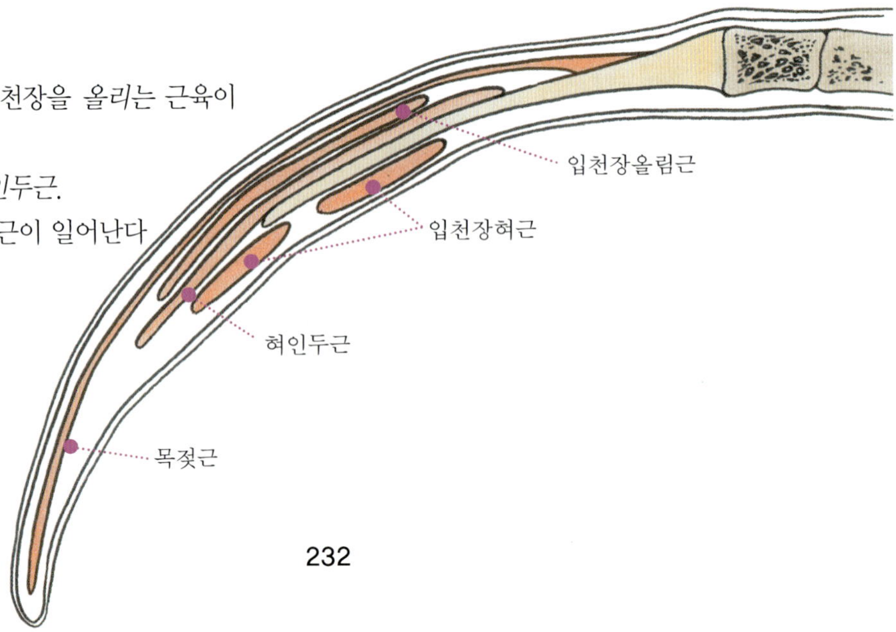

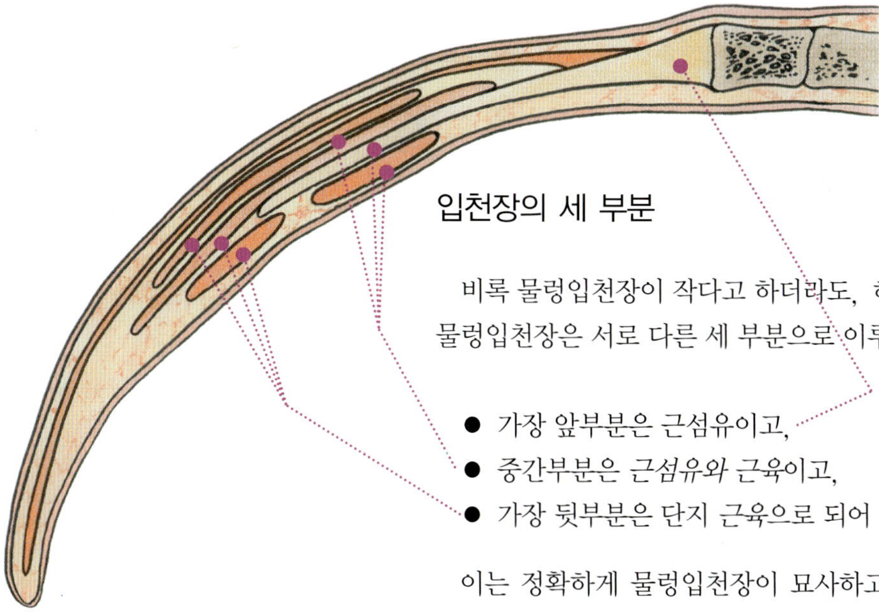

입천장의 세 부분

비록 물렁입천장이 작다고 하더라도, 해부학적으로 물렁입천장은 서로 다른 세 부분으로 이루어져 있다.

- 가장 앞부분은 근섬유이고,
- 중간부분은 *근섬유와 근육*이고,
- 가장 뒷부분은 단지 *근육*으로 되어 있다.

이는 정확하게 물렁입천장이 묘사하고, 근육작용이 정밀하게 일어나기 위해서는 중요하다.

점점 더 잘 구분되는 물렁입천장

심도 깊게 발성을 할 때, 이 세 부분은 점점 더 구분된다.

- 감각적으로 공간적으로 (각각의 부분은 *어디에 있는지* 스스로 점점 더 잘 안다),
- 기능적인 운동관점에서 (각각의 부분은 *어떤 기능을 하는지* 점점 더 잘 안다), 241쪽 참조.

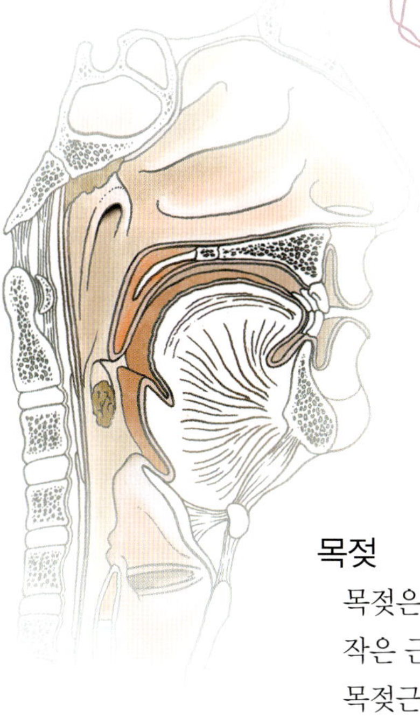

물렁입천장 전체는 *점막*으로 덮여 있고,
위에서 코안의 점막에 의해 이어지고,
아래에서 인두점막에 의해 이어진다.

목젖

목젖은 물렁입천장의 중간부분과 뒷부분이다.
작은 근육의 중심부위이다:
목젖근(앞쪽을 참조).

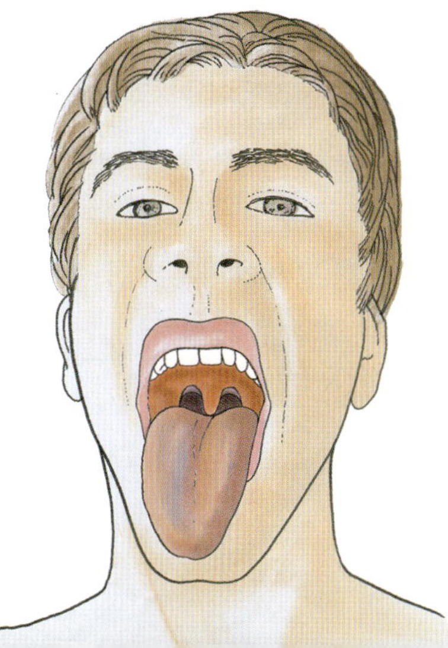

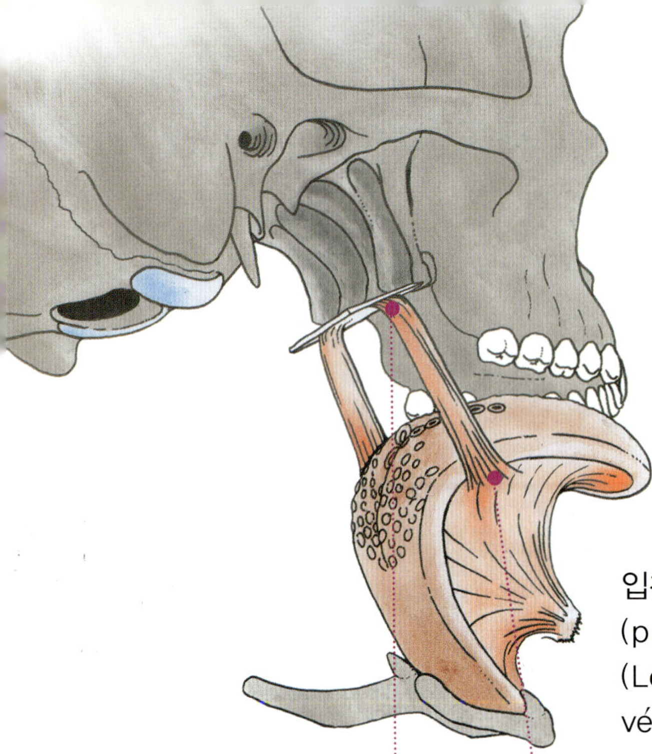

물렁입천장근

2개의 근육이 물렁입천장을 아래로 내린다:

- *입천장혀근(palatoglossal muscle, 혹은 혀목젖근),*
- *입천장인두근(palatopharyngeus muscle, 혹은 목젖후두근).*

입천장혀근
(palatoglossal muscle, 혹은 혀목젖근)
(Le palato-glosse(ou glosso-staphylin ou vélo-glosse))

이 근육은 위에서 입천장널힘줄 아랫면에서 일어난다. 수직으로 내려가 아래에서 혀의

가쪽모서리와 혀의 두꺼운쪽에 닿는다.

이 근육은 **목구멍편도** 앞을 지나는 물렁입천장혀활(입천장혀활, 역자)을 형성한다.

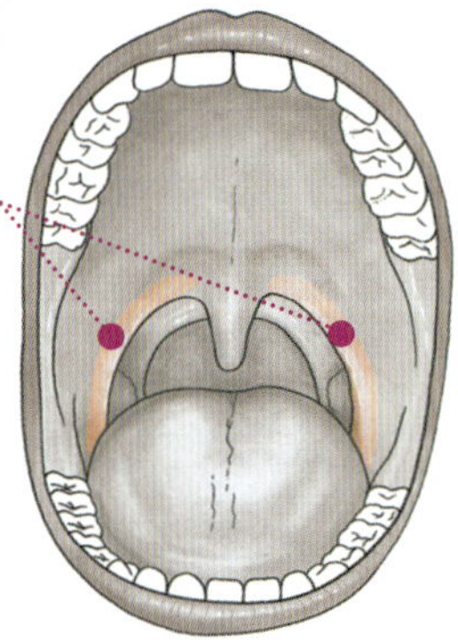

작용

혀의 뒷부분을 위로 올리면서(248쪽 참조), 물렁입천장을 아래로 내린다.

목구멍을 닫는데 작용한다.

비자음과 비모음을 만드는데 중요한 작용을 한다.

이 근육은 노래에서, 물렁입천장을 올리는 근육(앞 쪽을 참조)이 작용하는 순간에 근육을 당기는데 유용하고, 이 당기는 작용이 더 정확하고 더 강도 있도록 하는데 유용하다. 이 작용을 〈〈개비음〉〉에서 연습할 수 있다.

입천장혀근을 느낀다

1. 조음에서, E' 에서 IN 으로 변경할 때 이 근육을 작용시키는 행위를 한다.
2. 약하게 MM을 말하고 더 강하게 MM을 말할 때 혀 가장자리에서 잘 느낄 수 있다.

이 근육의 작용을 잘 이해하는 것이 좋고, 지속적으로 이 근육을 작용시키지 않는 것이 좋다. 왜냐하면 이 작용(특히 비자음)을 지나치게 발달시키면, 목구멍이 좁아지고, 이는 〈〈열린 목구멍〉〉이란 생각과 상반되기 때문이다.

입천장인두근
(palatopharyngeus muscle, 혹은 목젖후두근)

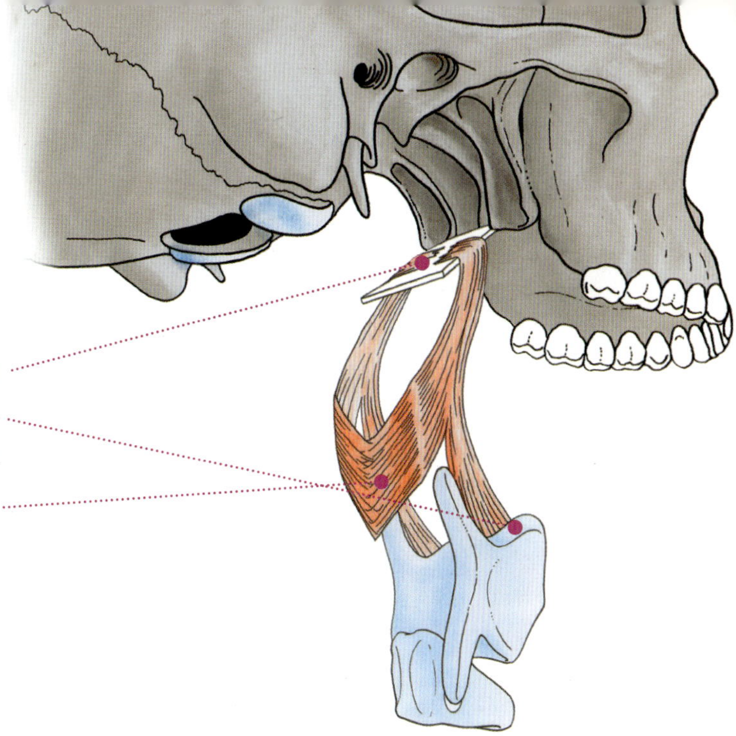

이 근육은 위에서 입천장널힘줄 윗면에서 일어난다. 뒤로 내려간다. 이 근육의 일부는 방패연골에 닿는다(위와 뒷모서리). 다른 일부는, 인두 아래수축근의 근섬유와 만나 인두 뒷부분에서 스카프처럼 서로 교차한다.

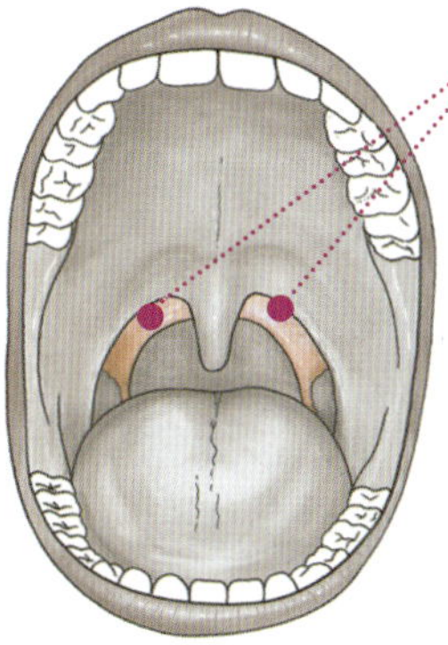

이 근육은 **목구멍편도** 뒤를 지나는 입천장인두활을 형성한다.

작용

목구멍의 뒷부분을 닫으면서, 물렁입천장을 아래로 내린다.

후두와 인두를 올린다.

비자음과 비모음을 만드는데 중요한 작용을 한다.

입천장혀근을 느낀다

1. 발음에서, OU에서 ON 으로 변경할 때 이 근육이 작용한다.
2. 약간 뒤에서 RRR을 발음할 때 물렁입천장이 내려가는 것을 잘 느낄 수 있다.

입천장인두근과 안쪽목젖(internal peristaphy-line)는 서로의 작용이 쉽게 혼합된다. 이는 소리를 내는데 어느 정도 인두를 딱딱해지게 하는데, 이 순간은 소리가 전달되는 순간이다

이 근육은 귀관(277쪽 참조)과 관계가 있는데, 부수적인 작용은 귀관 아래모서리에 더 일어난다.

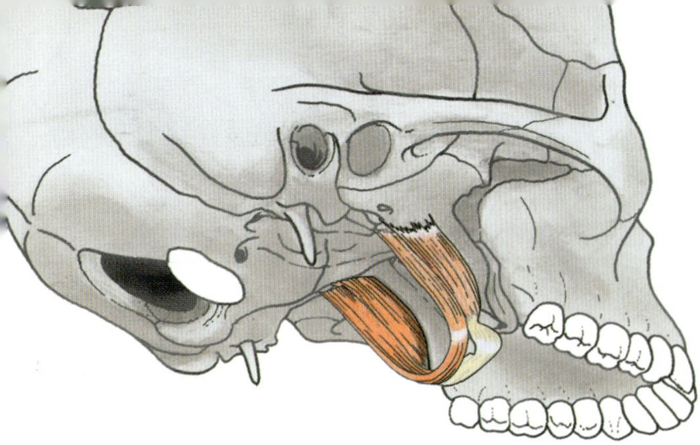

두 개의 근육이 물렁입천장을 올린다:

- *입천장긴장근 (tensor veli palatini muscle)*
- *입천장올림근 (levator veli palatini muscle)*

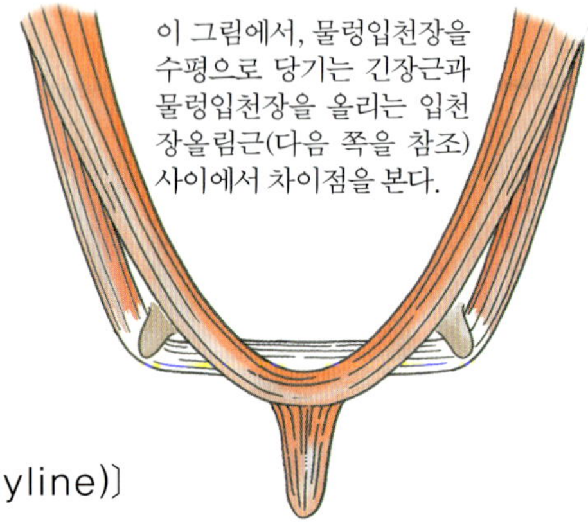

이 그림에서, 물렁입천장을 수평으로 당기는 긴장근과 물렁입천장을 올리는 입천장올림근(다음 쪽을 참조) 사이에서 차이점을 본다.

입천장긴장근 〔혹은 바깥쪽목젖(external peristaphyline)〕

이 근육은 위에서 나비뼈몸통 위에서 그리고 귀관 바깥면에서 일어난다. 날개돌기의 중앙판(67쪽 참조)을 따라 내려가, 그 후 갈고리 주위에서 (갈고리돌기(uncinate process, 67쪽 참조)) 굽어진다. 따라서 근섬유는 대칭적인 근육의 섬유와 만난다.

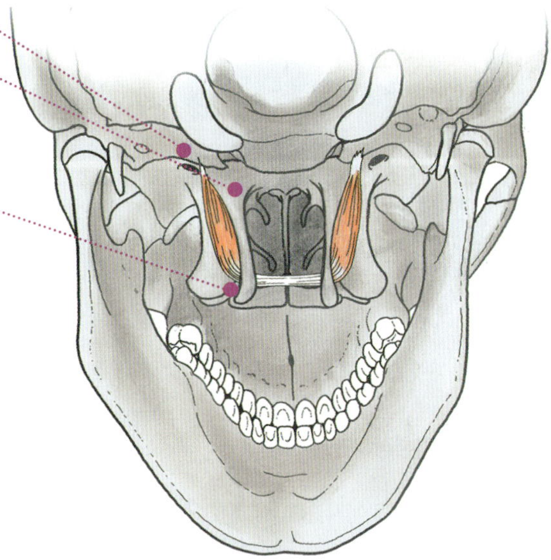

반사근육

이 근육은 고유수용성 신경근방추가 매우 풍부하기 때문에 근육이 늘어나는 것을 느끼고 수축반응에 의해 매우 빠르게 근육 길이에 적응한다.

작용

이 근육은 입천장널힘줄을 가쪽으로 당기면서 긴장시킨다: 입천장널힘줄은 *늘어나고 수평*이 된다.

동시에 입천장올림근은 귀관을 벌린다(277쪽 참조).

IN에서 E´로 바뀌면서

IN에서 E´로 발음이 바뀔 때 이 근육이 작용하는 것을 느낄 수 있다.

입천장올림근 〔혹은 안쪽목젖(internal peristaphyline)〕

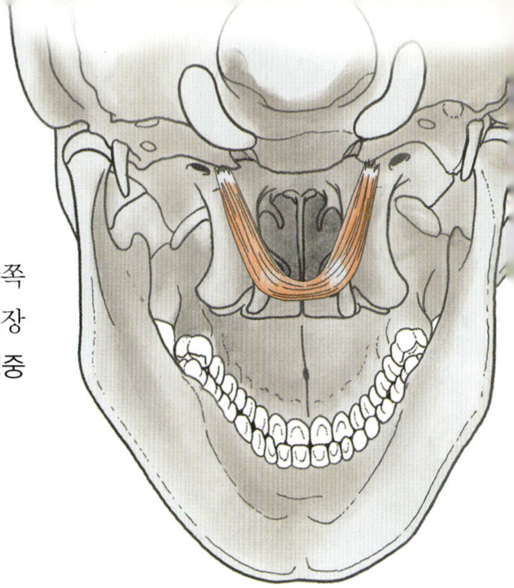

이 근육은 위에서 나비뼈몸통 아래(입천장긴근 안쪽)와 귀관 안쪽 면에서 일어난다. 귀관 끝 아래, 중앙으로 내려간다. 올림근은 입천장 널힘줄에 닿는데, 이 근섬유는 입천장긴근 뒤에서, **물렁입천장 정중 솔기**이라 불리는 교차모양을 한 대칭적인 근섬유와 섞인다.

작용

입천장막 뒷부분을 올린다:
이 부분은 그물침대처럼 올라간다.

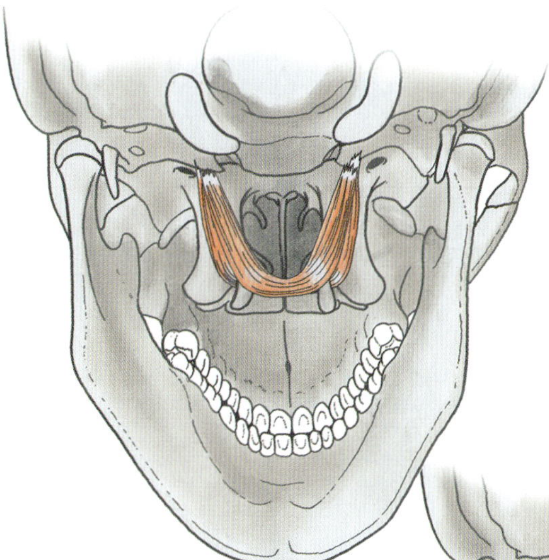

일상생활에서, 하품을 할 때 이 근육이 수축되는데, 특히 *하품을 하는 동안* 입안이 벌어지면서 이 근육이 수축한다.

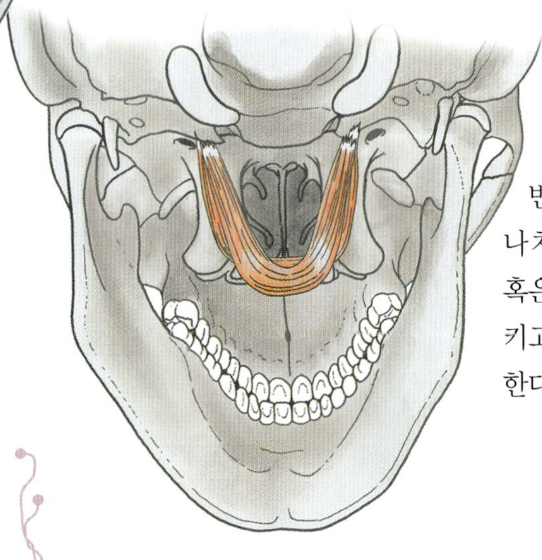

반대로, 이 근육이 지나치게 이완되면, 혀나 혹은 후두 뒷벽을 진동시키고 코고는 소리가 발생한다.

ON에서 OU로 바뀌면서

ON에서 OU로 발음이 바뀔 때, 입안에서 이 근육이 작용하는 것을 느낄 수 있다.

물렁입천장과 호흡

코로 호흡을 할 때, 물렁입천장은 *내려간다.* 공기는 비인두(nasopharynx), 구강인두(oropharynx), 하인두(후두인두, hypopharynx)와 인두까지 내려간다. *공기는 입으로 전혀 통과하지 않는다.*

이는 입을 닫을 필요가 없다: 입을 크게 벌려도, 코로 날숨과 들숨, 호흡을 할 수 있다. 따라서 거울을 보면 목 안쪽에서 물렁입천장이 내려가 있는 것을 볼 수 있다.

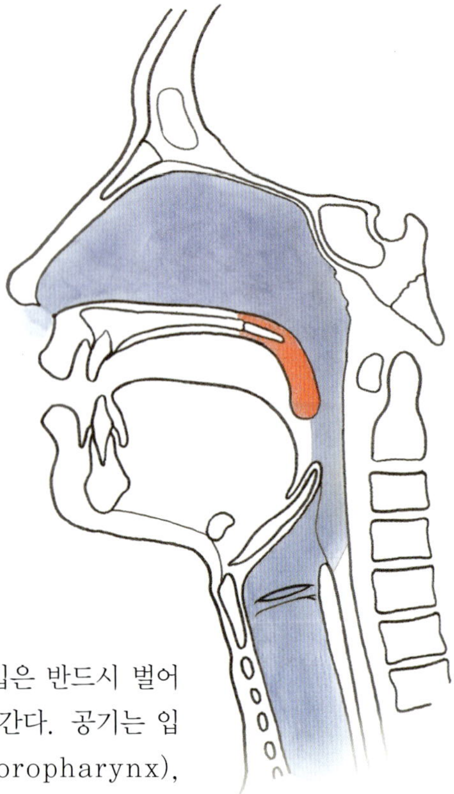

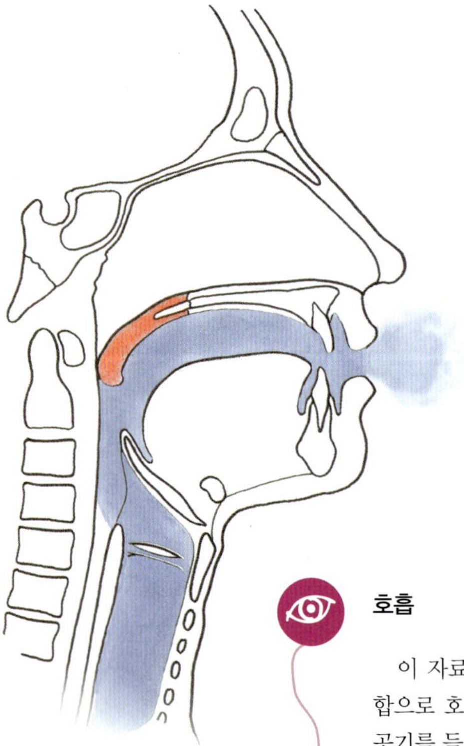

입으로 호흡을 하면, 입은 반드시 벌어진다. 물렁입천장은 올라간다. 공기는 입으로 통과하여 구강인두(oropharynx), 하인두(후두인두, hypopharynx)와 인두까지 내려간다. *공기는 코를 통과하지 않는다.*

따라서 거울을 보면 목 안쪽에서 물렁입천장이 올라가 있는 것을 볼 수 있다.

호흡

이 자료들은 《들숨/날숨》, 그리고 《입/코》 사이에서 다양한 조합으로 호흡행위를 할 수 있다는 점에서 유익하다: 예를 들어, 입으로 공기를 들이마시고 코로 공기를 배출하는 호흡을 여러 번 반복한 후 반대로 호흡을 한다. 따라서 물렁입천장 부위에 대해 감각적으로 가장 잘 인식을 할 수 있고 또한 이 부위에 대한 감각을 발달시킨다. 이는 나중에 목소리를 내는데 도움이 될 수 있다.

입을 벌린 채 물렁입천장을 부분적으로 내려가게 하고, 이 2개의 《공기 통로》를 섞는 것이 가능하다: 따라서 동시에 부분적으로 입과 코로 호흡을 할 수 있다.

물렁입천장, 조음, 공명

물렁입천장과 모음의 조음

물렁입천장은 어느 정도 *올라가고 내려갈 수* 있다. 그러므로 물렁입천장은 소리를 내는 많은 상황에서 작용한다.

서있는 자세에서, 물렁입천장이 *무게*에 의해 내려간다: 어느 정도 강하게 혀 뒤에서 자연스럽게 내려간다. 물렁입천장 내림근의 작용으로 더 능동적이고 더 강하게 물렁입천장을 내릴 수 있다: 입천장혀근과 혀인두근. 만약 물렁입천장을 올리기를 원한다면, 올림근이 작용한다: 입천장긴장근과 입천장올림근.

이 작용과 독립적으로, 올린근과 내림근은 종종 서로 완화시키면서 작용하는데, 이 작용은 목소리를 내는데 필요한 상황에 따라 물렁입천장을 순간순간 적응하도록 움직이게 한다.

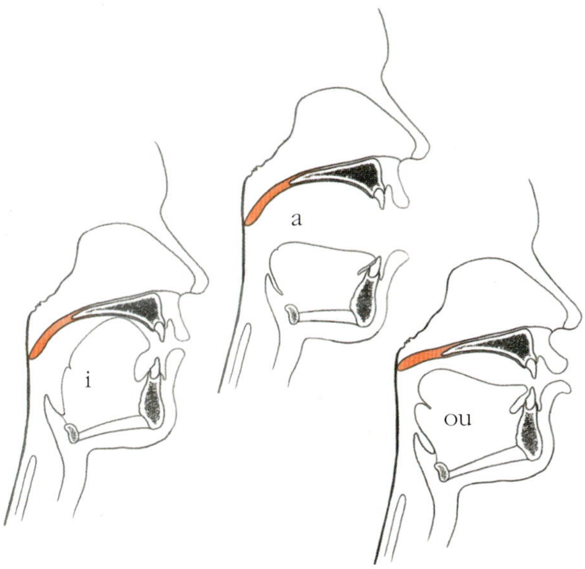

〈〈입〉〉이라 말하는 모음을 발음하기 위해 물렁입천장은 *높은 곳* 혹은 *중간정도 높은 곳*에 위치하는데, 예를 들어, *a, i, ou.* 이렇게 물렁입천장이 올라가는 것은 올림근 작용에 기인한다.

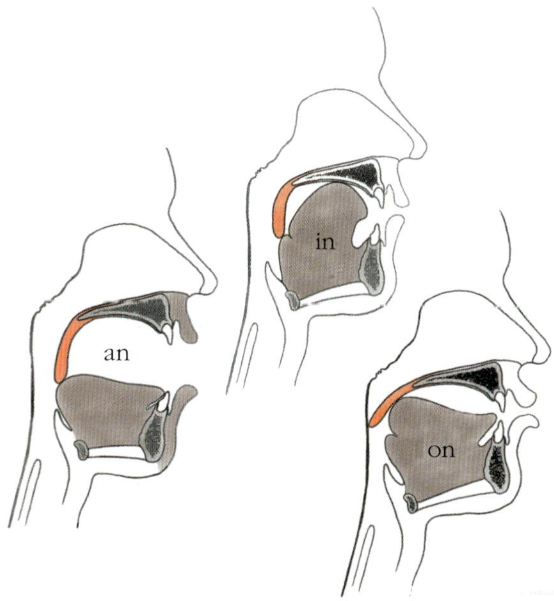

〈〈비음〉〉이라 말하는 모음을 발음하기 위해 코의 공명이 잘 이루어지도록 물렁입천장은, 입안에서, 낮은 곳에 위치하는데, 예를 들어, *an, in, on.* 이 작용은 내림근 작용에 무게작용이 더 부가되기 때문이다.

물렁입천장, 자음의 조음

1. 입안에서, 물렁입천장이 내려가는 것은, 비자음이 발생하도록 하면서, 코로 공기가 나가는 것과 코의 공명이 잘 이루어지도록 한다.

*비자음*을 말하기 위해 물렁입천장이 내려간다: 예를 들어, *m*, n, *gn*. 공기는 입으로 배출되고 아마 약간은 코로 배출된다.

이러한 내려감은 대칭적으로 작용하는 입천장혀근과 혀인두근에 의해 이루어진다.

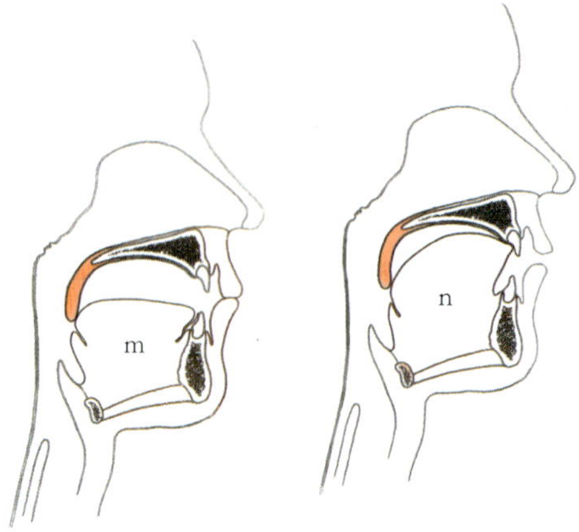

*구강*모음이나 *구강*자음을 입으로 말하기 위해 물렁입천장은 올라간다. 공기는 단지 입으로 배출된다.

2. 진동하는 r자음, r자음이 입안뒤쪽에서, 을 발음하기 위해 물렁입천장을 혀의 뒷부분에 붙인다

불어에서 r은 혀등을 단단입천장이나 물렁입천장 앞부분에 붙인다.

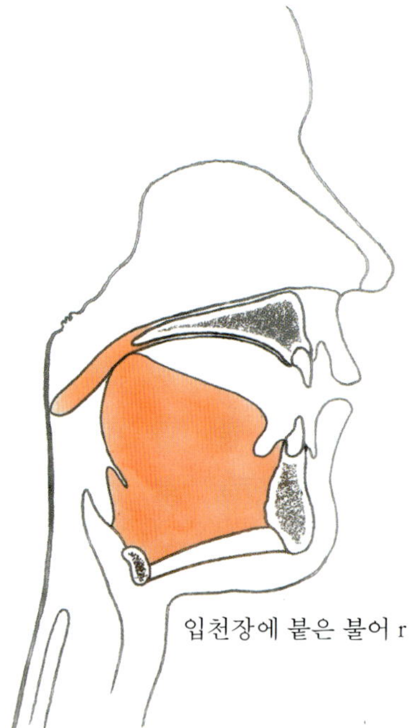
입천장에 붙은 불어 r

r을 조절한다

물렁입천장 앞부분을 자극시키기 위해, 정성들어 r을 발음하는 연습을 하는 것은 유익하다. 또한 이 발음을 할 때, 물렁입천장의 능동적인 작용에, 올림근을 같은 순간에 작용시키는 하품을 하는 것도 유익하다. 따라서 내림근과 올림근은 상호적으로 서로서로의 작용을 강화하면서 작용한다.

물렁입천장은 소리를 공명시키는데 관여한다
(Le voile participe à la résonance de la voix)

물렁입천장의 움직임은 후두위에서 음색을 《가공하는》 가장 중요한 영역 중에 속한다. 구강인두와 비인두의 경계를 이루는 유연하고 유동성이 있는 층으로, 따라서 가변적인 비율에 따라, 공기가 코, 입 혹은 두 영역을 동시에, 통과하도록 한다.

물렁입천장은 발성관에서 독특한 장소에 위치해 있으면서, 공명을 만들어 내는 중요한 장소들 사이에서 발생하는 요소들의 균형을 유지 시킨다: 물렁입천장은 구강인두와 비인두의 경계이지만, 또한 수직부분(인두)과 수평부분(입, 코)의 굽혀진 연결 부분이다. 이러한 구조로 인해 물렁입천장은 이 두 부분의 크기를 변화시키고, 이러한 변화에 의해 발생하는 공명을 동시에 변화시킬 수 있다.

다른 두 가지 작용을 구별할 수 있다:

《물렁입천장을 올린다》

바로 물렁입천장 올림근의 작용이다. 감각은 물렁입천장의 《뒷모서리》에 있다. 이는 즉시 목소리를 더 《활력적으로》 만든다. 그렇기 때문에 노래를 부를 때 종종 《입 안쪽에 뜨거운 감자가 있는 것처럼》 혹은 《사교계의 하품처럼》(입을 벌리지 않고 행하는 하품) 인두에서 하품하는 자세를 취하는 것을 요구한다. 왜냐하면 이 행위를 통해 공명의 결과를 쉽게 발견하기 때문이다. 하지만 이 작용만 행하게 되면, 나중에는 물렁입천장이 유연하게 적응하고 그 주변 부위가 유연하게 적응하는 것을 방해할 수 있다. 따라서 이 움직임은 지속적인 작용이 되어서는 안 된다.

가수는 물렁입천장을 올린다...

가수는 코안통로를 막으면서 (적합한 공명을 발생시키지 않고 허파공기의 흐름의 일부를 소비하는-목소리를 내는데 해로운 에너지를 흡입), 물렁입천장을 높은 위치에 둔다. 다른 한편으로, 이렇게 올라간 물렁입천장은 입안에서 더 큰 공명의 폭을 만들어내게 하고 구강인두의 출구의 구멍을 열도록 한다.

입 안쪽에서 《내적인 웃음을 짓는다》:

이 작용은 다르다. 이 작용은 입천장긴장근의 작용에 의해, 좀 더 물렁입천장을 가로로 당기고, 수평이 되게 한다. 물렁입천장뒷부위의 감각을 덜 느낀다. 그리고 특히, (《내적인 웃음》)에서 앞에서 살펴 본(《하품하다》)의 작용을 연달아 행하면, 이 두 부위를 구별할 수 있다. 이 작용은 완전히 올라감과 완전히 내려감 사이에서 중간 위치를 발견할 수 있다. 또한 들숨에서 물렁입천장의 위치는 목소리를 내는 동안 종종 그 자리에 있는 것을 알면서, 《향수의 향기를 맡는 것처럼》 공기를 들이 마시는 것에 대해 말한다.

혀

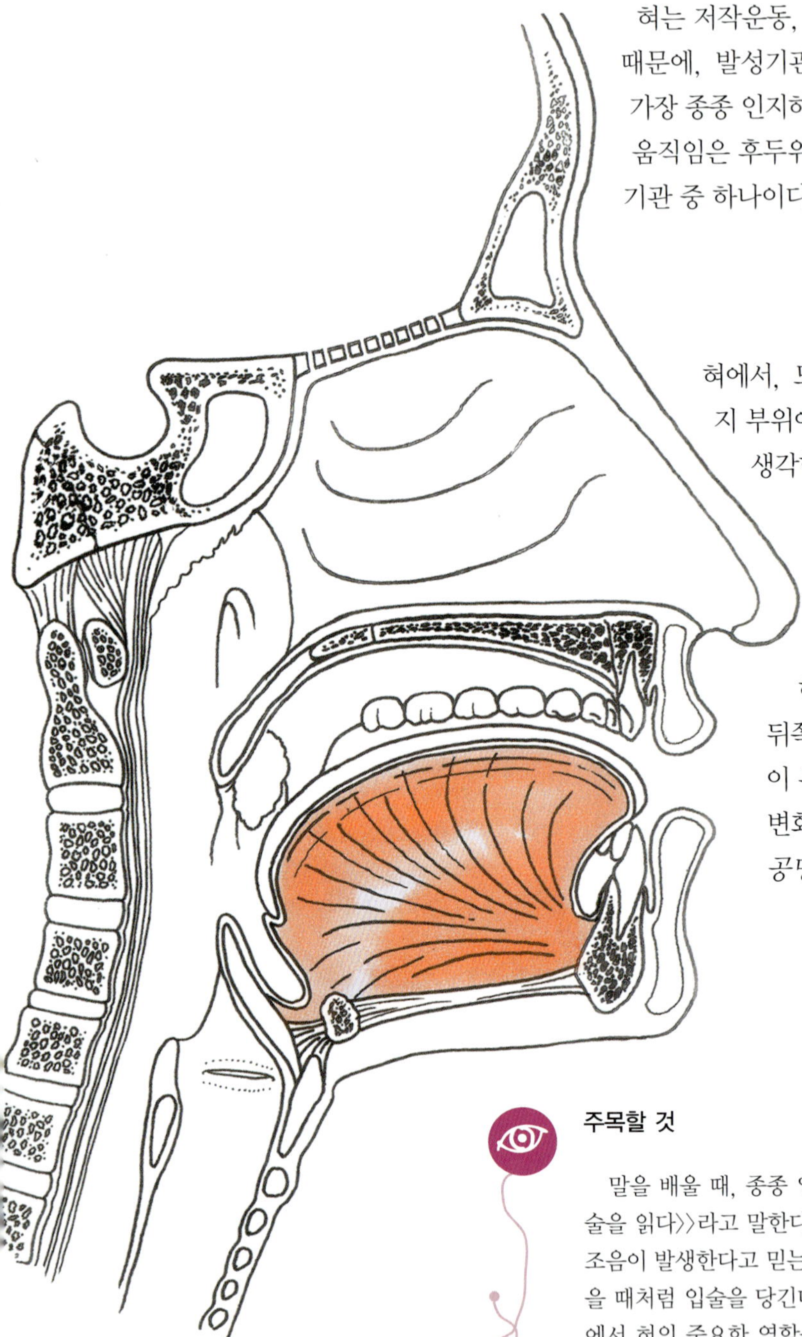

혀는 저작운동, 삼킴, 맛을 인지하는 주요한 기관이기 때문에, 발성기관 중에서 주요한 기관 중 하나라는 사실을 가장 종종 인지하지 못한다. 그런데, 다양하고 미세한 혀의 움직임은 후두위에서 〈〈소리를 만드는〉〉 가장 중요한 기관 중 하나이다.

혀에서, 모든 사람이 *혀끝*을 알고, 혀끝과 혀의 나머지 부위에서 소리를 조음하는데 일어나는 것을 생각한다.

하지만 혀에서 가장 큰 부위는 혀끝에서 뒤쪽과 밑쪽에 위치하고, 그리고, 이 부위에서도 목소리를 매우 다양한 방법으로 변화시킬 수 있다. 혀를 〈〈조절하는 것〉〉은 *공명*을 만들어 내는 열쇠 중 하나이다.

주목할 것

말을 배울 때, 종종 입술의 움직임을 모방한다. 때로는 〈〈입술을 읽다〉〉라고 말한다. 이러한 이유 때문에 입술에서 모음의 조음이 발생한다고 믿는다(예를 들어, i 발음을 낼 때 미소를 지을 때처럼 입술을 당긴다). 하지만 조음을 내는 이 방법은 조음에서 혀의 중요한 역할을 잊어서는 안 된다. 또한 같은 소리를 〈〈울리게〉〉하는 역할을 잊어서도 안 된다.

혀묘사

아래턱뼈(80쪽 참조)의 이틀활에 의해 테를 두른, 혀는 입의 아래부분을 차지한다. 혀는 *바닥*과 *중요한 덩이*를 동시에 구성한다. 일반적으로 상상하는 이상으로 주먹처럼 큰 이 덩이는 중요하다.

위앞부분에서, 꽤 자유롭게 혀는 움직인다.
혀는 다음과 같은 요소를 포함한다.

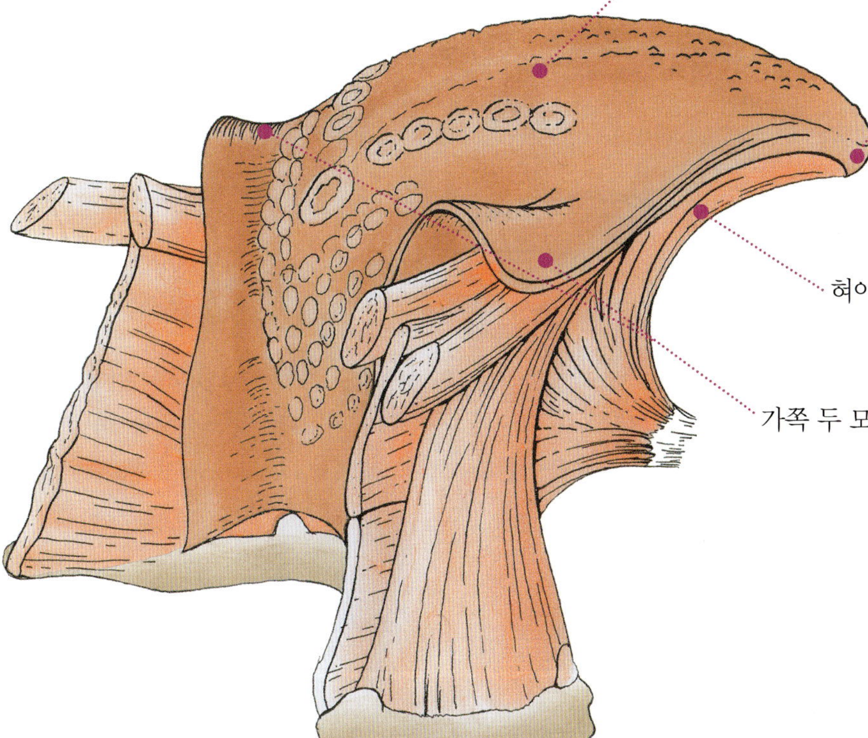

혀뿌리라고 불리는 뒤아래부분은 훨씬 덜 움직임이 자유롭지 않다:
여기에서, 혀는 많은 근육과 연결된다...

- 아래턱근과 위턱근,
- 목뿔근,
- 물렁입천장근,
- 인두근,
- 머리근.

혀골격

비록 혀가 부드러운 덩이라 할지라도, 혀의 아래는
비록 모두 뼈가 아니지만 〈〈혀골격〉〉이라 불리는 단단한 요소에 의해 구성된다.

아래턱뼈

74쪽에서 자세히 살펴보았던 뼈이다.
여러 혀근이 닿는 기단의 역할을 한다.

목뿔뼈

82쪽에서 자세히 살펴보았던 뼈이다.
이 뼈 역시 여러 혀근이 닿는 기단의 역할을 한다.

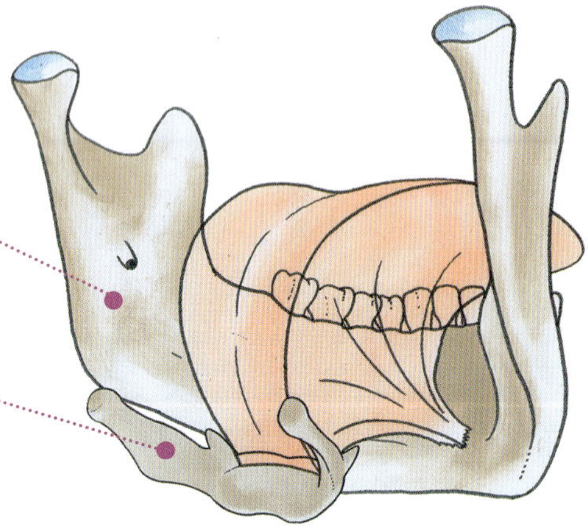

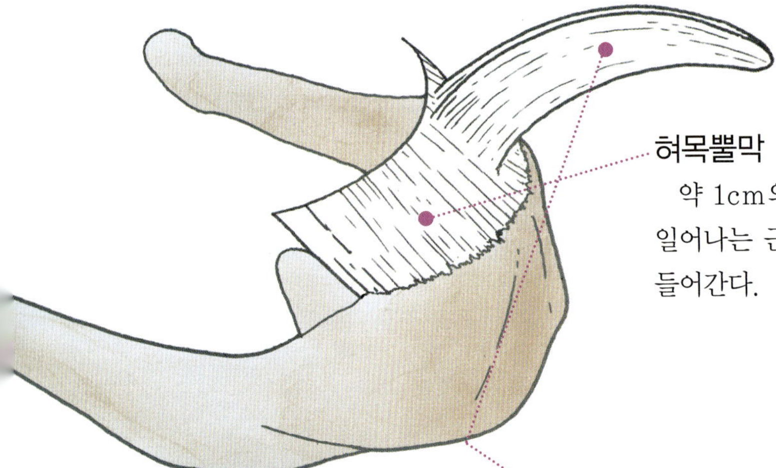

혀목뿔막

약 1cm의 높이인, 목뿔뼈의 윗모서리와 작은뿔에서 일어나는 근섬유의 띠이다. 위모서리는 혀덩이 안으로 들어간다.

혀중격

혀목뿔막 앞에서 수직으로 고정된 약간 딱딱한 근섬유 판이다

낫모양을 하는데, 위로는 볼록하고 아래로는 오목하다. 양쪽에서 혀근이 있으며 근섬유 골격을 형성한다.

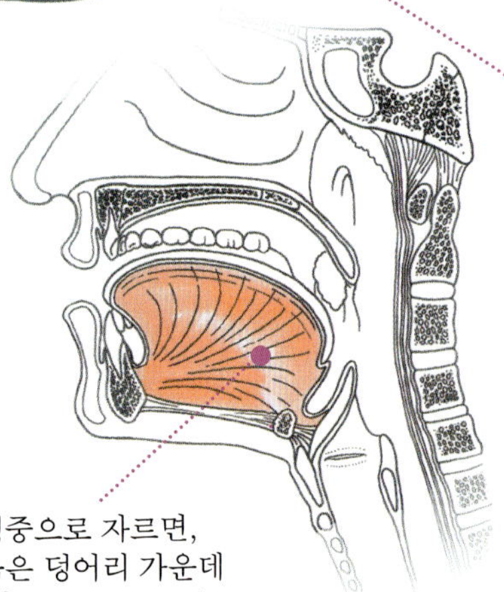

옆에서 정중으로 자르면,
혀근의 붉은 덩어리 가운데
에서 흰 원호(circular arc)
처럼 혀중격이 보인다.

혀근

근섬유골격주위로 혀 덩이는 주로 다음과 같은 근육에 의해 구성된다:

- (오른쪽과 왼쪽)짝으로 이루어진 *8개 근육*, 여기서 7개 근육은 보인다;
- *1개 외짝근육*.

여기서 소개되는 모든 근육은 짝으로 이루어졌고 대칭적이다(혀가로근(transverse lingual muscle)은 예외이다):

각 근육은 오른쪽과 왼쪽에 있다.

이 근육 중 몇몇은 입의 다른 부분에서 소개되지만, 여기서 혀에서 이 근육의 작용을 정확하게 나타내도록 묘사하였다.

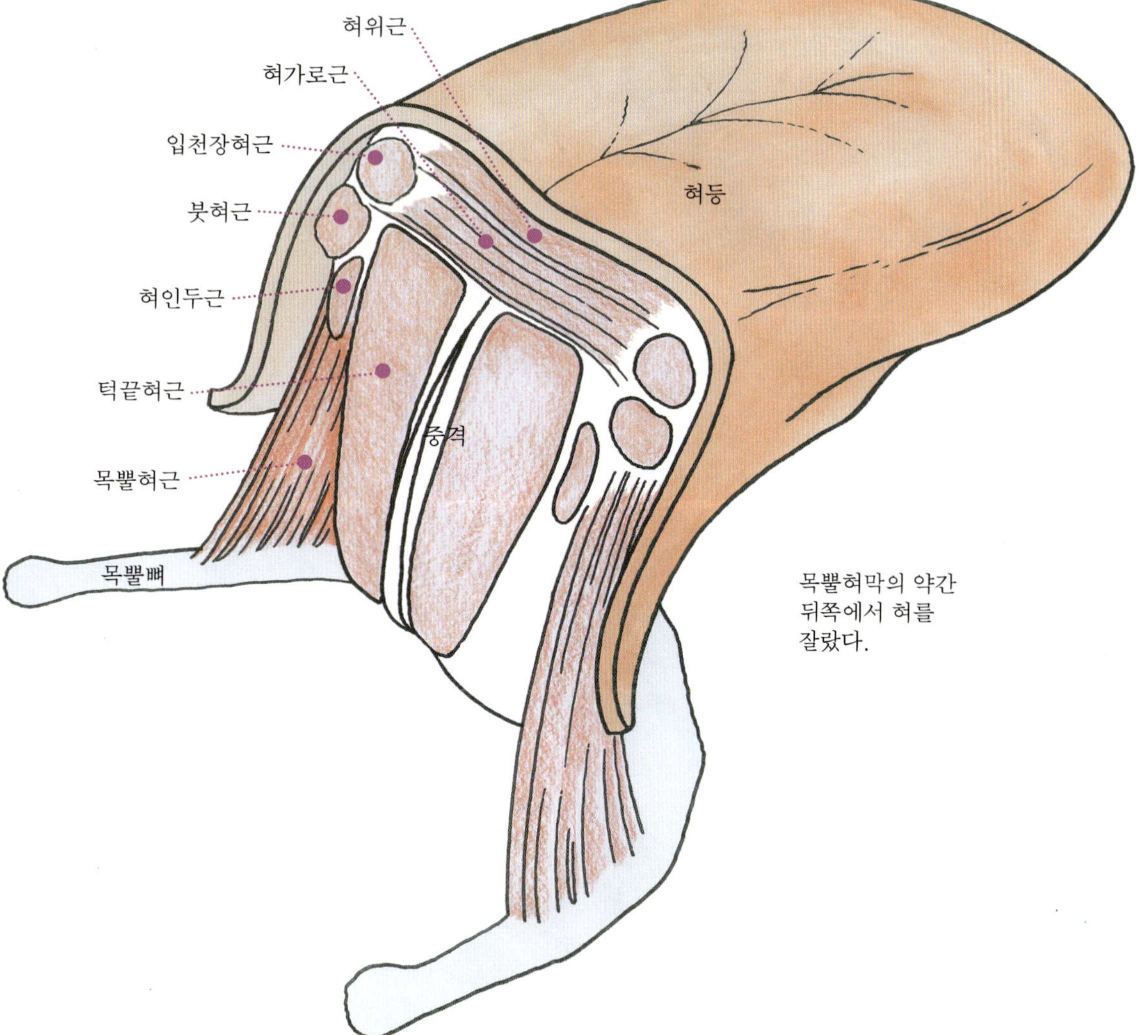

가장 큰 근육: 턱끝혀근(genioglossus muscle)

이 근육은 혀근육 중 80%를 차지한다.

한쌍(비록 서로 섞여 있지만 오른쪽과 왼쪽 한 개씩 2개의 턱끝혀근)이다.

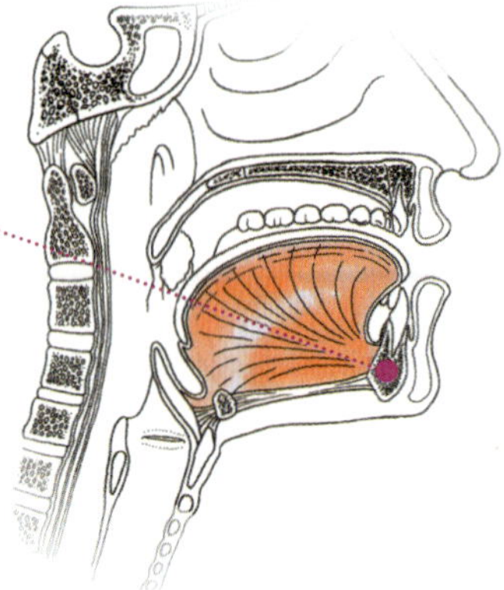

아래턱뼈 깊은 면, 아래턱뼈의 아랫부분과 턱끝가시 위쪽에서 일어난다
(이 쪽의 아래내용을 참조).

거기에서, 근섬유는 부채모양으로 출발하여서 세 방향으로 갈라진다.

이는 이 근육은 매우 다양한 작용을 하고 다양하게 배치되어 있다는 것을 보여준다:

*앞근섬유*는 혀끝으로 향하고,
즉, 위앞으로 향하고;

*중간근섬유*는 혀등으로 향하고,
즉, 위뒤로 향하고;

*뒤근섬유*는 뒤위 혹은 더 아래로
목뿔뼈로 향한다.

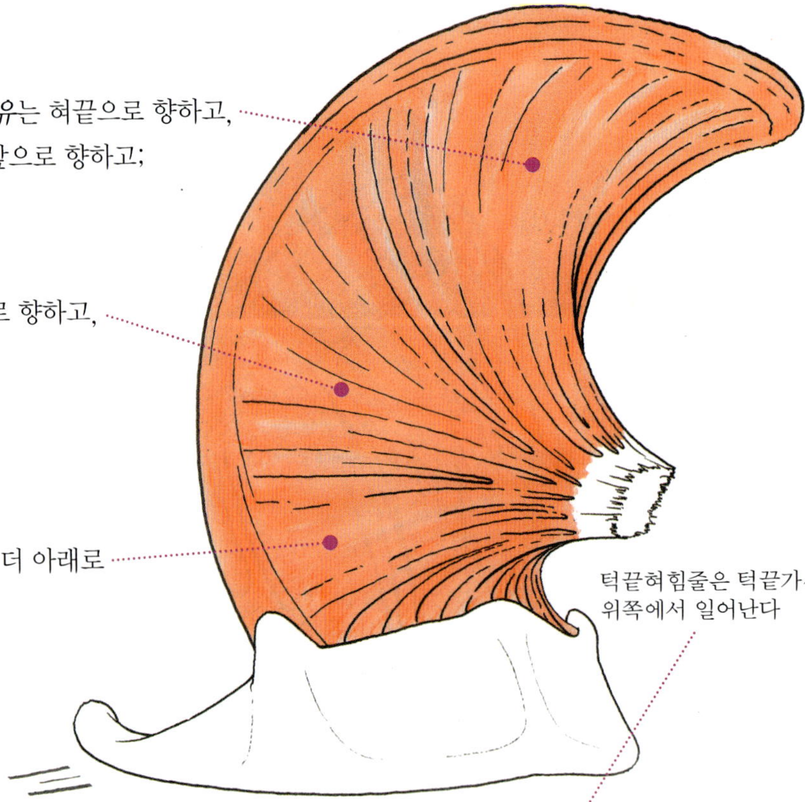

턱끝혀힘줄은 턱끝가시
위쪽에서 일어난다

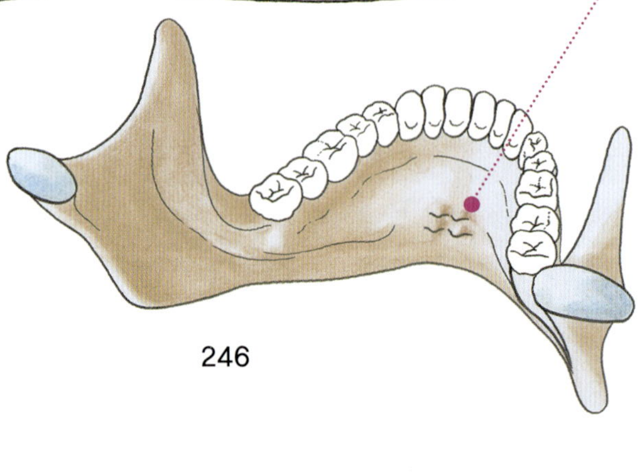

뒤에서 본 아래턱뼈는
턱끝가시를 보여준다

작용

목소리를 내는데, 턱끝혀근은 *지속적으로 작용한다.*

부위에 따라 수축하는데, 입천장의 한 부분에 혀등의 한 부분을 접촉하면 *수축부분별*로 다른 근육과 *협동하여* 작용한다.

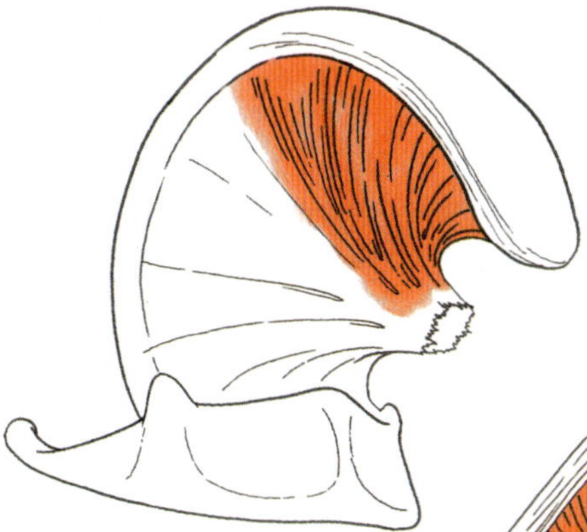

*앞근섬유*는 혀끝을 뒤아래로 움직이게 한다.

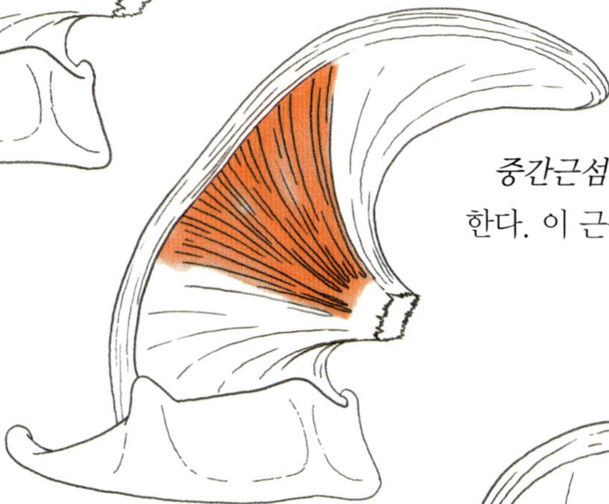

*중간근섬유*는 혀 덩이를 앞으로 움직이도록 한다. 이 근육은 《혀를 당긴다》.

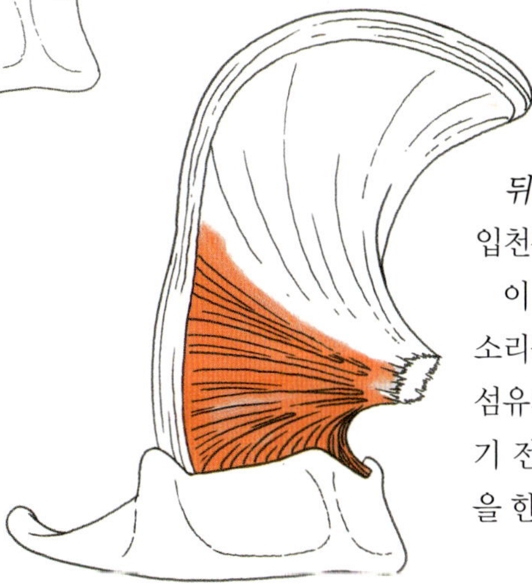

*뒤근섬유*는 혀를 입천장에 붙인다.

이 근섬유는 *혀를 차는* 소리를 내게 한다; 이 근섬유의 작용은 혀가 내려기 전에 혀를 올리는 작용을 한다.

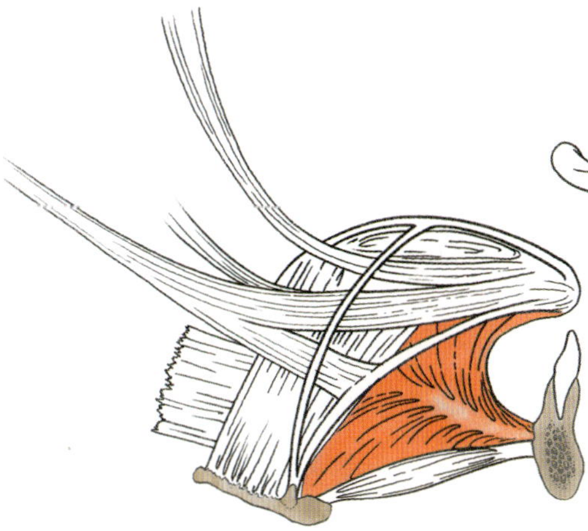

턱끝혀근은 말고삐처럼 이 근육의 작용을 완성시키는 혀의 다른 모든 근육에 의해 위와 옆쪽으로 둘러 싸여 있다.

아래에서 살펴볼 근육들은 *턱끝혀근의 가쪽에* 위치하지만, 위쪽에서 시작한다: 이 근육은 마치 《혀의 고삐》와 같다.

입천장혀근(palatoglossal muscle) 혹은 혀목젖근(234쪽 참조)

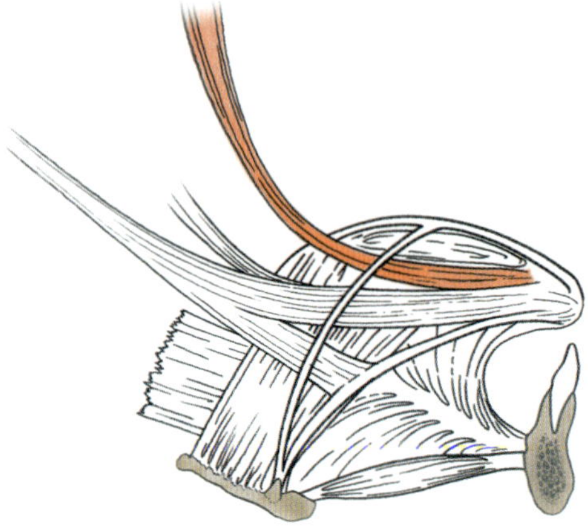

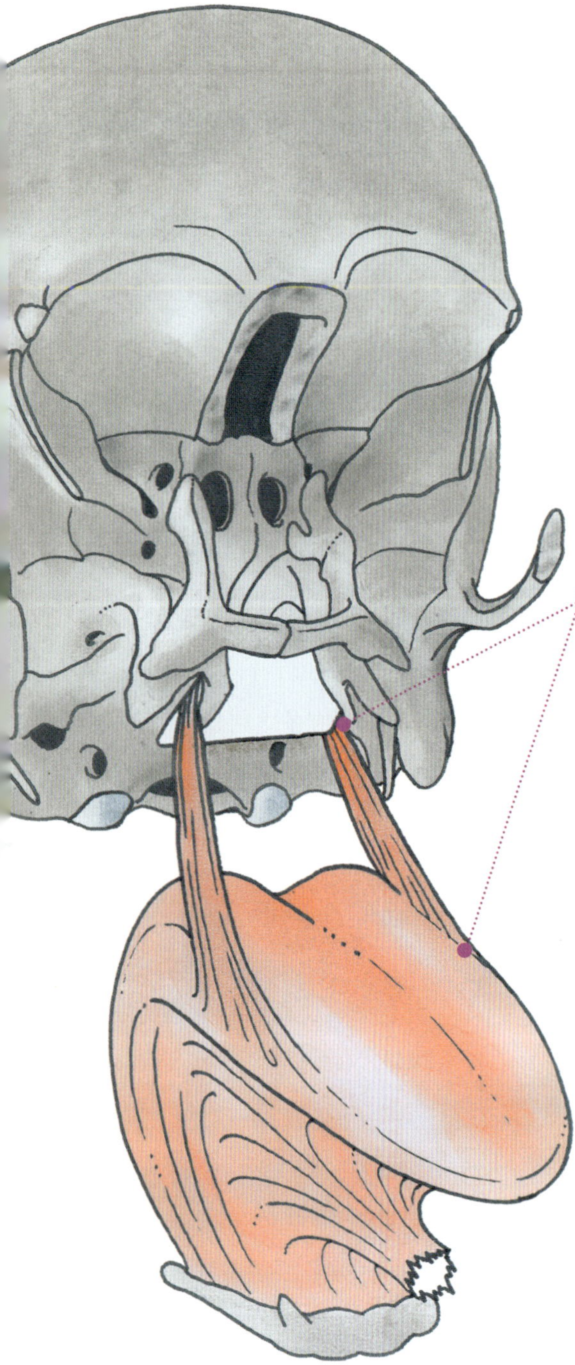

이 근육은, 아래에서, 혀의 가쪽 두꺼운 부위에서 일어난다. 위뒤로 향해 물렁입천장힘줄 아래면에 닿는다.

목구멍편도 앞에서, 물렁입천장 앞활(입천장혀활, 역자)을 형성한다.

작용

입천장혀근이 있는 가쪽에서, 혀를 위아래로 당긴다. 물렁입천장 앞활(입천장혀활, 역자)로써, 두 가지 방법으로 목구멍을 좁힌다(231쪽 참조):

- 목구멍을 좀 더 좁히면서, 이 활을 정중선으로 이동시키고;
- 목구멍을 좀 더 낮추면서, 물렁입천장을 내린다.

u 모음을 형성하는데 작용할 수 있다.

붓혀근

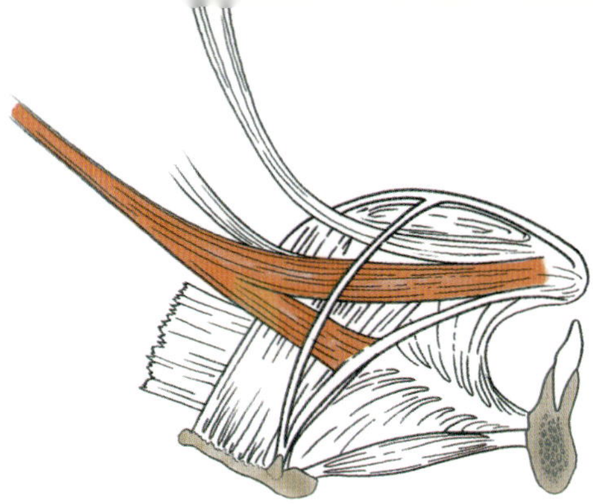

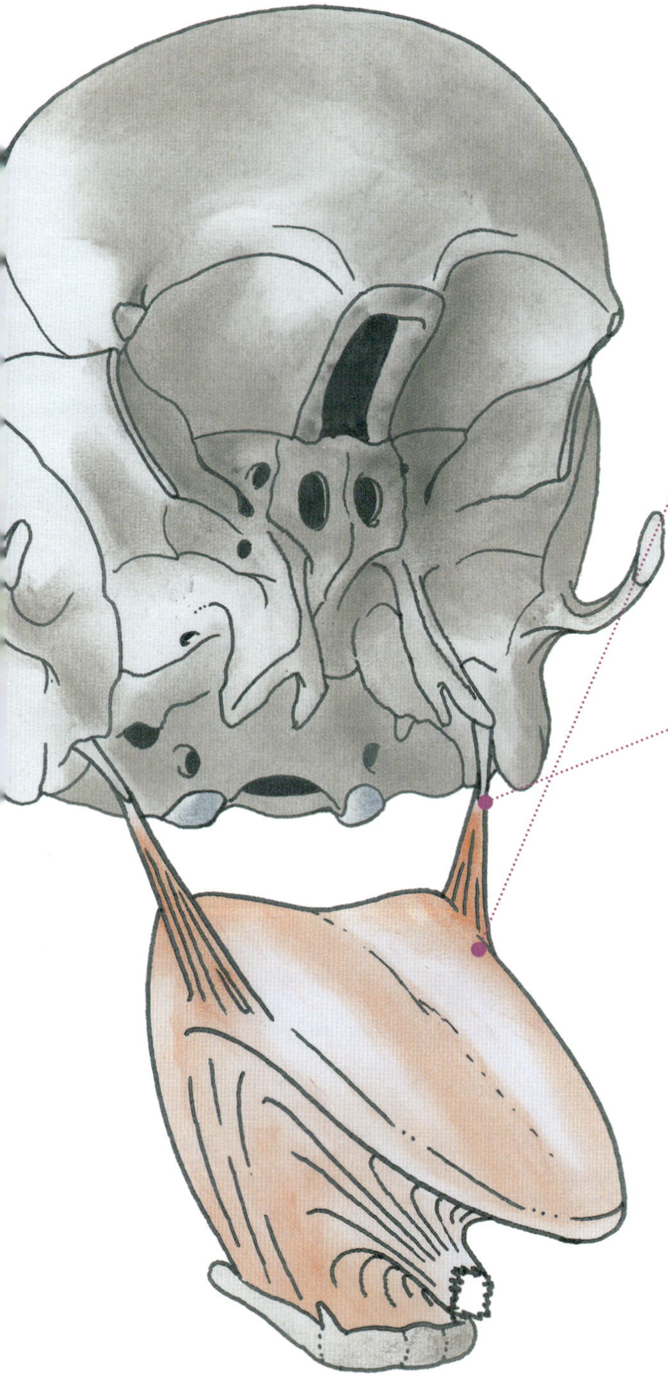

이 근육은, 아래위에서, 혀등 옆쪽에서 부채모양으로 일어난다.

가장 뒤에 있는 근섬유는, 정중앙으로 향해, 혀중격 아래부분에 닿는다.
가장 앞에 있는 근섬유는 혀 앞까지 닿는다.

근섬유는 뒤로 올라가 관자뼈의 붓돌기 끝에 닿는다(67쪽 참조).

작용
붓돌기가 위치한 옆면에서, 혀뿌리를 위로, 뒤로 그리고 약간 혀뿌리를 넓어지게 하면서 당긴다.

ou 모음을 발음하는데 작용할 수 있다.

U/OU를 느낀다

U와 OU를 발음함에 따라 혀뒷부위가 더 좁아지거나 더 넓어지는 것을 잘 느낀다.

다음과 같은 근육은 턱끝혀근 옆에 위치한 근육이다.

혀인두근(216쪽 참조)

이 근섬유는 혀의 가쪽모서리에서 나온다. 아래앞으로 향해 인두 위인두수축근에 닿는다(216쪽 참조).

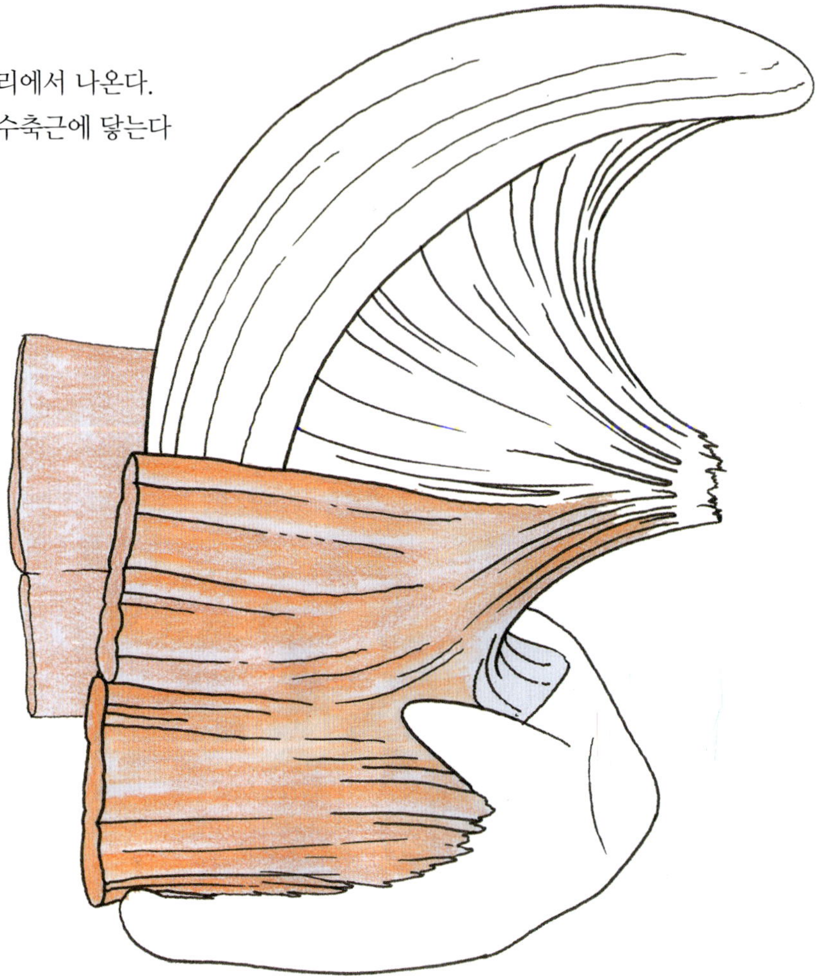

작용

이 근육이 위치한 옆면에서, 혀를 뒤로, 약간 위쪽으로 당긴다.

중간인두수축근과 함께, 이 근육은 음식을 삼기는 동안 인두의 윗부분을 좁히는데(218쪽 참조), 이 작용은 목구멍에서 인두쪽으로 음식을 지나가게 한다.

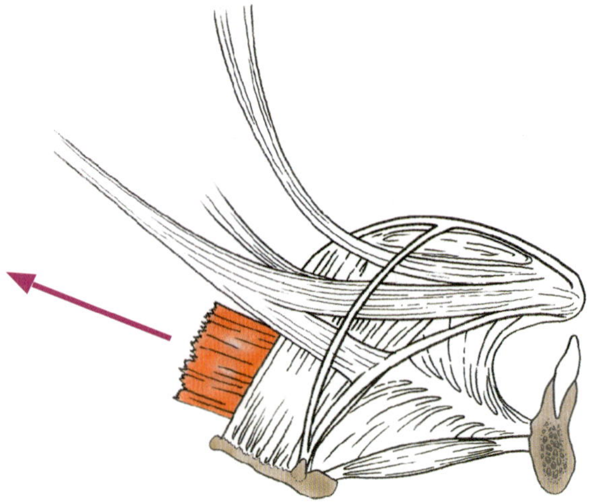

목뿔혀근

이 근육은 혀중격 위에서, 그리고 턱끝혀근 덩이 안에서 일어난다. 근섬유는 바깥쪽으로 향해 이어지면서 아래로 내려가서 목뿔뼈 큰뿔에 닿는다.

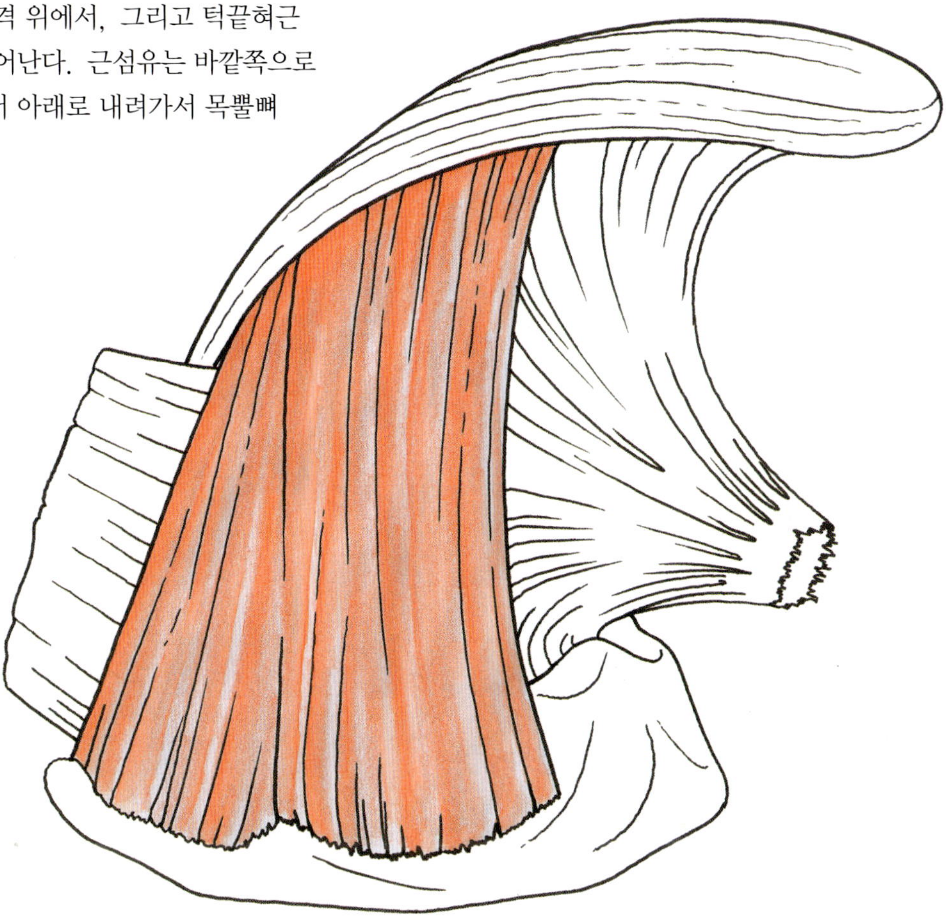

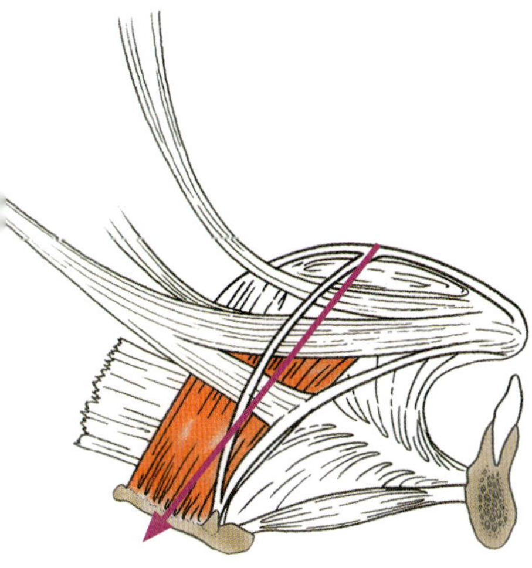

작용

이 근육이 위치한 옆면에서, 혀를 수축시키고 내리는 작용을 한다.

혀를 입천장에 부딪칠 때, 혀를 아래로 내리게 하는 근육이 바로 이 근육이다.

a, i, é 모음에서 혀를 아래로 *펼치는데* 작용한다.

혀가로근

이 근육은 혀중격 가쪽면에서 혀의 가쪽모서리 점막까지 향하는 가로 근섬유에 의해 형성된다.

작용

이 근육이 위치한 옆면에서, 혀의 윗부위를 움푹 파이게 하거나 적어도 혀가 편평해지는 것을 방해한다.

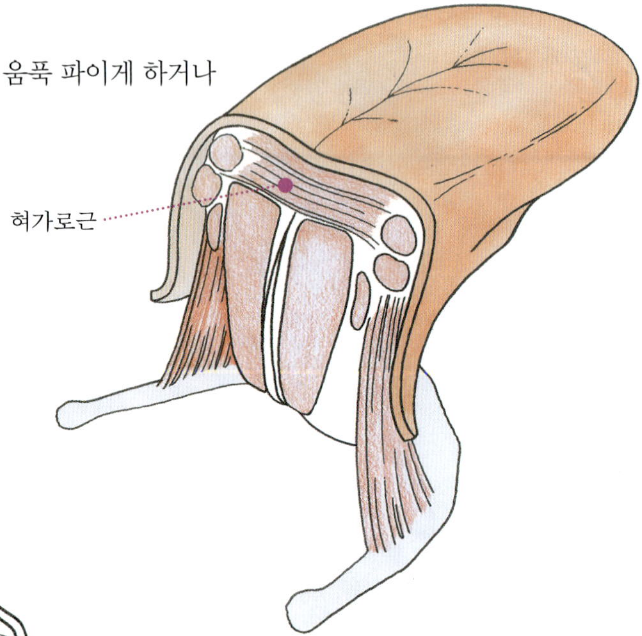

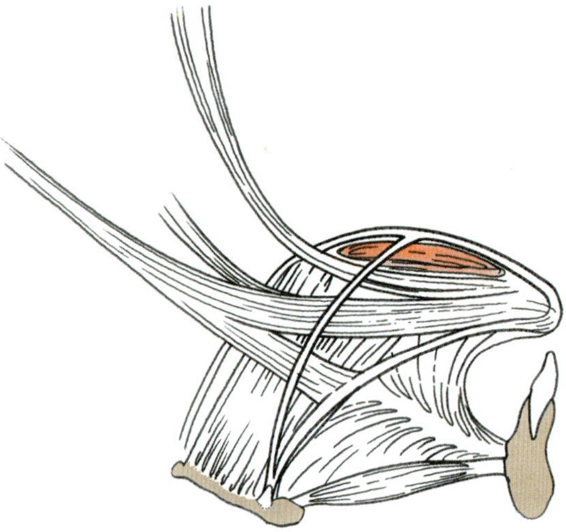

혀편도근

이 근육은 혀인두근 안에서, 인두근섬유 막에서 일어난다.

목구멍편도 피막의 바깥 면에 닿는다.

작용

이 근육이 위치한 옆면에서, 혀 바닥을 올린다.

*ou*와 *u* 모음을 형성하는데 작용한다.

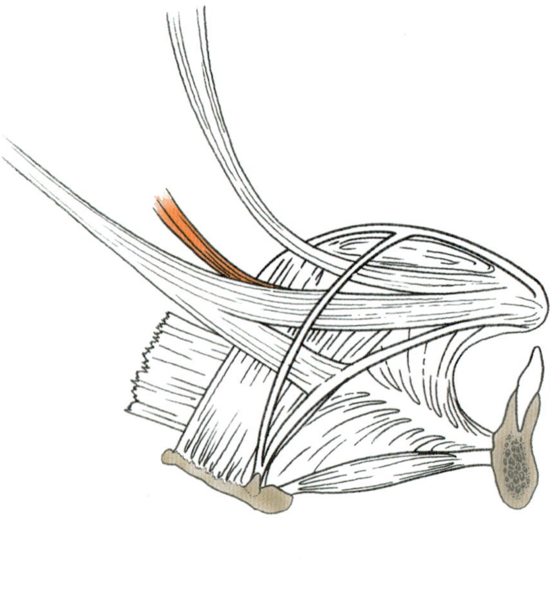

혀아래근(inferior lingual muscle)

이 근육 아래부분은 목뿔뼈 작은뿔에서 일어난다.
혀의 가쪽부분을 따라 뒤에서 앞으로 올라간다.

작용

이 근육이 위치한 옆면에서,
혀를 아래로 내리면서 수축시킨다.

a, i, é 처럼 《개》 모음에서 아래로
혀를 펴는데 관여한다.
목뿔뼈를 올린다.

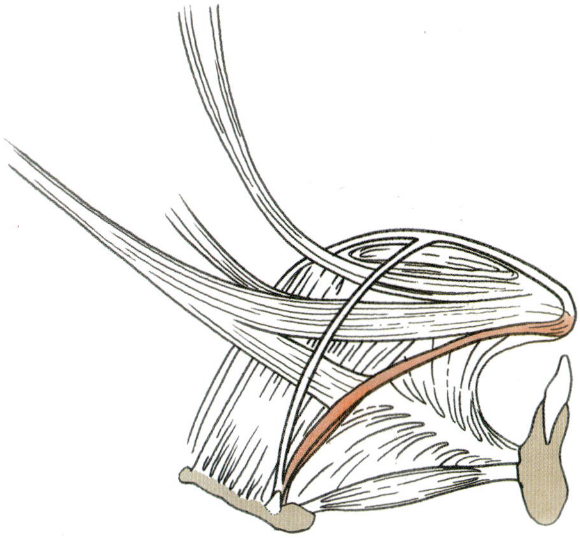

혀위근(superior lingual muscle)

혀에서 유일하게 *외짝근육*이다.

뒤에서 후두덮개바닥에서 그리고 목뿔뼈 작은뿔에서 두 개의 가쪽묶음에 의해 일어난다. 혀등 점막의 깊은 곳을 따라 긴 중앙 천을 형성한다.

작용

이 근육이 위치한 옆면에서, 혀를 아래로 내리고 수축시킨다.
혀가 내려가는 것은 a 모음을 형성하는데 작용한다.

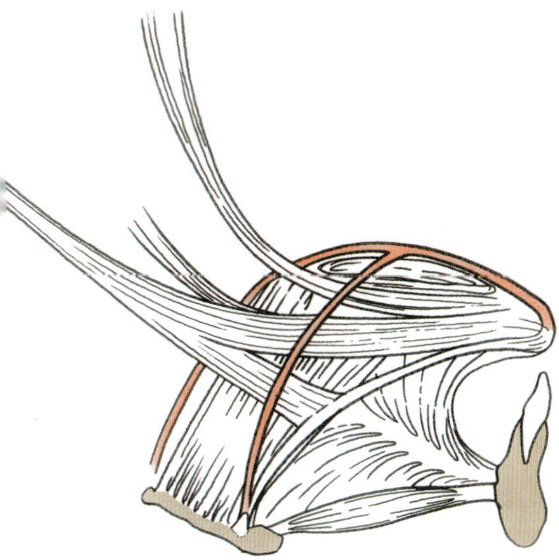

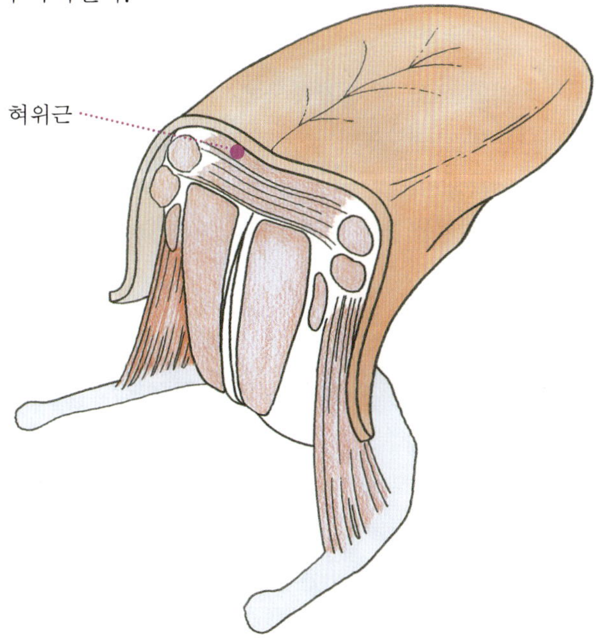

혀의 역동성

혀의 움직임은 무게에 의해 영향을 받는다

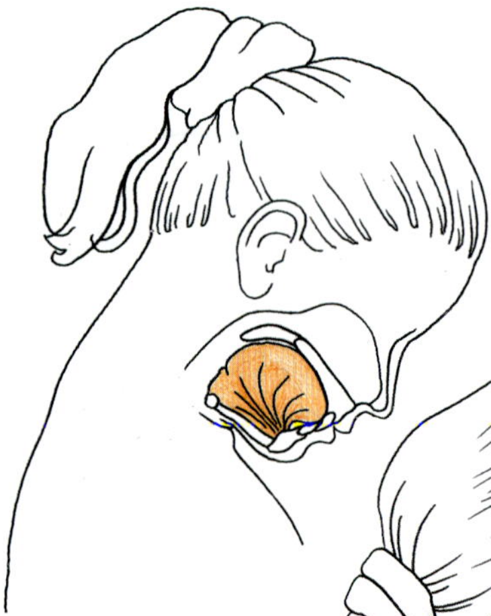

수직으로 서있는 자세에서, 입을 다물고, 목을 크게 앞으로 숙이면(굽힘), 혀는 입에서 앞쪽으로 떨어진다.

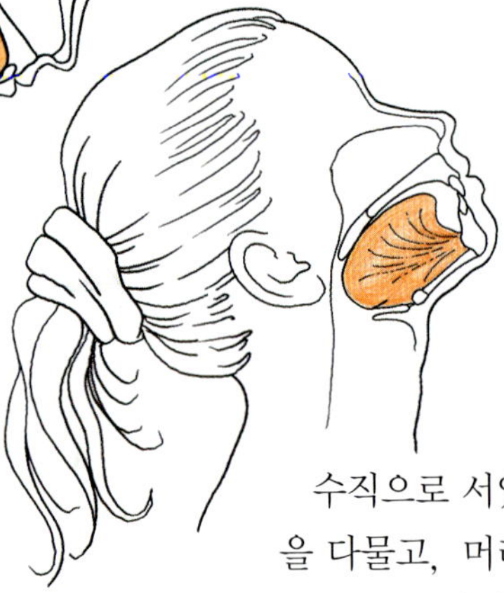

수직으로 서있는 자세에서, 입을 다물고, 목을 크게 뒤로 펴면(폄), 혀는 입에서 안쪽으로 떨어진다.

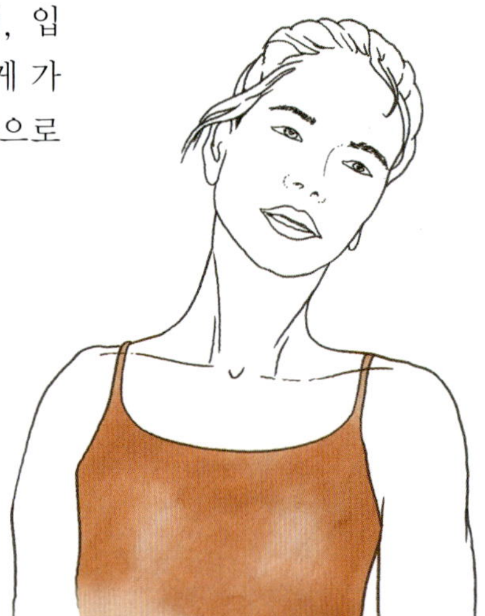

수직으로 서있는 자세에서, 입을 다물고, 머리와 목을 크게 가쪽으로 굽히면, 굽히는 쪽으로 혀는 떨어진다.

머리와 목의 큰 움직임에서 이러한 경향은 매우 명확하게 나타나는데, 또한 크지 않는 움직임이나 심지어는 기울임이 작은 위치에서도 이러한 경향이 존재한다. 여기서 소리를 내기 전에 머리의 위치를 놓는 방법은 혀의 위치에 영향을 주는 것을 알 수 있다.

혀의 능동적인 움직임은 아래턱뼈의 위치에 영향을 준다

혀를 안쪽으로 당기면, 아래턱뼈가 뒤로 후퇴하는 것을 느낀다(예를 들어, OU라고 노래를 부르면, 턱은 뒤로 후퇴하는 경향이 있다).

혀를 앞으로 내면, 아주 작은 정도로, 아래턱은 앞으로 나가는 경향이 있다 (예를 들어, BA BA를 발음할 때, 전설 모음/전설 자음에서 이러한 사실을 확인한다).

혀의 휴식 위치

휴식상태에서 입을 다물고, 혀를 *단단입천장 전체에 댄다:*

- *혀끝*은 앞니 뒤, *입천장돌기*에 있고;

- *혀의 가쪽모서리*는 올라가며 이틀돌기(alveolar process)에 닿고;

- *혀등*은 약간 오목해지고, 앞뒤로 홈이 형성된다.

이러한 상황에서, 입안에서 혀 덩이는 약간 앞에 위치하고, 혀뿌리는 입의 깊은 곳에 있지 않는다:

이 휴식 위치는 *입천장을 누르면서,* 특히 음식물을 삼킬 때, 혀를 수직으로 움직이게 한다.

혀의 조음 위치

말을 하려고 할 때, 아래턱을 약간 내리면서 시작한다: 위이틀과 아래이틀은 약간 벌어지고, 입술은 벌어지기 시작한다. 혀끝은 위앞니에서 아래앞니로 내려간다.

혀모서리는 위어금니와 접촉을 유지하고 있다 :

바로 이런 위치에서부터 혀의 조음 움직임이 최소로 된다.

이러한 상황에서, 입안에서 혀 덩이는 약간 앞에 위치하고, 혀뿌리는 인두쪽으로 후퇴되지 않는다 : 후두는 더 열린다.

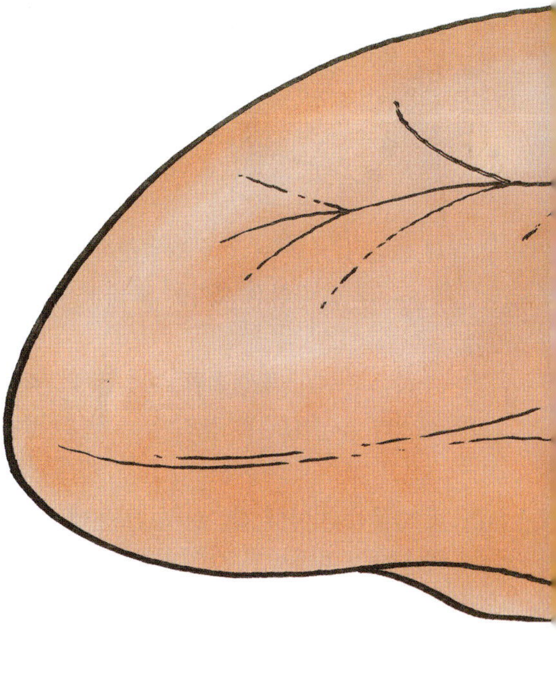

혀, 조음, 공명

혀와 모음의 조음

이 근육의 작용으로, 혀는 모양을 바꿀 수 있고 모음을 조음하는데 작용한다. 모음은 입천장에서 혀가 닿는 위치에 따라 *전설모음* 혹은 *후설모음*으로 말한다. 여기서 단지 *i*, *a*, *ou* 세 개의 모음만 관찰할 것이다.

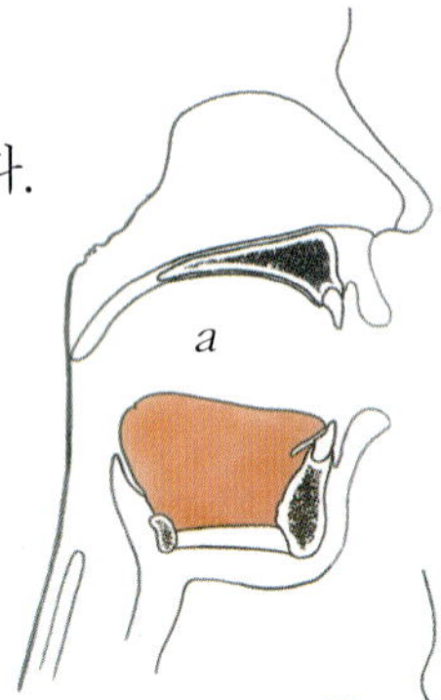

a 에서, 혀등은 심하게 내려간다.

i 에서, 혀등은 올라가고, 동시에 혀 덩이는 앞으로 이동한다.

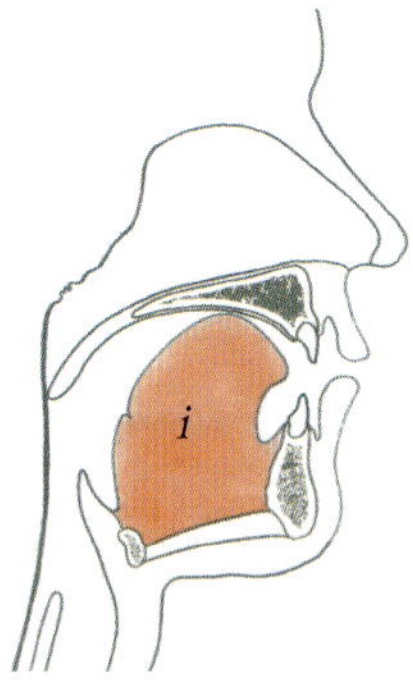

ou 에서, 혀등은 올라가고 혀 덩이는 뒤로 간다.

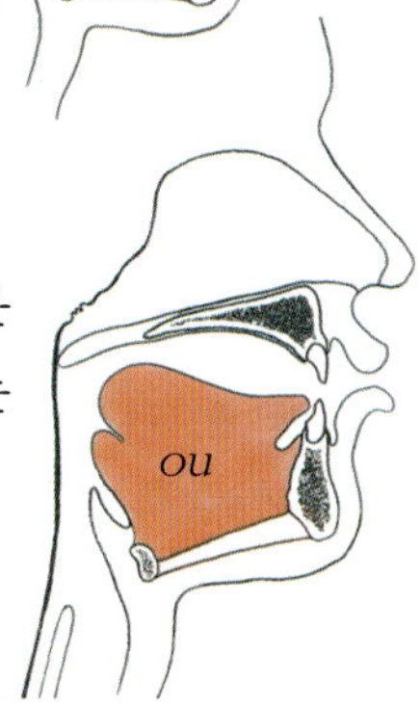

혀와 자음의 조음

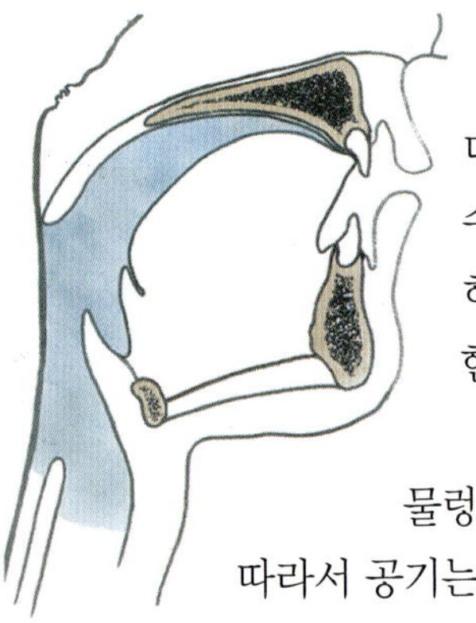

〈〈치자음〉〉이라 불려지는, 여러 자음은, 혀와 치아를 접촉시킨다.

혀끝을 앞니 뒤에 접촉하고 숨을 내쉬는 공기가 통과하는 것을 완전히 차단한다. 만약 물렁입천장이 올라가면, 동시에, 공기는 코로 더 이상 통과하지 못할 수 있다. 따라서 입안에서 어떤 압력이 형성된다. 여기서부터, 갑자기 치아에서 혀를 때면, 무성자음(t, 후두진동이 없는) 혹은 유성자음(d, 후두진동을 동반한)인 *치외파음*이 발생한다.

물렁입천장이 내려가는 순간에도, 같은 유형의 접촉(혀끝/치아)이 발생할 수 있다. 따라서 공기는 코를 통과하여 배출된다. 이는 *비 폐쇄자음*이 발생한다.

혀끝은 치아에 접촉할 수 있는데, 혀의 중앙부위에서 공기가 빠져 나간다 : 따라서 무성(175쪽 참조)이거나 유성(159쪽 참조)일 수 있는 *마찰 치자음*이 발생한다.

혀끝은 치아에 접촉할 수 있는데, 혀끝의 가쪽부위에서 공기가 빠져 나가고, 동시에 후두에서 진동이 생긴다 : 따라서 *치습음*(l, dental consonant wet)이 발생한다.

《경구개 자음》이라 불려지는, 여러 자음은,
*혀와 입천장뼈*를 접촉시킨다.

혀등의 모서리는 입천장뼈 모서리와 접촉할 수 있다. 이는 무성자음(*ch*, 후두진동이 없는, 175쪽 참조) 혹은 유성자음(j, 후두진동을 동반한, 159쪽 참조)인 *경구개 마찰자음*을 발생시킨다.

혀등은 혀등모서리로 공기를 통과시키면서 단단입천장에 접촉할 수 있다. 여기서부터, 혀가 입천장에서 떨어지면, *경구개 유성자음 gn*이 발생한다.

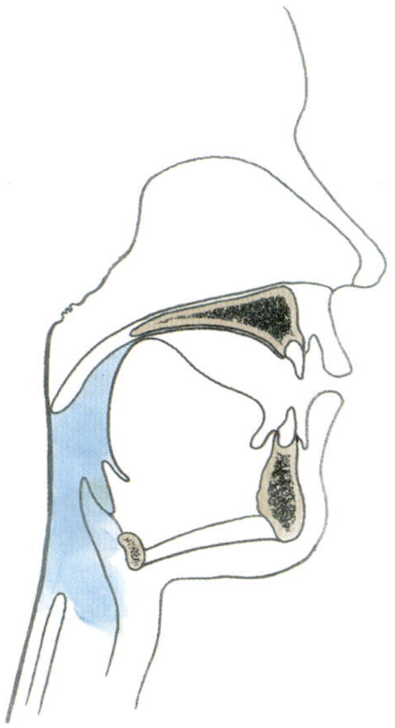

《연구개 자음》이라 불려지는, 여러 자음은,
*혀와 물렁입천장*을 접촉시킨다.

혀등은 물렁입천장과 접촉할 수 있고 숨을 내쉬는 공기가 통과하는 것을 완전히 차단한다. 동시에, 물렁입천장이 올라가면, 공기는 코로 더 이상 통과하지 못할 수 있다. 따라서 입안에서 어떤 압력이 형성된다. 갑자기 물렁입천장에서 혀를 때면, 무성자음(*k*, 후두진동이 없는) 혹은 유성자음(*g*, 후두진동을 동반한)인 *연구개 외파음*이 발생한다.

혀등은 공기를 통과시키면서 간헐적으로 진동을 발생시키면서, 물렁입천장에 접촉할 수 있다. 따라서 무성자음(r, 후두진동이 없는) 혹은 유성자음(r, 후두진동을 동반한)인 연구개진동자음이 발생한다.

혀는 목소리 공명에 관여한다

혀는 아래앞니에 붙는다
혀 덩이로 인해 입안을 막히지 않게 하기 위해 혀를 아래앞니에 붙인다.

그렇지 않으면, 혀를 뒤쪽으로 올린다
이 위치는 저음의 작용범위를 강화한다.

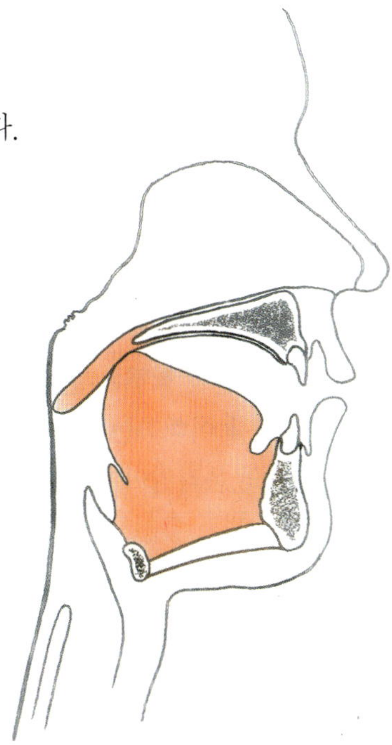

입술

발성기관에서 중요한 기관이다.

입술은 입안을 경계 짓는 *두 개의 막주름과 두 개의 근육주름*으로 되어 있다. 소리가 《몸 밖으로 나가기》 전에 목소리에 영향을 줄 수 있는 마지막 발성관이다. 입술은 일상생활에서, 저작과 빨기에 동시에 사용된다. 또한 얼굴표정을 선택적으로 할 수 있는 장소로서, 바로 의사소통시 사용된다.

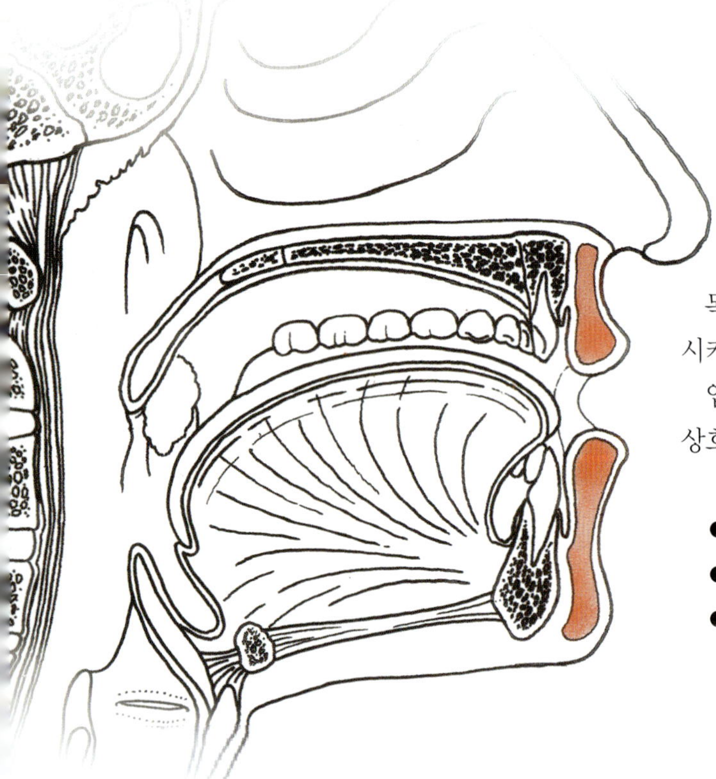

목소리에 관해서는, *조음*을 생성하고 *공명*을 변화시키는데 가장 중요한 요인 중 하나이다.

입술은 세 부위와 경계를 이루는데, 이 세 부위와 상호작용이 일어난다:

- *뺨* 부위
- *코* 부위
- *턱* 부위

이 세 부위로부터 작용이 발생하여 입술로 이 작용이 진행될 수 있고 입술로부터 작용이 발생하여 세 부위로 이 작용이 진행될 수 있다. 발성작용에서, 이 작용은 중요하다. 예를 들어, 표정으로 인한 뺨 모양의 변화는 입술 모양의 변화를 유발시키고, 의지적이든 그렇지 않든, 목소리에서 공명을 변화시킨다.

입술 움직임은 아래턱뼈 혹은 턱의 움직임에 의해 완성되고, 아래턱뼈와 턱의 움직임과 쉽게 혼동된다. 발성작용을 해석하는데, 이 부위에서 일어나는 것을 구별하는 것이나, 혹은 상호적으로 어떻게 영향을 미치는가를 이해하는 것이 때로는 중요하다. 예를 들어, 입을 다물면, 입술 움직임에 의해 어느 정도 보완된, 턱의 움직임이 있다.

입술묘사

아래입술과 윗입술, 두 개의 입술이 있다. 각각의 입술에는 2부위가 있다:

- **피부부위**, 남성에게는 때로는 위입술은 콧수염으로, 아랫입술은 수염으로 덮여 있고;
- **점막부위**, 사람에 따라 어느 정도 두껍고 넓은데, 앞-뒤주름이 많이 있다.

윗입술은 피부부분에서 정중선에 **코밑 고랑**으로 둘러싸여진 두 개의 주름이 있다. 점막입술에 연결되는데, 이 연결은 활모양을 한다: **큐피터의 활**, 특히 어린이에서는 보인다.

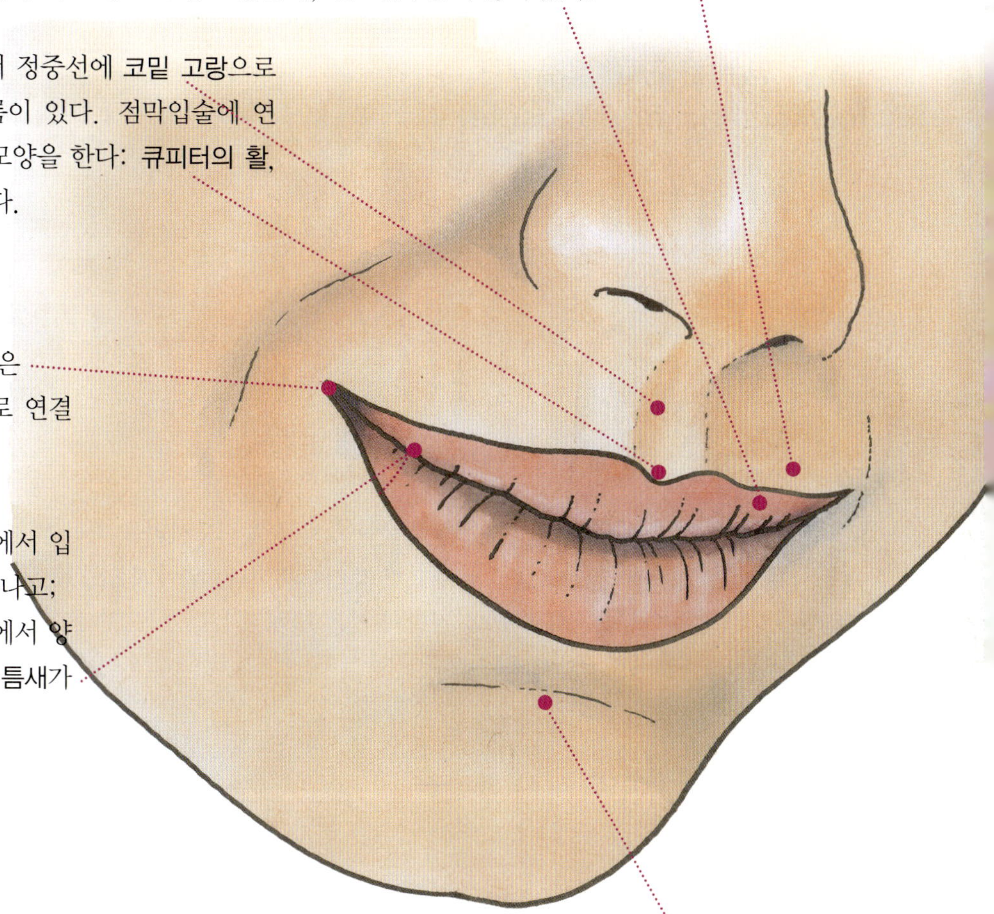

양쪽에서 두 개의 입술은 **입꼬리**를 형성하면서 서로 연결되는데:

- 입을 벌리면, 양쪽에서 입안이 뚜렷하게 나타나고;
- 입을 닫으면, 양쪽에서 약 44~45mm의 **입 틈새**가 형성된다.

종종 아랫입술은 윗입술에 비해 약간 더 두껍다. 피부부위는 수평주름에 의해 턱과 구별된다: **입술턱고랑**.

입술근

입술은 어떠한 골격으로 구성되지 않는다.

부드러운 부위이다. 하지만, 피부와 점막아래에 위치한 많은 근육으로 인해 입술모양과 입술 긴장의 강도를 다양하게 변화시킬 수 있다.

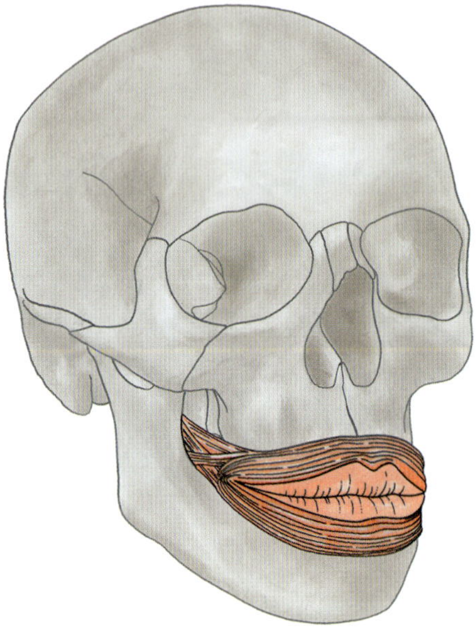

입안을 닫는 큰 근육: 입둘레근 (orbicularis oris muscle)

이 근육은 2부분을 포함한다.

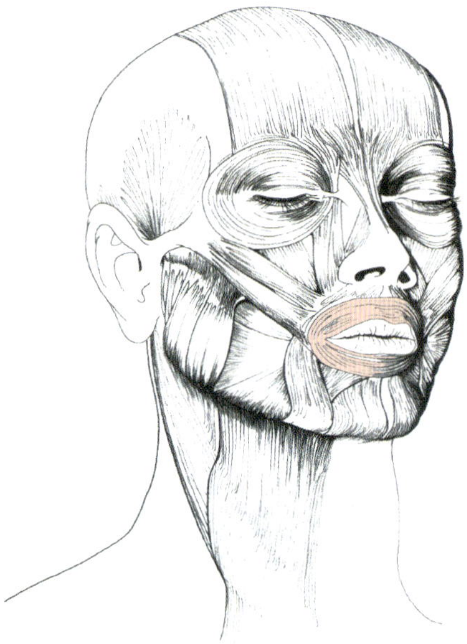

입술의 움직임이 자유로운 모서리를 따라 위치한 **안쪽둘레근**이라 불리는 주요한 중간부위이다. 위아래 입술묶음은 입꼬리에서 교차하고, 피부와 점막의 깊은 면에 닿는다.

2종류의 근섬유로 형성된, **바깥쪽둘레근**이라 불리는 주변 부위:

- 어떤 근섬유는 입꼬리에 연결되는 말단 근섬유이고,
- 다른 근섬유는 **앞니근육**이라 불린다:

위에 2개는 아래에 있는데, 앞의 근섬유와 교차하면서 턱뼈 이틀모서리에서 입술까지 연결된다.

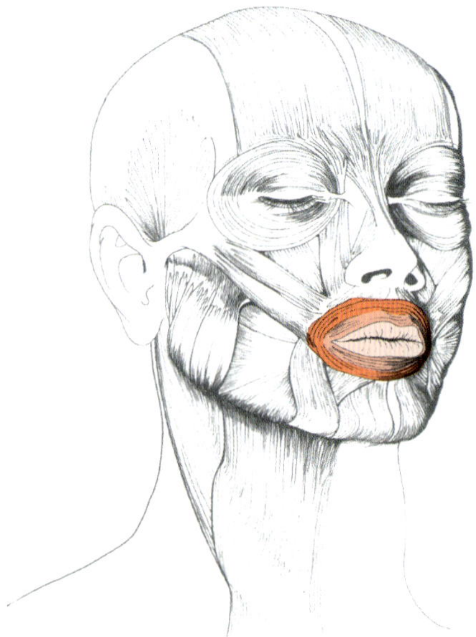

작용

입둘레근은 주요한 *입안 조임근*이다; 바로 입을 *닫게하*는 *괄약근*이다.
입둘레근의 각 부분은 특별한 작용을 하는데,
이는 입안을 닫는데 더 작용한다.

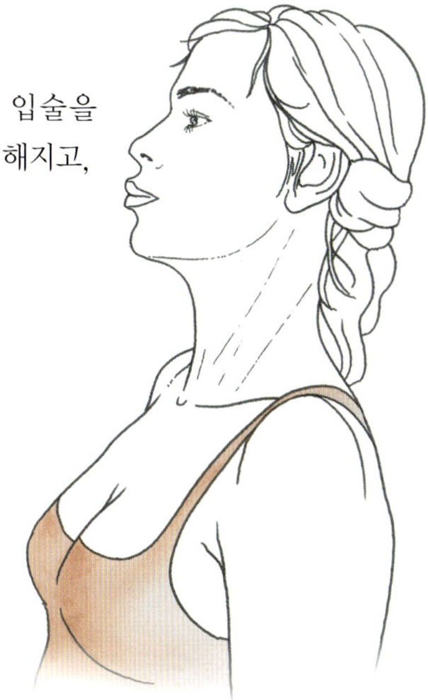

안쪽입둘레근은 입술을 꼭 *다무*는 작용에 더해지고,

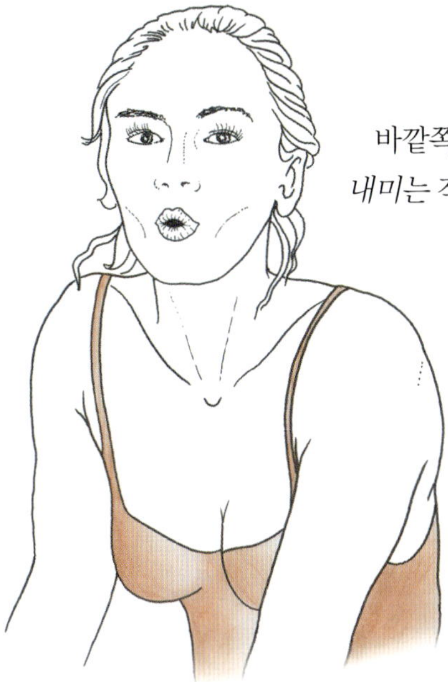

바깥쪽입둘레근은 *입술을 앞으로 내미*는 작용에 더해진다.

목소리에서, 입둘레근의 작용은 매우 종종 *주위 길항근*의 작용과 결합된다(다음 쪽을 참조).

작은근육은 위에서 아래로 입둘레근의 작용이 완전하게 이루어지도록 한다: 입술을 당기는 근육

(묘사하지 않은) 입술을 당기는 근육은 각 입술의 피부에서 점막의 깊은 면으로 가는 작은 다발로 형성된다.

작용

이 근육은 입술을 뒤에서 앞으로 압축한다.

입둘레근 주위에서, 세 개의 근육군이 입을 열게 한다

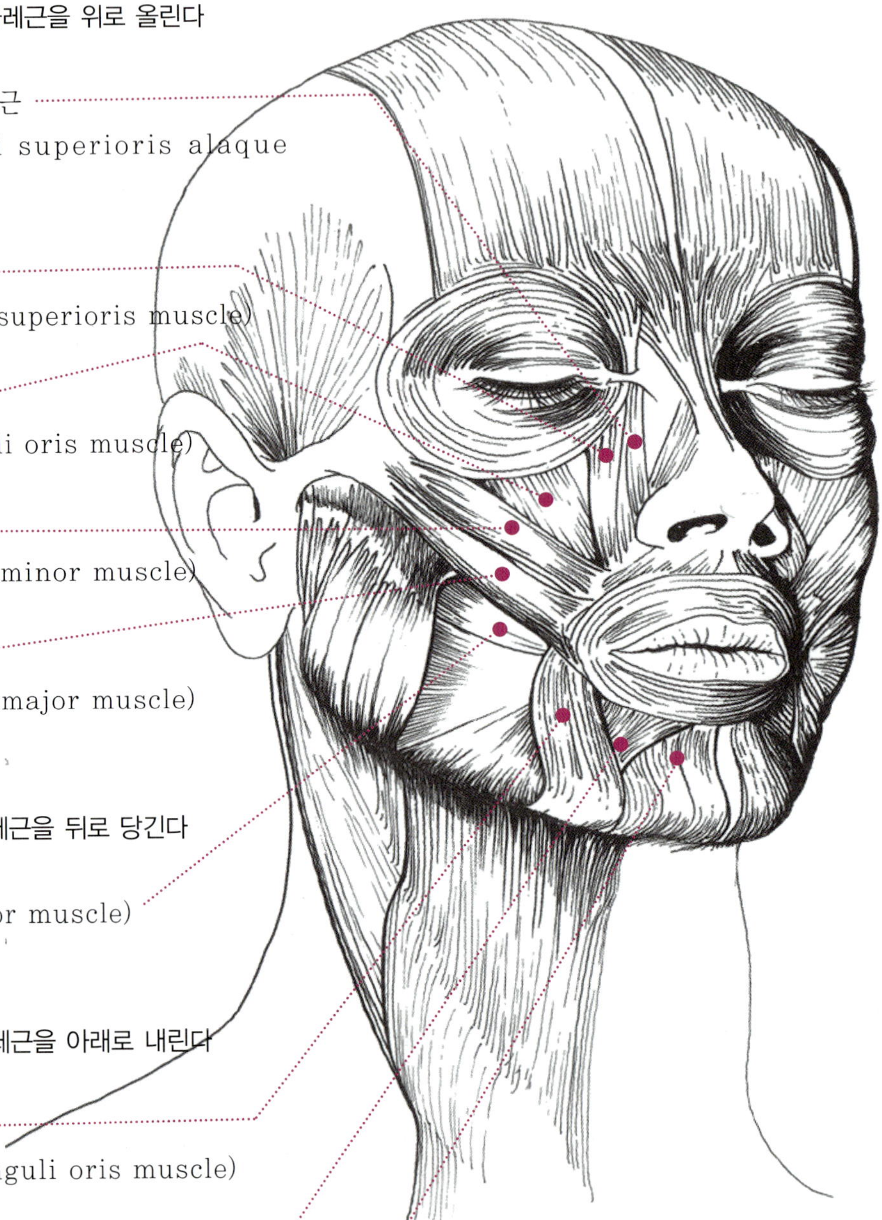

다섯 개의 근육이 입둘레근을 위로 올린다

- 위입술코방울올림근 (levator labii superioris alaque nasi muscle)
- 위입술올림근 (levator labii superioris muscle)
- 입꼬리올림근 (levator anguli oris muscle)
- 작은광대근 (zygomaticus minor muscle)
- 큰광대근 (zygomaticus major muscle)

한 개의 근육이 입둘레근을 뒤로 당긴다

- 볼근(buccinator muscle)

세 개의 근육이 입둘레근을 아래로 내린다

- 입꼬리내림근 (depressor anguli oris muscle)
- 아래입술내림근 (depressor labii inferioris muscle)
- 턱끝근(mentalis muscle)

입둘레근을 옆으로 당기는 근육: 볼근(buccinator muscle)

이 깊은근육은 아래턱과 위턱 두 개의 턱 사이에서 공간을 채운다.

이 근육은 앞에서 입 꼬리에서 일어나, 게다가, 더 뒤에서, 각각의 턱의 이틀모서리 바깥 면에서 일어난다.

몇몇 아래위 근섬유는 뒤로 서로 교차하고, 날개위턱인대와 아래턱볼능선에 닿는다(74쪽 참조).

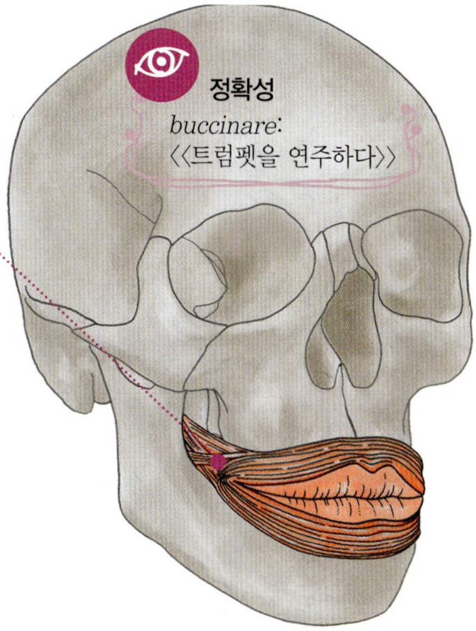

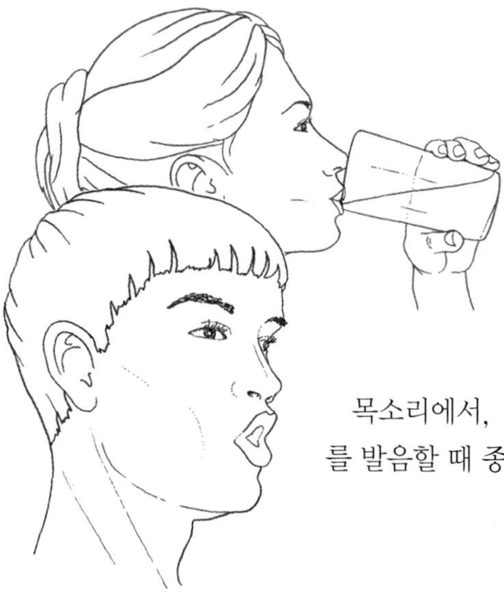

작용

입을 가쪽으로 커지게 하면서 입꼬리를 뒤로 당긴다. 하지만 또한 *볼의 깊은 근육*으로 볼을 수축시킨다. 휘바람 부는 행위에서, 혹은 잔이나 병째 마실 때 이 작용을 볼 수 있다.

목소리에서, 모음 *o, u, ou*와 자음 *fff, g, ch*를 발음할 때 종종 작용한다.

볼근은 뒤에서 *위인두수축근*과 만난다: 두 개의 근육은, 근육체인을 형성하면서, 날개위턱인대에 닿는다.

음식물이 구강인두를 통과하기 위해 음식물을 삼킬 때, 이 근육체인은 볼과 비인두를 닫는데 작용한다. 하지만 볼이 수축할 때 또한 인두를 《좁히는데》도 작용한다. 발성준비행위에서, 이 두 작용을 분리시키는 것을 배우는 것이 유익하다. 예를 들어, 목구멍 뒤에 있는 인두를 이완시키면, 동시에 ou, o처럼 모음을 발음하기 위해 볼을 긴장시킨다.

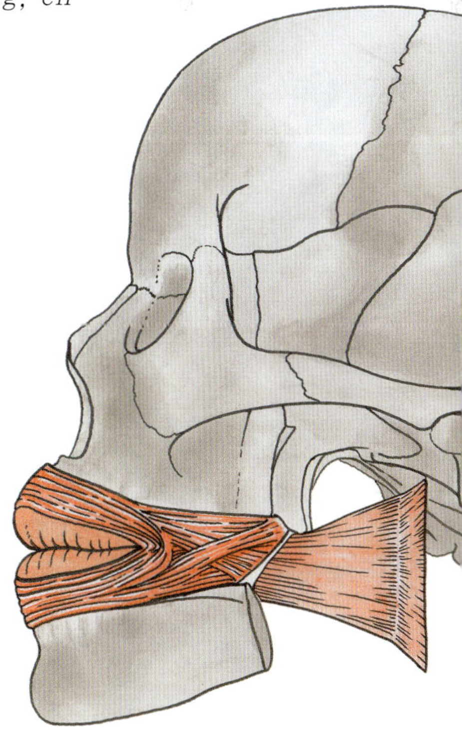

위입술을 위로 올리는 근육

위입술코방울올림근 (levator labii superioris alaque nasi muscle)

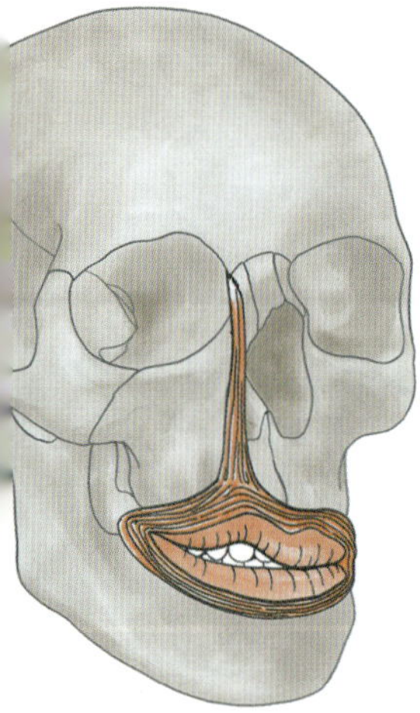

이 근육은 아래에서 콧방울 위모서리 피부 깊은 면과 위입술 피부 깊은 면에서 일어난다.

이 근육은 올라가 이마뼈의 눈확(orbital process)과 위턱뼈의 올라가는 가지에 닿는다.

작용

위입술을 올린다. 중앙부위에서, 또한 콧방울을 올린다.

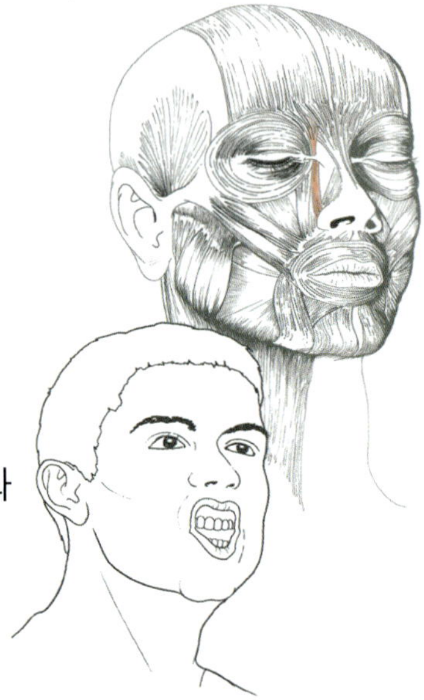

위입술올림근 (levator labii superioris muscle)과 입꼬리올림근 (levator anguli oris muscle)

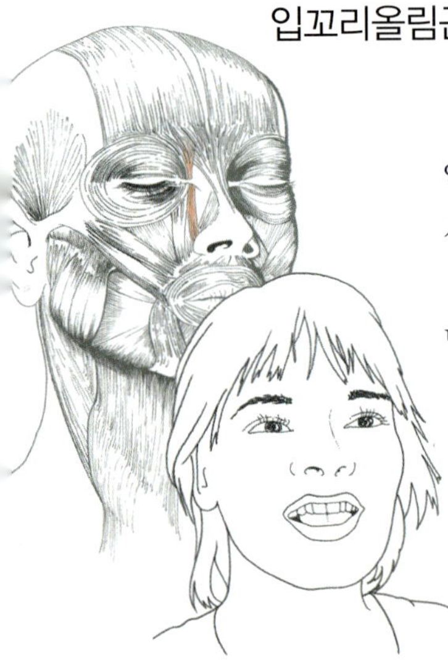

위입술올림근은, 위입술코방울올림근 보다 약간 바깥에서, 위입술모서리의 피부 깊은 면에서 일어난다.

근섬유는 안쪽으로 올라가 눈확아래모서리에 닿는다.

작용

위입술코방울올림근이 올리는 위입술에 비해 약간 바깥에 위치한 위입술 일부를 올린다.

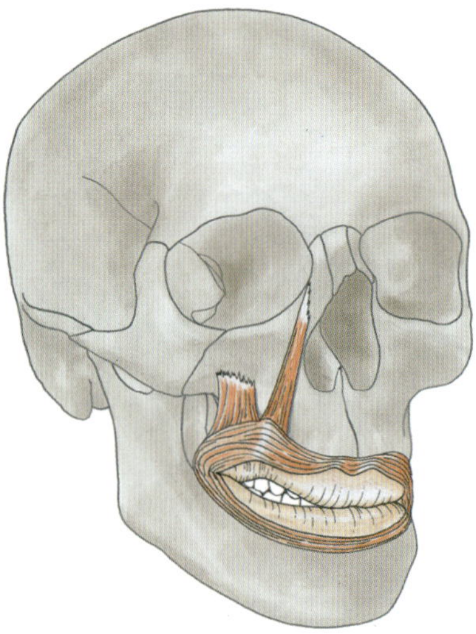

입꼬리올림근은 위입술올림근보다 약간 바깥에서 일어난다. 근섬유는 안쪽에서 올라가 위턱뼈 바깥면에 닿는다.

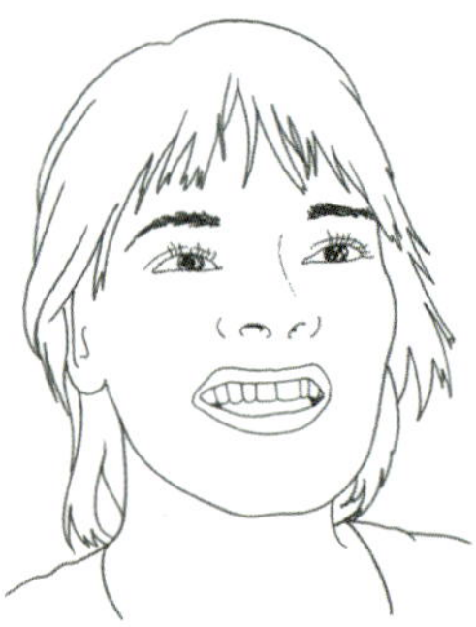

작용

입꼬리를 올린다.

작은광대근(zygomaticus minor muscle)

실제로는 볼윗부위에 위치한, 작은 이 근육은 위입술 피부 깊은 면, 약간 입꼬리안쪽, 에서 일어난다. 바깥쪽으로 올라가 광대뼈 바깥면에 닿는다.

작용

위입술올림근보다 약간 바깥쪽으로 위입술을 올린다. 위입술을 바깥쪽으로 당긴다. 바로 웃음을 짓게 하는 근육이다.

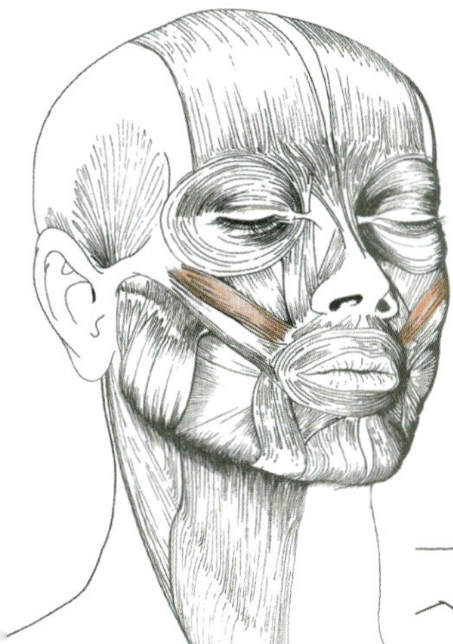

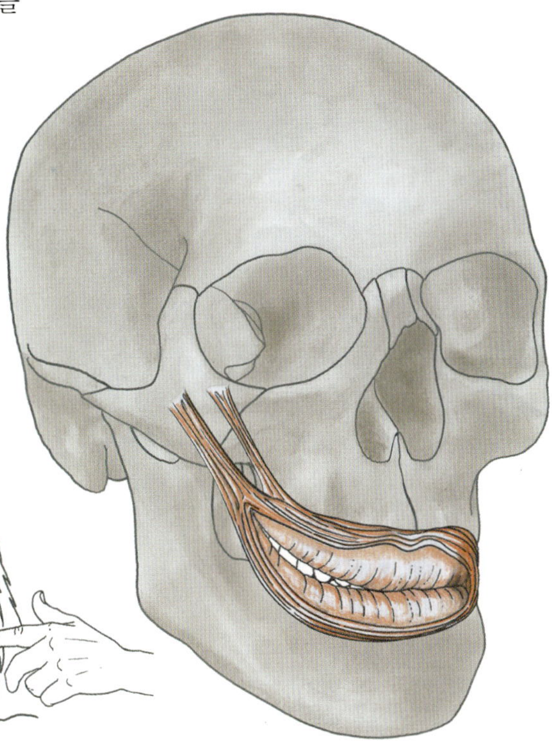

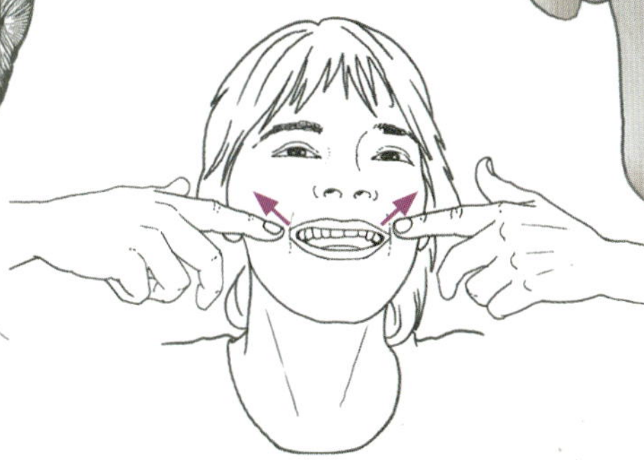

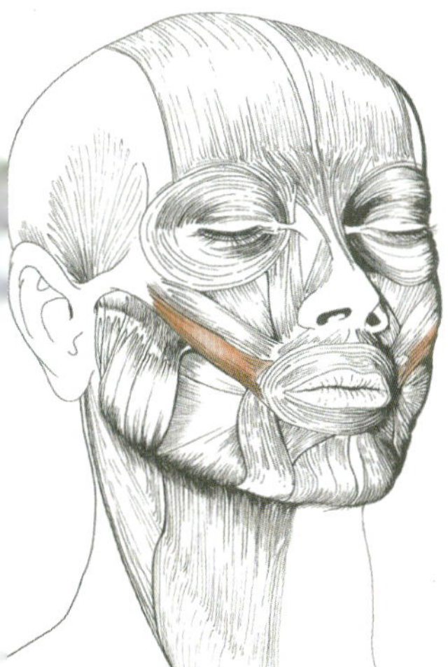

큰광대근(zygomaticus major muscle)

이 근육은 작은광대근보다 더 크다. 볼의 윗부위에서, 작은광대근 바깥쪽에 위치한다. 입꼬리의 피부 깊은 면에서 일어난다. 바깥쪽으로 올라가 광대뼈 바깥 면 높은 곳에 닿는다.

작용

입을 벌리게 하는데 관여하면서, 입꼬리를 뒤쪽으로 당기면서 입꼬리를 올린다. 이는 입술과 볼 사이에 있는 작은 홈을 안쪽으로 휘게 한다. 작은광대근처럼, 바로 웃음을 짓게 하는 근육이다.

위입술을 아래로 내리는 근육

입꼬리내림근(depressor anguli oris muscle)

이 근육은 입꼬리 피부와 입둘레근의 아래 바깥모서리에서 일어난다.

아래로 내려가 아래턱뼈 바깥면에 닿는다.

작용

입꼬리를 내린다.

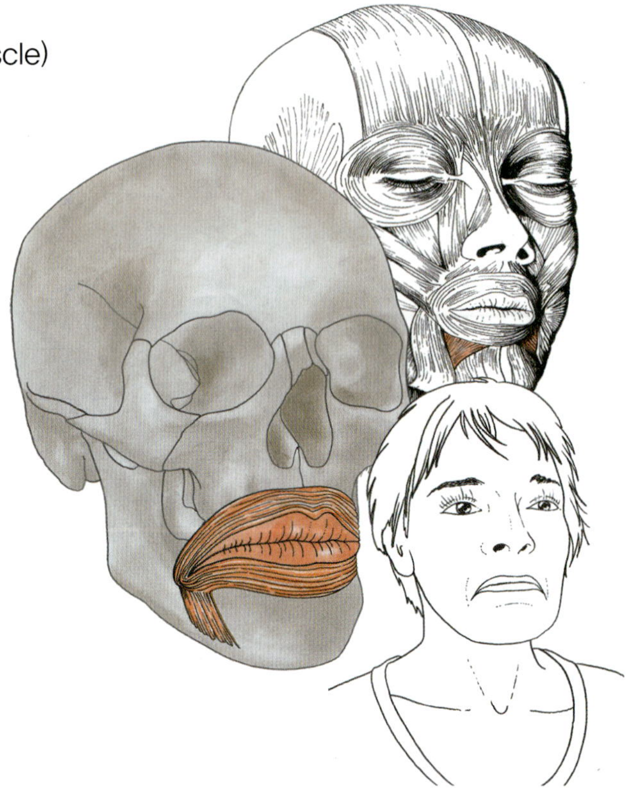

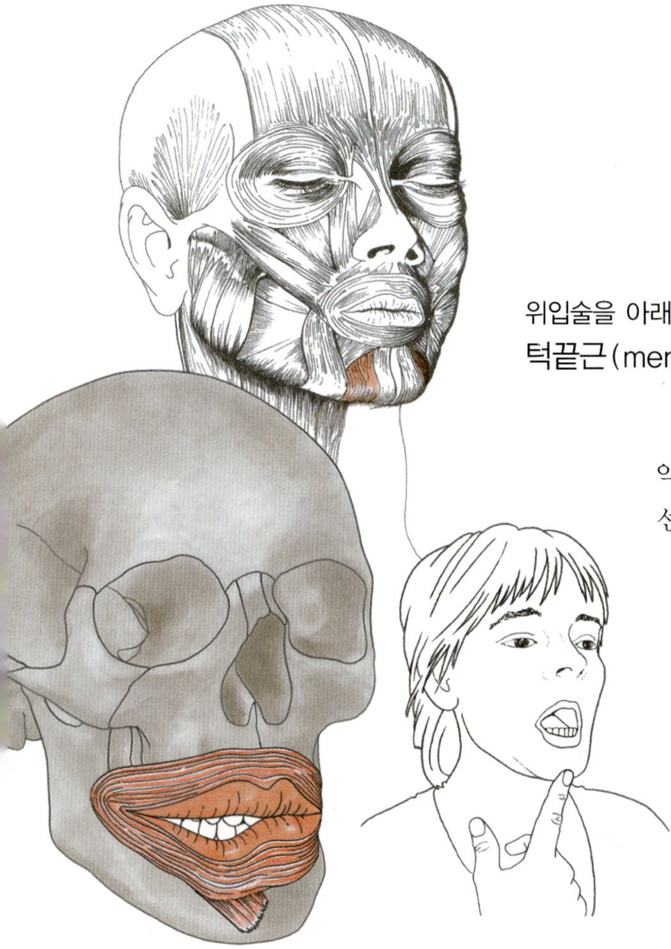

위입술을 아래로 내리는 근육

턱끝근(mentalis muscle)

이 근육은 위에서 입둘레근 아래모서리에서 일어나, 약간 바깥쪽으로 향하면서 내려간다. 아래에서 턱정중선 근처 아래턱에 닿는다.

작용

아래입술을 내린다.

위입술을 아래로 내리는 근육
아래입술내림근(depressor labii inferioris muscle)

이 근육은 아랫입술 피부 깊은면과 입둘레근 아래근섬유에서 일어난다. 약간 바깥쪽으로 향하면서 내려간다. 아래에서 아래턱에 닿는다.

작용

아랫입술모서리를 약간 앞으로 튀어나오게 하면서, 아랫입술을 내린다. 입을 크게 벌려 AAA를 말하려고 할 때 이 근육은 목소리를 내는데 관여할 수 있다.

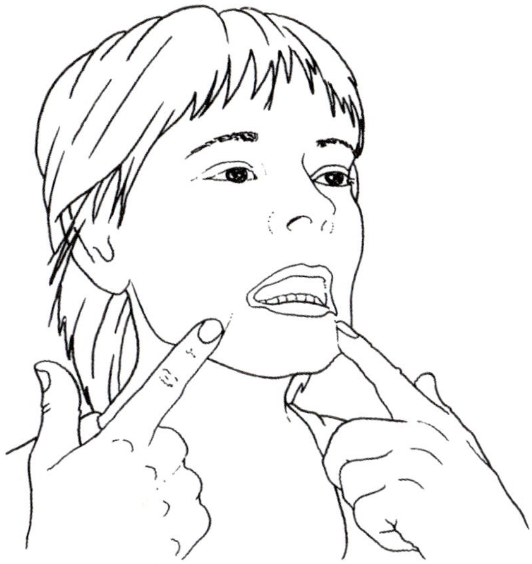

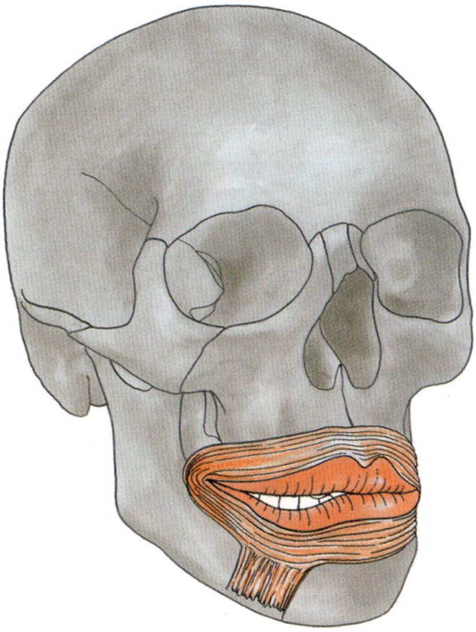

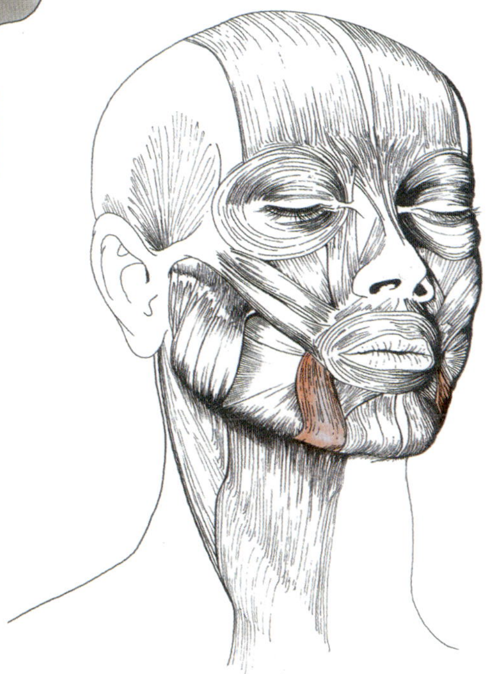

입술, 조음, 공명

입술과 모음 조음

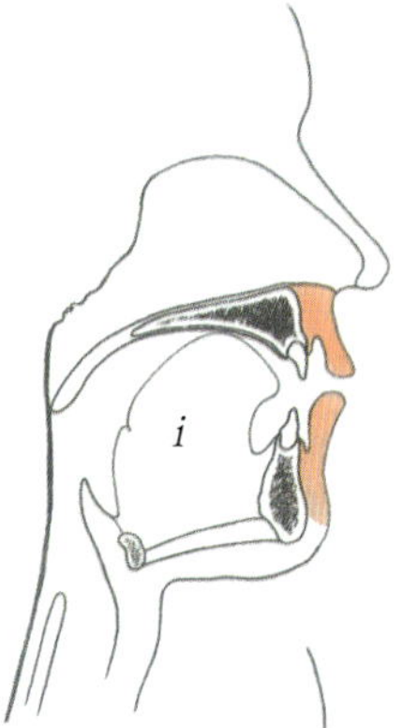

i, *é*, *è*처럼 어떤 모음을 만들기 위해, 입술의 입꼬리는 벌어진다(대부분 볼근의 작용에 의해).

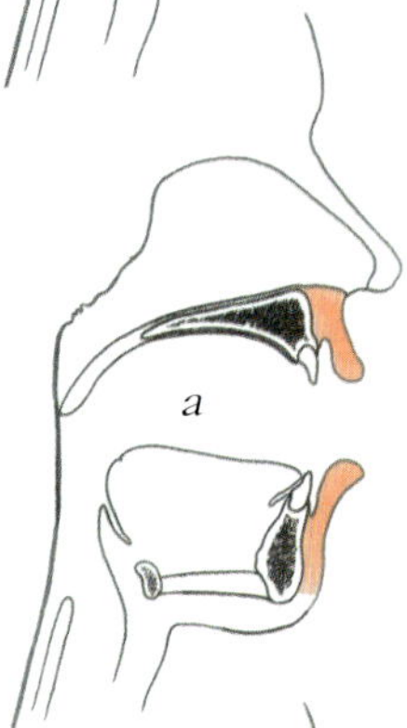

모음 *a*에서, 입술이 매우 조금 벌어진다.

물렁입천장이 내려가면, 입술의 벌어짐이 비모음 *in*을 만드는데 작용한다.

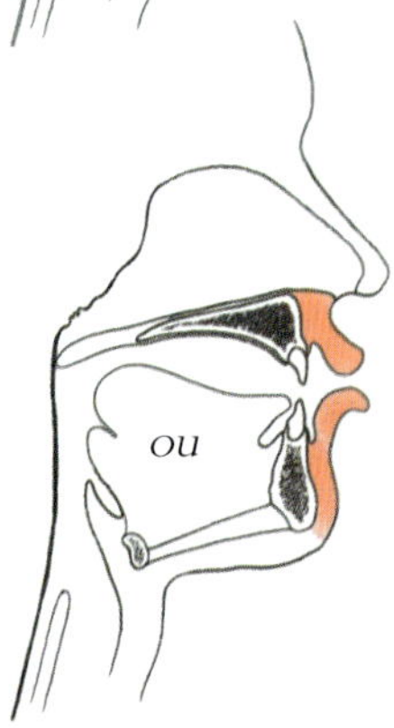

약간 벌어지게 입술을 벌리면, *o*, *u*, *ou*처럼 ⟨⟨평순⟩⟩모음을 만들기 위해 입술이 원 모양(입둘레근과 길항근의 동시작용)으로 만들어진다. 또한 순음모음에 대해 말한다.

물렁입천장이 내려가면, 입술의 원 모양은 *비모음* *on*과 *un*을 만드는데 작용한다.

입술과 자음 조음

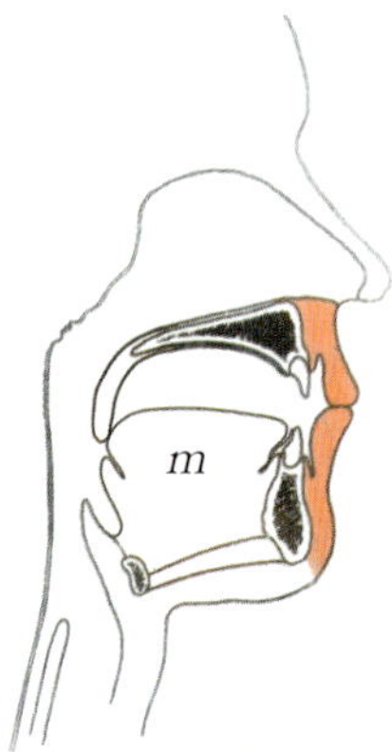

여러 자음은 입둘레근에 의해 입술을 좁히는 작용을 한다.

물렁입천장이 내려가는 바로 그 순간, 입술은 완전히 닫힐 수 있다. 따라서 공기는 코로 배출된다.

이는 *폐쇄 양순 비자음* *m*이 만들어 진다.

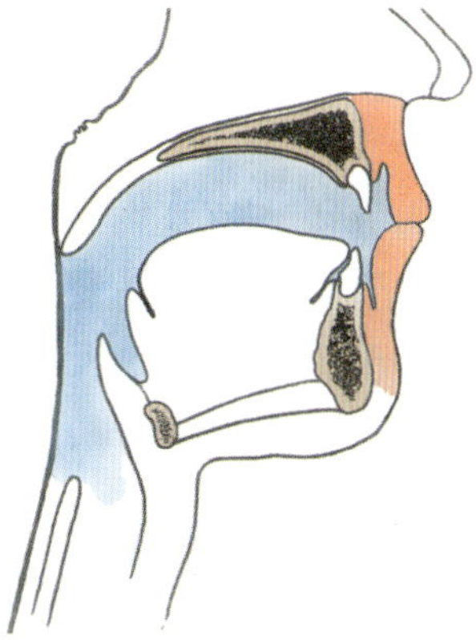

입술은 서로 붙을 수 있고 날숨에서 공기가 입으로 배출되는 것을 완전히 차단할 수 있다. 그러므로 동시에, 물렁입천장이 올라가면, 공기는 코로도 배출되지 않는다. 입안에서 압력이 발생한다. 이때부터, 갑자기 입술을 벌리면, *외파 양순자음*이 만들어지는데, 무성자음(p, 후두진동이 없는) 혹은 유성자음(b, 후두진동을 동반한)이 될 수 있다.

입술이 완전히 닫히지 않으면, 소량의 공기는 배출된다: 따라서 *마찰 양순자음*이 만들어지는데, 무성자음(f, 후두진동이 없는) 혹은 유성자음(v, 후두진동을 동반한)이 될 수 있다.

입술은 목소리 공명에 관여한다

입술을 둥글게 만들면서 앞으로 최대로 낼 수 있다(*ou*모음을 아주 명확하게 말한다). 이 움직임을 때로는 **삽관법(intubation)**이라 불린다(주의 점: 열린 입 튜브의 앞 부위의 상태를 유지하는 것을 전제하는데 즉, 완전히 입을 닫지 않는다). 입안의 앞에서, 공명공간이 만들어진다. 이는 저배음을 만드는데 유리하다.

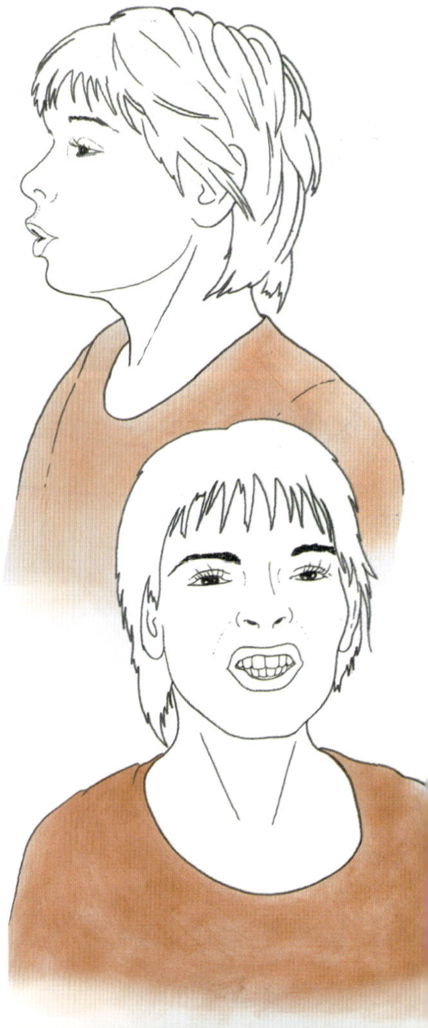

반대로, 입술을 아래위로 젖히면서 뒤로 후퇴시킬 수 있다(치아가 드러난다). 이 경우, 입안은 입공명기에 의해 더 이상 늘어나지 않는다. 이는 고배음을 만드는데 유리하다.

코와 코안

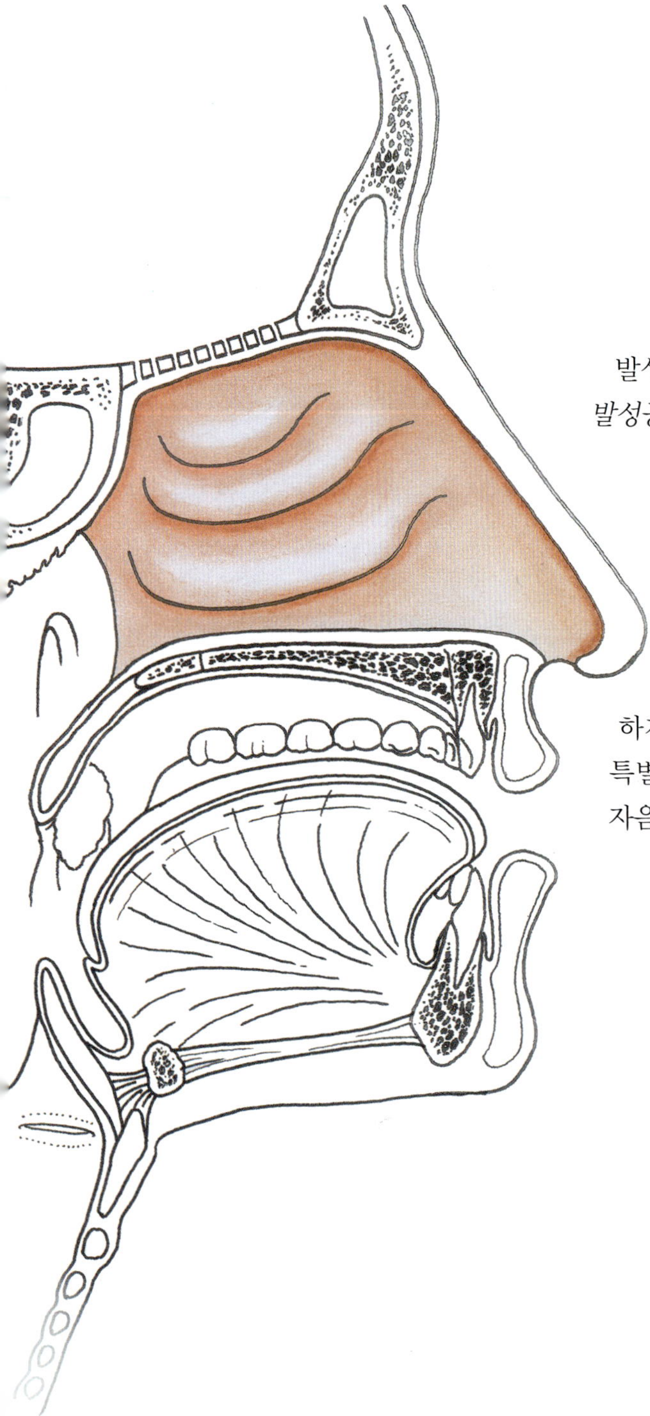

발성관으로 잘 보이는 부분인 코는 뒤에 있고, 인두에 이어 *발성공기가 통과할 수 있는 두 번째 통로*이다.

입처럼, 코는 많은 다른 기능을 수행한다: 호흡에서 공기통로 중 하나이고, 후각기관이 있다.

입과는 반대로, 코는, 콧구멍을 벌리고 좁히는 아주 작은 조절을 제외하면, 모양을 변형시킬 수 없다. 하지만, 목소리에 관해서는, 소리의 조음과 공명에서는 특별한 장소이다: 공기가 코로 배출되면, 비음이라 하는 자음과 모음이 발생한다.

코의 바깥부위 묘사

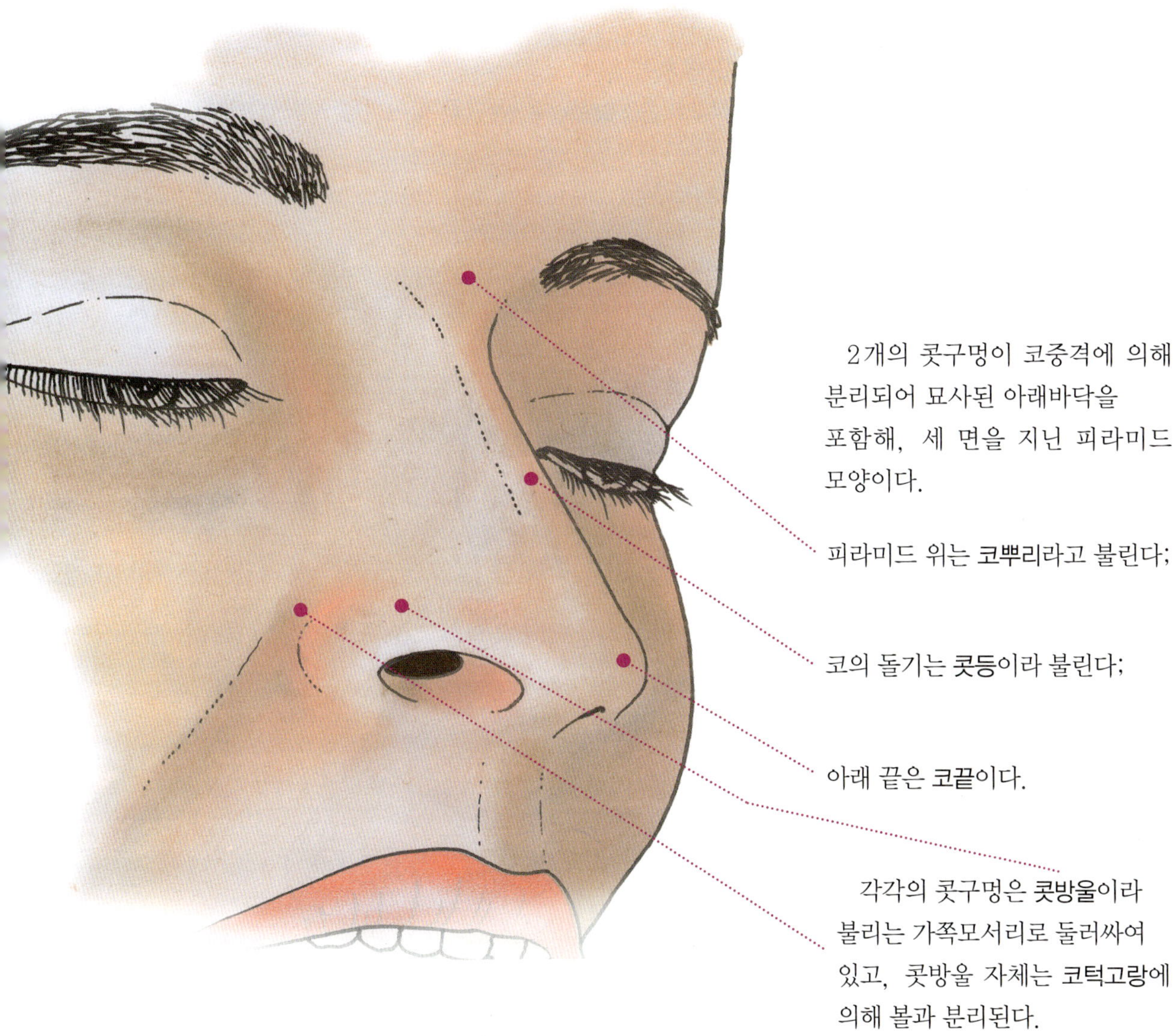

코에서 보이는 모든 부분은 **코안뜰** 혹은 **코앞부분**이라고 불린다.

여러 가지 뼈로 구성되어 있는데: 두 개의 턱뼈, 코뼈, 이마뼈는 피부아래에 있는 여러 연골들에 의해 아래로 연결된다.

하지만 코는 외부에서 보이는 형태보다 더 깊이 위치한다: 안쪽에서, 두 개의 **공간** 혹은 **코안**이 있다.

코안

코의 안쪽에서 두 개의 파여진 부위이다.

각각의 코안은 앞에서 뒤로 길게 이어지고, 좁으며 높다.

코의 보이는 부분과 바깥부분을 포함한 부드러운, 앞부분은 안면골 덩어리를 포함한 뒷부분보다 더 작다.

코안은 앞쪽에서 **콧구멍**에 의해, 뒤쪽에서 **뒤코구멍**(posterior apertures of noses/choana)이라 불리는 공간에 의해 열린다.

각각은, 4개의 벽과 2개의 끝으로 묘사할 수 있다.

여러 가지 뼈로 조립된 **위벽**(천장):
코뼈의 뒷면,
이마뼈코가시(68쪽 참조),
벌집뼈체판(69쪽 참조),
나비뼈몸통 앞면
나비뼈몸통 아래면(64쪽 참조).

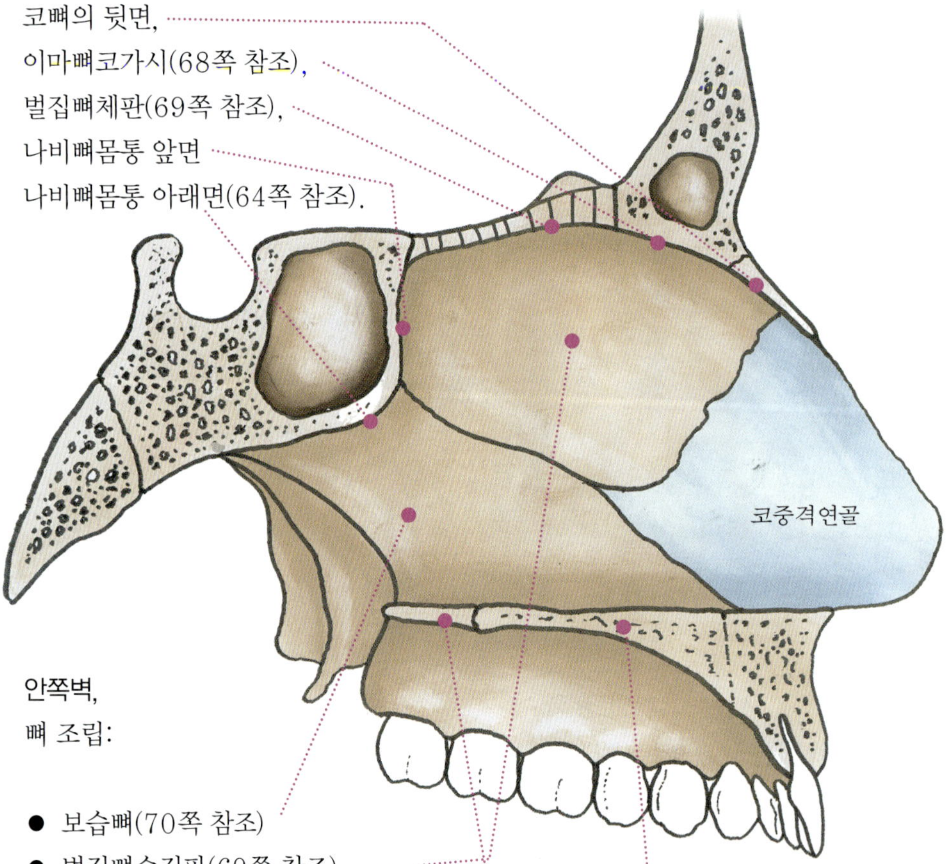

안쪽벽,
뼈 조립:

- 보습뼈(70쪽 참조)
- 벌집뼈수직판(69쪽 참조),
- 연골판인, 코중격연골.

아래벽(바닥)
위턱뼈(72쪽 참조)와
입천장뼈(73쪽 참조)
의 조립으로 형성된다.

가쪽벽은 *3면*에서 많은 뼈로 구성되어 있다:

천장면
은 위턱굴의 구멍에 의해
뚫린(274쪽 참조)위턱뼈 중앙면과
날개돌기안쪽판(65쪽 참조)에 의해
형성된다.

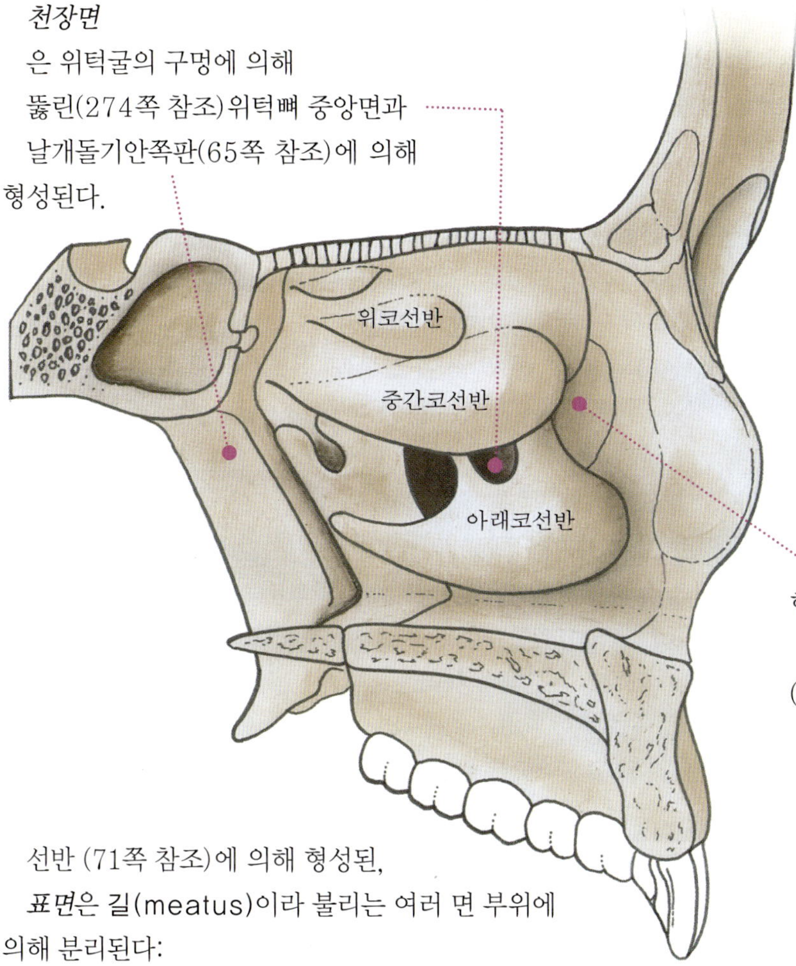

작은 편평뼈에 의해 앞에서
형성된 *중간면:*
위턱뼈의 홈에 결합한 눈물뼈
(lacrimal bone);

선반 (71쪽 참조)에 의해 형성된,
*표면*은 길(meatus)이라 불리는 여러 면 부위에
의해 분리된다:
위선반과 중간선반 사이에 **위콧길**가 있고;
중간선반과 아래선반 사이에 **중간콧길**가 있다.

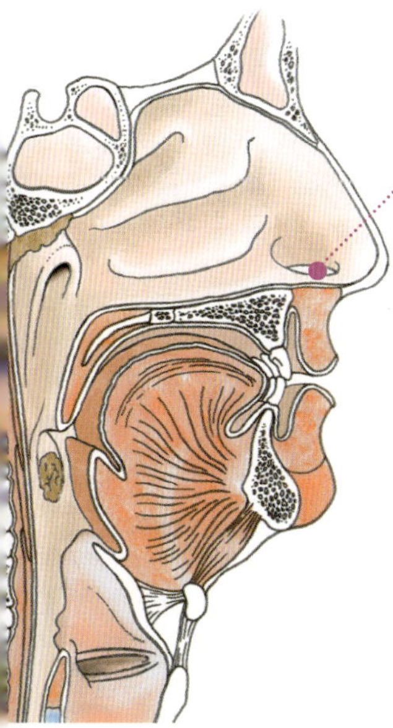

코의 앞끝인, 콧구멍은 외부와 코안을
연결시키는 구멍이다.

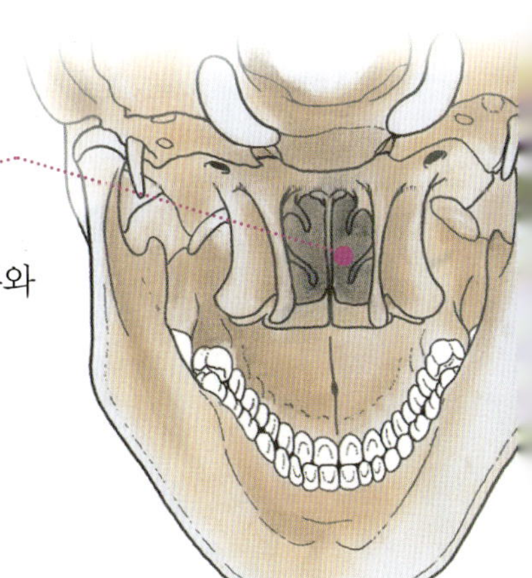

코의 뒤끝인, 뒤콧구멍은 비인두와
코안을 연결시키는 구멍이다.

코곁굴(paranasal sinus)

굴은 거의 모든 방향으로 코안을 차지하고 있는 *공기구멍*이다.
굴은 몇몇 머리뼈에서 구멍이 뚫려있고 **소공**(ostium)이라 불리는 작은 관으로 인해 코안과 통한다.

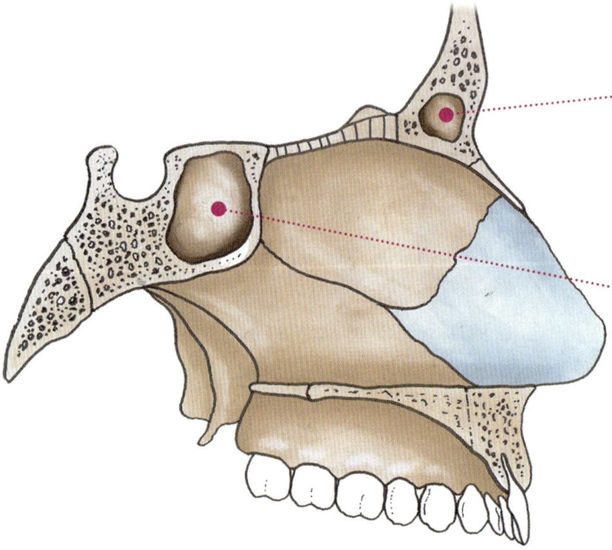

이마굴은 코안과 눈확위, 이마뼈 덩이 안에서 뚫려있다. 소공은 중간도로 통한다.

나비굴은 나비뼈몸통에서 뚫려있다. 소공은 코안 천장 뒷부분으로 통한다. 종종 2개의 공동 굴이 있다.

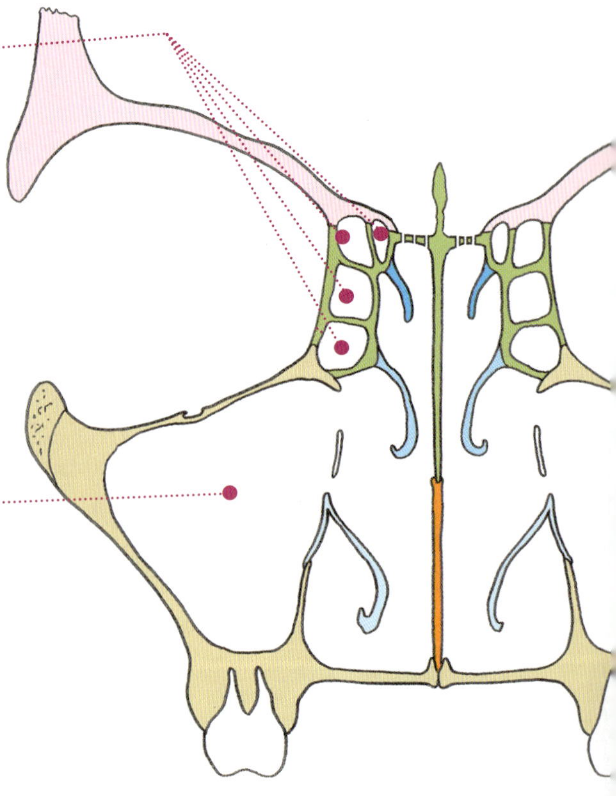

벌집굴은 벌집뼈 가쪽덩이에서 뚫려있다.
이 굴은 양쪽에서 6~9개의 나란히 배열된 작은 **벌집**을 형성한다. 가장 앞쪽에 있는 벌집은 중간선반아래 작은 소공에 의해 통한다.
가장 뒤쪽에서는 위선반아래 작은 소공에 의해 통한다.

위턱굴은 위턱뼈 몸통에서 뚫려있다. 두 개의 어금니와 앞어금니위에 있다. 소공은 중간선반 아래 코안으로 통한다. 가장 큰 굴이다: 약 $10cm^3$이다.

코점막

코안 전체는 모든 주름을 덮고 있는 **점막**으로 덮여 있고, 그리고, 심지어는, 이 점막은 소공을 통해 각 굴의 벽까지 이어져 있다. 이 점막은 따뜻하고 축축하고, 코안을 통과하는 공기에 2가지 특성을 전달한다.

점막은 다음과 같은 것을 포함한다:

- 털: 먼지가 통과하는 것을 막고 공기를 정화하는 **코털**;
- 항균효소를 포함하는 접착력 있는 **점액**.

코로 공기를 들이 마시면, 통과하는 공기는 아래에 있는 공기통로, 특히 후두와 성대에서 정화된 공기가 통과한다.

하지만, 발성을 할 때 코로 항상 공기를 들이 마실 수 없는 상황이 발생한다: 말을 하거나, 낭독하거나, 노래를 부를 때 때로는 매우 빠르게 다시 공기를 들이 마실 필요가 있다: 따라서 입으로 공기를 들이 마시는 게 더 빠르다.

가능하다면, 코로 공기를 들이 마시는 것이 점막을 마르게 하는 것을 피할 수 있는 방법이라는 것을 아는 것이 중요하다.

코를 절단한 면을 보면, 코선반주위로, 점막은 코안의 가쪽면을 잘 식별할 수 있는 점막주름으로 변화시키면서 각 선반에 접혀있다.

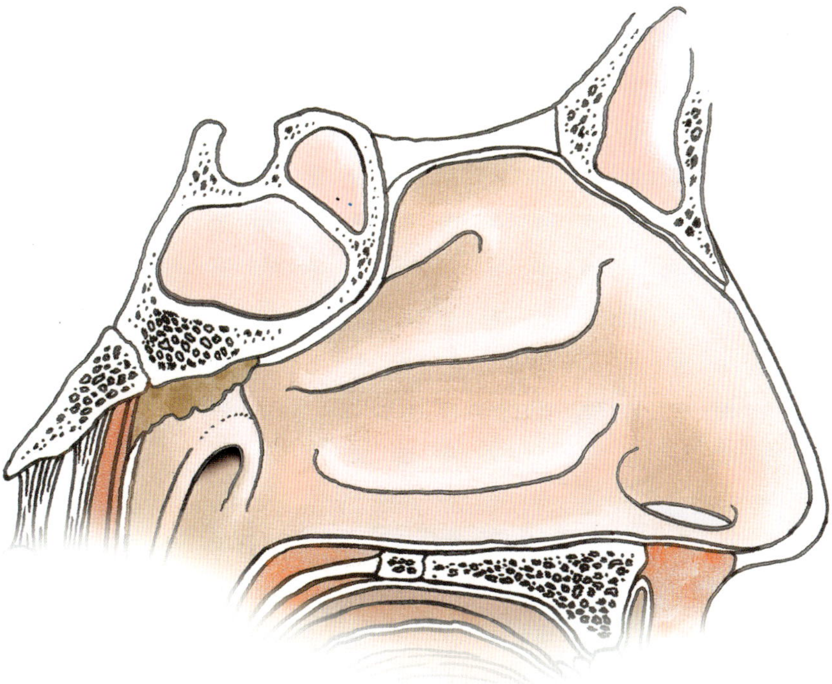

귀

귀는 목소리를 내는데 특별한 자리를 차지한다: 청력은 전달된 소리를 조절하는데, 이를 **청각발성고리** (loop of audio-phonatory)라 부른다. 여기서 단순하게 해부학 영역만 언급할 것이다.

귀는 세 부위로 이루어져 있다. 바깥귀, 가운데귀, 속귀를 말한다.

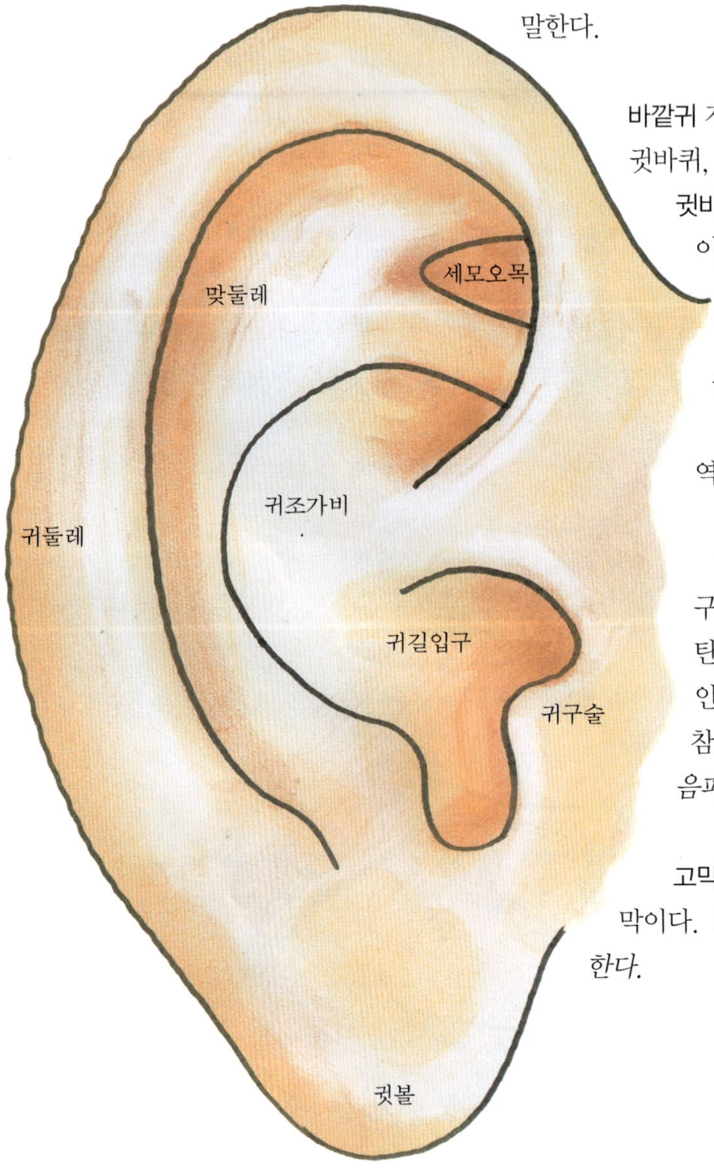

바깥귀 자체는 세 부분으로 이루어진다: 귓바퀴, 바깥귀길, 고막.

귓바퀴는 타원형 모양의 판인데 많은 주름이 있다. 피부로 덮여진 탄력연골로 이루어져 있다. 많은 주름이 있는데; **귀구술, 귀조가비, 귀둘레, 맞둘레, 귓불, 세모오목.**

음파를 감지하고 모으는, *음파 수신기* 역할을 한다.

바깥귀길은 귓바퀴와 고막을 연결한다. 구멍이 뚫린 실린더인데 바깥쪽 2/3는 탄력성연골에 의해 이루어져 있는 반면 안쪽 1/3는 관자뼈와 고막뼈(66~67쪽 참조)에서 구멍이 뚫려 있다. 바깥귀길은 *음파가 지나가는 통로역할*을 한다.

고막은 음파에 의해 떨리는 둥근 모양을 한 막이다. 고막은 *바깥귀와 가운데귀 고실을 분리한다.*

가운데귀는 작은 방모양이다: 고실.

고실은 공기를 함유한다. 고실에서 뼈들이 연결되어 있는데, 세 개의 작은 뼈가 연결되어 있다: **등자뼈**(stapes), **모루뼈**(incus), **망치뼈**(malleus). 고실은 육면체의 모양을 한다(세 면은 여기서 다룰 것이다): 가쪽면(가쪽벽)은 고막이 대부분을 이루고, 안쪽면(안쪽벽)은 구멍이 뚫려있어 가운데귀와 비인두를 연결하는 **귀관** 혹은 **유스타키오관**(eustachian tube)으로 통한다. 이는 고실의 공기압을 조절한다; 중간면은 등자뼈가 속귀의 미로와 접촉한다. 뼈의 연결에 의해 고막에 의한 떨림은 달팽이관까지 전달된다.

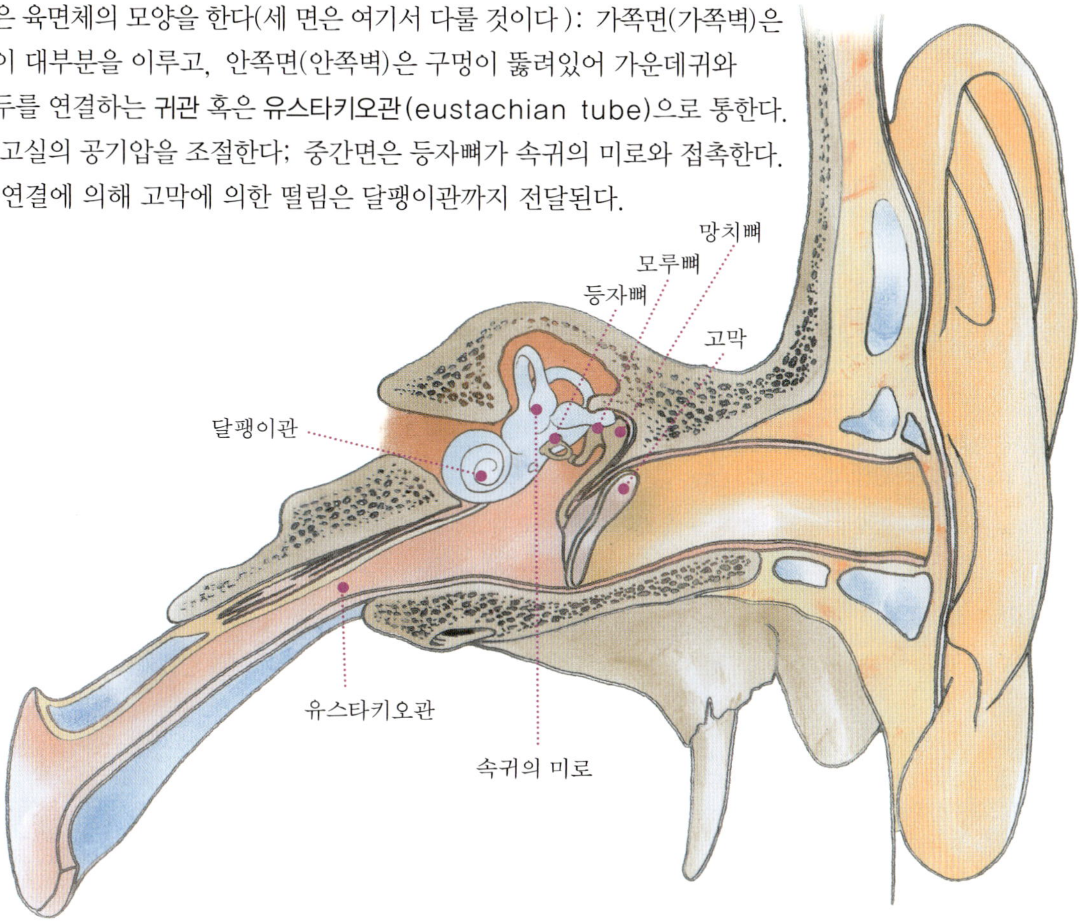

귀는 관자뼈 바위부분(68쪽 참조)에 위치한다.

속귀에는 두 부위가 있다 :

- **뼈미로** 액체인 **외림프액**(perilymph)을 담고 있고, 미로막〔이 막 역시 **내림프액**(endolymph)을 담고 있다〕이 이 림프액에 싸여 있다.
- 미로막에는 3 부위가 있다: **안뜰**(vestibular), **반고리관**(semicircular canals), **달팽이관**(cochlea).

앞의 두 부분은 균형을 유지하는 기관인데, 여기서 다루지 않을 것이다.

달팽이관은 청각기관이다. 이 관은 뼈활주위로 나선형으로 싸여진 공간으로 되어 있다. 이 관에는 막과 막의 떨림으로 자극을 받는 섬모로 된 감각세포를 지니고 있는 코르티기관(organ of Corti)이 있다.

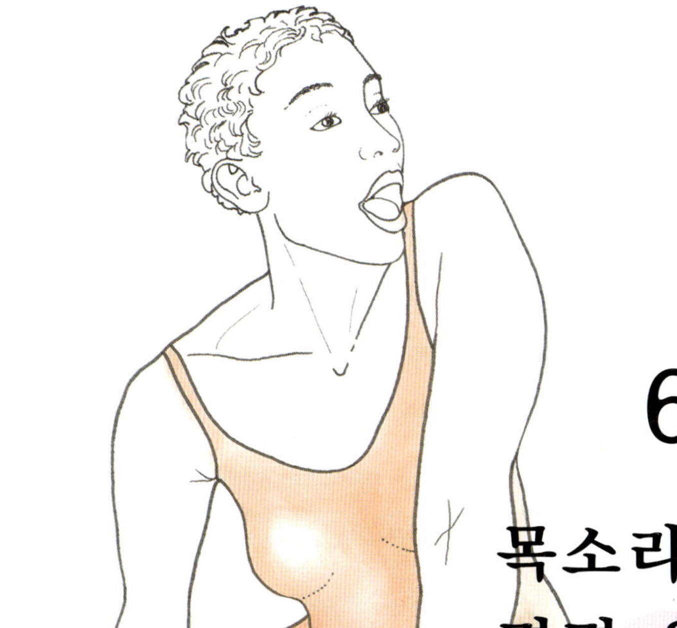

6

목소리 분야에서 몇몇 용어들

물질

이 장에서는 목소리연구에서 지속적으로 사용하고 있는 몇몇 용어들을 쉽게 이해할 수 있도록 설명할 것이다(그리고 이 책의 남은 부분에서): 떨림, 화성, 어휘 형성소란 무엇이고 등등...

특히 물질에 해당되는 이 용어들과 해부학적 구조와 기능을 연결시키는데 목적을 둔다.

물질이라 부르는 것은 무엇인가?

현 세계에서 구체적이고 만질 수 있는 물건을 구성하고 있는 모든 것을 물질이라 부른다(따라서 행성, 공기, 인간신체...는 물질로 구성되어 있다). 어떤 방법에서, 물질은 무(vacuum)의 반대를 의미 한다(무가 있으면, 물질도 없고, 물질이 있으면 무가 없다).

이 물질은 무엇으로 구성되어 있는가?

물질의 기초로써, 원자가 있다. 원자는 물질의 최소입자로 분자 모양으로 결합할 수 있고, 분자는 우리가 인식할 수 있는 물질로 결합할 수 있다.

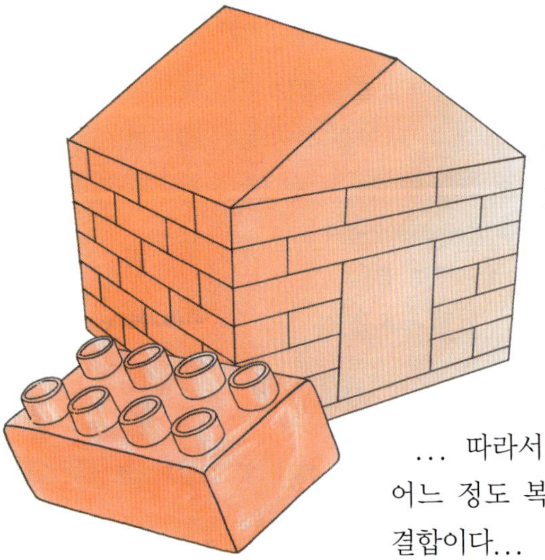

같은 맥락에서 레고로 무엇을 만들어도 레고 결합의 기초가 된다...

... 따라서 모든 물질은 어느 정도 복잡한 분자의 결합이다...

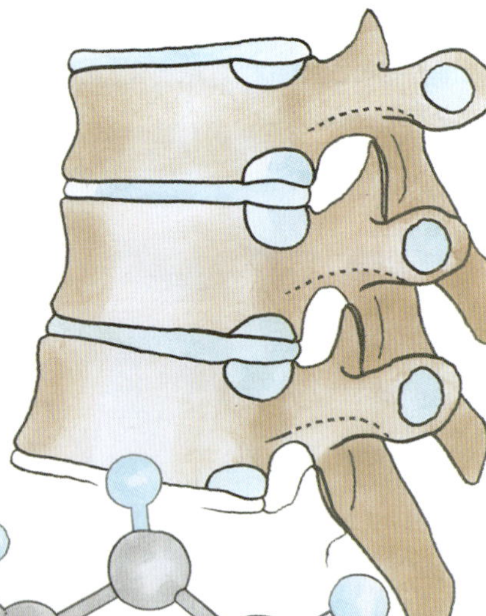

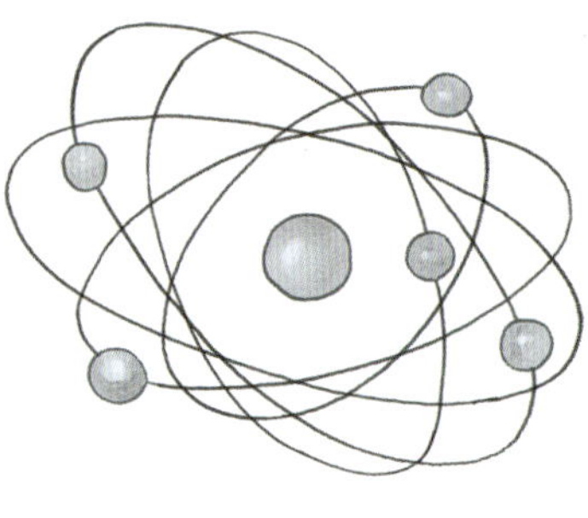

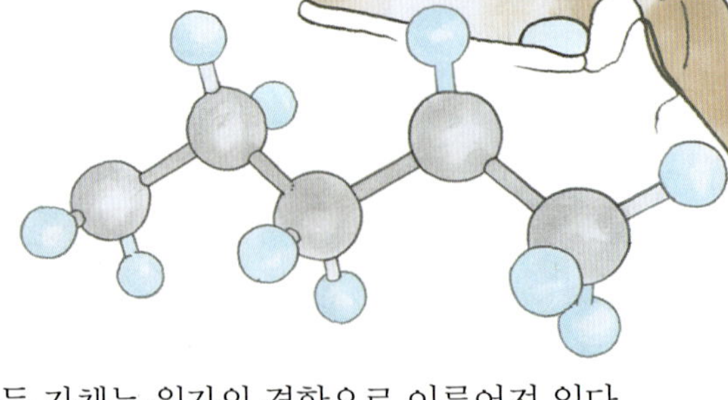

... 이 분자들 자체는 원자의 결합으로 이루어져 있다.

물질의 3가지 상태(Les trois états de la matiére)

분자는 다양한 방법으로 결합할 수 있다.

물질상태라고 부르는 세 가지 유형의 다른 결합이 있다.

고체상태

분자의 *결합은 매우 강하고* 분자들 간에 움직임이 거의 없다.

고체는

- *자체의 부피,*
- *자체의 모양을 지닌다.*

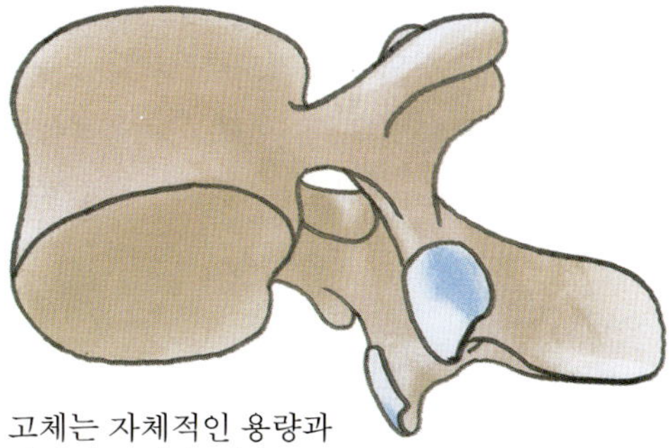

고체는 자체적인 용량과 자체의 부피가 있다.

액체상태

분자의 *결합은 약하다.* 이 경우, 분자는 서로 서로 이어져 있지만 분리되지는 않는다.

액체는 *자체의 부피를 지니지만 자체의 모양이 없다.*

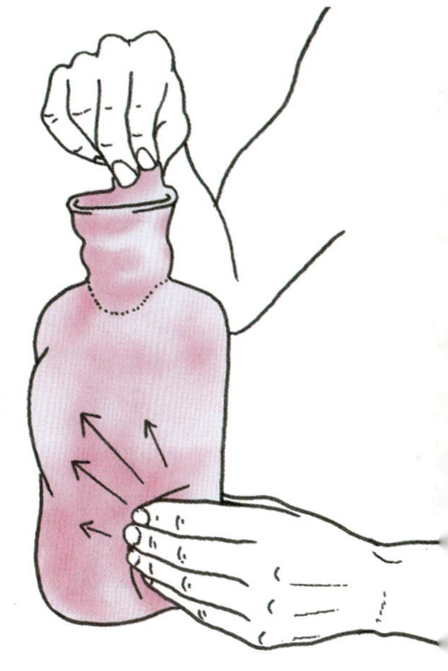

액체를 만질 때 액체의 부피는 같지만 형태는 변한다.

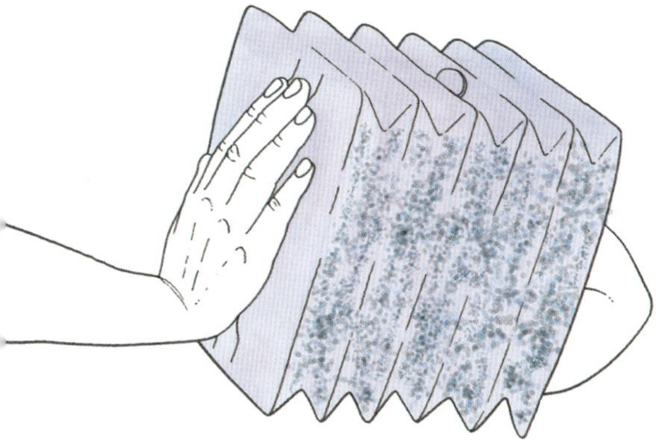

가스는 가스가 있는 공간을 차지하는 경향이 있다.

기체상태

분자는 각각 독립적으로 움직인다(서로 결합이 되어 있지 않다). 분자가 자유롭기 때문에, 분자들 간에 부딪히고 서로 밀어 내면서 움직인다: 따라서 서로 서로 멀어지는 경향이 있다.

가스는 가스가 있는 공간을 차지하는 경향이 있지만, 어떤 이유로, *가스는 부피도, 자체 형태도 없다고* 말할 수 있다.

가스와 압력

압력이란 무엇인가?

압력은 가스를 수량으로 표시한 물질화한 개념이다.
분자는 어느 정도 조여지고 서로 서로를 밀어낸다.
분자가 더 조여질수록, 서로 서로를 더 밀어내고, 그래서 압력은 더 커진다.
압력은 Pascal이나 bar(1 bar는 100,000 Pascal이다)로 표시된다.

공기는 압력을 받은 가스이다

같은 양의 공기는, 용기가 클수록 압력이 약해지고, 용기가 작을수록 압력이 높아진다.

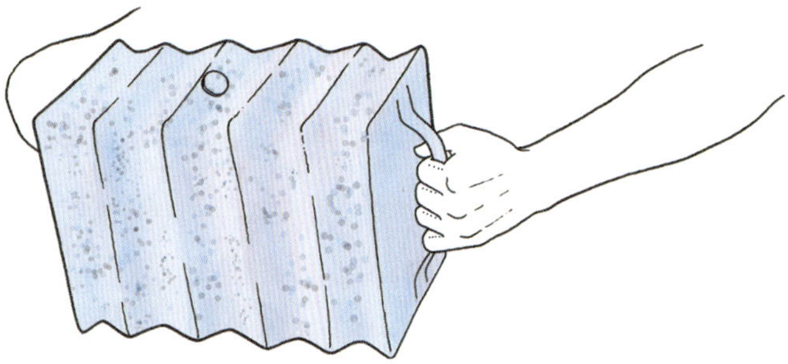

압력과 부피

같은 양의 공기는,
공기를 담고 있는 부피가 클수록,
압력이 약해지고,
공기를 담고 있는 부피가 작을수록,
압력이 강해진다.

압력은 힘을 발생시킬 수 있다...

압력이 높을수록, 분자는 서로 밀어낸다.

또한 가스를 닫힌 용기에 담을 때(병, 풍선), 분자는 벽면을 향해 민다. 이렇게 발생한 힘을 압력이라 부른다. 예를 들어, 이러한 압력은 고무풍선이나 타이어를 부풀게 한다.

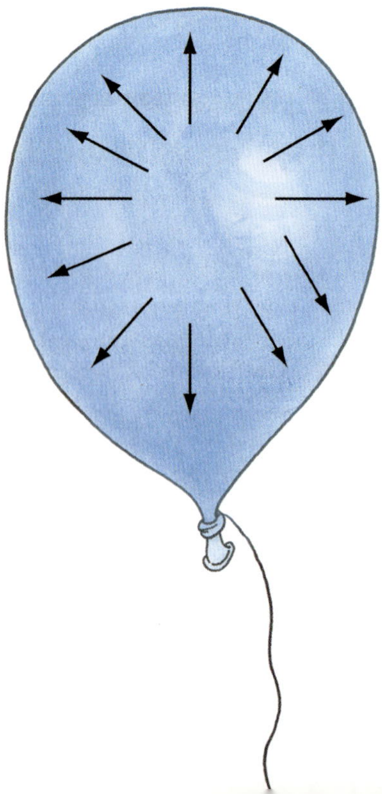

…때로는 힘이 매우 크다

예를 들어, 주위 공기의 압력이 창유리 $1m^2$에 가해질 때 발생한 힘은 약 10톤이다. *아프리카 코끼리 두 마리*의 무게이다.

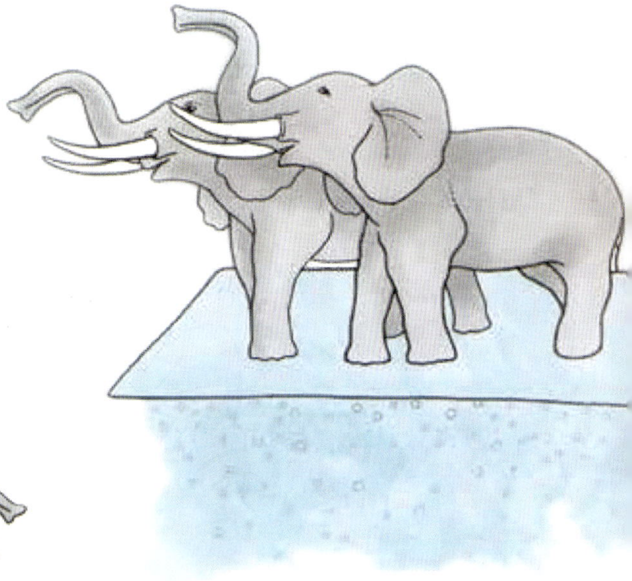

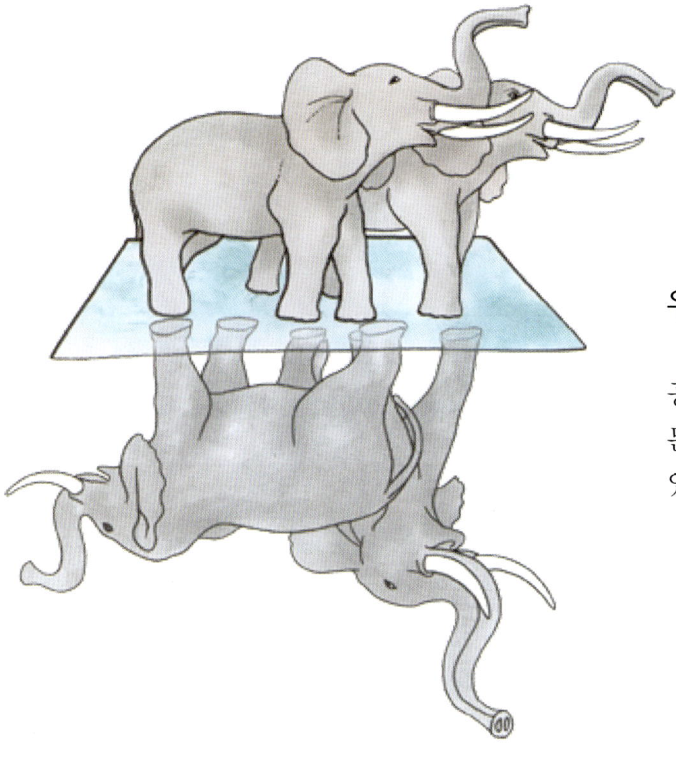

우리는 압력 아래에서 살고 있다

유리가 깨지지 않는다면, 반대편에 위치한 공기가 반대 방향으로 비슷한 힘으로 밀기 때문이다. 따라서 압력의 균형이 우리가 살고 있는 세상에서 매우 잘 나타난다.

자연은 비어있는 것을 싫어한다

공간이 《들이마신다고》 말한다면, 단지 공간을 채운 부피가 바깥 공기, 즉 바깥에서 벽면을 밀고 있는 압력 때문이고, 이 벽면을 변형시킬 수 있다고 말할 수 있다(공간은 반대의 힘으로 밀지 않는다). 커피 팩의 공기를 빼낼 때 일어나는 것과 같다.

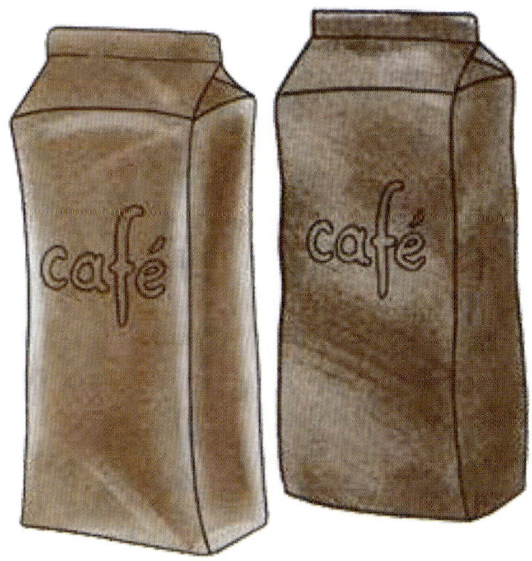

압력에서 소리로

송풍기관이 어떻게 가슴우리(93쪽 참조)에서 압력을 만드는지 살펴보았고, 부분적인 과압력 부위를 만들면서(압력의 정점), 일부분의 공기가 어떻게 성대사이에서 빠져나가는지 살펴보았다 (148쪽 참조).

이에 따라서 다음과 같은 현상이 발생한다:

압력정점에 도달한 분자는 주위에 있는 분자들을 밀고, 새로운 과압력 부위를 만들고, 이 압력은 다른 부위를 밀게 된다.

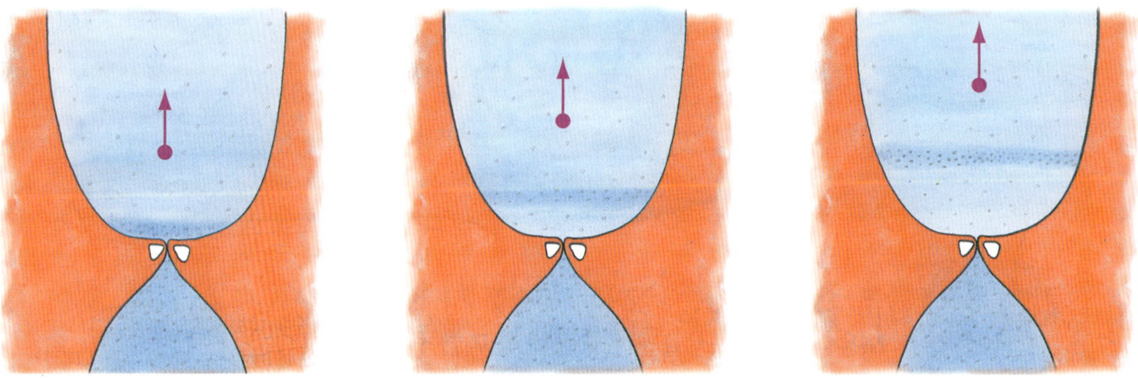

압력의 정점은 물질을 이동시키기 않고 주위에서 주위로 압력의 정점이 이동한다: 이것이 **압력파** (pressure wave)이다.

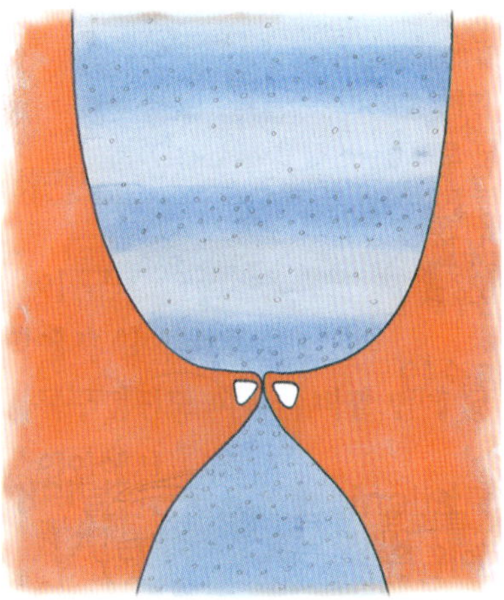

일반적으로 압력의 정점은 스스로 발생하지 않는다. 즉, 매우 짧은 시간에 정점의 연속이 차례로 항상 발생한다(목소리에서: 성대의 열기/닫힘의 여러 순환). 따라서 이 정점의 전체를 묘사하기 위해 **음파**에 대해 말한다.

그러므로 소리는 음파이다. 소리는 압력의 불균형을 발생시킬 수 있는 **수신기**에 의해 일어난다. 소리는 압력의 변화를 해석할 수 있는, **수신기**(귀, 마이크)에 의해 포착되기 전까지 공기를 통해 전파된다.

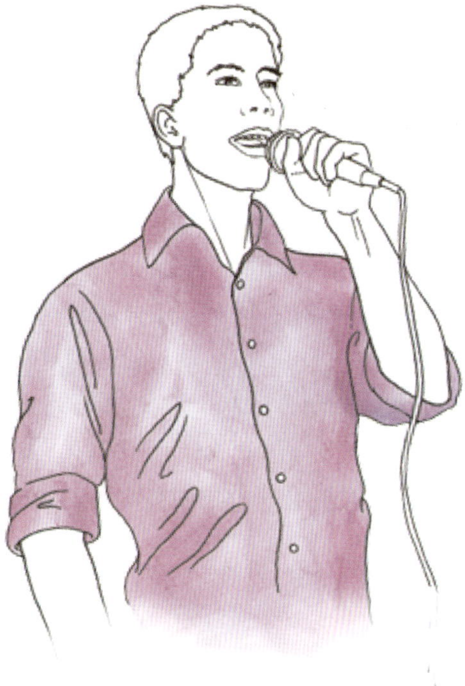

그래픽 표시

입 앞에 감지기를 둔다고 상상하고 시간의 흐름에 따라 압력의 변화를 그래픽에 녹음한다: 다음과 같은 그래픽 표시를 기록할 것이다.

그래픽에서 교대로 고저차를 관찰한다: 그래픽에서 고는 과압력의 부위를, 저는 저압력의 부위를 나타낸다.

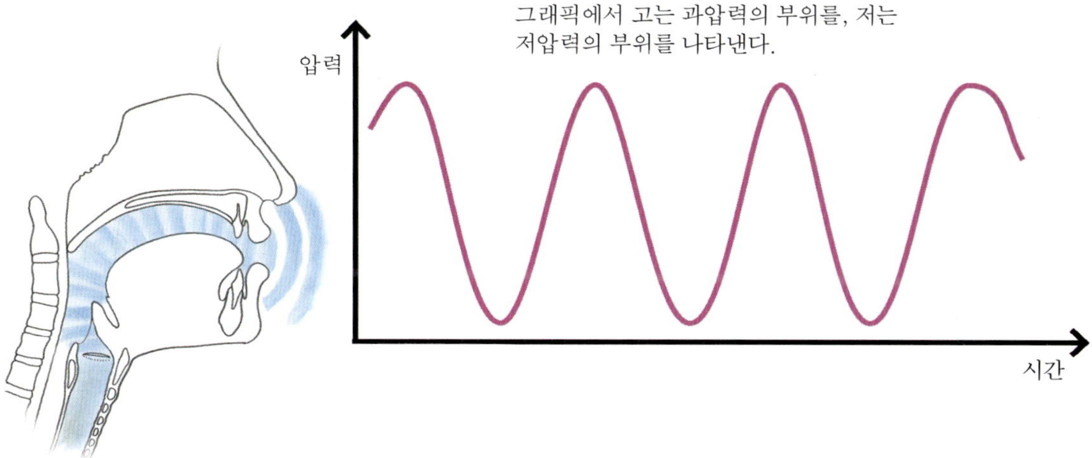

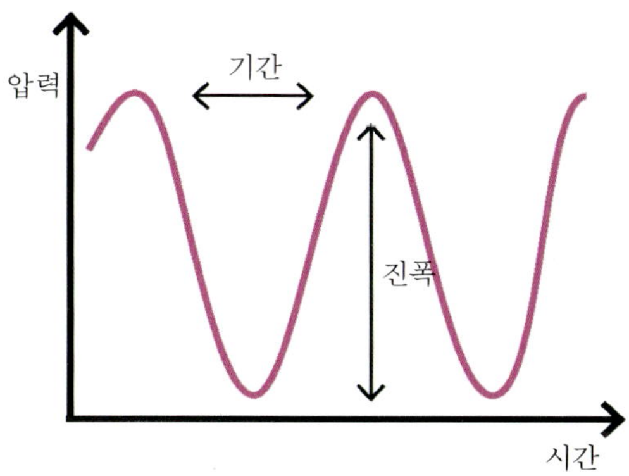

몇몇 현저하게 큰 진폭

진폭

가장 낮은 입력과 가징 높은 압력괴의 치이다.

시간

두 정점의 압력 사이에 흐르는 시간이다.

주파수

1초 동안 수신기에 의해 포착된 정점의 횟수다.

높이, 소리 강도와 길이

순음이란 무엇인가? (Qúest-ce qúun son pur?)

순음이란 *배음이* 없는 음이다(288쪽 참조).

기준음에 의해 발생된 음과 가까운, 특별한 음이다.

두 개의 매개변수(parameter)에서만 의거하기에 연구하기가 쉽다:

기간(주파수)과 진폭

다음과 같은 형태이다〔정형곡선(sinusoid)이라 말한다〕.

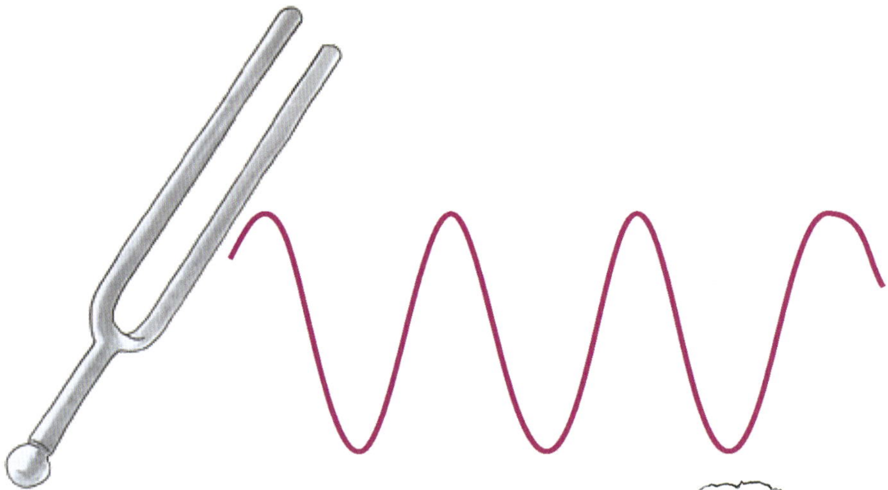

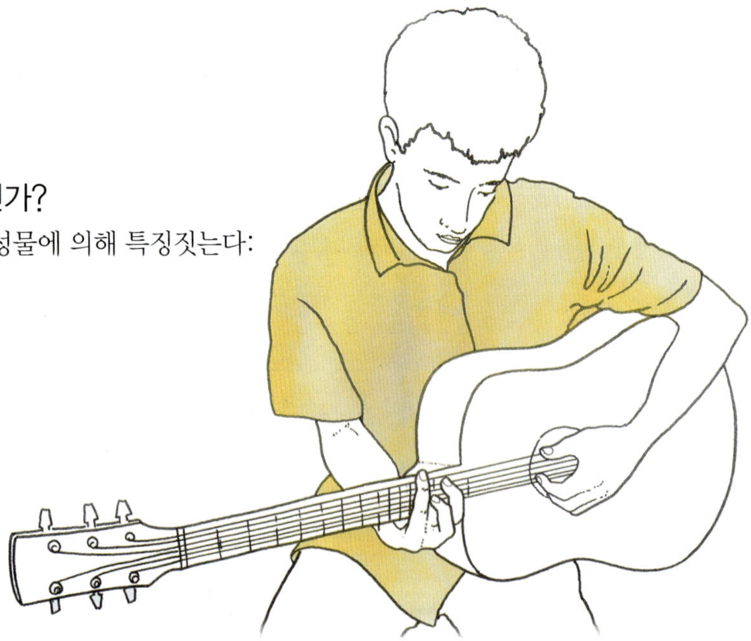

음악에서 음이란 무엇인가?

음악에서 음은 4가지 구성물에 의해 특징짓는다:

시간,

높이,

강도,

음색

높이

높이는, 듣는 사람에게는, 저음이나 고음처럼 음을 확인하도록 하는 감각이다.

다양한 음계는 높이에 따라 음을 등급지을 수 있다.

서양에서 가장 많이 사용되는 음계는 평균율 음계이다(옥타브로 구분, 옥타브도 12반음으로 등분).

음높이는 음파소리의 주파수에 의해 정의된다: *주파수가 높을수록, 음이 높다*(그렇기 때문에, 예를 들어, 카세트의 음을 빨리 돌리면 더 고음이 된다.

주파수를 헤르츠(Hz)로 표현한다.

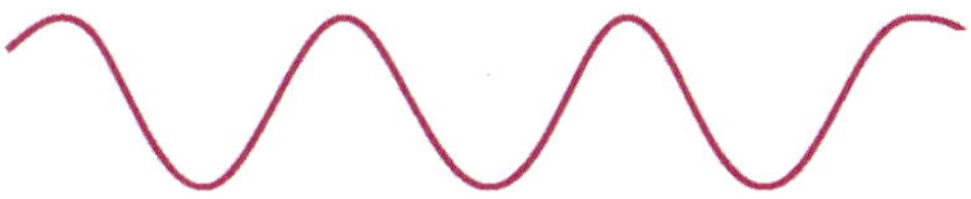

낮은 주파수=저음

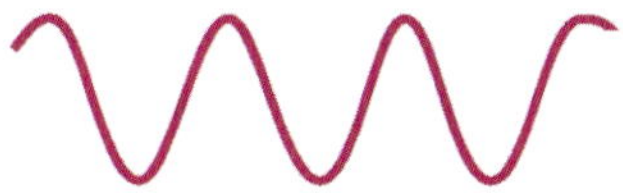

높은 주파수=고음

시간

시간은 음을 인식할 수 있는 경과된 기간이다.

음은 진동의 수(정점의 수)에 의해 양적으로 정의된다: 진동이 많을수록, 음은 더 길다.

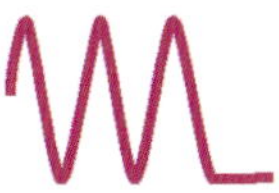

더 짧은 시간

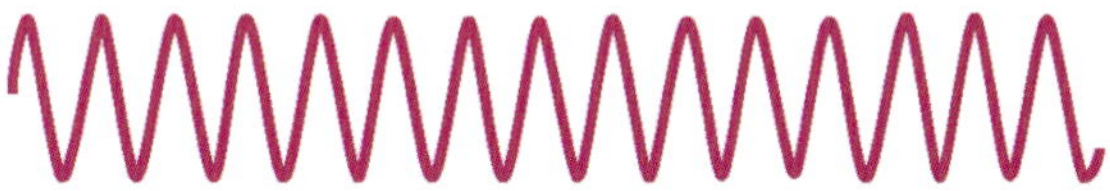

더 긴 시간

강도

강도는 발생된 음이 약한지, 혹은 강한지를 묘사할 수 있는 변수이다. 또한 *음량*이나 음영에 대해 말할 수 있다.

음의 강도는 압력파의 진폭과 연결된 음향심리학 현상이다. 파의 진폭이 클수록, 파는 강하고 시끄럽다.

강도는 데시벨로 표현된다.

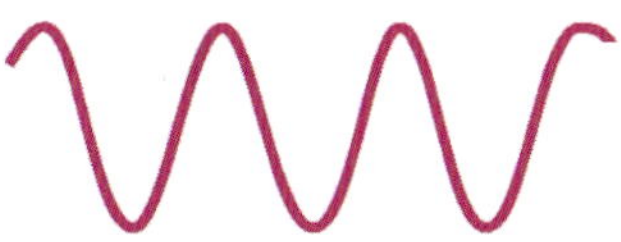

약한 진폭: 낮은 강도

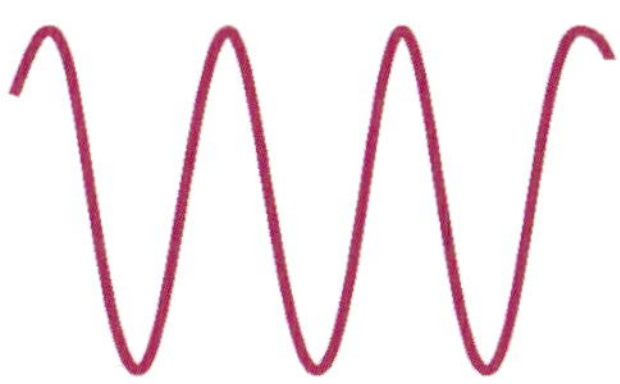

큰 진폭=높은 강도

음색

음색

음색은 유일한 방법으로 음을 확인하게 한다. 2개의 서로 다른 악기(예를 들어, 피아노와 클라브생)에 의해 발생된 음은 같은 높이와 같은 강도를 지닐 수 있지만, 결코 같은 음색은 아니다.

실제 음은 순음이 아니다 (Les sons réels ne sont pas purs)

사실, 자연에서, 순음은 매우 드물다. 한 악기에서 다른 악기에서 강하게 변할 수 있는, 높이(주파수)와 강도는 실제 소리에서 발생하는 음파의 형태를 설명하기에는 충분하지 않다.

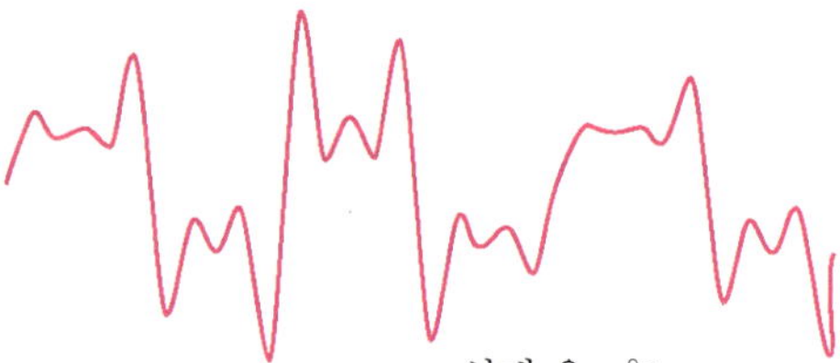

실제 음 n°1

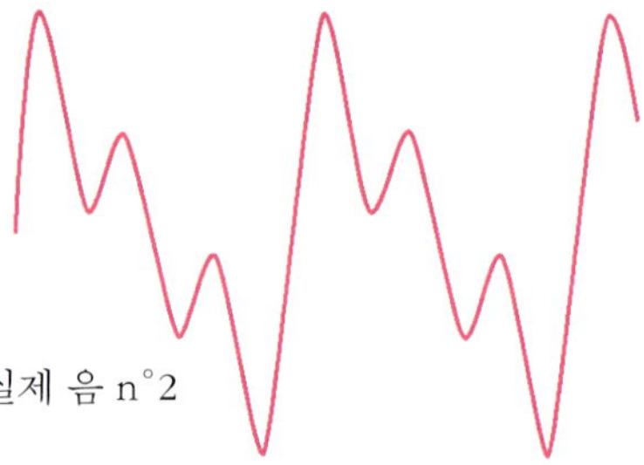

실제 음 n°2

실제 음은 순음들의 총합이다

Joseph Fourier(19세기 물리학자)는 **배음**이라 불리는 순음들의 총합의 형태로 *어떠한* 음도 분석할 수 있다는 사실을 밝혔다:

- 각 배음은 주파수와 강도에 의해 정의되고;
- 주파수의 배음에서 가장 낮은 배음을 **바탕음**이라 부르고;
- 각 배음의 주파수는 바탕음의 주파수의 정수배(1,2,3...)이다.

바탕음은 중요한데, 왜냐하면 바탕음이 재구성된 음의 높이를 전하기 때문인데, 예를 들어: 40Hz음은 40Hz의 바탕음을 지니고 80Hz, 120Hz, 160Hz의 배음을 지닌다.

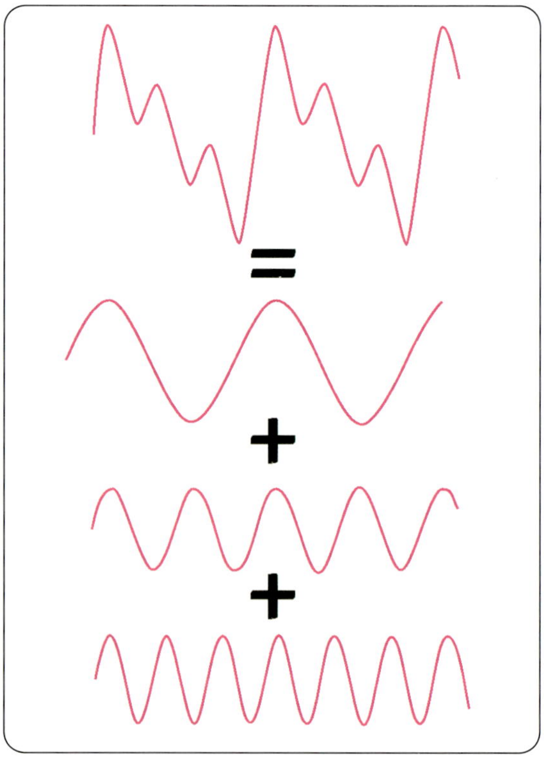

(스펙트럼에서 나타나는) 그래픽 표시

*소리를 구성하고 있는 배음전체*를 소리 **스펙트럼**이라 부른다.

스펙트럼은 단지 주파수와 진폭에 달려있는데, 두 개의 매개변수에 의해 스펙드럼을 표시하는 것이 유용하다.

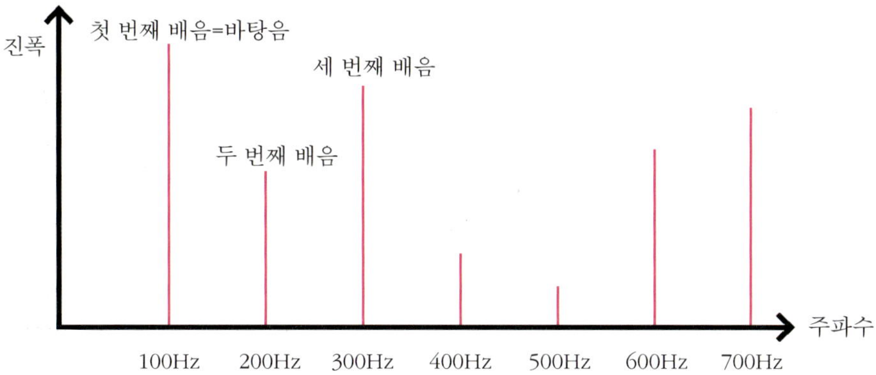

화음, 협화음과 화성

화음은 동시에 연주되는 여러 음의 합성음이다.

음에 따라, 이 화음은 귀에 부드러운(옥타브, 5도 음정) 협화음이 되거나, 혹은 반대로 불협화음(제2부, 제7음정))이 될 수 있다.

이는 각 음은, 다른 음과 나란히 놓이거나, 혹은 그렇지 않는, 자신의 화성을 지니고 있기 때문이다.

각 화성이 나란히 놓일수록, 소리는 더욱 더 통합되고 더욱 더 협화음을 이룬다. 반대의 경우, 불협화음을 이루는 두드리는 소리의 현상이 발생한다.

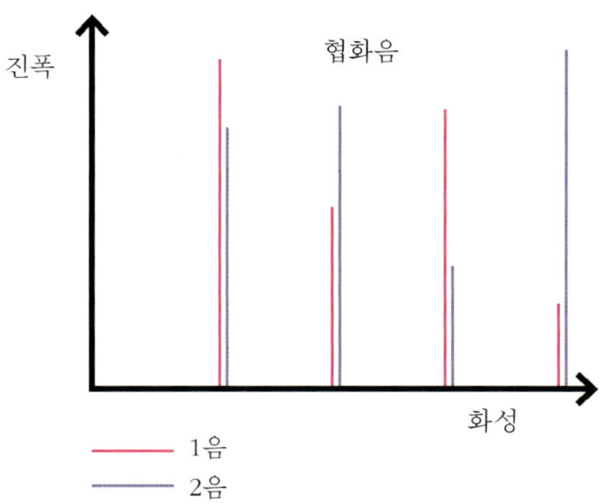

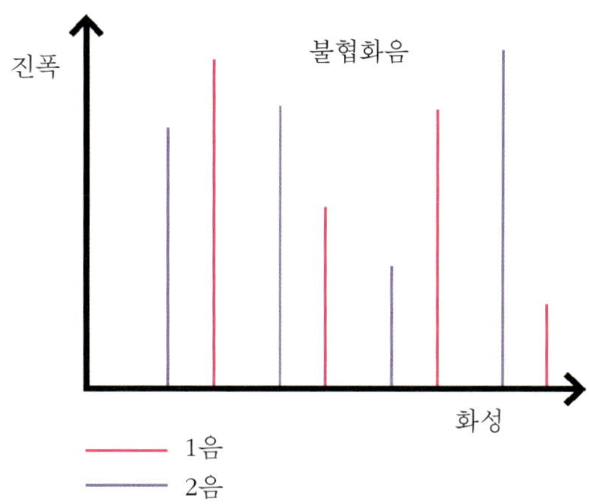

찾아보기

Index

【 ㅅ 】

【 ㅇ 】

【 ㅈ 】

【 ㅊ 】

Bibliographie (참고문헌)

A. Bouchet – J. Cuilleret
« Anatomie topographique, descriptive et fonctionnelle », *Simep, 1990*

A . Piron
« Techniques ostéopathiques appliquées à la phoniatrie », *Lyon Symétrie, 2007*

B. Amy de La Bretèque
« À l'origine du son : le souffle », *Solal, 2000*
« L'équilibre et le rayonnement de la voix », *Solal, 1999*
« Le chant : contraintes et libertés », *Fuzeau, 1991*

C. D. Clemente
« Anatomy », *Urban § Schwarzenberg*

C. Dinville
« La voix chantée », *Masson, 1982*

C. Fournier
« La voix, un art et un métier », *Comp'act, 1999*

C. Stanislavski
« La formation de l'acteur », *Payot, 1992*

F. Legent, L. Perlemuter, C . L. Van den Brouck
« Cahier d'anatomie O.R.L. », *Masson, 1976*

F. Le Huche
« Anatomie et physiologie des organes de la voix et de la parole », *Paris Masson 1984*

F. Netter
« Atlas d'anatomie humaine », *Masson, 2005*

G. Cornut
« La mécanique respiratoire dans la parole et dans le chant », *Paris PUF, 1959*
« La Voix », *Paris PUF 1983*
« Moyens d'investigation et pédagogie de la voix chantée », *Symétrie, 2001*

G. Habermann
« Stimme und spräche », *Thieme, 1978*

Gray's
« Anatomie pour les étudiants », *Elsevier Masson*

J. Brizon – J. Castaing
« Les feuillets d'anatomie », *Maloine*

L. J. Rondeleux
« Trouver sa voix », *Paris Seuil, 1977*

M. C. Pfauwadel
« Respirer, parler, chanter », *le Hameau, 1981*

M. Feldenkrais
« La conscience du corps », *Robert Laffont*

N. Scotto di Carlo
« L'arme secrète des chanteurs d'opéra », *Revue La Recherche n°218, fév. 1990*

R. Miller
« La structure du chant », *Paris IPMC 1990*

W. Kahle, H. Leonhard, W Platze
« Anatomie », *Flammarion*

Y. Barthélémy
« La voix libérée », *Robert Laffont, 1985*

Y. Ormezzano
« Le guide de la voix », *Odile Jacob, 2000*

Y. Paire
« Ouf ! je respire… », *Fleurus, 2012*

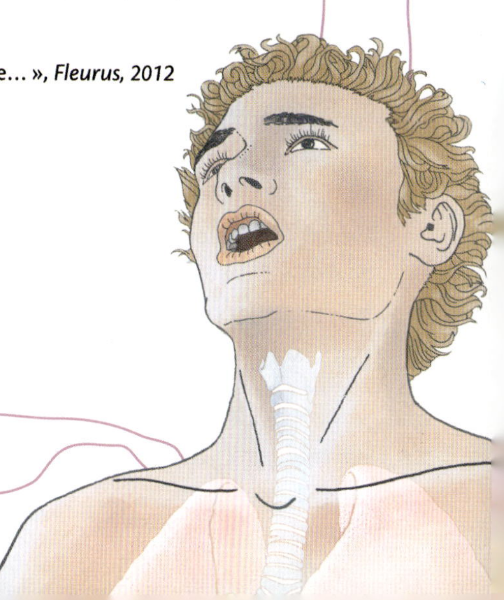

■ 역자 대표

김민호 영산대학교 보건의료대학 학장역임
영산대학교 동양무예학과 교수

■ 옮긴이

성기석 경희대학교 체육대학원 겸임교수
조현준 경희대학교 체육대학원 겸임교수
남도현 강남세브란스병원 이비인후과 발성치료,
후두음성언어의학연구소 부소장
양준영 강남세브란스병원 이비인후과
후두음성언어의학연구소 연구원
김항진 DC. 모던 필라테스 협회장
임규돈 PT.DC. 모던 필라테스 명예회장
정현주 성악박사
김효철 원광디지털대학교 한방미용예술학과 교수

Anatomie pour la voix

by BLANDINE CALAIS-GERMAIN

발성을 이해하기 위한

목소리 해부학

2015년 6월 10일 초판인쇄
2015년 6월 17일 초판발행

지은이 : BLANDINE CALAIS-GERMAIN
옮긴이 : 김 민 호 외
발행인 : 박 병 조
발행처 : 도서출판 영문출판사
등 록 : 1987년 12월 21일 제2-419호
주 소 : 서울시 강남구 삼성동 69-1
전 화 : (02) 514-5590, 776-5590
팩 스 : (02) 756-8943
E-mail : yeongmunsa@empal.com
홈페이지 : www.ymsbook.net
정 가 : 30,000원
ISBN 978-89-7224-364-9 93510

※ 파본은 교환해 드립니다.